校本教材

针灸推拿技术

ZHENJIU TUINA JISHU

主编 吕美珍

（第三版）

山东人民出版社·济南

国家一级出版社 全国百佳图书出版单位

图书在版编目（CIP）数据

针灸推拿技术／吕美珍主编．—3版．—济南：山东人民出版社，2022.8

ISBN 978-7-209-13932-8

Ⅰ．①针… Ⅱ．①吕… Ⅲ．①针灸学－高等职业教育－教材 ②推拿－高等职业教育－教材 Ⅳ．①R24

中国版本图书馆CIP数据核字（2022）第118420号

针灸推拿技术（第三版）

ZHENJIU TUINA JISHU（DI-SAN BAN）

吕美珍 著

主管单位 山东出版传媒股份有限公司
出版发行 山东人民出版社
出 版 人 胡长青
社 址 济南市市中区舜耕路517号
邮 编 250003
电 话 总编室（0531）82098914
市场部（0531）82098965
网 址 http://www.sd-book.com.cn
印 装 日照报业印刷有限公司
经 销 新华书店

规 格 16开（184mm×260mm）
印 张 29.25
字 数 560千字
版 次 2022年8月第1版
印 次 2022年8月第1次
ISBN 978-7-209-13932-8
定 价 58.00元

如有印装质量问题，请与出版社总编室联系调换。

编委会

主　编　吕美珍

副主编　高华伟　景　政　李志宏　刘坤孟　王晓燕　徐　侨　李文秋

编　委（以姓氏笔画为序）

丁洁美　烟台市芝罘区黄务中心卫生院　　于　冰　山东中医药高等专科学校

于茂卿　烟台市芝罘区黄务中心卫生院　　王亚飞　山东中医药高等专科学校

王志磊　山东中医药高等专科学校　　　　王晓燕　山东中医药高等专科学校

车一鸣　山东中医药高等专科学校　　　　吕美珍　山东中医药高等专科学校

刘方铭　山东省千佛山医院　　　　　　　刘坤孟　山东中医药大学

李少波　山东中医药高等专科学校　　　　李文秋　山东中医药高等专科学校

李志宏　山东中医药高等专科学校　　　　杨晓平　山东中医药高等专科学校

辛书超　山东中医药高等专科学校　　　　宋维彬　山东中医药高等专科学校

周　鑫　山东中医药高等专科学校　　　　赵　菲　山东中医药高等专科学校

赵金蕾　山东中医药高等专科学校　　　　徐　侨　山东中医药高等专科学校

徐明霞　山东中医药高等专科学校　　　　高华伟　山东中医药高等专科学校

唐　妮　山东中医药高等专科学校　　　　曹利超　山东中医药高等专科学校

韩衍文　周德堂母婴护理有限公司　　　　景　政　山东中医药高等专科学校

为全面贯彻落实《国务院关于加快发展现代职业教育的决定》《教育部关于全面提高高等职业教育教学质量的若干意见》文件精神，推动教学改革，提高教学质量，编写本教材。

"针灸推拿技术"面向中医学、中医骨伤、康复治疗技术专业开设，是校企合作开发的基于工作岗位的理实一体化的专业课，在专业人才培养中属于专业核心课程。

本教材遵循职业教育的理念，以职业活动为导向，以职业技能为核心，内容的选取遵循"必需、够用"原则，邀请医院、保健康复类企业专家共同参与了课程整体设计和建设，根据行业岗位要求，精简理论内容，突出能力教学，以实际工作任务构建教学内容，将教学任务分成四大教学模块，即经络腧穴模块、针灸技术模块、推拿技术模块、针灸推拿治疗模块，在四大教学模块之下，设计了训练项目。通过本课程的学习，学生可具备规范的专科技能和熟练的基本技能，为他们临床轮岗见习及跟岗实习等打下基础。

本版教材在原版的基础上，完善了以下内容：

1. 紧扣最新中医助理医师和执业医师考试大纲，把经络腧穴、刺法、灸法、推拿、治疗部分考点做了标识，用"※"标记出来，对照考试大纲补充了相关教学内容，并把考试题附在相关章节后。

2. 对标最新国家标准修订了经络腧穴、刺法灸法的相关内容。

3. 有些模块如灸法、推拿手法附加了思维导图，使教学内容更直观和简洁。

本教材由"针灸推拿技术"课程组全体人员以及校企合作企业相关专家共同编写，特别是得到行业企业专家刘方铭、韩衍文等的悉心指导，在此深表谢意。

我们高度重视本教材的编写工作，对书稿进行了反复的核对和校正，但不足之处在所难免，敬请各位专家、读者提出宝贵意见和建议。

吕美珍

2022 年 6 月

目　录

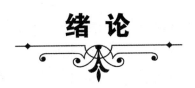

绪 论

针灸推拿技术是以中医理论为指导，以经络学说为核心，运用针刺、艾灸和推拿等方法防治疾病的技能，主要包括画经点穴技术、针灸技术、推拿技术、针灸推拿治疗技术等。

针灸推拿具有操作方便、适应证广、疗效显著、科学性强、经济安全等优点，千百年来一直深受广大人民群众的欢迎，对中华民族的繁衍昌盛和世界文明的进步做出了巨大的贡献。针灸推拿的形成伴随我们人类文明的发展，经历了一个漫长的历史时期。

一、远古时期：新石器时代——针灸推拿技术起源

针灸技术起源于我国远古时期的新石器时代。砭石是最原始的针刺工具。砭刺是针刺的萌芽。除砭石外，古代还有骨针、竹针、陶针，并逐步发展成青铜针、铁针、金针、银针，直至现代的不锈钢针。古人在烤火时不慎被火灼伤某些部位后，病痛反而减轻，由此得到启示，发明了灸法。拔罐法亦起源于原始社会，古代称之为"角法"（古代用兽角做饮具，借燃火的热力，排除其中的空气，可使其吸附在皮肤表面以治病，故称"角法"）。

这一时期，生息在黄河流域的中华先人们将先辈们为求生存而逐渐积累起来的原始推拿经验进行总结，使之由自发医疗行为变为人类早期的医疗方式。

在2000多年的漫长历程里，智慧的华夏祖先在与自然进行艰苦卓绝的斗争的同时，将发现、习得的针灸推拿技术传承了下来，为后来医学巨著的问世提供了丰富的素材。

二、春秋至两晋时期——针灸推拿体系形成

战国时期，划时代的医学著作《黄帝内经》的出现，标志着针灸的基础理论体系已经形成。汉代成书的《难经》，是一部解释《黄帝内经》中的疑难问题的著作，

进一步丰富了针灸的基础理论。魏晋时期著名医家皇甫谧的《针灸甲乙经》是我国现存最早、最系统的针灸学专著，考证了349个腧穴，是一部联系理论与临床的桥梁之作。

据《史记》记载，黄帝时代，名医俞跗已将"案扤"这一古代推拿术应用于临床。在出土的殷商甲骨文卜辞中有女巫为患者按摩治病的记录。在很多如《老子》《孟子》《荀子》《墨子》等非医学著作中也可看到按摩疗法在民间应用的记载。可见，当时按摩疗法已达到了一定的水平。这一时期成书的《黄帝岐伯按摩》十卷为世界医学史上第一部按摩专著，可惜已亡佚。庆幸的是，从《黄帝内经》中还可看到一些论述按摩的章节，其中包含了按摩的起源、手法、临床应用、适应病症、治疗原理及按摩教学等方方面面的内容。东汉医圣张仲景在《金匮要略》中首先对"膏摩"法进行了总结，后世医家王叔和、葛洪进一步完善了膏摩的方、药、证、法及制作，使之成为推拿的重要组成部分。

三、南北朝至明朝——针灸推拿理论更加完善

唐代，针灸已成为一门专科，针灸教育也占有重要地位。唐太医署内设有针灸专科。著名医家孙思邈在《备急千金要方》中绘制了五色"明堂三人图"。北宋时期著名针灸学家王惟一考证了354个腧穴，增补了腧穴的主治病症，撰成《铜人腧穴针灸图经》，并刻于石碑供人们参抄拓印，还设计了两具铜人模型，外刻经络腧穴，内置脏腑，作为针灸教学的直观教具和考查针灸医生之用。明代，针灸学术发展至高潮，杨继洲所著《针灸大成》影响深远。

南北朝时期的医药家陶弘景在《养性延命录》中设有"导引按摩"篇，详细介绍了啄齿、熨眼、按目、引耳、发举、摩面、干浴等成套导引按摩动作，为后世"自我推拿"术的形成开了先河。隋唐为中国推拿的盛世，太医署都专设按摩科，负责医疗和教学。隋代巢元方的《诸病源候论》在每卷末都附有导引、按摩之法；唐代孙思邈的《备急千金要方》更是发展了膏摩的方药，扩大了其应用范围，尤其对膏摩治疗小儿疾病进行了系统的阐述，书中载有"小儿虽无病，早起常以膏摩囟上及手足心，甚辟风寒"，这是首次记录将膏摩用于小儿保健的最早文献，书中还介绍了"老子按摩法"等按摩导引的方法；《唐六典》介绍了按摩可以治疗"风、寒、暑、湿、饥、饱、劳、逸"八疾，大大拓宽了按摩的应用范围；王焘的《外台秘要》介绍了许多按摩治病的经验，辑录了大量膏摩的方剂。此时，我国按摩术还传至朝鲜、日本、阿拉伯等地，在日本按摩成为医学必修课程。在宋代，比较重视按摩手法的分析。《圣济总录》中载："可按可摩，时兼而用，通谓之按摩。按之弗摩，摩之弗按，按止以手，摩或兼以药，曰按曰摩，适所用也。……大抵按摩法，

每以开达抑遏为义。开达则壅蔽者以之发散，抑遏则剽悍者有所归宿。"这是对推拿辨证选法和理论研究的一大贡献。在元代，按摩归属于太医院的正骨科，同时增设了小儿方脉科，小儿推拿由小儿方脉科的医师掌管。这孕育了推拿衍化为成人按摩与小儿按摩的学科分化。

明代为中国推拿发展的第二盛世。1601 年，收录中国第一部小儿推拿专著《小儿按摩经》的《针灸大成》刊行问世。此后，《小儿推拿秘诀》《小儿推拿方脉活婴秘旨全书》等小儿推拿著作相继刊行。至此，小儿推拿作为推拿学科的一个分支已经形成，在辨证、手法、穴位、治疗方面形成了独特的体系。另外，我们今天所用的"推拿"这一名称，正是在这一时期首先提出来的。

四、清朝至民国——针灸推拿技术由兴盛走向衰落

清朝前期针灸继续缓慢发展。公元 1742 年吴谦等人撰《医宗金鉴·刺灸心法要诀》，不仅继承了历代前贤针灸要旨，而且将其发扬光大。乾隆十四年（公元 1749 年）以后，针灸被定为清太医院医学生必修内容。清朝后期，以道光皇帝为首的封建统治者以"针刺火灸，究非奉君之所宜"的荒谬理由，悍然下令禁止太医院用针灸治病，从此针灸医学开始走向衰退。但针灸在民间仍广为流传。针灸名家李学川于公元 1815 年撰成《针灸逢源》，强调辨证取穴、针药并重，并完整地列出了361 个经穴。民国时期政府曾下令废止中医，因遭到中医界的强烈反对，而不得不将废止中医案搁置起来。许多针灸医生为保存和发展针灸学术而成立了针灸学社，编印针灸书刊，开展针灸函授教育等，近代著名针灸学家承淡安先生是其中的代表人物。

清太医院撤去推拿科。但由于疗效卓越，无论在官方还是民间，其应用、流传仍相当广泛。清代，还出现了一批著名的小儿推拿医师和对后世影响较大的小儿推拿专著，如熊应雄的《小儿推拿广意》、骆如龙的《幼科推拿秘书》、夏云集的《保赤推拿法》、张振鋆的《厘正按摩要术》等。此外，清代推拿医师在运用推拿治疗伤科疾病方面取得了令人瞩目的成就，如《医宗金鉴》中将"摸、接、端、提、按、摩、推、拿"列为伤科八法。

五、新中国成立至今——现代针灸推拿技术飞速发展

延安时期的白求恩国际和平医院开设了针灸门诊，开创了针灸正式进入综合性医院的先河。新中国成立后，政府采取了一系列发展中医事业的措施。20 世纪 50 年代初期，卫生部直属的针灸疗法实验所率先成立，即当今中国中医科学院针灸研究所的前身。随后"针灸学"列入中医院校学生的必修课。20 世纪 70 年代，于针

刺镇痛的基础上创立的"针刺麻醉"在世界范围内引起空前的反响。1987年11月，世界针灸学会联合会在北京成立，标志着针灸医学成为世界医学的一个组成部分。2006年，中华人民共和国国家标准《腧穴名称与定位》（GB/T 12346-2006）将经外奇穴印堂列为经穴，使经穴数目到了362个。2021年，国家标准化管理委员会发布了《经穴名称与定位》（GB/T 12346-2021）（简称2021版国标）。目前我国针灸学术水平处于世界领先地位。

1956年第一届推拿训练班在上海开办。1958年，推拿专科学校建立，邀请当时全国著名专家任教，培养了一批推拿专业人才。各地医院相继成立推拿科，把有实践经验的民间推拿医生请进医院工作。1974年，上海中医学院首先成立针推骨伤系，后又专设推拿系。此后，北京、安徽、江苏、福建、浙江、山东等地的中医学院相继开设了推拿专业，为培养高层次推拿人才创造了条件。1988年，全国推拿学会成立，国内推拿活动得以逐步开展。推拿治疗颈椎病、腰椎间盘突出症、小儿腹泻、冠心病、胆囊炎等的临床研究成果，已达到世界先进水平。山东、上海等地的科研人员从运动生物力学角度开展推拿力学信息研究，取得了可喜的成绩。

近十年来，有关针灸推拿方面的专著与论文，无论在数量上还是质量上都达到了历史最高水平。相关的文献、临床和基础研究正在逐步开展。目前，中国针灸推拿正在医疗、康复、预防保健等医学领域发挥着重要作用。随着国内外学术交流的广泛开展，中国针灸推拿必将以安全、有效、舒适、无副作用等优点为世界人民所接受，并为世界人民的健康做出贡献。

模块一

经络腧穴

一 经络总论

（一）经络的概念

经络由经脉和络脉组成。经，有"路径"的含义，是经络中大的直行的主干，多循行于人体的深部；络，有"网络"的含义，是经络中细小的分支，纵横交错，有如网络，分布于人体的浅表部位。

经络是人体运行气血、联络脏腑、沟通内外、贯穿上下的径路，将人体各部的组织器官联系成一个有机的整体，并借以运行气血，营养全身，使人体各部的功能活动得以保持协调和相对平衡。

※（二）经络的组成

经络系统由经脉和络脉两大部分组成。经脉包括十二经脉、奇经八脉以及附属于十二经脉的十二经别、十二经筋、十二皮部，络脉包括十五络脉及不计其数的孙络、浮络等。

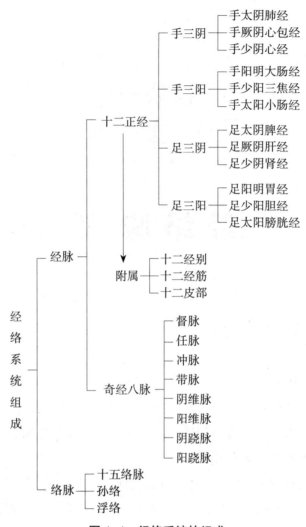

图 1-1　经络系统的组成

1. 十二经脉

（1）十二经脉的名称

十二经脉的名称，是根据手足、阴阳、脏腑而定的。由于它们隶属于十二脏腑，为经络系统的主体，故又称"正经"。

循行于人体前内侧的经脉为阴经，循行于人体后外侧的经脉为阳经，阴经属脏，阳经属腑；经脉循行经过上肢的称为手经，经过下肢的称为足经，又根据经脉在上下肢内外侧和前中后的不同及阴阳的衍化分为三阴三阳。三阴为太阴、厥阴、少阴，三阳为阳明、少阳、太阳。按此命名原则，十二经脉的名称分别为手太阴肺经、手阳明大肠经、足阳明胃经、足太阴脾经、手少阴心经、手太阳小肠经、足太阳膀胱经、足少阴肾经、手厥阴心包经、手少阳三焦经、足少阳胆经、足厥阴肝经。十二经脉的作用主要是联络脏腑、肢体和运行气血，濡养全身。

（2）循行特点和分布规律

凡属六脏（五脏加心包）的经脉称"阴经"，它们从六脏发出后，多循行于四肢内侧及胸腹部，上肢内侧者为手三阴经，下肢内侧者为足三阴经。凡属六腑的经脉称为"阳经"，它们从六腑发出后，多循行于四肢外侧面及头面、躯干部，上肢外侧者为手三阳经，下肢外侧者为足三阳经。

十二经脉的头身四肢的分布规律是：手足三阳经为"阳明"在前，"少阳"在中（侧），"太阳"在后；手足三阴经为"太阴"在前，"厥阴"在中，"少阴"在后。（表1-1）

表1-1 十二经脉名称及循行分布规律表

	阴经（属脏）	阳经（属腑）	循行部位（阴经行于内侧，阳经行于外侧）	
手	太阴肺经 厥阴心包经 少阴心经	阳明大肠经 少阳三焦经 太阳小肠经	上肢	前 中 后
足	太阴脾经 厥阴肝经 少阴肾经	阳明胃经 少阳胆经 太阳膀胱经	下肢	前 中 后

注：内踝上8寸以下，厥阴在前，太阴在中，少阴在后。

（3）十二经脉的走向规律

十二经脉的走向规律为"手之三阴从藏走手，手之三阳从手走头，足之三阳从头走足，足之三阴从足走腹"（《灵枢·逆顺肥瘦》）。

（4）表里属络关系

十二经脉通过支脉和络脉的沟通衔接，形成六组"络属"关系，即在阴阳经之间形成六组"表里关系"。阴经属脏络腑，阳经属腑络脏。（表1-2）

表1-2 十二经表里关系表

手	阴经	太阴肺经 （前侧）	厥阴心包经 （中侧）	少阴心经 （后侧）	表里相对
	阳经	阳明大肠经	少阳三焦经	太阳小肠经	
足	阳经	阳明胃经 （前侧）	少阳胆经 （中侧）	太阳膀胱经 （后侧）	表里相对
	阴经	太阴脾经	厥阴肝经	少阴肾经	

（5）十二经脉的流注次序

十二经脉的流注次序为：肺经→大肠经→胃经→脾经→心经→小肠经→膀胱经→肾经→心包经→三焦经→胆经→肝经，最后又回到肺经，周而复始，环流不息。

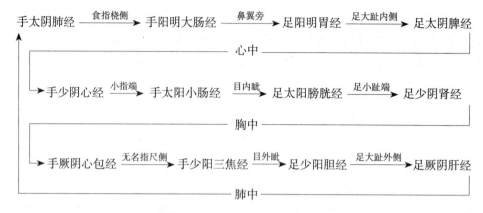

图1-2　十二经脉的流注次序

（6）交接规律

十二经脉的交接规律：

① 相为表里的阴经与阳经在手指端和足趾端衔接

手太阴肺经在食指端与手阳明大肠经交接，手少阴心经在小指端与手太阳小肠经交接，手厥阴心包经在无名指端与手少阳三焦经交接。足阳明胃经在足大趾内侧端与足太阴脾经交接，足太阳膀胱经在足小趾与足少阴肾经交接，足少阳胆经在足大趾爪甲后丛毛处与足厥阴肝经交接。

② 同名的手、足阳经在头面部相接

手阳明大肠经和足阳明胃经交接于鼻旁，手太阳小肠经和足太阳膀胱经交接于目内眦，手少阳三焦经和足少阳胆经交接于目外眦。

③ 手、足阴经在胸部交接

足太阴脾经与手少阴心经交接于心中，足少阴肾经与手厥阴心包经交接于胸中，足厥阴肝经与手太阴肺经交接于肺中。

2. 奇经八脉

奇经八脉是任、督、冲、带、阴维、阳维、阴跷、阳跷脉的总称。它们与十二正经不同，既不直接内属脏腑，又无表里配合关系，故称"奇经"。其生理功能，主要是对十二经脉的气血运行起溢蓄、调节作用。

任脉为诸阴经交会之脉，故称"阴脉之海"，具有调节全身阴经经气的作用。

督脉称"阳脉之海"，诸阳经均与其交会，具有调节全身阳经经气的作用。

冲脉为"十二经之海"，十二经脉均与其交会，具有涵蓄十二经气血的作用。

带脉约束诸经。

阴维脉、阳维脉分别调节六阴经和六阳经的经气，以维持阴阳的协调和平衡。

阴跷脉、阳跷脉共同调节肢体运动和眼睑的开合。

奇经八脉中的腧穴，大多寄附于十二经之中，唯任、督二脉，各有其专属的腧穴，故与十二经相提并论，合称为"十四经"。

3. 十五络脉

十二经脉和任、督二脉各自别出一络，加上脾之大络，总计 15 条，称为十五络脉。分别以其发出处的腧穴命名，如手太阴肺经的络脉称为"列缺"。（表 1-3）

表 1-3　十五络脉名称表

十五络脉	名称	十五络脉	名称
手太阴肺经络脉	列缺	手厥阴心包经络脉	内关
手阳明大肠经络脉	偏历	手少阳三焦经络脉	外关
足阳明胃经络脉	丰隆	足少阳胆经络脉	光明
足太阴脾经络脉	公孙	足厥阴肝经络脉	蠡沟
手少阴心经络脉	通里	任脉络	鸠尾
手太阳小肠经络脉	支正	督脉络	长强
足太阳膀胱经络脉	飞扬	脾之大络	大包
足少阴肾经络脉	大钟		

十二经脉的别络均从本经四肢肘膝关节以下的络穴分出，走向其相表里的经脉，即阴经别络于阳经，阳经别络于阴经。任脉的别络从鸠尾分出后散布于腹部；督脉的别络从长强分出后散布于头，左右别走足太阳膀胱经；脾之大络从大包分出后散布于胸胁。

四肢部的十二经别络，加强了十二经中表里两经在四肢部的联系；任脉别络、督脉别络和脾之大络，主要加强躯干部前、后、侧面的沟通联系。十五络脉及其分出的浮络和孙络，如同网络，遍布全身。

4. 十二经别

十二经别是十二正经离、入、出、合的别行部分，是正经别行深入体腔的支脉。十二经别多从四肢肘膝关节以上的正经别出（离），经过躯干深入体腔与相关的脏腑联系（入），再浅出于体表上行头项部（出）。在头项部，阳经经别合于本经的经脉，阴经经别合于其相表里的阳经经脉（合）。十二经别按阴阳表里关系汇合成六组，在头项部合于六阳经脉，故有"六合"之称。十二经别不仅加强了十二经脉的内外联系，更加强了经脉所属络的脏腑在体腔深部的联系，补充了十二经脉在体内外循行的不足。十二经别通过表里相合的"六合"作用，使得十二经脉中的阴经与头部发生了联系，从而扩大了手足六阴经穴位的主治范围。

5. 十二经筋

十二经筋是十二经脉之气输布于筋肉骨节的体系，是附属于十二经脉的筋肉系统。其循行分布均起始于四肢末端，结聚于关节骨骼部，走向躯干头面。十二经筋行于体表，不入内脏。手足阳经经筋（刚筋）分布于项背和四肢外侧，手足阴经经筋（柔筋）分布于胸腹和四肢内侧。足三阳经筋起于足趾，循股外上行结于面；足三阴经筋起于足趾，循股内上行结于阴器（腹）；手三阳经筋起于手指，循臑外上行结于角（头）；手三阴经筋起于手指，循臑内上行结于贲（胸）。

经筋具有约束骨骼、屈伸关节、维持人体正常运动功能的作用。

6. 十二皮部

十二皮部是十二经脉功能活动反映于体表的部位，也是络脉之气散布之所在。十二皮部的分布区域是以十二经脉在体表的分布范围，即十二经脉在皮肤上的分属部分为依据而划分的。

十二皮部由于居于人体最外层，又与经络气血相通，故是机体的卫外屏障，起着保卫机体、抗御外邪和反映病症的作用。近现代临床常用的皮肤针、穴位敷贴法等，均以皮部理论为指导。

※（三）经络的作用和经络学说的临床运用

1. 经络的作用

（1）联系脏腑、沟通内外

《灵枢·海论》指出："夫十二经脉者，内属于府藏，外络于肢节。"人体的五脏六腑、四肢百骸、五官九窍、皮肉筋骨等组织器官保持相对的协调与统一，完成正常的生理活动，是依靠经络系统的联络沟通实现的。经络中的经脉、经别与奇经八脉、十五络脉，纵横交错、入里出表、通上达下，联系人体各脏腑组织；经筋、皮部联系肢体筋肉皮肤；浮络和孙络联系人体各细微部分。这样，经络将人体形成了一个统一的有机整体。

经络的联络沟通作用，反映出经络具有传导功能。体表感受病邪和各种刺激，可传导于脏腑；脏腑的生理功能失常，亦可传导于体表。这些都是经络作用所为。

（2）运行气血、营养全身

《灵枢·本藏》指出："经脉者，所以行血气而营阴阳，濡筋骨，利关节者也。"气血是人体生命活动的物质基础，全身各组织器官只有得到气血的营养才能完成正常的生理功能。经络是人体气血运行的通道，能将营养物质输布到全身各组织脏器，使脏腑组织得以营养，筋骨得以濡润，关节得以通利。

（3）抗御病邪、保卫机体

营气行于脉中，卫气行于脉外。经络"行血气"而使营卫之气密布周身，在内和调于五脏、洒陈于六腑，在外抗御病邪，防止内侵。外邪侵犯人体由表及里，先从皮毛开始。卫气充实于络脉，络脉散布于全身、密布于皮部，当外邪侵犯机体时，卫气首先发挥其抗御外邪、保卫机体的屏障作用。如《素问·缪刺论》所说："夫邪客于形也，必先舍于皮毛，留而不去，入舍于孙脉，留而不去，入舍于络脉，留而不去，入舍于经脉，内连五脏，散于肠胃。"

2. 经络学说的临床应用

（1）说明病理变化

经络是人体通内达外的一个联络系统，在生理功能失调时，又是病邪传注的途径，具有反映病候的特点。如在有些疾病的病理过程中，常可在经络循行通路上出现明显的压痛，或结节、条索状等反应物，以及相应的部位皮肤色泽、形态、温度等变化。通过望色、循经触摸反应物和按压等，可推断疾病的病理状况。

（2）指导辨证归经

辨证归经，是指通过辨析患者的症状、体征以及相关部位发生的病理变化，以确定疾病所在的经脉。辨证归经在经络学说指导下进行。如头痛一证，痛在前额者多与阳明经有关，痛在两侧者多与少阳经有关，痛在后项者多与太阳经有关，痛在巅顶者多与督脉、足厥阴肝经有关。这是根据头部经脉分布特点辨证归经。临床上还可根据所出现的证候，结合其所联系的脏腑辨证归经。如咳嗽、鼻流清涕、胸闷或胸外上方及上肢内侧前缘疼痛等，与手太阴肺经有关；脘腹胀满、胁肋疼痛、食欲不振、嗳气吞酸等，与足阳明胃经和足厥阴肝经有关。

（3）指导针灸治疗

针灸治病通过针刺和艾灸等刺激体表经络腧穴，以疏通经气，调节人体脏腑气血功能，从而达到治疗疾病的目的。腧穴的选取、针灸方法的选用是针灸治疗的两大关键，均依靠经络学说的指导。针灸临床通常根据经脉循行和主治特点进行循经取穴，如《四总穴歌》所载"肚腹三里留，腰背委中求，头项寻列缺，面口合谷收"就是循经取穴的具体体现。由于经络、脏腑与皮部有密切联系，故经络、脏腑的疾患可以用皮肤针叩刺皮部或皮内埋针进行治疗，如胃脘痛可用皮肤针叩刺中脘、胃俞穴，也可在该穴皮内埋针；经络瘀滞、气血痹阻可以刺其络脉出血进行治疗，如目赤肿痛刺太阳穴出血，软组织挫伤在其损伤局部刺络拔罐等；经筋疾患，多因疾病在筋膜肌肉，表现为拘挛、强直、弛缓，可以"以痛为腧"，取其局部痛点或穴位进行针灸治疗。

附 经络总论考试题

A1 型题

1. 手足三阳经在四肢的分布规律是（　　　　）。

  A. 太阳在前，少阳在中，阳明在后 　　　　B. 太阳在前，阳明在中，少阳在后

  C. 阳明在前，太阳在中，少阳在后 　　　　D. 阳明在前，少阳在中，太阳在后

  E. 少阳在前，阳明在中，太阳在后

2. 足三阳经在下肢的分布规律是（　　　　）。

  A. 太阳在前，阳明在中，少阳在后 　　　　B. 太阳在前，少阳在中，阳明在后

  C. 少阳在前，太阳在中，阳明在后 　　　　D. 阳明在前，太阳在中，少阳在后

  E. 阳明在前，少阳在中，太阳在后

3. 足三阴经在内踝上 8 寸以下的分布规律是（　　　　）。

  A. 厥阴在前，太阴在中，少阴在后 　　　　B. 少阴在前，厥阴在中，太阴在后

  C. 厥阴在前，少阴在中，太阴在后 　　　　D. 太阴在前，厥阴在中，少阴在后

  E. 太阴在前，少阴在中，厥阴在后

4. 下列各组经脉中，不属于表里关系的是（　　　　）。

  A. 手太阴肺经、手阳明大肠经 　　　　B. 足少阴肾经、足太阳膀胱经

  C. 手少阴心经、手少阳三焦经 　　　　D. 足太阴脾经、足阳明胃经

  E. 足厥阴肝经、足少阳胆经

5. 相表里的阴经与阳经的循行交接部位是（　　　　）。

  A. 心中 　　　B. 胸中 　　　C. 腹中 　　　D. 头面部 　　　E. 手足末端

6. 相互衔接的阴经与阴经的循行交接部位（　　　　）。

  A. 头面部 　　　B. 肘膝部 　　　C. 胸部 　　　D. 腹部 　　　E. 手足末端

7. 手少阳三焦经与足少阳胆经的循行交接位是（　　　　）。

  A. 鼻旁 　　　B. 目外眦 　　　C. 目内眦 　　　D. 无名指端 　　　E. 足小趾端

8. 足太阴脾经与手少阴心经的循行交接位是（　　　　）。

  A. 心中 　　　B. 肺中 　　　C. 胸中 　　　D. 手小指端 　　　E. 足小趾端

9. 足少阴肾经与手厥阴心包经的循行交位是（　　　　）。

  A. 肺内 　　　B. 腹中 　　　C. 胸中 　　　D. 心中 　　　E. 目旁

10. 足三阳经的循行规律是（　　　　）。

  A. 从胸走手 　　　B. 从足走头 　　　C. 从头走足 　　　D. 从足走胸 　　　E. 从胸走足

11. 下列各项中，被称为"一源三歧"的是（　　　　）。

    A. 任脉、督脉、带脉　　　　　　　　B. 任脉、督脉、冲脉

    C. 任脉、冲脉、带脉　　　　　　　　D. 任脉、督脉、阴跷脉

    E. 任脉、督脉、阴维脉

12. 对奇经八脉的叙述中，错误的是（　　　　）。

    A. 阳维脉总督六阳　　　　　　　　　B. 阳跷脉调节肢体运动

    C. 冲脉涵蓄十二经气血　　　　　　　D. 任脉总任六阴经

    E. 阴跷脉司眼睑开合

13. 被称为"十二经之海"的是（　　　　）。

    A. 任脉　　　　B. 冲脉　　　　C. 督脉　　　　D. 带脉　　　　E. 阴维脉

14. 被称为"阳脉之海"的是（　　　　）。

    A. 带脉　　　　B. 督脉　　　　C. 冲脉　　　　D. 阳维脉　　　　E. 阳跷脉

15. 十二经脉的别络从本经分出的部位是（　　　　）。

    A. 腕踝关节以下　　　　　　　　　　B. 肘膝关节以下

    C. 肘膝关节以上　　　　　　　　　　D. 肩关节、髀枢周围

   E. 四肢末端的指、趾部

16. 属于十五络脉的是（　　　　）。

    A. 带脉之络、冲脉之络、脾之大络　　B. 带脉之络、冲脉之络、胃之大络

    C. 任脉络、督脉络、脾之大络　　　　D. 任脉络、督脉络、胃之大络

    E. 任脉络、督脉络、冲脉之络

17. 下列各项中，叙述错误的是（　　　　）。

    A. 任脉别络散布于腹部　　　　　　　B. 督脉别络散布于头部

    C. 脾之大络散布于全身　　　　　　　D. 大肠经之络脉走向肺经

    E. 心经络脉走向小肠经

18. 下列对于经筋的叙述中，不正确的是（　　　　）。

    A. 循行均起始于四肢末端　　　　　　B. 行于体表，不入内脏

    C. 有刚筋、柔筋之分　　　　　　　　D. 手三阴经筋起于贲

   E. 足三阴经筋起于足趾

19. 属于脏，循行分布于上肢内侧和胸腹的是（　　　　）。

    A. 奇经八脉　　B. 手三阴经　　C. 手三阳经　　D. 足三阴经　　E. 足三阳经

20. 不属于经络生理功能的是（　　　　）。

    A. 联系脏腑　　B. 沟通内外　　C. 营养全身　　D. 抗御病邪　　E. 蓄积渗灌气血

21. 不属于经络学说临床应用的是（　　　　）。

    A. 通过经络望诊帮助诊断疾病　　　　　　B. 依据经络学说指导针灸临床选穴

    C. 依据经络学说指导刺灸方法的选用　　　D. 经络可以运行气血，濡养周身

    E. 指导药物归经

22. 经络按诊最常用的部位是（　　　　）。

    A. 交会穴　　　B. 五输穴　　　C. 背俞穴　　　D. 八会穴　　　E. 八脉交会穴

B1 型题

1. 足三阴经在内踝上 8 寸以下的分布规律是（　　　　）。

    A. 厥阴在前，太阴在中，少阴在后　　　　B. 少阴在前，厥阴在中，太阴在后

    C. 厥阴在前，少阴在中，太阴在后　　　　D. 太阴在前，厥阴在中，少阴在后

    E. 太阴在前，少阴在中，厥阴在后

2. 足三阴经在内踝上 8 寸以上肢体部的分布规律是（　　　　）。

    A. 厥阴在前，太阴在中，少阴在后　　　　B. 少阴在前，厥阴在中，太阴在后

    C. 厥阴在前，少阴在中，太阴在后　　　　D. 太阴在前，厥阴在中，少阴在后

    E. 太阴在前，少阴在中，厥阴在后

3. 手三阴经的循行走向规律是（　　　　）。

    A. 从胸走手　　B. 从手走胸　　C. 从手走头　　D. 从头走足　　E. 从胸腹走足

4. 足三阳经的循行走向规律是（　　　　）。

    A. 从胸走手　　B. 从手走胸　　C. 从手走头　　D. 从头走足　　E. 从胸腹走足

5. 具有调节全身阴经经气作用的是（　　　　）。

    A. 任脉　　　B. 冲脉　　　C. 带脉　　　D. 阴跷脉　　　E. 阴维脉

6. 具有调节六阴经经气作用的是（　　　　）。

    A. 任脉　　　B. 冲脉　　　C. 带脉　　　D. 阴跷脉　　　E. 阴维脉

7. 带脉的功能是（　　　　）。

    A. 调节全身阴经经气　　　　　　　　　　B. 涵蓄十二经气血

    C. 调节六阴经经气　　　　　　　　　　　D. 调节肢体运动

    E. 约束纵行躯干的诸条经脉

8. 冲脉的功能是（　　　　）。

    A. 调节全身阴经经气　　　　　　　　　　B. 涵蓄十二经气血

    C. 调节六阴经经气　　　　　　　　　　　D. 调节肢体运动

    E. 约束纵行躯干的诸条经脉

9. 属于奇经的是（　　　）。

　　A. 手少阳三焦经　　　　　　B. 十二经筋　　　　　C. 十二皮部

　　D. 十五络脉　　　　　　　　E. 阴维脉

10. 属于正经的是（　　　）。

　　A. 手少阳三焦经　　　　　　B. 十二经筋　　　　　C. 十二皮部

　　D. 十五络脉　　　　　　　　E. 阴维脉

11. 任脉别络的分布部位是（　　　）。

　　A. 从鸠尾分出散布于背部　　　　B. 从鸠尾分出散布于腹部

　　C. 从鸠尾分出散布于胸部　　　　D. 从长强分出散布于头部

　　E. 从长强分出散布于腹部

12. 督脉别络的分布部位是（　　　）。

　　A. 从鸠尾分出散布于背部　　　　B. 从鸠尾分出散布于腹部

　　C. 从鸠尾分出散布于胸部　　　　D. 从长强分出散布于头部

　　E. 从长强分出散布于腹部

参考答案

A1 型题

1. D　2. E　3. A　4. C　5. E　6. C　7. B　8. A　9. C　10. C　11. B　12. A

13. B　14. B　15. B　16. C　17. C　18. D　19. B　20. E　21. D　22. C

B1 型题

1. A　2. D　3. A　4. D　5. A　6. E　7. E　8. B　9. E　10. A　11. B　12. D

二　腧穴总论

（一）腧穴的概念

腧穴是人体脏腑经络之气输注于体表的特殊部位，是疾病的反应点，又是针灸、推拿的施术部位。

在《黄帝内经》中，腧穴又称作"节""会""气穴""气府""骨空"等，后世医家还将其称为"孔穴""穴道""穴位"，宋代的《铜人腧穴针灸图经》则通称其为"腧穴"。虽然"腧""输""俞"三者均指腧穴，但在具体应用时各有所指。腧穴，是穴位的统称；输穴，是五输穴中第三个穴位的专称；俞穴，专指特定穴中的背俞穴。

人体的腧穴与经络、脏腑、气血密切相关。《灵枢·九针十二原》载："欲以微针通其经脉，调其血气，营其逆顺出入之会。"说明针灸通过经脉、气血、腧穴三者的共同作用，达到治疗的目的。经穴均分别归属于各经脉，经脉又隶属于一定的脏腑，故腧穴、经脉、脏腑间形成了不可分割的联系。

※（二）腧穴的作用

1. 近治作用

近治作用是一切腧穴主治作用的共同特点。所有腧穴均能治疗该穴所在部位及邻近组织、器官的局部病症。如耳周的耳门、听宫、听会等穴均能治疗耳疾。

2. 远治作用

远治作用是十四经腧穴主治作用的基本规律。在十四经穴中，尤其是十二经脉在四肢肘膝关节以下的腧穴，不仅能治疗局部病症，还可治疗本经循行所及的远隔部位的组织器官脏腑的病症，有的甚至可影响全身的功能。如"合谷穴"不仅可治上肢病，还可治颈部及头面部疾患，同时还可治疗外感发热病；"足三里"不但可治疗下肢病，而且对调整消化系统功能，甚至对人体防卫、免疫反应等方面都具有一定的作用。

3. 特殊作用

特殊作用指某些腧穴所具有的双向良性调整作用和相对特异性。如"天枢"在泄泻时可以止泻，便秘时又可以通便；"内关"在心动过速时可减慢心率，心动过缓时，又可提高心率。特异性如大椎退热、至阴矫正胎位、少泽通乳、四缝治疗小儿疳积、丰隆祛痰等。

总之，十四经穴的主治作用，归纳起来大体是：本经腧穴可治本经病，表里经腧穴能互相治疗表里两经病，邻近经穴能配合治疗局部病。

※（三）腧穴的分类

人体的腧穴大体上可归纳为十四经穴、奇穴、阿是穴三类。

1. 十四经穴

十四经穴是指具有固定的名称和位置，且归属于十二经脉和任脉、督脉的腧穴。这类腧穴具有主治本经和所属脏腑病症的共同作用，因此，将其归纳于十四经脉系统中，简称"经穴"。2006 年，中华人民共和国国家标准《腧穴名称与定位》（GB/T 12346–2006）将经外奇穴的印堂列为经穴，使经穴数目到了 362 个，沿用至今。

2. 奇穴

奇穴是指既有一定的名称，又有明确的位置，但尚未归入或不便归入十四经系统的腧穴。这类腧穴的主治范围比较单纯，多数对某些病症有特殊疗效，因未归入十四经系统，故又称"经外奇穴"。历代对奇穴记载不一。2006年，中华人民共和国国家标准《腧穴名称与定位》（GB/T 12346-2006）对46个奇穴确定了统一的定位标准。2021年，中华人民共和国国家标准《经外奇穴名称与定位》（GB/T40997-2021）对51个奇穴确定了统一的定位标准。

3. 阿是穴

阿是穴是指既无固定名称，亦无固定位置，而是以压痛点或其他反应点作为针灸施术部位的一类腧穴，又称"天应穴""不定穴""压痛点"等。阿是穴无一定数目。

※（四）腧穴的主治规律

人体各部腧穴的主治病症较为复杂，但与腧穴所属经络、所在部位和所属类别（特定穴）的不同有直接关系。无论是腧穴的近治作用，还是远治作用，都是以经络学说为依据的，即"经脉所过，主治所及"，并有一定的规律可循。一般可分为分经主治和分部主治两个方面：

1. 分经主治

十四经腧穴的分经主治，是以任脉、督脉、手足三阴经、手足三阳经来区分的，每组经穴既有以主治本经病症为重点的特点，又有主治两经或三经相同病症的共性。腧穴分经主治异同见表1-4。

表1-4　十四经穴分经主治规律

任、督二脉：

经脉名称	本经病	两经病
任脉	中风脱证、虚寒证、下焦病	神志病、脏腑病、妇科病
督脉	中风、昏迷、热病、头面病	

手三阴、三阳经：

经脉名称	本经病	两经病	三经病
手太阴经	肺、喉病		胸部病
手厥阴经	胃、心病	神志病	
手少阴经	心病		
手阳明经	前额、鼻、口齿病		咽喉病、热病
手少阳经	侧头、胁肋病	耳病、眼病	
手太阳经	后头、肩胛、神志病		

足三阴、三阳经：

经脉名称	本经病	三经病
足太阴经	脾胃病	前阴病、妇科病
足厥阴经	肝胆病	
足少阴经	肾、肺、咽喉病	
足阳明经	前额、口齿、咽喉、胃肠病	神志病、热病
足少阳经	侧头、耳病、胁肋病、胆腑病	
足太阳经	后头、目、项、背、腰、脏腑病	

2. 分部主治

十四经腧穴因所在部位不同，主治各异，规律是：躯干、头面、颈项部腧穴，多数治局部病症；肘膝关节以下的腧穴不但可治局部病症，还可以治疗头面、五官、颈项、脏腑病及发热、神志等全身疾病。如睛明治疗眼病，昆仑既可治疗足跟肿痛、腰腿痛，又可治疗头痛、项强、肩背痛、难产等。

※（五）腧穴的定位方法

腧穴定位正确与否直接影响临床治疗效果，历代医家都非常重视腧穴的定位。腧穴的定位方法一般分为体表解剖标志定位法、骨度折量定位法、手指同身寸定位法和简便取穴法四种。

1. 体表解剖标志定位法

以体表解剖学的各种体表标志为依据来确定腧穴位置的方法。体表解剖标志，可分为固定标志和活动标志两种。

固定标志：不受人体活动影响而固定不移的标志。如五官、毛发、指（趾）甲、乳头、肚脐及各种骨节突起和凹陷部。这些自然标志固定不移，有利于腧穴的定位，如两眉之间取印堂，两乳之间取膻中、腓骨头前下方取阳陵泉等。

活动标志：必须采取相应的动作才能出现的标志。如各部的关节、肌肉、肌腱、皮肤随着活动而出现的空隙、凹陷、皱纹、尖端等。例如张口于耳屏前方凹陷处取听宫，握拳于手掌尺侧横纹头取后溪等。

常用的定穴解剖标志的体表定位方法如下：

第2肋：平胸骨角水平，锁骨下可触及的肋骨即第2肋。

第4肋间隙：男性乳头平第4肋间隙。

第11肋骨游离端：侧卧举臂，从腋后线的肋弓软骨缘下方向后可触及第12肋骨游离端，再沿着肋弓缘向前触揽到的浮肋即第 11 肋骨游离端。

第 12 肋骨游离端：侧卧举臂，从腋后线的肋弓软骨缘下方向后可触及第 12 肋骨游离端。

第 7 颈椎棘突：颈后隆起最高且能随头旋转而转动者为第 7 颈椎棘突。

第 2 胸椎棘突：直立，两手下垂时，两肩胛骨上角连线与后正中线的交点。

第 3 胸椎棘突：直立，两手下垂时，两肩胛冈内侧端连线与后正中线的交点。

第 7 胸椎棘突：直立，两手下垂时，两肩胛骨下角的水平线与后正中线的交点。

第 12 胸椎棘突：直立，两手下垂时，后正中线上，两肩胛骨下角连线与两髂嵴最高点连线的中点。

第 2 腰椎棘突：两侧十二游离肋端连线与后正中线的交点。

第 4 腰椎棘突：两髂嵴最高点连线与后正中线的交点。

第 2 骶椎：两髂后上棘连线与后正中线的交点。

骶管裂孔：取尾骨上方左右的骶角，与两骶角平齐的后正中线上。

肘横纹：屈时 90° 时，肘窝处横纹与肱骨内上髁、外上髁连线相平。

腕掌侧远端横纹：屈腕时，腕掌面连接豌豆骨上缘、桡骨茎突尖的横纹。

腕背侧远端横纹：伸腕时，腕背面连接豌豆骨上缘、桡骨茎突尖的横纹。

2. 骨度折量定位法（骨度分寸定位法）

骨度折量定位法是指以体表骨节为主要标志折量全身各部的长度和宽度，定出分寸，用于腧穴定位的方法。以《灵枢·骨度》规定的人体各部的分寸为基础，并结合历代学者创用的折量分寸（将设定的两骨节点之间的长度折量为一定的等份，每 1 等份为 1 寸，10 等份为 1 尺），作为定穴的依据。全身常用骨度折量寸见表 1-5。

表 1-5　常用骨度折量寸表

部位	起止点	折量寸	度量法	说明
头面部	前发际正中→后发际正中	12	直寸	用于确定头部腧穴的纵向距离
	眉间（印堂）→前发际正中	3	直寸	用于确定前发际及其头部腧穴的纵向距离
	第 7 颈椎棘突下（大椎）→后发际正中	3	直寸	用于确定后发际及其头部腧穴的纵向距离
	两额角发际（头维）之间	9	横寸	用于确定头前部腧穴的横向距离
	耳后两乳突（完骨）之间	9	横寸	用于确定头后部腧穴的横向距离

针灸推拿技术

部位	起止点	折量寸	度量法	说明
胸腹胁部	胸骨上窝（天突）→剑突尖	9	直寸	用于确定胸部任脉穴的纵向距离
	剑突尖→脐中	8	直寸	用于确定上腹部腧穴的纵向距离
	脐中→耻骨联合上缘（曲骨）	5	直寸	用于确定下腹部腧穴的纵向距离
	两肩胛骨喙突内侧缘之间	12	横寸	用于确定胸部腧穴的横向距离
	两乳头之间	8	横寸	用于确定胸腹部胸穴的横向距离
背腰部	肩胛骨内侧缘→后正中线	3	横寸	用于确定背腰部腧穴的横向距离
上肢部	腋前纹头→肘横纹（平尺骨鹰嘴）	9	直寸	用于确定上臂前侧及其内侧部腧穴的纵向距离
	腋后纹头→肘横纹（平尺骨鹰嘴）	9	直寸	用于确定上臂外侧及其后侧部腧穴的纵向距离
	肘横纹（平尺骨鹰嘴）→腕掌（背）侧远端横纹	12	直寸	用于确定前臂部腧穴的纵向距离
下肢部	耻骨联合上缘→髌底（股骨内侧髁上缘）	18	直寸	用于确定大腿部腧穴的纵向距离
	髌底→髌尖	2	直寸	
	髌尖（平膝中）→内踝尖	15	直寸	用于确定小腿内侧部腧穴的纵向距离
	胫骨内侧髁下方阴陵泉→内踝尖	13	直寸	用于确定小腿内侧部腧穴的纵向距离
	股骨大转子→腘横纹（平髌尖）	19	直寸	用于确定大腿前外侧部腧穴的纵向距离
	臀沟→腘横纹	14	直寸	用于确定大腿后部腧穴的纵向距离
	腘横纹（平髌尖）→外踝尖	16	直寸	用于确定小腿外侧部及其后侧部腧穴的纵向距离
	内踝尖→足底	3	直寸	用于确定足内侧部腧穴的纵向距离

注：前后发际线不明者，依据眉间（印堂）→前发际正中→第7颈椎棘突下（大椎），直寸18寸，确定头部腧穴的纵向距离。

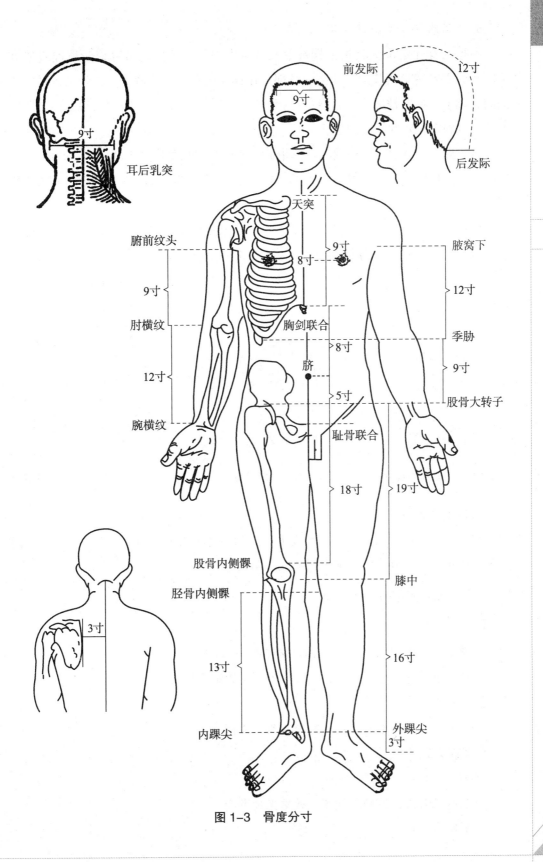

前发际

9寸

12寸

9寸

后发际

耳后乳突

天突

腋窝下

腑前纹头

9寸

8寸

12寸

9寸

肘横纹

胸剑联合

季胁

12寸

8寸

9寸

脐

腕横纹

5寸

股骨大转子

耻骨联合

18寸

19寸

3寸

股骨内侧髁

膝中

胫骨内侧髁

13寸

16寸

内踝尖

外踝尖

3寸

图1-3　骨度分寸

3.手指同身寸定位法（指寸定位法）

手指同身寸定位法是指依据被取穴者本人手指所规定的分寸以量取腧穴的方法。此法主要用于四肢部、面部和背部。在具体取穴时，医者应当在骨度折量定位法的基础上，参照被取穴者自身的手指进行比量，并结合一些简便的活动标志取穴方法，以确定腧穴的标准定位。

（1）拇指同身寸　以被取穴者拇指的指间关节的宽度作为 1 寸。（图 1-4）

（2）中指同身寸　以被取穴者的中指中节桡侧两端纹头（拇指、中指屈曲成环形）之间的距离作为 1 寸。（图 1-5）

（3）横指同身寸　又名"一夫法"，是令患者将食指、中指、无名指和小指并拢，以中指中节横纹处为准，四指的宽度为 3 寸。（图 1-6）

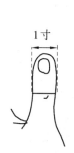

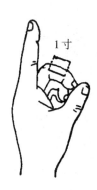

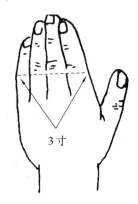

图 1-4　拇指同身寸　　　　图 1-5　中指同身寸　　　图 1-6　横指同身寸（一夫法）

4.简便取穴法

临床上常用一种简便易行的取穴方法，如两耳尖直上连线中点取"百会"，两手虎口交叉取"列缺"，垂手中指端取"风市"等。

（六）腧穴的定位方法实训

【目的要求】

1.熟练掌握常用腧穴定位方法的取穴要领。

2.能够熟练使用上述方法根据临床需要准确定取腧穴。

【标本教具】

经络穴位人体模型、挂图、教学光盘、模特。

【实训方式】

讲授、示教：

1.教师结合人体模型、挂图、教学光盘讲授。

2.教师在模特（学生）身上示教。

3. 学员相互练习。

【实训内容、方法】

1. 体表解剖标志定位法

（1）固定标志定位法：以不受人体活动影响而固定不移的标志为依据来确定腧穴位置的方法。例如五官、指（趾）甲、乳头、脐窝等标志，以及各部骨节的突起和缝隙，肌肉的隆起和凹陷。

教师指出脐窝中央取神阙，两乳头之间取膻中，腓骨小头前下方凹陷处取阳陵泉，胫骨内侧髁下缘取阴陵泉，学生模拟操作。

（2）活动标志定位法：根据关节、肌肉、肌腱、皮肤随着适当的活动而出现的关节的空隙、肌肉的隆起或凹陷、皮肤的皱纹等来量取腧穴位置的方法。

教师指出握拳掌后纹头取后溪，张口耳屏前凹陷处取耳门、听宫、听会，下颌角前上方一横指，当咬肌隆起处最高点取颊车，学生模拟操作。

2. 骨度分寸定位法

骨度分寸定位法是指以体表骨节为标志，将两骨节间的长度按比例折量为一定的等份，用以确定腧穴位置的方法。

（1）头面部：前发际至后发际中点 12 寸；眉间（印堂）到前发际正中 3 寸；前额两发角之间 9 寸；耳后两完骨（乳突）之间 9 寸。

（2）胸腹部：歧骨（剑胸联合）至脐中 8 寸；脐中至横骨上廉（耻骨联合上缘）5 寸；两乳头之间 8 寸。

（3）背部：肩胛骨脊柱缘到后正中线之间 3 寸。

（4）上肢部：腋前纹头（腋前皱襞）至肘横纹 9 寸；肘横纹至腕掌（背）侧远端横纹 12 寸。

（5）下肢部：耻骨联合上缘至髌底 18 寸；胫骨内侧髁下方阴陵泉至内踝尖 13 寸；股骨大转子至腘横纹（平髌尖）19 寸；臀沟至腘横纹 14 寸；腘横纹（平髌尖）至外踝尖 16 寸；内踝尖至足底 3 寸。

教师在人体模特上指出以上标志，学生 2 人为一组互练。

3. 手指同身寸定位法

手指同身寸定位法是以患者本人手指的某些部位折量为一定分寸为标准，来量取腧穴位置的方法。

（1）拇指同身寸：以患者拇指的指间关节横纹两端之间的距离作为 1 寸。

（2）中指同身寸：以患者的中指中节屈曲桡侧两端横纹头之间作为 1 寸。

（3）横指同身寸：将患者食指、中指、无名指和小指并拢，以中指中节横纹为标准，四指横量宽度作为 3 寸，又称"一夫法"。

教师示范，学生模拟练习，并模拟用合理的手指分寸定取足三里。

【思考题/作业】

1. 采用体表解剖标志定位法，如何在保证定位准确的前提下又能保证患者体位舒适？

2. 采用骨度分寸定位法，各部的骨度分别是多少？骨度分寸定位法的操作要点是什么？

3. 手指同身寸定位法的操作要领是什么？本法与前两者相比，定位腧穴时何者更准确？

※（七）腧穴的配穴方法

腧穴的配穴方法是在选穴原则的基础上，选取主治相同或相近，具有协同增效作用的腧穴加以配伍应用的方法。配穴时还要处理好主次关系，坚持少而精和随症加减的原则。

1. 按经脉配穴法

（1）本经配穴法　某一经、某一脏腑病变时，则选其本经腧穴，配成处方。如咳嗽取中府、尺泽等。

（2）表里经配穴法　以脏腑、经脉的阴阳表里关系为依据的配穴方法。如胃痛取足三里、公孙。

（3）同名经配穴法　此法适用于六阳经，因为同名的手、足阳经经脉相连，经气相通。如胁肋疼痛取阳陵泉、支沟，阳明头痛取合谷、内庭，落枕取后溪、昆仑等。

2. 按部位配穴法

（1）上下配穴法　指将腰部以上腧穴和腰部以下腧穴配合应用的方法。如牙痛取合谷、内庭。此外八脉交会穴配合应用，也属本法。

（2）前后配穴法　前指胸腹，后指腰背，又称腹背阴阳配穴法，即选前后部位腧穴配合应用的方法。如胃痛取梁门、胃仓或中脘、胃俞。俞募配穴是此法的典型代表。

（3）左右配穴法　指选取肢体左右两侧腧穴配合应用的方法。本法基于十二经脉左右对称分布和部分经脉左右交叉的特点。多用于病变局限于一侧时的头面疾患。如左侧面瘫，取右侧合谷；右侧头角痛，取左侧阳陵泉、侠溪。另外，也可左右同取，加强协调作用，如胃痛取双侧足三里等。

※（八）特定穴

特定穴是指十四经穴中具有特殊治疗作用并有特定称号的一些腧穴。根据不同的名称、分布特点和治疗作用，可分为十大类，具体包括五输穴、原穴、络穴、八脉交会穴、下合穴、郄穴、背俞穴、募穴、八会穴、交会穴。

特定穴是临床最常用的腧穴，掌握特定穴对于理解腧穴的主治、临床的选穴和配穴等均有重要的指导意义。

1. 五输穴

（1）概念　十二经在肘膝关节以下各有五个重要经穴，分别命名为井、荥、输、经、合，统称五输穴。古代医家以自然界的水流比拟经气在经脉中的运行情况，以此说明经气的出入和经过部位的深浅及其不同作用，正如《灵枢·九针十二原》所说："所出为井，所溜为荥，所注为输，所行为经，所入为合。"

（2）分布特点　五输穴均位于四肢肘膝关节以下，按井、荥、输、经、合的顺序，依次从四肢末端向肘、膝方向向心性排列。其中井穴多位于四肢末端；荥穴多位于掌指或跖趾关节之前；输穴多位于掌指或跖趾关节之后；经穴在前臂或小腿部；合穴多位于肘或膝关节附近。

（3）内容　每条经5个五输穴，十二经脉总共60个穴位。按照"阴井木""阳井金"的规律，可将各经"井、荥、输、经、合"按五行相生的顺序依次配属。六阴经、六阳经的五输穴穴名及其五行属性分别如表1-6和表1-7所示。

表1-6　阴经五输穴表

经脉名称	井（木）	荥（火）	输（土）	经（金）	合（水）
手太阴肺经	少商	鱼际	太渊	经渠	尺泽
手厥阴心包经	中冲	劳宫	大陵	间使	曲泽
手少阴心经	少冲	少府	神门	灵道	少海
足太阴脾经	隐白	大都	太白	商丘	阴陵泉
足厥阴肝经	大敦	行间	太冲	中封	曲泉
足少阴肾经	涌泉	然谷	太溪	复溜	阴谷

表1-7　阳经五输穴表

经脉名称	井（金）	荥（水）	输（木）	经（火）	合（土）
手阳明大肠经	商阳	二间	三间	阳溪	曲池
手少阳三焦经	关冲	液门	中渚	支沟	天井
手太阳小肠经	少泽	前谷	后溪	阳谷	小海
足阳明胃经	厉兑	内庭	陷谷	解溪	足三里
足少阳胆经	足窍阴	侠溪	足临泣	阳辅	阳陵泉
足太阳膀胱经	至阴	足通谷	束骨	昆仑	委中

> **［附］　　　　　　　五输穴歌**
>
> 肺经少商与鱼际，太渊经渠尺泽连。
>
> 大肠商阳与二间，三间阳溪曲池牵。
>
> 胃经历兑内庭随，陷谷解溪足三里。
>
> 脾经隐白大都连，太白商丘阴陵泉。
>
> 心经少冲少府邻，神门灵道少海寻。
>
> 小肠少泽前谷（后）溪，阳谷为经小海依。
>
> 膀胱至阴通谷从，束骨昆仑与委中。
>
> 肾经涌泉然谷宜，太溪复溜阴谷毕。
>
> 心包中冲劳宫乐，大陵间使连曲泽。
>
> 三焦关冲与液门，中渚支沟天井匀。
>
> 胆经窍阴侠溪行，临泣阳辅与阳陵（泉）。
>
> 肝经大敦与行间，太冲中封与曲泉。

（4）临床应用　五输穴的应用十分广泛，可概括为：

① 按五输穴主病特点应用。《难经·六十八难》说："井主心下满，荥主身热，输主体重节痛，经主喘咳寒热，合主逆气而泄。"即井穴用于急救，荥穴主治热证，输穴治肢体关节酸痛沉重病症，经穴治咽喉及咳喘证，合穴治五脏六腑病等。

② 按五行生克关系应用。根据"虚则补其母，实则泻其子"的原则，虚证用母穴，实证用子穴，即子母补泻法。本法分为本经子母补泻和异经子母补泻。如肺经实证泻其子，取尺泽；肺经虚证补其母，取太渊，为本经子母补泻；同时泻阴谷，补太白为异经子母补泻。

③按时应用。一是按季节应用，《难经·七十四难》载："春刺井，夏刺荥，季夏刺输，秋刺经，冬刺合。"二是以一日之中十二经脉气血盛衰开合的时间，选用不同的五输穴，即子午流注针法。

2.原穴

（1）概念　原穴是脏腑原气输注、经过和留止的部位，又称"十二原穴"。

（2）分布特点　十二经原穴多分布于腕、踝关节附近。

（3）内容　六阴经原穴就是其五输穴中的输穴，即"阴经以输代原"；阳经原穴则是在其五输穴中的输穴、经穴之间独置的一穴。（表1-8）

表 1-8　十二经原穴表

经脉（阴经）	原穴（以输代原）	经脉（阳经）	原穴
手太阴肺经	太渊	手阳明大肠经	合谷
手少阴心经	神门	手太阳小肠经	腕骨
手厥阴心包经	大陵	手少阳三焦经	阳池
足太阴脾经	太白	足阳明胃经	冲阳
足少阴肾经	太溪	足太阳膀胱经	京骨
足厥阴肝经	太冲	足少阳胆经	丘墟

（4）临床应用　原穴在临床上主要用于诊断和治疗五脏六腑疾病。脏腑发生病变时，会在相应的原穴上出现异常反应，如压痛、敏感、电阻改变、温度改变等，通过诊察原穴的反应变化，并结合临床，可推断脏腑的病情并有效地治疗。

除此之外，原穴和络穴配伍，用以治疗表里经之间的经脉和脏腑病。

3. 络穴

（1）概念　络脉从经脉分出的部位各有一个腧穴，称为络穴。

（2）分布特点　十二经脉的络穴皆位于肘膝关节以下；任脉络穴位于腹部，督脉络穴位于骶尾部，脾之大络穴位于胁部。

（3）内容　十二经脉各有一个络穴，加上任脉络穴、督脉络穴和脾之大络穴，共计十五络穴。（表 1-9）

表 1-9　十五络穴表

分类	经脉	络穴
手三阴经	手太阴肺经	列缺
	手少阴心经	通里
	手厥阴心包经	内关
手三阳经	手阳明大肠经	偏历
	手太阳小肠经	支正
	手少阳三焦经	外关
足三阴经	足太阴脾经	公孙
	足少阴肾经	大钟
	足厥阴肝经	蠡沟
足三阳经	足阳明胃经	丰隆
	足太阳膀胱经	飞扬
	足少阳胆经	光明

分类	经脉	络穴
其他	任脉	鸠尾
	督脉	长强
	脾大络	大包

> **[附]　　　十五络穴歌**
>
> 人身络穴一十五，我今逐一从头举。
> 手太阴络为列缺，手少阴络即通里，
> 手厥阴络为内关，手太阳络支正是，
> 手阳明络偏历当，手少阳络外关位，
> 足太阳络号飞扬，足阳明络丰隆记，
> 足少阳络为光明，足太阴络公孙寄，
> 足少阴络名大钟，足厥阴络蠡沟配，
> 阳督之络号长强，阴任之络号尾翳，
> 脾之大络为大包，十五络脉名君须记。

（4）临床应用　络穴在临床上用于治疗表里两经循行所过部位及其归属脏腑的疾病，还可以治疗络穴所在局部的病症。如手阳明大肠经的络穴为偏历，以主治本经脉病变，"实则龋、聋，虚则齿寒、痹隔"，同时还可主治肩臂肘腕疼痛、鼻衄、口眼歪斜、喉痛、目疾等。络穴可单独应用，也可原络配伍应用。

4. 背俞穴

（1）概念　背俞穴是指脏腑之气输注于背腰部的腧穴，简称俞穴。

（2）分布特点　背俞穴均位于背腰部足太阳膀胱经第一侧线上。

（3）内容　十二脏腑各有一个背俞穴，共计十二个背俞穴。（表1-10）

表1-10　十二背俞穴表

名称	对应脏腑	位置
肺俞	肺	第3胸椎棘突下，后正中线旁开1.5寸
厥阴俞	心包	第4胸椎棘突下，后正中线旁开1.5寸
心俞	心	第5胸椎棘突下，后正中线旁开1.5寸

名称	对应脏腑	位置
肝俞	肝	第9胸椎棘突下，后正中线旁开1.5寸
胆俞	胆	第10胸椎棘突下，后正中线旁开1.5寸
脾俞	脾	第11胸椎棘突下，后正中线旁开1.5寸
胃俞	胃	第12胸椎棘突下，后正中线旁开1.5寸
三焦俞	三焦	第1腰椎棘突下，后正中线旁开1.5寸
肾俞	肾	第2腰椎棘突下，后正中线旁开1.5寸
大肠俞	大肠	第4腰椎棘突下，后正中线旁开1.5寸
小肠俞	小肠	横平第1骶后孔，骶正中嵴旁开1.5寸
膀胱俞	膀胱	横平第2骶后孔，骶正中嵴旁开1.5寸

[附]　　　　　　　　十二背俞穴歌

三椎肺俞厥阴四，心五肝九十胆俞，

十一脾俞十二胃，十三三焦椎旁居，

肾俞却与命门平，十四椎外穴是真，

大肠十六小十八，膀胱俞与十九平。

（4）临床应用　背俞穴与各自所属脏腑有密切的关系，所以常用于诊断和治疗相应脏腑及其组织器官的病症。如肝之背俞穴肝俞可治疗肝病所致之胁痛、黄疸。另外，肝开窍于目，肝俞还可治疗目疾。根据"从阳引阴"及"阴病行阳"等原则，位于属阳的背腰部的背俞穴临床多用于治疗属阴的脏的病症。同时，当脏腑发生病变时，常在相应的背俞穴出现疼痛或过敏等阳性反应，可协助诊断。

5.募穴

（1）概念　募穴是指脏腑之气结聚于胸腹部的腧穴。

（2）分布特点　募穴位于胸腹部，大体与其相关脏腑所处部位接近。

（3）内容　十二脏腑各有一个募穴，共计十二募穴。（表1-11）

表1-11　十二募穴表

名称	对应脏腑
天枢	大肠

名称	对应脏腑
中府	肺
关元	小肠
巨阙	心
中极	膀胱
京门	肾
日月	胆
期门	肝
章门	脾
中脘	胃
石门	三焦
膻中	心包

[附]　　　　　　　　　十二募穴歌

天枢大肠肺中府，关元小肠巨阙心，
中极膀胱京门肾，胆日月肝期门寻，
脾募章门胃中脘，气化三焦石门针，
心包募穴何处取？胸前膻中觅浅深。

（4）临床应用　募穴可用于诊断、治疗相应脏腑的病症。募穴由于与各自所属脏腑有密切的关系，当脏腑发生病变时，常在相应的募穴出现疼痛或过敏等阳性反应，所以常用于诊断、治疗相应脏腑的病症。如胃之募穴中脘治疗胃痛、脘腹胀满，大肠之募穴天枢治疗泄泻、便秘。同时，根据"从阴引阳"及"阳病行阴"等原则，位于属阴的胸腹部的募穴临床多用于治疗属阳的腑的病症。因此，募穴为治疗腑病，尤其是腑实证之主穴。

另外，募穴还经常配合背俞穴使用，即俞募配穴，以加强治疗相应脏腑及其组织器官病症的疗效。

6. 八脉交会穴

（1）概念　八脉交会穴是指十二经脉与奇经八脉经气相通的八个腧穴，又称

"交经八穴"。八脉交会穴始见于金元时期窦汉卿的《针经指南》。

（2）分布特点　八脉交会穴均分布于腕、踝关节附近。

（3）内容　八脉交会穴共计八个，如表1-12所示。

表1-12　八脉交会穴及主治表

八穴	所属经脉	所通八脉	主治病症
公孙	足太阴	冲脉	胃、心、胸疾病
内关	手厥阴	阴维	
足临泣	足少阳	带脉	目锐眦、耳后、颊、颈、肩部疾病及寒热往来证
外关	手少阳	阳维	
后溪	手太阳	督脉	目内眦、项、耳、肩部疾病及发热恶寒等表证
申脉	足太阳	阳跷	
列缺	手太阴	任脉	肺系、咽喉、胸膈疾病和阴虚内热证
照海	足少阴	阴跷	

[附]　　　　　　　　八脉交会穴歌

公孙冲脉胃心胸，内关阴维下总同，

临泣胆经连带脉，阳维目锐外关逢，

后溪督脉内眦颈，申脉阳跷络亦通，

列缺任脉行肺系，阴跷照海膈喉咙。

（4）临床应用　八脉交会穴既可治疗所属十二经脉的病症，又可治疗所通奇经的病症。如手太阳小肠经的后溪穴通督脉，既可治疗手太阳小肠经病症，又可治疗脊柱强痛、角弓反张等督脉病症。另外，八脉交会穴按一定原则上下相配，可治疗四条经脉相合部位的病症。如公孙配内关，治疗脾经、心包经、冲脉与阴维脉相合部位心、胸、胃等的病症，具体配合应用如表1-12所示。八脉交会穴还可运用于按时取穴，即"灵龟八法"和"飞腾八法"。

7. 八会穴

（1）概念　八会穴是指人体脏、腑、气、血、筋、脉、骨、髓等精气会聚的八个腧穴。

（2）分布特点　八会穴分布于躯干和四肢部。

（3）内容　八会穴共有八个，具体如表1-13所示。

表1-13 八会穴及其主治表

八会	穴名	主治
腑会	中脘	腑病
脏会	章门	脏病
髓会	绝骨	髓病
筋会	阳陵泉	筋病
血会	膈俞	血病
骨会	大杼	骨病
脉会	太渊	脉病
气会	膻中	气病

[附] **八会穴歌**

腑会中脘脏章门，髓会绝骨筋阳陵，

血会膈俞骨大杼，脉太渊气膻中存。

（4）临床应用　八会穴主要用于治疗相应的脏腑组织的病症。如各种血证，可取血会膈俞；各种气证，可取气会膻中。

8. 郄穴

（1）概念　郄穴是各经经气深聚在四肢部的腧穴。

（2）分布特点　郄穴大多分布于四肢肘、膝关节以下。

（3）内容　十二经脉各有一个郄穴，奇经八脉中的阴维脉、阳维脉、阴跷脉、阳跷脉也各有一个郄穴，共计十六郄穴。（表1-14）

表1-14 十六郄穴表

阴经	郄穴	阳经	郄穴
手太阴肺经	孔最	手阳明大肠经	温溜
手少阴心经	阴郄	手太阳小肠经	养老
手厥阴心包经	郄门	手少阳三焦经	会宗
足太阴脾经	地机	足阳明胃经	梁丘
足少阴肾经	水泉	足太阳膀胱经	金门
足厥阴肝经	中都	足少阳胆经	外丘

阴经	郄穴	阳经	郄穴
阴维脉	筑宾	阳维脉	阳交
阴跷脉	交信	阳跷脉	跗阳

[附]　　　　　　　　**十六郄穴歌**

郄义即孔隙，本属气血集。

肺向孔最取，大肠温溜别；

胃经是梁丘，脾属地机穴；

心则取阴郄，小肠养老列；

膀胱金门守，肾向水泉施；

心包郄门刺，三焦会宗持；

胆郄在外丘，肝经中都是；

阳跷跗阳走，阴跷交信期；

阳维阳交穴，阴维筑宾知。

（4）临床应用　郄穴主要治疗本经循行部位及所属脏腑的急性病症。其中，阴经郄穴多治血证，如手太阴肺经郄穴孔最治疗咳血，足太阴脾经郄穴地机治疗月经不调、崩漏；阳经郄穴多治急性疼痛，如足阳明胃经郄穴梁丘治疗急性胃痛，手太阳小肠经郄穴养老治疗肩背腰腿痛等。另外，郄穴还可以诊断本经所属脏腑的病症。当某脏腑有病变时，可反映于相应的郄穴上，切、循、扪、按郄穴可协助诊断。

9. 下合穴

（1）概念　下合穴是指六腑之气下合于足三阳经的六个腧穴，又称"六腑下合穴"。

（2）分布特点　下合穴主要分布在下肢膝关节附近。

（3）内容　胃、胆、膀胱三腑的下合穴与其本经五输穴中的合穴相同。大肠、小肠、三焦的下合穴分布在胃经、膀胱经上。（表1–15）

表1–15　六腑下合穴及其主治表

六腑	下合穴（所在位置）	主治病症
胃	足三里（本经）	胃脘痛、纳差、呃逆、呕吐
大肠	上巨虚（足阳明胃经）	腹痛、腹泻、便秘、肠痈

六腑	下合穴（所在位置）	主治病症
小肠	下巨虚（足阳明胃经）	泄泻
膀胱	委中（本经）	气化失常之癃闭、遗尿
三焦	委阳（足太阳膀胱经）	
胆	阳陵泉（本经）	胁痛、黄疸、口苦咽干

［附］　　　　　　**下合穴歌**

胃经下合三里量，上下巨虚大小肠，

膀胱当合委中穴，三焦下合属委阳，

胆腑之合阳陵泉，腑病用之效必彰。

（4）临床应用　六腑病症均可选用各自相应的下合穴进行治疗。如足三里治疗胃脘痛，阳陵泉治疗胁痛、呕吐、黄疸等。（表1-15）

10. 交会穴

（1）概念　交会穴是指两经或数经相交或会合处的腧穴。

（2）分布特点　交会穴多分布于头面、躯干部。

（3）内容　历代文献对交会穴的记载略有不同，但绝大部分内容出自《针灸甲乙经》。具体可参阅相关书籍。

（4）临床应用　既可治疗所属经脉病症，又可治疗所交会经脉病症。如三阴交是足太阴脾经、足少阴肾经与足厥阴肝经的交会穴，故既可治疗脾经病症，又可治疗肾经、肝经病症。

附　腧穴总论考试题

一、腧穴的分类

A1 型题

1. 腧穴的分类是（　　　）。

　A. 十四经穴、奇穴、特定穴　　　　B. 十四经穴、奇穴、阿是穴

C. 十二经穴、奇穴、特定穴　　　　D. 十二经穴、奇穴、阿是穴

E. 十二经穴、奇穴、五输穴

2. 最新国家标准规定的经穴数是（　　　）。

　A. 354 个　　　　　B. 359 个　　　　C. 361 个　　　　D. 362 个　　　　E. 365 个

3. 下列关于奇穴的描述，错误的是（　　　）。

　A. 有固定名称和位置　　　　　　B. 某些奇穴是多个穴点的组合

　C. 分布都不在十四经循行路线上　　D. 对某些病症有特殊疗效

　E. 是在"阿是穴"的基础上发展起来

B1 型题

1. 有关奇穴，叙述正确的是（　　　）。

　A. 无固定位置　　　　　　　　B. 无固定名称　　　　　　C. 又称为压痛点

　D. 又称为天应穴　　　　　　　E. 多数对某些病症有特殊疗效

2. 有关阿是穴，叙述不正确的是（　　　）。

　A. 无固定位置　　　　　　　　B. 无固定名称　　　　　　C. 又称为压痛点

　D. 又称为天应穴　　　　　　　E. 多数对某些病症有特殊疗效

3. 以下选项中，属于阿是穴特性的是（　　　）。

　A. 以痛为腧　　　　　　　　　B. 是经验效穴　　　　　　C. 主治病症较多

　D. 归属于十四经脉　　　　　　E. 是腧穴的主要组成部分

4. 以下选项中，属于奇穴特性的是（　　　）。

　A. 以痛为腧　　　　　　　　　B. 是经验效穴　　　　　　C. 主治病症较多

　D. 归属于十四经脉　　　　　　E. 是腧穴的主要组成部分

参考答案

A1 型题

1. B　2. D　3. C

B1 型题

1. E　2. E　3. A　4. B

二、腧穴的主治特点和规律

A1 型题

1. 手阳明大肠经的主治特点是（　　　）。

　A. 后头、神志病　　　　　　　　　B. 侧头、胁肋病

C. 侧头、耳病，胁肋病   D. 前头、鼻、口齿病

E. 前头、咽喉部、胃肠病

2. 手厥阴心包经的主治特点是（　　　）。

    A. 心病   B. 心、胃病   C. 肺、喉病

    D. 肝病、脾胃病   E. 肾、肺、咽喉病

3. 手少阳三焦经的主治特点是（　　　）。

    A. 前头、鼻、口齿病   B. 前头、口齿、胃肠病

    C. 侧头、胁肋病   D. 后头、肩胛病、神志病

    E. 后头、背腰病

4. 足太阳膀胱经的主治特点是（　　　）。

    A. 后头、肩胛病，神志病   B. 后头、背腰病，脏腑病

    C. 侧头、耳病，胁肋病   D. 前头、鼻、口齿病

    E. 前头、口齿、胃肠病

5. 属于腧穴特殊作用的是（　　　）。

    A. 养老治疗肩背痛   B. 三阴交治疗下肢不遂

    C. 中脘治疗胃痛、呕吐   D. 天枢既可治泄泻，又可治便秘

    E. 合谷可以治疗痛证和头面部病症

6. 属于腧穴远治作用的是（　　　）。

    A. 气病胸闷取膻中   B. 头项强痛取昆仑   C. 腰痛取大肠俞

    D. 失眠多梦取神门   E. 皮肤瘙痒取膈俞

7. 属于腧穴近治作用的是（　　　）。

    A. 气病取膻中   B. 血病取膈俞   C. 膝痛取梁丘

    D. 头痛取列缺   E. 呕吐取公孙

B1 型题

1. 手三阳经主治相同的是（　　　）。

    A. 胸部病、神志病   B. 咽喉病、热病   C. 神志病、热病

    D. 前阴病、妇科病   E. 神志病、脏腑病、妇科病

2. 足三阳经主治相同的是（　　　）。

    A. 胸部病、神志病   B. 咽喉病、热病   C. 神志病、热病

    D. 前阴病、妇科病   E. 神志病、脏腑病、妇科病

3. 任脉的主治是（　　　）。

    A. 肝、脾、肾病   B. 中风脱证、虚寒、下焦病

C. 后头、肩胛病，神志病　　　　　D. 中风、昏迷、热病、头面病

E. 前头、口齿、咽喉病，胃肠病

4. 督脉的主治是（　　）。

A. 肝、脾、肾病　　　　　　　　　B. 中风脱证、虚寒、下焦病

C. 后头、肩胛病，神志病　　　　　D. 中风、昏迷、热病、头面病

E. 前头、口齿、咽喉病，胃肠病

5. 属于腧穴特殊作用的是（　　）。

A. 睛明治疗眼病　　　　　B. 下脘治疗胃痛　　　　　C. 大椎退热

D. 合谷治疗五官病　　　　E. 听宫治疗耳鸣

6. 属于腧穴远治作用的是（　　）。

A. 睛明治疗眼病　　　　　B. 下脘治疗胃痛　　　　　C. 大椎退热

D. 合谷治疗五官病　　　　E. 听宫治疗耳鸣

参考答案

A1 型题

1. D　2. B　3. C　4. B　5. D　6. B　7. C

B1 型题

1. B　2. C　3. B　4. D　5. C　6. D

三、特定穴

A1 型题

1. 下列特定穴中，不位于肘膝关节以下部位的是（　　）。

A. 原穴　　　　　　　　　B. 十二经脉络穴　　　　　C. 八脉交会穴

D. 五输穴　　　　　　　　E. 八会穴

2. 六阴经中，与原穴为同一腧穴的是（　　）。

A. 井穴　　B. 荥穴　　C. 输穴　　D. 经穴　　E. 合穴

3. 督脉之络穴位于（　　）。

A. 头项部　　B. 上腹部　　C. 下腹部　　D. 胸胁部　　E. 尾骶部

4. 脏腑之气汇聚于胸腹部的腧穴称为（　　）。

A. 原穴　　B. 络穴　　C. 募穴　　D. 五输穴　　E. 八会穴

5. 主客原络配穴指的是（　　）。

A. 先病经脉的原穴与后病的相表里经脉的络穴相配合

B. 后病经脉的原穴与先病的相表里经脉的络穴相配合

C. 阴经的原穴与后病的相表里阳经的络穴相配合

D. 阳经的原穴与后病的相表里阴经的络穴相配合

E. 同一条经脉的原穴与络穴相配合

6. 手阳明大肠经的络穴是（　　　）。

    A. 商阳　　　B. 合谷　　　　C. 阳池　　　　D. 偏历　　　　E. 温溜

7. 手阳明大肠经的合穴是（　　　）。

    A. 合谷　　　B. 曲池　　　　C. 天枢　　　　D. 偏历　　　　E. 手三里

8. 大肠的募穴是（　　　）。

    A. 下脘　　　B. 中脘　　　　C. 梁门　　　　D. 水道　　　　E. 天枢

9. 治疗急性胃痛应首选的腧穴是（　　　）。

    A. 梁门　　　B. 梁丘　　　　C. 内庭　　　　D. 天枢　　　　E. 内关

10. 解溪穴的特定穴属性是（　　　）。

    A. 原穴　　　B. 输穴　　　　C. 经穴　　　　D. 郄穴　　　　E. 络穴

11. 既为脾经络穴又属于八脉交会穴的是（　　　）。

    A. 公孙　　　B. 丰隆　　　　C. 后溪　　　　D. 列缺　　　　E. 阴陵泉

12. 心的募穴是（　　　）。

    A. 极泉　　　B. 膻中　　　　C. 巨阙　　　　D. 鸠尾　　　　E. 天池

13. 后溪穴的特定穴属性是（　　　）。

    A. 荥穴　　　B. 输穴　　　　C. 经穴　　　　D. 络穴　　　　E. 郄穴

14. 下列腧穴中，小肠的募穴是（　　　）。

    A. 中极　　　B. 关元　　　　C. 气海　　　　D. 神阙　　　　E. 中脘

15. 足少阴肾经的络穴是（　　　）。

    A. 涌泉　　　B. 然谷　　　　C. 太溪　　　　D. 复溜　　　　E. 大钟

16. 阴谷穴的特定穴属性是（　　　）。

    A. 原穴　　　B. 络穴　　　　C. 经穴　　　　D. 郄穴　　　　E. 合穴

17. 手厥阴心包经的原穴是（　　　）。

    A. 巨阙　　　B. 神门　　　　C. 劳宫　　　　D. 大陵　　　　E. 曲泽

18. 以下腧穴中，胆的募穴是（　　　）。

    A. 胆俞　　　B. 阳陵泉　　　C. 章门　　　　D. 期门　　　　E. 日月

19. 募穴指的是（　　　）。

    A. 脏腑之气输注于背腰部的腧穴　　　　　　B. 脏腑之气汇聚于胸腹部的腧穴

    C. 十二经脉与奇经八脉相通的八个腧穴　　　D. 六腑之气下合于足三阳经的腧穴

E. 两经或数经相交会的腧穴

20. 中极属于募穴，与其相应的脏腑是（　　　）。

A. 大肠　　　B. 小肠　　　　C. 膀胱　　　　D. 肾　　　　E. 肝

21. 下列各组中，不属于同一脏腑俞穴、募穴的是（　　　）。

A. 肺俞、中府　　　　　B. 胃俞、中脘　　　　　C. 肝俞、章门

D. 膀胱俞、中极　　　　E. 大肠俞、天枢

22. 八脉交会穴中通于阴维脉的是（　　　）。

A. 列缺　　　B. 内关　　　C. 照海　　　D. 公孙　　　E. 大陵

23. 八脉交会穴中通于督脉的是（　　　）。

A. 照海　　　B. 后溪　　　C. 申脉　　　D. 外关　　　E. 足临泣

24. 八脉交会穴中通于冲脉的是（　　　）。

A. 内关　　　B. 太白　　　C. 公孙　　　D. 照海　　　E. 列缺

25. 下列八脉交会穴所通奇经错误的是（　　　）。

A. 后溪—督脉　　　　　B. 外关—阳维脉　　　　　C. 足临泣—阳跷脉

D. 内关—阴维脉　　　　E. 照海—阴跷脉

26. 下列腧穴中，不属于八会穴的是（　　　）。

A. 阳陵泉　　B. 阴陵泉　　　C. 悬钟　　　D. 大杼　　　E. 章门

27. 治疗急症宜选用（　　　）。

A. 原穴　　　B. 络穴　　　C. 郄穴　　　D. 募穴　　　E. 八会穴

28. 治疗肺系、咽喉、胸膈疾病宜选用（　　　）。

A. 鱼际、曲池　　　　　B. 外关、足临泣　　　　　C. 照海、列缺

D. 后溪、申脉　　　　　E. 内关、公孙

29. 治疗腑病多选用（　　　）。

A. 背俞穴　　B. 五输穴　　　C. 原穴　　　D. 募穴　　　E. 郄穴

30. 特定穴中，多用于治疗急性病的是（　　　）。

A. 募穴　　　B. 原穴　　　C. 郄穴　　　D. 络穴　　　E. 输穴

31. 八会穴之髓会是（　　　）。

A. 太渊　　　B. 绝骨　　　C. 中脘　　　D. 章门　　　E. 膈俞

32. 既属于八会穴又属于合穴的是（　　　）。

A. 委中　　　B. 委阳　　　C. 阳陵泉　　　D. 足三里　　　E. 太渊

33. 治疗表里经疾病，常与络穴配伍的是（　　　）。

A. 郄穴　　　B. 原穴　　　C. 俞穴　　　D. 募穴　　　E. 合穴

34. 常用于治疗血证的腧穴是（　　　）。

A. 膈俞　　　B. 太渊　　　　C. 悬钟　　　　　D. 章门　　　　　E. 中脘

35. 治疗耳聋，应首选的背俞穴是（　　　）。

　　A. 肺俞　　　B. 肝俞　　　　C. 脾俞　　　　　D. 肾俞　　　　　E. 三焦俞

36. 八脉交会穴中，主治目内眦、项、耳、肩疾患的是（　　　）。

　　A. 照海、阳陵泉　　　　　　B. 后溪、申脉　　　　　　　C. 列缺、照海

　　D. 外关、足临泣　　　　　　E. 内关、公孙

37. 下列有关募穴概念的叙述，错误的是（　　　）。

　　A. 均位于胸腹部　　　　　　　　　　B. 是脏腑经气汇聚的地方

　　C. 位于相关脏腑的附近　　　　　　　D. 在各脏腑所属的经脉循行线上

　　E. 腑病取之，有"阳病引阴"之意

38. 治疗腰脊强痛应首选（　　　）。

　　A. 列缺　　　B. 足临泣　　　C. 公孙　　　　　D. 照海　　　　　E. 后溪

39. 根据俞募配穴法，治疗胃痛应选用（　　　）。

　　A. 中脘、足三里　　　　　　B. 太冲、三阴交　　　　　　C. 中脘、胃俞

　　D. 章门、胃俞　　　　　　　E. 中脘、脾俞

40. 根据主客原络配穴法，治疗咳嗽兼便秘应选用（　　　）。

　　A. 太渊、列缺　　　　　　　B. 合谷、偏历　　　　　　　C. 太渊、偏历

　　D. 合谷、列缺　　　　　　　E. 支沟、照海

41. 治疗肝胆两经病症应首选（　　　）。

　　A. 蠡沟　　　B. 公孙　　　　C. 大钟　　　　　D. 飞扬　　　　　E. 丰隆

42. 八会穴之脏会所在的经脉是（　　　）。

　　A. 任脉　　　　　　　　　　B. 足太阳膀胱经　　　　　　C. 手太阴肺经

　　D. 足少阳胆经　　　　　　　E. 足厥阴肝经

B1 型题

1. 八会穴所指的是（　　　）。

　　A. 脏腑之气输注于背腰部的腧穴　　　B. 脏腑之气汇聚于胸腹部的腧穴

　　C. 经脉从本经别出部位的腧穴　　　　D. 十二经脉与奇经八脉相通的八个腧穴

　　E. 脏、腑、气、血、筋、脉、骨、髓等精气聚会的八个腧穴

2. 八脉交会穴所指的是（　　　）。

　　A. 脏腑之气输注于背腰部的腧穴　　　B. 脏腑之气汇聚于胸腹部的腧穴

　　C. 经脉从本经别出部位的腧穴　　　　D. 十二经脉与奇经八脉相通的八个腧穴

　　E. 脏、腑、气、血、筋、脉、骨、髓等精气聚会的八个腧穴

3. 急救时宜选用（　　　）。

　　A. 井穴　　　B. 荥穴　　　　C. 输穴　　　　D. 经穴　　　　E. 合穴

4. 治疗热证时宜选用（　　　）。

　　A. 井穴　　　B. 荥穴　　　　C. 输穴　　　　D. 经穴　　　　E. 合穴

5. 手太阴肺经的原穴是（　　　）。

　　A. 少商　　　B. 太渊　　　　C. 鱼际　　　　D. 列缺　　　　E. 孔最

6. 手太阴肺经的输穴是（　　　）。

　　A. 少商　　　B. 太渊　　　　C. 鱼际　　　　D. 列缺　　　　E. 孔最

7. 足太阴脾经的原穴是（　　　）。

　　A. 隐白　　　B. 太白　　　　C. 公孙　　　　D. 三阴交　　　E. 地机

8. 足太阴脾经的郄穴是（　　　）。

　　A. 隐白　　　B. 太白　　　　C. 公孙　　　　D. 三阴交　　　E. 地机

9. 手太阳小肠经的原穴是（　　　）。

　　A. 后溪　　　B. 腕骨　　　　C. 养老　　　　D. 小海　　　　E. 支正

10. 手太阳小肠经的郄穴是（　　　）。

　　A. 后溪　　　B. 腕骨　　　　C. 养老　　　　D. 小海　　　　E. 支正

11. 膀胱的原穴是（　　　）。

　　A. 委中　　　B. 至阴　　　　C. 昆仑　　　　D. 京骨　　　　E. 承山

12. 膀胱经的合穴是（　　　）。

　　A. 委中　　　B. 至阴　　　　C. 昆仑　　　　D. 京骨　　　　E. 承山

13. 手厥阴心包经的原穴是（　　　）。

　　A. 曲泽　　　B. 间使　　　　C. 内关　　　　D. 大陵　　　　E. 劳宫

14. 手厥阴心包经的输穴是（　　　）。

　　A. 曲泽　　　B. 间使　　　　C. 内关　　　　D. 大陵　　　　E. 劳宫

15. 手少阳三焦经的原穴是（　　　）。

　　A. 阳池　　　B. 关冲　　　　C. 中渚　　　　D. 外关　　　　E. 支沟

16. 手少阳三焦经的输穴是（　　　）。

　　A. 阳池　　　B. 关冲　　　　C. 中渚　　　　D. 外关　　　　E. 支沟

17. 三焦的募穴是（　　　）。

　　A. 膈俞　　　B. 石门　　　　C. 章门　　　　D. 期门　　　　E. 血海

18. 八会穴之血会是（　　　）。

　　A. 膈俞　　　B. 石门　　　　C. 章门　　　　D. 期门　　　　E. 血海

19. 治疗六腑病常选（　　　）。

A.原穴   B.络穴   C.郄穴   D.下合穴   E.背俞穴

20.治疗表里经同病宜选（ ）。

  A.原穴   B.络穴   C.郄穴   D.下合穴   E.背俞穴

21.既是原穴又是八会穴的是（ ）。

  A.悬钟   B.太渊   C.太白   D.公孙   E.足临泣

22.既是络穴又是八脉交会穴的是（ ）。

  A.悬钟   B.太渊   C.太白   D.公孙   E.足临泣

23.八会穴中的髓会是（ ）。

  A.丘墟   B.悬钟   C.血海   D.膈俞   E.阳陵泉

24.八会穴中的血会是（ ）。

  A.丘墟   B.悬钟   C.血海   D.膈俞   E.阳陵泉

25.心包的募穴是（ ）。

  A.气海   B.中脘   C.膻中   D.关元   E.太渊

26.八会穴之气会是（ ）。

  A.气海   B.中脘   C.膻中   D.关元   E.太渊

27.治疗痛经、崩漏，常选用（ ）。

  A.郄门   B.地机   C.阳交   D.跗阳   E.养老

28.治疗急性肩背疼痛，常选用（ ）。

  A.郄门   B.地机   C.阳交   D.跗阳   E.养老

29.八会穴中的血会是（ ）。

  A.太渊   B.血海   C.膈俞   D.章门   E.中脘

30.八会穴中的脉会是（ ）。

  A.太渊   B.血海   C.膈俞   D.章门   E.中脘

31.既属于原穴，又属于八会穴的是（ ）。

  A.太渊   B.阳池   C.后溪   D.内关   E.合谷

32.既属于络穴，又属于八脉交会穴的是（ ）。

  A.太渊   B.阳池   C.后溪   D.内关   E.合谷

33.病在腑者，治疗应首选的是（ ）。

  A.八脉交会穴 B.下合穴   C.原穴   D.络穴   E.郄穴

34.表里两经同病者，治疗应首选的是（ ）。

  A.八脉交会穴 B.下合穴   C.原穴   D.络穴   E.郄穴

35.俞穴偏于治疗（ ）。

A.脏病	B.腑病	C.血病	D.髓病	E.筋病

36. 募穴偏于治疗（　　　）。

A.脏病	B.腑病	C.血病	D.髓病	E.筋病

37. 治疗脾病，宜选用的腧穴是（　　　）。

A.期门	B.章门	C.中脘	D.膻中	E.膈俞

38. 治疗肝病，宜选用的腧穴是（　　　）。

A.期门	B.章门	C.中脘	D.膻中	E.膈俞

39. 与任脉脉气相通的八脉交会穴是（　　　）。

A.外关	B.公孙	C.列缺	D.太渊	E.后溪

40. 与督脉脉气相通的八脉交会穴是（　　　）。

A.外关	B.公孙	C.列缺	D.太渊	E.后溪

参考答案

A1 型题

1. E　2. C　3. E　4. C　5. A　6. D　7. B　8. E　9. B　10. C　11. A　12. C
13. B　14. B　15. E　16. E　17. D　18. E　19. B　20. C　21. C　22. B　23. B
24. C　25. C　26. B　27. C　28. C　29. D　30. C　31. B　32. C　33. B　34. A
35. D　36. B　37. D　38. E　39. C　40. C　41. A　42. E

B1 型题

1. E　2. D　3. A　4. B　5. B　6. B　7. B　8. E　9. B　10. C　11. D　12. A
13. D　14. D　15. A　16. C　17. B　18. A　19. D　20. B　21. A　22. D　23. B
24. D　25. C　26. C　27. B　28. E　29. C　30. A　31. A　32. D　33. B　34. D
35. A　36. B　37. B　38. A　39. C　40. E

四、腧穴的定位方法

A1 型题

1. 眉间至后发际正中的骨度分寸是（　　　）。

A. 12寸	B. 13寸	C. 14寸	D. 15寸	E. 16寸

2. 耳后两乳突之间的骨度分寸是（　　　）。

A.4寸	B. 6寸	C. 8寸	D. 9寸	E. 12寸

3. 肩胛骨内缘（近脊柱侧）至后正中线的骨度分寸是（　　　）。

A. 3 寸　　　B. 4 寸　　　　　C. 5 寸　　　　　　D. 6 寸　　　　　　E. 8 寸

4. 耻骨联合上缘至股骨内上髁上缘（髌底）的骨度分寸是（　　　）。

　　A. 13 寸　　　B. 14 寸　　　　C. 16 寸　　　　D. 18 寸　　　　E. 19 寸

5. 腋前、后纹头至肘横纹（平肘尖）的骨度分寸是（　　　）。

　　A. 6 寸　　　B. 8 寸　　　　　C. 9 寸　　　　　D. 12 寸　　　　E. 13 寸

6. 属于横指同身寸法量取规定的是（　　　）。

　　A. 中指中节横纹　　　　　　B. 食指中节横纹　　　　　C. 无名指中节横纹

　　D. 小指中节横纹　　　　　　E. 小指末节横纹

7. 下列各项中，叙述错误的是（　　　）。

　　A. 股骨大转子至腘横纹 19 寸　　　　B. 耻骨联合上缘至股骨内上髁上缘 18 寸

　　C. 腘横纹至外踝尖 16 寸　　　　　　D. 两肩胛骨喙突内侧缘之间 12 寸

　　E. 胫骨内侧髁下方至内踝尖 12 寸

B1 型题

1. 胫骨内侧髁下方至内踝尖的骨度分寸是（　　　）。

　　A. 6 寸　　　B. 8 寸　　　　　C. 9 寸　　　　　D. 12 寸　　　　E. 13 寸

2. 肘横纹（平肘尖）至腕掌（背）侧横纹的骨度分寸是（　　　）。

　　A. 6 寸　　　B. 8 寸　　　　　C. 9 寸　　　　　D. 12 寸　　　　E. 13 寸

3. 腘横纹至外踝尖的骨度分寸是（　　　）。

　　A. 13 寸　　　B. 14 寸　　　　C. 16 寸　　　　D. 18 寸　　　　E. 19 寸

4. 股骨大转子至腘横纹的骨度分寸是（　　　）。

　　A. 13 寸　　　B. 14 寸　　　　C. 16 寸　　　　D. 18 寸　　　　E. 19 寸

5. 前额两发角（头维）之间的骨度分寸是（　　　）。

　　A. 6 寸　　　B. 8 寸　　　　　C. 9 寸　　　　　D. 12 寸　　　　E. 13 寸

6. 前发际正中至后发际正中的骨度分寸是（　　　）。

　　A. 6 寸　　　B. 8 寸　　　　　C. 9 寸　　　　　D. 12 寸　　　　E. 13 寸

参考答案

A1 型题

1. D　2. D　3. A　4. D　5. C　6. A　7. E

B1 型题

1. E　2. D　3. C　4. E　5. C　6. D

项目一 手太阴肺经

一、经脉循行

起于中焦，向下联络大肠，回绕胃口过膈属于肺脏，从肺系（肺与喉咙相联系的部位）横行出来，沿上臂内侧下行，行于手少阴经和手厥阴经的前面，经肘窝入寸口，沿鱼际边缘，出拇指内侧端（少商）。

手腕后方支脉：从列缺处分出，走向食指桡侧端，与手阳明大肠经相接。（图1-7）

二、主治概要

本经腧穴主治咳嗽、气喘、咳血、咽痛、外感伤风及经脉循行部位的其他病症。

三、腧穴

本经单侧11穴，穴起中府，止于少商。（图1-8）

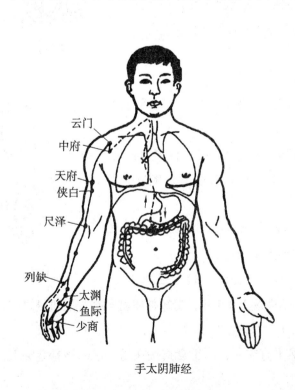

手太阴肺经

图1-7 手太阴肺经经脉循环图

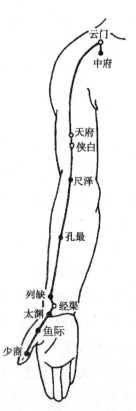

图1-8 手太阴肺经经穴图

（一）常用腧穴

1. 中府（Zhōngfǔ）　肺募穴；手、足太阴经交会穴

〔定位〕在胸部，横平第1肋间隙，锁骨下窝外侧，前正中线旁开6寸（云门下1寸）。（图1-9）

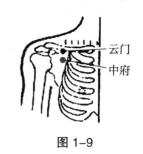

图1-9

〔解剖〕当胸大肌、胸小肌处，内侧深层为第1肋间内、外肌；上外侧有腋动、静脉，胸肩峰动、静脉；布有锁骨上神经中间支，胸前神经分支及第1肋间神经外侧皮支。

〔主治〕① 咳嗽、气喘、胸满痛等肺部病症；② 肩背痛。

〔操作〕向外斜刺0.5～0.8寸，不可向内深刺，以免伤及肺脏，引起气胸。

※2. 尺泽（Chǐzé）　合穴

〔定位〕在肘区，肘横纹上，肱二头肌肌腱桡侧凹陷处。（图1-10）

〔解剖〕在肘关节处，当肱二头肌肌腱之外方，肱桡肌起始部；有桡侧返动、静脉分支及头静脉；布有前臂外侧皮神经，直下为桡神经。

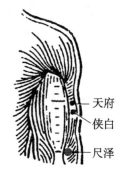

图1-10

〔主治〕① 咳嗽、气喘、咯血、咽喉肿痛等肺系实热性病症；② 肘臂挛痛；③ 急性吐泻、中暑等急症。

〔操作〕直刺1.0～1.5寸，或点刺出血。

※3. 孔最（Kǒngzuì）　郄穴

〔定位〕在前臂前区，腕掌侧远端横纹上7寸，尺泽与太渊连线上。（图1-11）

〔解剖〕有肱桡肌，在旋前圆肌上端之外缘，桡侧腕长、短伸肌的内缘；有头静脉，桡动、静脉；布有前臂外侧皮神经，桡神经浅支。

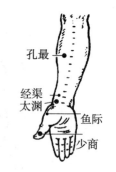

图1-11

〔主治〕① 咳、喘、咳血、咽痛等肺系病症；② 肘臂挛痛。

〔操作〕直刺1.0～1.5寸，或点刺出血。

※4. 列缺（Lièquē）　络穴；八脉交会穴（通于任脉）

〔定位〕在前臂，腕掌侧远端横纹上1.5寸，拇短伸肌腱与拇长展肌腱之间，拇长展肌腱沟的凹陷中。（图1-12）

简便取穴法：两手虎口自然平直交叉，一手食指按在另一手的桡骨茎突上，指尖下凹陷中是穴。（图1-13）

〔解剖〕在肱桡肌与拇长展肌肌腱之间，桡侧腕长伸肌腱内侧；有头静脉，桡动、静脉分支；布有前臂外侧皮神经和桡神经浅支的混合支。

〔主治〕① 咳嗽、气喘、咽喉肿痛等肺系病症；② 上肢痹痛、手腕无力等循行部位病症；③ 头痛、项强、齿痛、口眼歪斜等头项部疾患。

〔操作〕向上斜刺 0.5 ~ 0.8 寸。

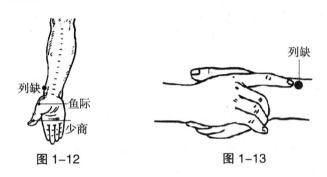

图 1-12   图 1-13

※5. 太渊（Tàiyuān） 输穴；原穴；脉会

〔定位〕在腕前区，桡骨茎突与舟状骨之间，拇长展肌腱尺侧凹陷中（在腕掌侧远端横纹桡侧，桡动脉搏动处）。（图 1-11）

〔解剖〕在桡侧腕屈肌腱的外侧，拇长展肌肌腱内侧；有桡动、静脉；布有前臂外侧皮神经和桡神经浅支混合支。

〔主治〕① 咳、喘、咳血、咽痛；② 腕臂痛；③ 无脉症。

〔操作〕避开桡动脉，直刺 0.3 ~ 0.5 寸。

※6. 鱼际（Yújì） 荥穴

〔定位〕在手外侧，第 1 掌骨桡侧中点赤白肉际处。（图 1-11）

〔解剖〕有拇短展肌和拇指对掌肌，布有前臂外侧皮神经和桡神经浅支混合支。

〔主治〕① 咳嗽、气喘、咳血、失音、喉痹、咽干等肺系病症；② 外感发热，掌中热；③ 小儿疳积。

〔操作〕直刺 0.5 ~ 0.8 寸。

※7. 少商（Shàoshāng） 井穴

〔定位〕拇指桡侧，指甲根角旁约 0.1 寸。（图 1-11）

〔解剖〕有指掌侧固有动、静脉所形成的动、静脉网；布有前臂外侧皮神经和桡神经浅支混合支及正中神经的掌侧固有神经的末梢神经网。

〔主治〕① 发热、咽喉肿痛等肺系实热病症；② 昏迷、癫狂；③ 手指麻木。

〔操作〕浅刺 0.1 寸，或点刺出血。

（二）其他腧穴（见表 1-16）

表 1-16　手太阴肺经其他腧穴

穴名	定位	主治（主要病症）
云门	在胸部，锁骨下窝凹陷中，肩胛骨喙突内缘，前正中线旁开 6 寸	①咳、喘，胸中烦满，胸痛；②肩臂痛
天府	在臂前区，肱二头肌桡侧缘，腋前纹头下 3 寸处	①咳、喘，鼻衄；②上臂内侧痛
侠白	在臂前区，肱二头肌桡侧缘，腋前纹头下 4 寸或肘横纹上 5 寸处	①咳、喘，胸闷烦满；②上臂内侧痛
经渠	在前臂前区，腕掌侧远端横纹上 1 寸，桡骨茎突与桡动脉之间	①咳、喘，胸痛，发热，咽喉肿痛；②手腕痛

四、实训

【目的要求】

1. 在体表准确找到手太阴肺经各腧穴，并画出经脉循行路线。

2. 通过练习，掌握手太阴肺经经脉循行及各腧穴定位，熟悉各腧穴主治。

【标本教具】

经络穴位人体模型、挂图、教学光盘、模特。

【实训方式】

讲授、示教：

1. 教师结合人体模型、挂图、教学光盘讲授。

2. 教师在模特（学生）身上示教（画经点穴）。

3. 学生相互练习。

【实训内容、方法】

1. 经脉循行：手太阴肺经从胸走手。在模特身上按腧穴分布的体表路线从起于胸部外上方的中府穴开始画经，循上肢内侧的前缘，经鱼际部止于手拇指桡侧指甲角旁的少商穴。

2. 按顺序点画出手太阴肺经的中府、尺泽、孔最、列缺、太渊、鱼际、少商 7 个穴的定位。每穴的位置均用红笔点画出，以便学生观看记忆。

【思考题/作业】

1. 画出手太阴肺经经脉循行路线。

2. 中府、尺泽、孔最、列缺、太渊、鱼际、少商各腧穴的位置如何？描述各穴的主治作用。

项目二　手阳明大肠经

一、经脉循行

起于食指末端（商阳），沿食指桡侧向上，通过1、2掌骨之间（合谷），向上进入两筋（拇长伸肌腱与拇短伸肌腱）之间的凹陷处，沿前臂前方，并肘部外侧，再沿上臂外侧前缘，上走肩端（肩髃），沿肩峰前缘向上出于大椎，再向下入缺盆（锁骨上窝）部，联络肺脏，通过横膈，属于大肠。

缺盆部支脉：上走颈部，通过面颊，进入下齿龈，回绕至上唇，交叉于人中，左脉向右，右脉向左，分布在鼻孔两侧（迎香），与足阳明胃经相接。（图1-14）

二、主治概要

本经腧穴主治头面、五官病，热病，肠胃病及经脉循行部位的其他病症。

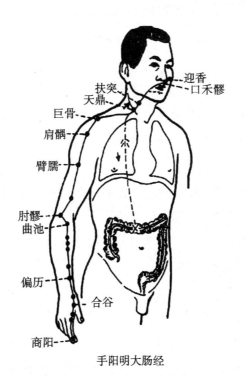

手阳明大肠经

图1-14　手阳明大肠经经脉循行图

三、腧穴

本经单侧20穴，穴起商阳，止于迎香。（图1-15）

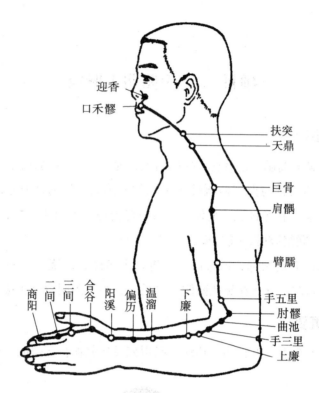

图 1-15　手阳明大肠经经穴图

（一）常用腧穴

※1. 商阳（Shāngyáng）　井穴

〔定位〕在食指末节桡侧，指甲根角旁 0.1 寸。
（图 1-16）

〔解剖〕有指及掌背动、静脉网；布有来自正中神
经的指掌侧固有神经、桡神经的指背侧神经。

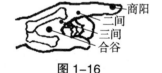

图 1-16

〔主治〕① 咽喉肿痛，热病；② 昏迷；③ 手指麻木。

〔操作〕浅刺 0.1 寸，或点刺出血。

※2. 合谷（Hégǔ）　原穴

〔定位〕在手背，第 1、2 掌骨间，第 2 掌骨桡侧的中点处。（图 1-16）

〔解剖〕在第 1、2 掌骨间，第 1 骨间背侧肌中，深层有拇收肌横头；有手背静
脉网；布有桡神经浅支的掌背侧神经，深部有正中神经的指掌侧固有神经。

〔主治〕① 上肢疼痛、痿痹；头痛、面肿、目赤肿痛、鼻渊、鼻衄、齿痛、咽
喉肿痛、耳聋、口眼歪斜等头面、五官病；② 腹痛、痢疾、便秘；③ 热病无汗或
多汗，外感病发热、恶寒；④ 闭经、滞产等妇科病。

〔操作〕直刺 0.5 ～ 1.0 寸，孕妇禁针。

※3. 手三里（Shǒusānlǐ）

〔定位〕在前臂，当阳溪与曲池连线上，肘横纹下 2 寸。（图 1-17）

〔解剖〕有桡侧返动、静脉的分支；分布着前臂背侧皮神经和桡神经深支。

〔主治〕① 上肢不遂、肩背疼痛、齿痛、颊肿；② 腹痛、腹泻。

〔操作〕直刺 1.0 ~ 1.5 寸。

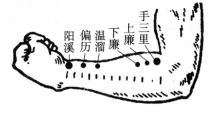

图 1-17

※4. 曲池（Qūchí） 合穴

〔定位〕在肘区，当尺泽与肱骨外上髁连线中点。（图 1-18）

〔解剖〕桡侧腕长伸肌起始部，肱桡肌的桡侧；有桡侧返动、静脉的分支；分布着前臂背侧皮神经，内侧深层为桡神经。

〔主治〕① 上肢不遂等上肢病，咽喉肿痛、齿痛、目赤肿痛等五官热性病；② 腹痛、吐泻等肠胃病；③ 风疹、瘾疹、湿疹等皮肤、外科病；④ 热病；⑤ 高血压。

〔操作〕直刺 1.0 ~ 1.5 寸。

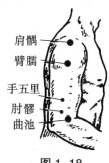

图 1-18

5. 臂臑（Bìnào）

〔定位〕在臂外侧，在曲池与肩髃连线上，与三角肌前缘相交处（横平臑会）。约当曲池与肩髃连线上，曲池上 7 寸，三角肌前缘外。（图 1-18）

〔解剖〕在肱骨桡侧，三角肌下端，肱三头肌外侧头的前缘；有旋肱后动脉的分支及肱深动脉；布有前臂背侧皮神经，深层有桡神经本干。

〔主治〕肩臂痛。

〔操作〕直刺或向上斜刺 0.8 ~ 1.5 寸。

※6. 肩髃（Jiānyú）

〔定位〕三角肌区，肩峰外侧缘前端与肱骨大结节两骨间凹陷中。屈臂外展时，当肩峰前下方凹陷处。（图 1-18）

〔解剖〕有旋肱后动、静脉；分布着锁骨上神经后支及腋神经。

〔主治〕肩臂疼痛，上肢不遂。

〔操作〕直刺或向下斜刺 0.8 ~ 1.5 寸。

※7. 迎香（Yíngxiāng） 手、足阳明交会穴

〔定位〕在面部，在鼻翼外缘中点旁，当鼻唇沟中。（图 1-19）

〔解剖〕在上唇方肌中；有面动、静脉及眶下动、静脉分支；分布着面神经与眶下神经的吻合支。

〔主治〕鼻塞、鼻渊、鼻衄、面肿、口歪等局部病。

〔操作〕斜刺或横刺 0.3 ~ 0.5 寸。

（二）其他腧穴（见表 1–17）

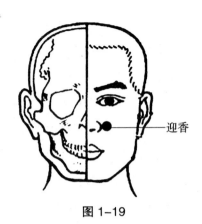

迎香

图 1–19

表 1–17　手阳明大肠经其他腧穴

穴名	定位	主治（主要病症）
二间	在手指，第 2 掌指关节桡侧远端赤白肉际处	① 鼻衄、齿痛、咽喉肿痛；② 热病；③ 手指麻木
三间	在手背，第 2 掌指关节桡侧近端凹陷中	① 齿痛、目痛、咽喉肿痛；② 腹胀、肠鸣；③ 手指及手背肿痛
阳溪	在腕区，腕背侧远端横纹桡侧，桡骨茎突远端，解剖学"鼻咽窝"凹陷中	① 头痛、目赤肿痛、齿痛、咽喉肿痛；② 手腕痛
偏历	在前臂，腕背侧远端横纹上 3 寸，当阳溪与曲池连线上	① 目赤、耳鸣、耳聋、鼻衄、咽痛；② 手臂酸痛；③ 腹胀、水肿
温溜	在前臂，腕背侧远端横纹上 5 寸，当阳溪与曲池连线上	① 面肿、咽喉肿痛；② 肠鸣、腹痛；③ 肘臂酸痛
下廉	在前臂，当阳溪与曲池连线上，肘横纹下 4 寸	① 头痛、眩晕；② 腹胀、肠鸣；③ 肘臂痛、上肢不遂
上廉	在前臂，当阳溪与曲池连线上，肘横纹下 3 寸	① 头痛；② 肠鸣、腹痛；③ 肩臂麻痛、上肢不遂
肘髎	在肘区，肱骨外上髁上缘，髁上嵴的前缘	肘部麻木、挛痛等局部病
手五里	在臂部，肘横纹上 3 寸，当曲池与肩髃的连线上	① 肘臂挛痛；② 瘰疬
巨骨	在肩胛区，当锁骨肩峰端与肩胛冈之间凹陷处	① 肩臂疼痛、抬举不利；② 瘰疬、瘿气
天鼎	在颈部，横平环状软骨，胸锁乳突肌后缘	① 暴喑、咽喉肿痛；② 瘰疬、瘿气
扶突	在胸锁乳突肌区，横平喉结，当胸锁乳突肌的前、后缘之间	① 咳嗽、气喘、咽喉肿痛、暴喑；② 瘰疬、瘿气
口禾髎	在面部，横平人中沟上 1/3 与下 2/3 交点，鼻孔外缘直下	鼻塞、鼻衄、口歪等局部病

四、实训

【目的要求】

1.在体表准确找到手阳明经各腧穴，并画出经脉循行路线。

2.通过练习，掌握手阳明大肠经经脉循行及各腧穴定位，熟悉各腧穴主治。

【标本教具】

经络穴位人体模型、挂图、教学光盘、模特。

【实训方式】

讲授、示教：

1.教师结合人体模型、挂图、教学光盘讲授。

2.教师在模特（学生）身上示教（画经点穴）。

3.学生相互练习。

【实训内容、方法】

1.经脉循行：手阳明大肠经从手走头。在模特身上按腧穴分布的体表路线从起于食指桡侧指甲角旁的商阳穴开始画经，经食指桡侧，循行在上肢外侧前缘，上肩、颈，至面颊，左右两脉交会于人中穴，止于对侧鼻翼旁的迎香穴。

2.按顺序点画出手阳明大肠经的商阳、合谷、手三里、曲池、臂臑、肩髃、迎香7个穴的定位。每穴的位置均用红笔点画出，以便学生观看记忆。

【思考题/作业】

1.在体表画出手阳明大肠经经脉循行路线。

2.商阳、合谷、手三里、曲池、臂臑、肩髃、迎香的位置如何？说出各穴的主治作用。

项目三　　足阳明胃经

一、经脉循行

起于鼻翼两侧（迎香），上行到鼻根部与足太阳经交会，向下沿鼻外侧进入上齿龈内，回出环绕口唇，向下交会于颏唇沟承浆处，再向后沿口腮后下方，出于下颌大迎处，沿下颌角颊车，上行耳前，经上关，沿发际，到达前额（神庭）。

面部支脉：从大迎前下走人迎，沿着喉咙，进入缺盆部，向下过膈，属于胃，联络脾脏。

缺盆部直行的脉：经乳头，向下挟脐旁，进入少腹两侧气冲。

胃下口部支脉：沿着腹里向下到气冲会合，再由此下行至髀关，直抵伏兔部，下至膝盖，沿胫骨外侧前缘，下经足跗，进入第2足趾外侧端（厉兑）。

胫部支脉：从膝下3寸（足三里）处分出，进入足中趾外侧。

足跗部支脉：从跗上分出，进入足大趾内侧端（隐白），与足太阴脾经相接。

（图1-20）

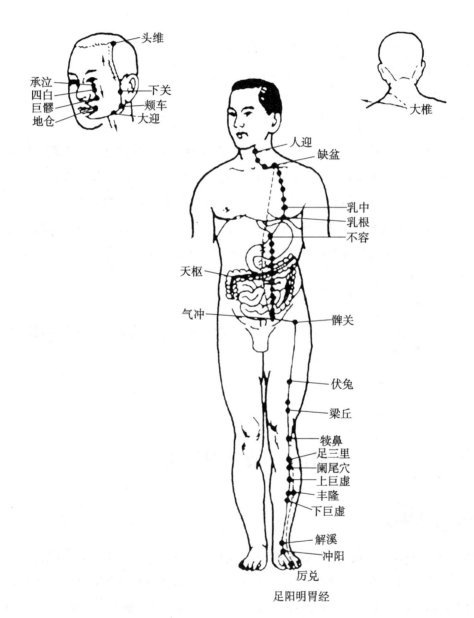

足阳明胃经

图1-20　足阳明胃经经脉循行图

二、主治概要

本经腧穴主治胃肠病、头面五官病、神志病、热病及经脉循行部位的其他病症。

三、腧穴

本经单侧 45 穴，穴起承泣，止于厉兑。（图 1-21）

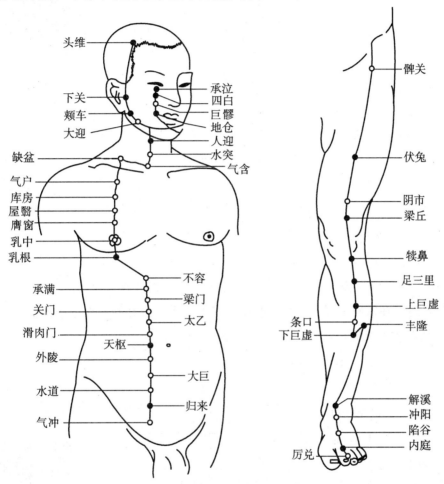

图 1-21　足阳明胃经经穴图

（一）常用腧穴

※1. 地仓（Dìcāng）

〔定位〕在面部，口角旁开 0.4 寸（指寸）（口角旁，在鼻唇沟或鼻唇沟的延长线上）。（图 1-22）

〔解剖〕在口轮匝肌中，深层为颊肌；有面动、静脉；分布着面神经和眶下神经分支，深层为颊神经的末支。

〔主治〕口角歪斜、流涎等局部病症。

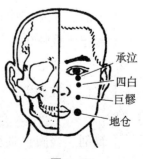

图 1-22

〔操作〕横刺，针尖向颊车刺 1.0 ~ 1.5 寸。

※2. 颊车（Jiáchē）

〔定位〕在面部，下颌角前上方一横指（中指），闭口咬牙时咬肌隆起处。（图 1-23）

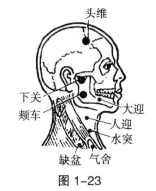

图 1-23

〔解剖〕在下颌角前方，有咬肌；有咬肌动、静脉；分布着耳大神经、面神经分支及咬肌神经。

〔主治〕齿痛、牙关紧闭、口眼歪斜、颊肿等局部病症。

〔操作〕直刺 0.3 ~ 0.5 寸，或向地仓横刺 0.5 ~ 1.0 寸。

※3. 下关（Xiàguān）

〔定位〕在面部，当颧弓与下颌切迹所形成的凹陷处。（图 1-23）

〔解剖〕当颧弓下缘，皮下有腮腺，为咬肌起始部；有面横动、静脉，最深层为上颌动、静脉；正当面神经颧眶支及耳颞神经分支，最深层为下颌神经。

〔主治〕耳鸣、耳聋、聤耳、面痛、齿痛、口眼歪斜等局部病症。

〔操作〕直刺 0.5 ~ 1.0 寸。

※4. 头维（Tóuwéi） 足阳明、足少阳、阳维脉交会穴

〔定位〕当额角发际上 0.5 寸，头正中线旁 4.5 寸。（图 1-23）

〔解剖〕在颞肌上缘，帽状腱膜中；有颞浅动、静脉的额支；分布着耳颞神经分支、上颌神经及面神经颞支。

〔主治〕头痛、目眩、目痛、流泪。

〔操作〕横刺 0.5 ~ 1.0 寸。

5. 梁门（Liángmén）

〔定位〕在上腹部，当脐中上 4 寸，距前正中线 2 寸。（图 1-24）

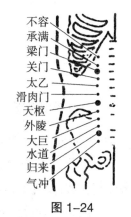

图 1-24

〔解剖〕当腹直肌及其鞘处，深层为腹横肌；有第 7 肋间动、静脉分支及腹壁上动、静脉；当第 8 肋间神经分支处。

〔主治〕胃痛、呕吐、食欲不振、腹胀、泄泻。

〔操作〕直刺 0.8 ~ 1.2 寸。

※6. 天枢（Tiānshū） 大肠募穴

〔定位〕在腹部，横平脐中，前正中线旁开 2 寸。（图 1-24）

〔解剖〕当腹直肌及其鞘处；有第 10 肋间动、静脉分支及腹壁下动、静脉分支；分布着第 10 肋间神经分支。

〔主治〕① 腹痛、腹胀、泄泻、便秘、痢疾等胃肠病；② 月经不调、痛经等妇科病。

〔操作〕直刺 1.0～1.5 寸。

※7. 归来（Guīlái）

〔定位〕在下腹部，当脐中下 4 寸，前正中线旁开 2 寸。（图 1-24）

〔解剖〕在腹直肌外缘，有腹内斜肌，腹横肌腱膜；外侧有腹壁下动、静脉；分布着髂腹下神经。

〔主治〕① 小腹痛、疝气；② 痛经、月经不调、闭经、带下、阴挺等妇科病。

〔操作〕直刺 1.0～1.5 寸。

8. 髀关（Bìguān）

〔定位〕在股前区，股直肌近端、缝匠肌与阔筋膜张肌 3 条肌肉之间凹陷中，约当髂前上棘、髌底外侧端的连线与耻骨联合下缘水平线的交点处。（图 1-25）

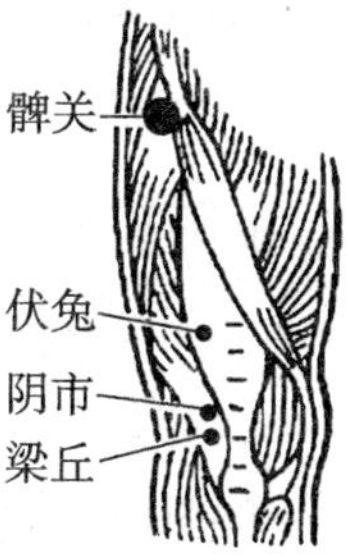

〔解剖〕在缝匠肌和阔筋膜张肌之间；深层有旋股外侧动、静脉分支；分布着股外侧皮神经。

〔主治〕下肢痿痹。

〔操作〕直刺 1.0～2.0 寸。

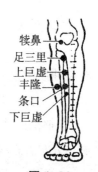

图 1-25

※9. 梁丘（Liángqiū） 郄穴

〔定位〕在股前区，髌底上 2 寸，股外侧肌与股直肌肌腱之间。（图 1-25）

〔解剖〕在股外侧肌与股直肌肌腱之间，浅层布有股神经的前皮支和股外侧皮神经，深层有旋股外侧动、静脉的降支和股神经的肌支。

〔主治〕①急性胃痛；②膝肿痛、下肢不遂等下肢病症；③乳痈、乳痛等乳房病症。

〔操作〕直刺 1～1.2 寸。

※10. 犊鼻（Dúbí）

〔定位〕在膝前区，髌韧带外侧凹陷中。（图 1-26）

〔解剖〕在髌韧带外缘，有膝关节动、静脉网，布有股神经前皮支、腓肠外侧皮神经及腓总神经关节支。

〔主治〕膝肿疼痛、屈伸不利、下肢痿痹等下肢病症。

〔操作〕向后内斜刺 0.5～1 寸。

※11. 足三里（Zúsānlǐ） 合穴；胃下合穴

〔定位〕在小腿外侧，犊鼻下 3 寸，犊鼻与解溪连线上。（图 1-26）

图 1-26

〔解剖〕在胫骨前肌、趾长伸肌之间；有胫前动、静脉；分布着腓肠外侧皮神经及隐神经的分支，深层为腓深神经。

〔主治〕① 胃痛、呕吐、呃逆、腹胀、肠鸣、泄泻、痢疾、肠痈、便秘等胃肠病；② 下肢痿痹；③ 头晕、失眠、癫狂；④ 虚劳羸瘦，为强壮保健要穴。

〔操作〕直刺 1.0 ~ 2.0 寸，保健常用灸法。

※12. 上巨虚（Shàngjùxū） 大肠下合穴

〔定位〕在小腿外侧，犊鼻下 6 寸，犊鼻与解溪连线上。（图 1-26）

〔解剖〕在胫骨前肌中；有胫前动、静脉；布有腓肠外侧皮神经及隐神经的皮支，深层为腓深神经。

〔主治〕① 腹痛、腹胀、肠鸣、泄泻、痢疾、便秘、肠痈；② 下肢痿痹。

〔操作〕直刺 1.0 ~ 2.0 寸。

※13. 条口（Tiáokǒu）

〔定位〕在小腿外侧，犊鼻下 8 寸，犊鼻与解溪连线上。（图 1-26）

〔解剖〕在胫骨前肌中；有胫前动、静脉；分布着腓肠外侧皮神经及隐神经的分支，深层为腓深神经。

〔主治〕① 脘腹疼痛；② 下肢痿痹；③ 肩痛不举。

〔操作〕直刺 1.0 ~ 1.5 寸。

※14. 丰隆（Fēnglóng） 络穴

〔定位〕在小腿外侧，外踝尖上 8 寸，胫骨前肌的外缘，条口外侧一横指处。（图 1-26）

〔解剖〕在趾长伸肌外侧和腓骨短肌之间，有胫前动、静脉分支；分布着腓浅神经。

〔主治〕① 咳嗽、痰多，癫、狂、痫症，头痛，眩晕；② 下肢痿痹；③ 便秘、腹胀。

〔操作〕直刺 1.0 ~ 1.5 寸。

15. 解溪（Jiěxī） 经穴

〔定位〕在踝区，踝关节前面中央凹陷中，当拇长伸肌腱与趾长伸肌腱之间。令足趾上跷，显现足背部两肌腱，穴在两肌腱之间，相当于内、外踝尖连线的中点处。（图 1-27）

〔解剖〕当拇长伸肌腱与趾长伸肌腱之间；有胫前动、静脉；分布着腓浅神经及腓深神经。

〔主治〕① 腹胀、便秘；② 下肢痿痹、踝关节疼痛；③ 头痛、眩晕、癫狂。

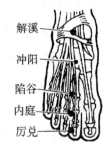

图 1-27

〔操作〕直刺 0.5 ~ 1.0 寸。

※16. 内庭（Nèitíng） 荥穴

〔定位〕在足背，第 2、3 趾间，趾蹼缘后方赤白肉际处。（图 1-27）

〔解剖〕有足背静脉网；布有足背内侧皮神经的趾背神经。

〔主治〕① 齿痛、面痛、口角歪斜、咽喉肿痛、鼻衄；② 胃痛、吐酸、腹胀、泄泻、痢疾、便秘；③ 足背肿痛。

〔操作〕向上斜刺 0.5 ~ 0.8 寸。

17. 厉兑（Lìduì） 井穴

〔定位〕在足趾，第 2 趾末节外侧，趾甲根角侧后方 0.1 寸。（图 1-27）

〔解剖〕有趾背动、静脉形成的动、静脉网；分布着足背内侧皮神经的趾背神经。

〔主治〕① 面肿、鼻衄、口角歪斜、齿痛、喉痹；② 热病；③ 多梦、癫狂。

〔操作〕浅刺 0.1 寸。

（二）其他腧穴（见表 1-18）

表 1-18 足阳明胃经其他腧穴

穴名	定位	主治（主要病症）
承泣	在面部，目正视，瞳孔直下，当眼球与眶下缘之间	① 目赤肿痛、流泪、夜盲、眼睑瞤动；② 口眼歪斜、面肌痉挛
四白	在面部，目正视，瞳孔直下，当眶下孔凹陷处	① 目赤痛痒、眼睑瞤动；② 口眼歪斜、面痛；③ 胆道蛔虫
巨髎	在面部，目正视，瞳孔直下，平鼻翼下缘处	① 鼻衄、齿痛；② 口眼歪斜、唇颊肿
大迎	在面部，在下颌角前方，咬肌附着部前缘凹陷中，当面动脉搏动处	① 口眼歪斜、面痛、颊肿；② 齿痛、牙关紧闭
人迎	在颈部，结喉旁，当胸锁乳突肌前缘，颈总动脉搏动处	① 咽喉肿痛、喘息、气瘿；② 头痛、眩晕
水突	在颈部，胸锁乳突肌的前缘	① 咳、喘；② 咽喉肿痛、瘿瘤、瘰疬
气舍	在胸锁乳突肌区，锁骨上小窝，锁骨胸骨端上缘，胸锁乳突肌胸骨头与锁骨头中间的凹陷中	① 咳、喘、呃逆；② 咽喉肿痛、瘿瘤、瘰疬、颈项强痛
缺盆	在颈外侧区，锁骨上大窝，锁骨上缘凹陷中，前正中线旁开 4 寸	① 咳、喘；② 咽喉肿痛、瘰疬、缺盆中痛
气户	在胸部，当锁骨中点下缘，距前正中线 4 寸	① 咳嗽、气喘、呃逆；② 胸胁胀痛

穴名	定位	主治（主要病症）
库房	在胸部，当第1肋间隙，距前正中线4寸	①咳、喘；②胸胁胀痛
屋翳	在胸部，当第2肋间隙，距前正中线4寸	①咳、喘；②胸胁胀痛、乳痈
膺窗	在胸部，当第3肋间隙，距前正中线4寸	①咳、喘；②胸胁胀痛、乳痈
乳中	在胸部，乳头中央	本穴不针不灸，只作为胸腹部腧穴的定位标志
乳根	在胸部，第5肋间隙，前正中线旁开4寸	①咳、喘；②胸闷、胸痛，乳痈，乳少
不容	在上腹部，当脐中上6寸，距前正中线2寸	胃痛、呕吐、食欲不振、腹胀
承满	在上腹部，当脐中上5寸，距前正中线2寸	胃痛、呕吐、食欲不振、腹胀
关门	在上腹部，当脐中上3寸，距前正中线2寸	①胃痛、腹胀、腹痛、泄泻；②水肿
太乙	在上腹部，当脐中上2寸，距前正中线2寸	①胃痛、呕吐；②心烦、癫狂
滑肉门	在上腹部，当脐中上1寸，距前正中线2寸	①胃痛、呕吐；②癫狂
外陵	在下腹部，当脐中下1寸，距前正中线2寸	①腹痛；②痛经
大巨	在下腹部，当脐中下2寸，距前正中线2寸	①小腹胀满、小便不利、疝气；②遗精、早泄
水道	在下腹部，当脐中下3寸，距前正中线2寸	①小腹胀满、小便不利、水肿；②痛经、不孕；③疝气
气冲	在腹股沟区，耻骨联合上缘，前正中线旁开2寸，动脉搏动处	①腹痛、肠鸣；②痛经、月经不调、阳痿；③外阴肿痛、疝气
伏兔	在股前区，当髂前上棘与髌底外侧端的连线上，髌底上6寸	腰膝冷痛、下肢痿痹、脚气
阴市	在股前区，髌底上3寸，股直肌肌腱外侧缘	腿膝疼痛、下肢不遂
下巨虚	在小腿外侧，犊鼻下9寸，犊鼻与解溪连线上	①小腹痛、泄泻、痢疾；②下肢痿痹
冲阳	在足背，第2跖骨基底部与中间楔状骨关节处，可触及足背动脉	①胃痛；②齿痛、口眼歪斜；③足背红肿
陷谷	在足背，第2、3跖骨间，第2跖趾关节近端凹陷中	①腹痛、肠鸣；②面浮、身肿；③足背肿痛

四、实训

【目的要求】

1. 在体表准确找到足阳明胃经各腧穴，并画出经脉循行路线。

2. 通过练习，掌握足阳明胃经经脉循行及各腧穴定位，熟悉各腧穴主治。

【标本教具】

经络穴位人体模型、挂图、教学光盘、模特。

【实训方式】

讲授、示教：

1. 教师结合人体模型、挂图、教学光盘讲授。

2. 教师在模特（学生）身上示教（画经点穴）。

3. 学生相互练习。

【实训内容、方法】

1. 经脉循行：足阳明胃经从头走足。在模特身上按腧穴分布的体表路线从起于眼眶下缘的承泣穴开始画经，经口角旁，至下颌角前，一支向上经耳前，至额角（头维穴）；另一支从下颌角前向下过颈部，经胸前正中线旁开 4 寸，腹正中线旁开 2 寸，循下肢外侧前缘下行，走足背，止于足第 2 趾外侧端的厉兑穴。

2. 按顺序点出足阳明胃经的地仓、颊车、下关、头维、梁门、天枢、归来、髀关、梁丘、犊鼻、足三里、上巨虚、条口、丰隆、解溪、内庭、厉兑 17 个穴的定位。每穴的位置均用红笔点画出，以便学生观看记忆。

【思考题/作业】

1. 在体表画出足阳明胃经循行路线，并准确找到各腧穴。

2. 地仓、颊车、天枢、归来、足三里、丰隆、解溪、内庭的位置如何？说出其主治作用。

项目四 足太阴脾经

一、经脉循行

起于足大趾内侧末端（隐白），沿着内侧赤白肉际，经第 1 跖趾关节向上行至内踝前，上行小腿后侧，交出足厥阴经的前面，经膝股部内侧前缘，进入腹部，属脾络胃，穿过横膈，上行挟咽旁，连舌根，散舌下。

胃部支脉：从胃穿过膈，注于心中，与心经相接。（图 1-28）

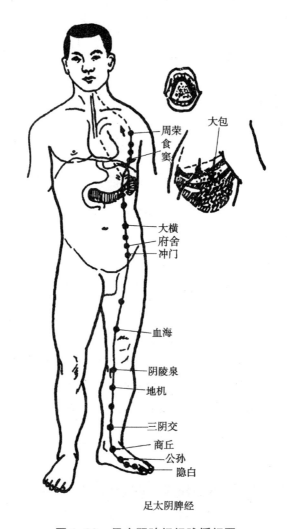

图 1-28　足太阴脾经经脉循行图

二、主治概要

本经腧穴主治脾胃病，妇科、前阴病及经脉循行部位的其他病症。

三、腧穴

本经单侧 21 穴，穴起隐白，止于大包。（图 1-29）

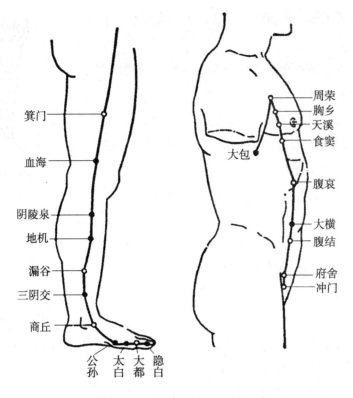

图 1-29　足太阴脾经经穴图

（一）常用腧穴

※1. 隐白（Yǐnbái）　井穴

〔定位〕在足趾，大趾末节内侧，趾甲根角侧后方0.1寸（指寸）。（图 1-30）

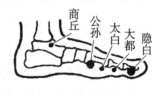

图 1-30

〔解剖〕有趾背动脉；布有腓浅神经的趾背神经与足底内侧神经。

〔主治〕①月经过多、崩漏；②癫狂、多梦、惊风；③腹胀、便血。

〔操作〕浅刺 0.1 寸。

※2. 公孙（Gōngsūn）　络穴；八脉交会穴（通冲脉）

〔定位〕在跖区，在第 1 跖骨基底部的前下方，赤白肉际处。（图 1-30）

〔解剖〕在拇趾展肌中；有跗内侧动脉及足背静脉网；布有隐神经及腓浅神经分支。

〔主治〕①胃痛、呕吐、腹痛、腹胀、泄泻、痢疾；②心痛、胸闷、逆气里急。

〔操作〕直刺 0.5～1.0 寸。

※3. 三阴交（Sānyīnjiāo） 足太阴、厥阴、少阴经交会穴

〔定位〕在小腿内侧，当内踝尖上 3 寸，胫骨内侧缘后方。（图 1-31）

〔解剖〕在胫骨后缘和比目鱼肌之间，深层有屈趾长肌；有大隐静脉，胫后动、静脉；分布着小腿内侧皮神经，深层后方有胫神经。

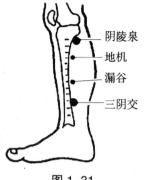

图 1-31

〔主治〕① 腹痛、腹胀、泄泻；② 月经不调、痛经、崩漏、带下、不孕、滞产、遗精、阳痿、遗尿、小便不利、水肿；③ 下肢痿痹；④ 头痛、眩晕、失眠、健忘。

〔操作〕直刺 1.0 ~ 1.5 寸，孕妇禁针。

※4. 地机（Dìjī） 郄穴

〔定位〕在小腿内侧，阴陵泉下 3 寸，胫骨内侧缘后际。（图 1-31）

〔解剖〕在胫骨后缘与比目鱼肌之间；前方有大隐静脉及膝最上动脉的末支，深层有胫后动、静脉；布有小腿内侧皮神经，深层后方有胫神经。

〔主治〕① 腹痛、腹胀、泄泻；② 月经不调、痛经、遗精、小便不利、水肿；③ 下肢痿痹。

〔操作〕直刺 1 ~ 2 寸。

※5. 阴陵泉（Yīnlíngquán） 合穴

〔定位〕在小腿内侧，胫骨内侧髁下缘与胫骨内侧缘之间凹陷中。（图 1-31）

〔解剖〕在胫骨后缘和腓肠肌之间，比目鱼肌起点上；前方有大隐静脉、膝最上动脉，深层有胫后动、静脉；分布着小腿内侧皮神经，深层有胫神经。

〔主治〕① 腹痛、腹胀、泄泻、痢疾、水肿、黄疸、小便不利、遗尿、尿失禁；② 膝痛。

〔操作〕直刺 1.0 ~ 2.0 寸。

※6. 血海（Xuèhǎi）

〔定位〕在股前区，髌底内侧端上 2 寸，股内侧肌隆起处。（图 1-32）

〔解剖〕在股骨内上髁上缘，股内侧肌中间；有股动、静脉肌支；分布着股前皮神经及股神经肌支。

〔主治〕① 月经不调、痛经、崩漏、闭经；② 风疹、湿疹、丹毒；③ 股内侧痛。

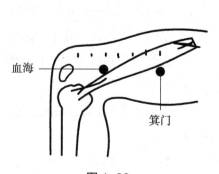

图 1-32

〔操作〕直刺 1.0 ~ 1.5 寸。

※7. 大横（Dàhéng）

〔定位〕在腹部，脐中旁开 4 寸（天枢穴旁开 2 寸）。（图 1-33）

〔解剖〕在腹外斜肌肌部及腹横肌肌部；布有第 10 肋间动、静脉；分布有第 10 肋间神经。

〔主治〕①腹痛、泄泻、便秘等脾胃肠病症；②肥胖症。

〔操作〕直刺 1 ~ 2 寸。

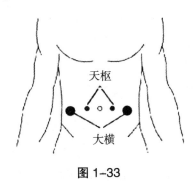

图 1-33

（二）其他腧穴（见表 1-19）

表 1-19　足太阴脾经其他腧穴

穴名	定位	主治（主要病症）
大都	在足趾，当第 1 跖趾关节前下方赤白肉际凹陷处	①腹胀、胃痛、便秘；②热病无汗
太白	在跖区，当第 1 跖趾关节近端赤白肉际凹陷处	①胃痛、腹胀、便秘、痢疾、吐泻、肠鸣；②体重节痛、脚气
商丘	在踝区，内踝前下方，舟骨粗隆与内踝尖连线中点凹陷中	①腹胀、便秘、泄泻；②舌本强痛、足踝痛
漏谷	在小腿内侧，当内踝尖上 6 寸，胫骨内侧面后缘	①腹胀、肠鸣；②下肢痿痹
箕门	在股前区，髌底内侧端与冲门的连线上 1/3 与下 2/3 交点，长收肌和缝匠肌交角的动脉搏动处	①小便不利、遗尿；②腹股沟肿痛、下肢痿痹
冲门	在腹股沟区，腹股沟斜纹中，髂外动脉搏动处的外侧	①腹痛；②疝气、小便不利
府舍	在下腹部，脐中下 4.3 寸，前正中线旁开 4 寸	①少腹痛；②疝气
腹结	在下腹部，脐中下 1.3 寸，前正中线旁开 4 寸	①腹痛、泄泻、便秘；②疝气
腹哀	在上腹部，当脐中上 3 寸，距前正中线 4 寸	腹痛、消化不良、便秘、痢疾

穴名	定位	主治（主要病症）
食窦	在胸部，当第 5 肋间隙中，距前正中线 6 寸	① 胸胁胀痛；② 腹胀、反胃
天溪	在胸部，当第 4 肋间隙中，距前正中线 6 寸	① 胸胁胀痛；② 咳嗽、气逆；③ 乳痈、乳少
胸乡	在胸部，当第 3 肋间隙中，距前正中线 6 寸	胸胁胀痛
周荣	在胸部，当第 2 肋间隙中，距前正中线 6 寸	① 胸胁胀满；② 咳嗽气逆
大包	在胸外侧区，腋中线上，当第 6 肋间隙处	① 胸胁胀痛；② 咳喘；③ 全身疼痛、四肢无力

四、实训

【目的要求】

1. 在体表准确找到足太阴脾经各腧穴，并画出经脉循行路线。

2. 通过练习，掌握足太阴脾经经脉循行及各腧穴定位，熟悉各腧穴主治。

【标本教具】

经络穴位人体模型、挂图、教学光盘、模特。

【实训方式】

讲授、示教：

1. 教师结合人体模型、挂图、教学光盘讲授。

2. 教师在模特（学生）身上示教（画经点穴）。

3. 学生相互练习。

【实训内容、方法】

1. 经脉循行：足太阴脾经从足走胸。在模特身上按腧穴分布的体表路线从起于足大趾内侧端的隐白穴开始画经，沿足内踝前，小腿内侧中间，在内踝上 8 寸处交于肝经前，行膝股内侧前缘，上腹部前正中线旁开 4 寸，胸前正中线旁开 6 寸，止于腋中线第 6 肋间大包穴。

2. 按顺序点画出足太阴脾经的隐白、公孙、三阴交、地机、阴陵泉、血海、大横 7 个穴位的定位。每穴的位置均用红笔点画出，以便学生观看记忆。

【思考题 / 作业】

1. 在体表画出足太阴脾经经脉循行路线，并准确找到各腧穴。

2. 隐白、公孙、三阴交、地机、阴陵泉、血海的位置如何？说出其主治作用。

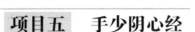

项目五　手少阴心经

一、经脉循行

起于心中，出属心系（心与其他脏器相连的部位），向下穿过横膈，联络小肠。

向上的支脉：从心系，挟咽喉上行，连系于"目系"（眼球连系于脑的部位）。

直行的脉：从心系，上行于肺部，再向下出于腋窝部（极泉），沿上臂内侧后缘，行于手太阴经和手厥阴经的后面，至掌后豌豆骨部入掌内，沿小指桡侧至末端（少冲），交于手太阳小肠经。（图1-34）

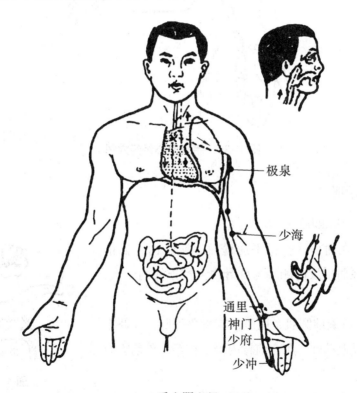

手少阴心经

图1-34　手少阴心经经脉循行图

二、主治概要

本经腧穴主治心、胸、神志病及经脉循行部位的其他病症。

三、腧穴

本经单侧 9 穴，穴起极泉，止于少冲。（图 1-35）

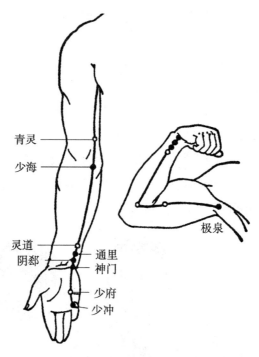

图 1-35　手少阴心经经穴图

（一）常用腧穴

※1. 少海（Shàohǎi）　合穴

〔定位〕在肘前区，横平肘横纹，肱骨内上髁前缘。屈肘，在肘横纹内侧端与肱骨内上髁连线的中点。（图 1-36）

〔解剖〕有旋前圆肌，肱肌；有贵要静脉，尺侧上下副动脉，尺返动脉；布有前臂内侧皮神经，外前方有正中神经。

〔主治〕①心痛；②手臂挛痛、麻木，腋胁痛。

〔操作〕直刺 0.5 ~ 1.0 寸。

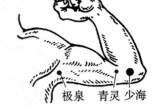

图 1-36

※2. 通里（Tōnglǐ）　络穴

〔定位〕在前臂前区，当尺侧腕屈肌腱的桡侧缘，腕横纹上 1 寸。（图 1-37）

〔解剖〕在尺侧腕屈肌与指浅屈肌之间，深层为指深屈肌；有尺动脉通过；布有前臂内侧皮神经，尺侧为尺神经。

〔主治〕① 心悸、怔忡；② 目眩、咽喉肿痛、腕臂痛；③ 暴喑、舌强不语。

〔操作〕直刺 0.3 ~ 0.5 寸。

※3. 阴郄（Yīnxì）　郄穴

〔定位〕在前臂前区，腕掌侧远端横纹上 0.5 寸，尺侧腕屈肌腱的桡侧缘。（图 1-37）

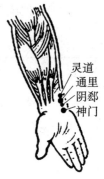

图 1-37

〔解剖〕在尺侧腕屈肌与指浅屈肌之间，深层为指深屈肌；有尺动脉通过；布有前臂内侧皮神经，尺侧为尺神经。

〔主治〕① 心痛、心悸、惊恐等心疾；② 骨蒸盗汗、吐血、衄血；③ 暴喑。

〔操作〕直刺 0.3 ~ 0.5 寸。

※4. 神门（Shénmén）　输穴；原穴

〔定位〕在腕前区，腕掌侧远端横纹尺侧端，尺侧腕屈肌腱的桡侧凹陷处。（图 1-37）

〔解剖〕在尺侧腕屈肌与指浅屈肌之间，深层为指深屈肌；有尺动脉通过；布有前臂内侧皮神经，尺侧为尺神经。

〔主治〕① 心痛，心烦，怔忡，惊悸，健忘，不寐，癫、狂、痫症；② 胁痛、掌中热、目黄。

〔操作〕直刺 0.3 ~ 0.5 寸。

※5. 少府（Shàofǔ）

〔定位〕在手掌，横平第 5 掌指关节近端，第 4、5 掌骨之间。（图 1-38）

〔解剖〕在第 4、5 掌骨间，有第 4 蚓状肌，指浅、深屈肌腱，深部为骨间肌；有指掌侧总动、静脉；布有第四指掌侧固有神经。

〔主治〕① 心痛、心烦、惊悸、怔忡等心疾；② 不寐、健忘、痴呆、癫、狂、痫等神志病症；③ 小便不利、遗尿、阴痒痛等前阴病症。

〔操作〕直刺 0.3 ~ 0.5 寸。

※6. 少冲（Shàochōng）　井穴

〔定位〕在手指，小指末节桡侧，指甲根角旁 0.1 寸。（图 1-38）

〔解剖〕有指掌侧固有动、静脉所形成的动、静脉网；布有指掌侧固有神经。

〔主治〕① 热病、昏厥；② 心悸、心痛、癫狂；③ 胸胁痛。

〔操作〕浅刺 0.1 寸，或点刺出血。

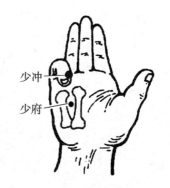

图 1-38

（二）其他腧穴（见表 1-20）

表 1-20　手少阴心经其他腧穴

穴名	定位	主治（主要病症）
极泉	在腋区，腋窝中央，腋动脉搏动处	①心痛；②胁肋痛、肘臂冷痛、咽干
青灵	在臂前区，肘横纹上3寸，肱二头肌的内侧沟中	①心痛；②胁痛、肩臂痛
灵道	在前臂前区，尺侧腕屈肌腱的桡侧缘，腕横纹上1.5寸	①心痛；②肘臂挛痛；③暴喑

四、实训

【目的要求】

1. 在体表准确找到手少阴心经各腧穴，并画出经脉循行路线。

2. 通过练习，掌握手少阴心经经脉循行及各腧穴定位，熟悉各腧穴主治。

【标本教具】

经络穴位人体模型、挂图、教学光盘、模特。

【实训方式】

讲授、示教：

1. 教师结合人体模型、挂图、教学光盘讲授。

2. 教师在模特（学生）身上示教（画经点穴）。

3. 学生相互练习。

【实训内容、方法】

1. 经脉循行：手少阴心经从胸走手。在模特身上按腧穴分布的体表路线从起于腋窝中的极泉穴开始画经，走上肢内侧后缘，止于小指桡侧端的少冲穴。

2. 按顺序点画出手少阴心经的少海、通里、阴郄、神门、少府、少冲6个穴的定位。每穴的位置均用红笔点画出，以便学生观看记忆。

【思考题/作业】

1. 画出手少阴心经经脉循行路线。

2. 少海、通里、神门的位置如何？描述各穴的主治作用。

项目六　手太阳小肠经

一、经脉循行

起于手小指尺侧端（少泽），沿手外侧至腕部，直上沿前臂外侧后缘，经尺骨鹰嘴与肱骨内上髁之间，出于肩关节，绕行肩胛部，交于大椎（督脉），向下入缺盆部，联络心脏，沿食管过膈达胃，属于小肠。

缺盆部支脉：沿颈部上达面颊，至目外眦，转入耳中（听宫）。

颊部支脉：上行目眶下，抵于鼻旁，至目内眦（睛明），交于足太阳膀胱经。（图1-39）

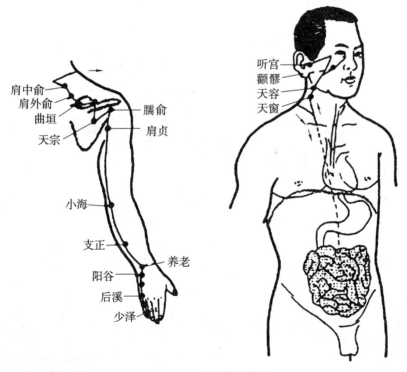

手太阳小肠经

图1-39　手太阳小肠经经脉循行图

二、主治概要

本经腧穴主治头、项、耳、目、喉咽病，热病、神志病及经脉循行部位的其他病症。

三、腧穴

本经单侧 19 穴，穴起少泽，止于听宫。（图 1-40）

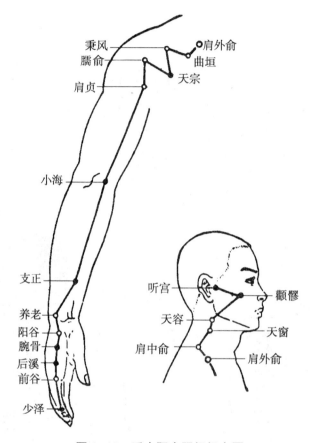

图 1-40　手太阳小肠经经穴图

（一）常用腧穴

※1. 少泽（Shàozé）　井穴

〔定位〕在手指，在手小指末节尺侧，指甲根角旁 0.1 寸。（图 1-41）

〔解剖〕有指掌侧固有动、静脉和指背动、静脉形成的动、静脉网；分布着来自尺神经的指掌侧固有神经及指背神经。

〔主治〕①热病、昏厥；②头痛、目赤、咽喉肿痛；③乳少、乳痈。

〔操作〕浅刺 0.1 ~ 0.2 寸，或点刺出血。

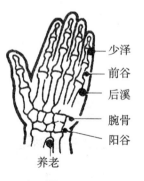

图 1-41

※2. 后溪（Hòuxī）　输穴；八脉交会穴（通督脉）

〔定位〕在手内侧，第5掌指关节尺侧近端赤白肉际凹陷中（半握拳，掌远侧横纹头尺侧赤白肉际处）。（图1-41）

〔解剖〕在第5掌骨小头后方，小指展肌腱起点外缘；有指背侧动、静脉，手背静脉网；分布着尺神经手背支。

〔主治〕① 手指、肩臂麻木疼痛，耳鸣，耳聋，咽喉肿痛；② 热病、癫狂；③ 头项强痛、腰背痛。

〔操作〕直刺0.5～0.8寸，或透刺合谷。

※3. 养老（Yǎnglǎo）　郄穴

〔定位〕在前臂后区，腕背横纹上1寸，尺骨头桡侧凹陷中（掌心向下，一手指按在尺骨头的最高点上，然后手掌旋后，在手指滑入的骨缝中）。（图1-41）

〔解剖〕在尺骨茎突上方，尺侧腕伸肌腱和小指固有伸肌腱之间；布有前臂骨间背侧动、静脉的末支，腕静脉网；有前臂背侧皮神经和尺神经。

〔主治〕① 肘、臂、肩疼痛；② 目视不明。

〔操作〕直刺或斜刺0.5～0.8寸。

4. 小海（Xiǎohǎi）　合穴

〔定位〕在肘后区，当尺骨鹰嘴与肱骨内上髁之间凹陷处。（图1-42）

〔解剖〕尺神经沟中，为尺侧腕屈肌的起始部；有尺侧上、下副动脉和副静脉以及尺返动、静脉；布有前臂内侧皮神经，尺神经本干。

〔主治〕肘臂疼痛。

〔操作〕直刺0.3～0.5寸。

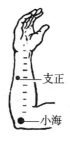

图1-42

5. 肩贞（Jiānzhēn）

〔定位〕在肩胛区，肩关节后下方，腋后纹头上1寸（指寸）。（图1-43）

〔解剖〕在肩关节后下方，三角肌后缘，下层是大圆肌；有旋肩胛动、静脉；分布着腋神经分支，深部上方为桡神经。

〔主治〕肩臂痛、上肢不遂。

〔操作〕向外斜刺1.0～1.5寸。

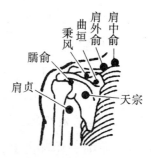

图1-43

※6. 天宗（Tiānzōng）

〔定位〕在肩胛区，肩胛冈中点与肩胛骨下角连线的上1/3与下2/3交点凹陷中。

（图 1-43）

〔解剖〕在冈下窝中央冈下肌中；有旋肩胛动、静脉肌支；分布着肩胛上神经。

〔主治〕肩胛痛，肘臂外后侧痛。

〔操作〕直刺或斜刺 0.5 ~ 1.0 寸。

7. 肩外俞（Jiānwàishū）

〔定位〕在脊柱区，在第 1 胸椎棘突下，旁开 3 寸。（图 1-43）

〔解剖〕在肩胛骨内侧角边缘，表层为斜方肌，深层为肩胛提肌和菱形肌；深层有颈横动、静脉；分布着第 1、2 胸神经后支内侧皮支，副神经，深层为肩胛背神经。

〔主治〕肩背疼痛、颈项强痛。

〔操作〕斜刺 0.5 ~ 0.8 寸。

8. 肩中俞（Jiānzhōngshū）

〔定位〕在脊柱区，当第 7 颈椎棘突下，旁开 2 寸。（图 1-43）

〔解剖〕在第 1 胸椎横突端，在肩胛骨内侧角边缘，表层为斜方肌，深层为肩胛提肌和菱形肌；有颈横动、静脉；布有第 1 胸神经后支内侧皮支，肩胛神经和副神经。

〔主治〕咳嗽、气喘、肩背疼痛、颈项强痛。

〔操作〕斜刺 0.5 ~ 0.8 寸。

9. 颧髎（Quánliáo）　手少阳、太阳经交会穴

〔定位〕在面部，在目外眦直下，颧骨下缘凹陷处。（图 1-44）

〔解剖〕在颧骨下颌突的后下缘稍后，咬肌的起始部，颧肌中；有面横动、静脉分支；分布着面神经及眶下神经。

〔主治〕口眼歪斜、眼睑𥆧动、面痛、齿痛、颊肿等局部病症。

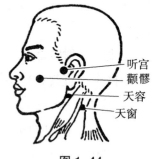

图 1-44

〔操作〕直刺 0.3 ~ 0.5 寸。

※10. 听宫（Tīnggōng）　手、足少阳经，手太阳经交会穴

〔定位〕在面部，耳屏正中与下颌骨髁状突之间的凹陷中。（图 1-44）

〔解剖〕有颞浅动、静脉的耳前支；分布着面神经分支及耳颞神经。

〔主治〕耳聋、耳鸣、聤耳、牙关不利、齿痛等局部病症。

〔操作〕直刺 1.0 ~ 1.5 寸。

（二）其他腧穴（见表 1–21）

表 1–21　手太阳小肠经其他腧穴

穴名	定位	主治（主要病症）
前谷	在手指，第 5 掌指关节尺侧远端赤白肉际凹陷中	① 手指麻木、耳鸣、头痛；② 热病；③ 乳少
腕骨	在腕区，第 5 掌骨底与三角骨之间的赤白肉际凹陷中	① 指腕挛痛、头痛、项强；② 热病无汗、黄疸
阳谷	在手腕尺侧，当尺骨茎突与三角骨之间的凹陷处	① 头痛、耳鸣耳聋、手腕痛；② 热病
支正	在前臂后区，腕背侧远端横纹上 5 寸，尺骨尺侧与尺侧腕屈肌之间	① 项强，头痛，目眩，肘、臂、手指挛痛；② 热病、癫狂
臑俞	在肩胛区，当腋后纹头直上，肩胛冈下缘凹陷中	肩臂疼痛
秉风	在肩胛区，肩胛冈中点上方冈上窝中	肩胛痛、肩臂不举
曲垣	在肩胛区，肩胛冈内侧端上缘凹陷中	肩胛疼痛
天窗	在颈部，胸锁乳突肌的后缘，扶突后，与喉结平	① 咽喉肿痛、暴喑、耳鸣、耳聋；② 颈项强痛
天容	在颈部，当下颌角的后方，胸锁乳突肌的前缘凹陷中	① 咽喉肿痛、耳鸣、耳聋；② 颊肿、瘿气

四、实训

【目的要求】

1. 在体表准确找到手太阳小肠经各腧穴，并画出经脉循行路线。

2. 通过练习，掌握手太阳小肠经经脉循行及各腧穴定位，熟悉各腧穴主治。

【标本教具】

经络穴位人体模型、挂图、教学光盘、模特。

【实训方式】

讲授、示教：

1. 教师结合人体模型、挂图、教学光盘讲授。

2. 教师在模特（学生）身上示教（画经点穴）。

3. 学生相互练习。

【实训内容、方法】

1. 经脉循行：手太阳小肠经从手走头。在模特身上按腧穴分布的体表路线从起于手小指尺侧的少泽穴开始画经，经手掌尺侧，走上肢外侧后缘，绕肩胛，经颈，上面颊，止于耳前的听宫穴。

2. 按顺序点画出手太阳小肠经的少泽、后溪、养老、小海、肩贞、天宗、肩外俞、肩中俞、颧髎、听宫 10 个穴的定位。每穴的位置均用红笔点画出，以便学生观看记忆。

【思考题/作业】

1. 画出手太阳小肠经经脉循行路线。

2. 少泽、后溪、养老、肩贞、天宗、颧髎、听宫的位置如何？描述其主治作用。

项目七　足太阳膀胱经

一、经脉循行

起于目内眦，上额，交会于巅顶（百会）。

巅顶部支脉：从头顶到颞颥部。

巅顶部直行的脉：从头顶入里联络于脑，回出分开下行项后，沿肩胛部内侧，挟脊柱，到达腰部，从脊旁肌肉进入体腔，联络肾脏，属于膀胱。

腰部支脉：向下通过臀部，进入腘窝。

后项部支脉：通过肩胛骨内缘直下，经过臀部下行，沿大腿后外侧与腰部下来的支脉会合于腘窝中。从此向下，出于外踝后，沿第 5 跖骨粗隆，至小趾外侧端（至阴），与足少阴经相接。（图 1-45）

二、主治概要

本经腧穴主治目、头、项、背、腰、下肢部病症及神志病，背部第 1 侧线的背俞穴及与第 2 侧线相平的腧穴，主治与其相关的脏腑病症和有关的组织器官病症。

三、腧穴

本经单侧 67 穴，穴起睛明，止于至阴。（图 1-46）

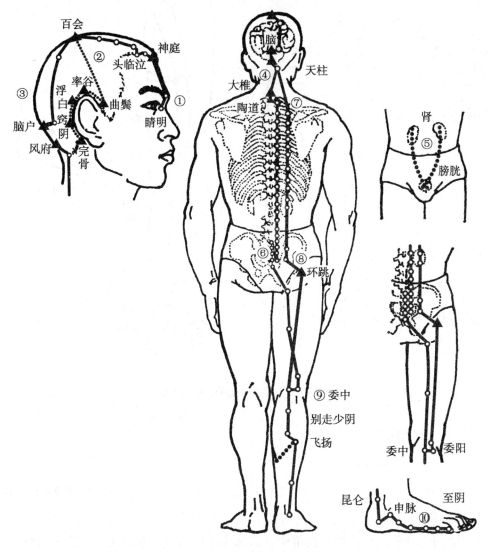

图 1-45　足太阳膀胱经经脉循行图

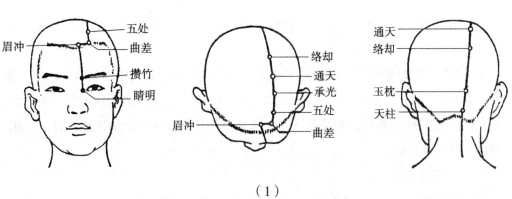

（1）

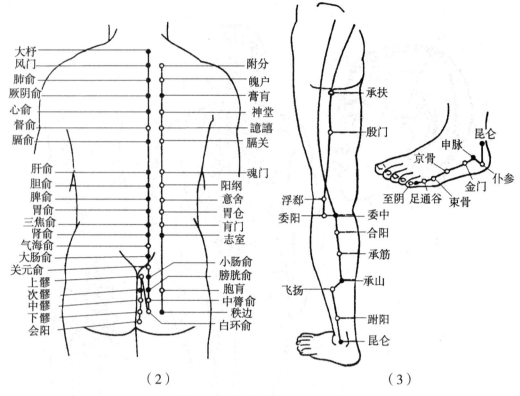

大杼
风门
肺俞
厥阴俞
心俞
督俞
膈俞

肝俞
胆俞
脾俞
胃俞
三焦俞
肾俞
气海俞
大肠俞
关元俞
上髎
次髎
中髎
下髎
会阳

附分
魄户
膏肓
神堂
譩譆
膈关

魂门

阳纲
意舍
胃仓
肓门
志室

小肠俞
膀胱俞
胞肓
中膂俞
秩边
白环俞

（2）

承扶
殷门

浮郄
委阳

飞扬

委中
合阳
承筋
承山

跗阳
昆仑

昆仑
申脉
京骨
至阴 足通谷 束骨
金门 仆参

（3）

图 1-46　足太阳膀胱经经穴图

（一）常用腧穴

1. 睛明（Jīngmíng）

〔定位〕在面部，目内眦内上方眶内侧壁凹陷中（闭目，在目内眦内上方 0.1 寸的凹陷中）。（图 1-47）

〔解剖〕在眶内缘睑内侧韧带中，深部为眼内直肌；有内眦动、静脉和滑车上下动、静脉，深层上方有眼动、静脉本干；布有滑车上、下神经，深层为眼神经，上方为鼻睫神经。

〔主治〕① 目赤肿痛、流泪、视物不明、目眩、近视、夜盲、色盲、目翳等眼病；② 急性腰痛、坐骨神经痛。

〔操作〕嘱患者闭目，医者左手轻推眼球向外侧固定，右手缓慢进针，紧靠眶缘直刺 0.5 ~ 1 寸。遇到阻力时，不宜强行进针，应改变进针方向或退针。不捻转，不提插（或只轻微地捻转和提插）。出针后按压针孔片刻，以防出血。针具宜细，消毒宜严，禁灸。

※2. 攒竹（Cuánzhú）

〔定位〕在面部，当眉头陷中，额切迹处。（图 1-47）

〔解剖〕有额肌及皱眉肌；有额动、静脉；分布着额神经内侧支。

〔主治〕头痛、眉棱骨痛、目视不明、迎风流泪、目赤肿痛、眼睑眴动等局部病症。

〔操作〕横刺 0.5 ~ 0.8 寸。

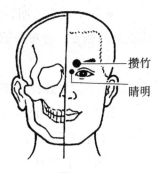

图 1-47

※3. 天柱（Tiānzhù）

〔定位〕在颈后区，横平第 2 颈椎棘突上际，斜方肌外缘凹陷中。（图 1-48）

〔解剖〕在斜方肌起部，深层为头半棘肌，有枕动、静脉干；布有枕大神经干。

〔主治〕①头痛、项强、肩背痛；②癫、狂、痫症，热病。

〔操作〕直刺或斜刺 0.5 ~ 0.8 寸，不可向内上方深刺，以免伤及延髓。

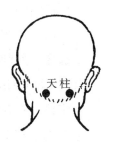

图 1-48

4. 风门（Fēngmén） 足太阳、督脉交会穴

〔定位〕在脊柱区，当第 2 胸椎棘突下，后正中线旁开 1.5 寸。（图 1-49）

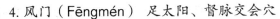

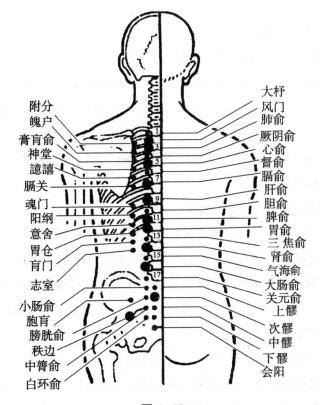

附分
魄户
膏肓俞
神堂
譩譆
膈关
魂门
阳纲
意舍
胃仓
肓门
志室
小肠俞
胞肓
膀胱俞
秩边
中膂俞
白环俞

大杼
风门
肺俞
厥阴俞
心俞
督俞
膈俞
肝俞
胆俞
脾俞
胃俞
三焦俞
肾俞
气海俞
大肠俞
关元俞
上髎
次髎
中髎
下髎
会阳

图 1-49

〔解剖〕有斜方肌、菱形肌、上后锯肌，深层为最长肌；有第二肋间动、静脉后支的内侧支；分布着第2、3胸神经后支的内侧皮支，深层为2、3胸神经后支的肌支。

〔主治〕①感冒、咳嗽、发热；②项强、腰背痛。

〔操作〕斜刺0.5～0.8寸。

※5. 肺俞（Fèishū） 肺之背俞穴

〔定位〕在脊柱区，当第3胸椎棘突下，后正中线旁开1.5寸。（图1-49）

〔解剖〕有斜方肌、菱形肌，深层为最长肌；有第3肋间动、静脉后支的内侧支；分布着第3、4胸神经后支的内侧皮支，深层为第3胸神经后支的肌支。

〔主治〕①咳、喘、咯血；②腰背痛。

〔操作〕斜刺0.5～0.8寸。

※6. 心俞（Xīnshū） 心之背俞穴

〔定位〕在脊柱区，当第5胸椎棘突下，后正中线旁开1.5寸。（图1-49）

〔解剖〕有斜方肌、菱形肌，深层为最长肌；有第5肋间动、静脉后支的内侧支；分布着第5、6胸神经后支的内侧皮支，深层为第5、6胸神经后支的肌支。

〔主治〕①心痛，惊悸，健忘，失眠，癫、狂、痫症；②咳嗽、吐血；③腰背痛。

〔操作〕斜刺0.5～0.8寸。

※7. 膈俞（Géshū） 八会穴之血会

〔定位〕在脊柱区，当第7胸椎棘突下，后正中线旁开1.5寸。（图1-49）

〔解剖〕在斜方肌下缘，有背阔肌、最长肌；有第7肋间动、静脉后支的内侧支；分布着第7、8胸神经后支的内侧皮支，深层为第7、8胸神经后支的肌支。

〔主治〕①咳、喘、呕吐、呃逆；②腰背痛；③风疹、瘾疹。

〔操作〕斜刺0.5～0.8寸。

※8. 肝俞（Gānshū） 肝之背俞穴

〔定位〕在脊柱区，当第9胸椎棘突下，后正中线旁开1.5寸。（图1-49）

〔解剖〕在背阔肌、最长肌和髂肋肌之间；有第9肋间动、静脉后支的内侧支；分布着第9、10胸神经后支的内侧皮支，深层为第9、10胸神经后支的肌支。

〔主治〕①黄疸、胁痛、目赤、目眩、雀目；②腰背痛；③癫、狂、痫症。

〔操作〕斜刺0.5～0.8寸。

※9. 脾俞（Píshū） 脾之背俞穴

〔定位〕在脊柱区，第11胸椎棘突下，后正中线旁开1.5寸。（图1-49）

〔解剖〕在背阔肌、最长肌和髂肋肌之间；有第11肋间动、静脉后支；布有第

11 胸神经后支的皮支，深层为第 11 胸神经后支肌支。

〔主治〕① 腹胀、黄疸、呕吐、泄泻、痢疾、便血、水肿；② 腰背痛。

〔操作〕斜刺 0.5 ~ 0.8 寸。

※10. 胃俞（Wèishū） 胃之背俞穴

〔定位〕在脊柱区，当第 12 胸椎棘突下，后正中线旁开 1.5 寸。（图 1-49）

〔解剖〕在腰背筋膜、最长肌和髂肋肌之间；有肋下动、静脉后支的内侧支；分布着第 12 胸神经和第 1 腰神经后支的内侧皮支，深层为第 12 胸神经和第一腰神经的肌支。

〔主治〕① 胃痛，呕吐，腹胀，肠鸣；② 腰背痛。

〔操作〕斜刺 0.5 ~ 0.8 寸。

※11. 肾俞（Shènshū） 肾之背俞穴

〔定位〕在脊柱区，当第 2 腰椎棘突下，后正中线旁开 1.5 寸。（图 1-49）

〔解剖〕在腰背筋膜、最长肌和髂肋肌之间；有第 2 腰动、静脉后支；分布着第 2、3 腰神经后支的外侧皮支，深层为第 2、3 腰神经后支的肌支。

〔主治〕① 肾虚所致的头昏目眩，耳鸣，耳聋，水肿，气喘，泄泻，遗精，阳痿，遗尿，月经不调，带下；② 腰背痛。

〔操作〕直刺 0.5 ~ 1.0 寸。

※12. 大肠俞（Dàchángshū） 大肠之背俞穴

〔定位〕在脊柱区，当第 4 腰椎棘突下，后正中线旁开 1.5 寸。（图 1-49）

〔解剖〕在腰背筋膜、最长肌和髂肋肌之间；有第 4 腰动、静脉后支；分布着第 4、5 腰神经后支的外侧皮支，深层为第 4、5 腰神经后支的肌支。

〔主治〕① 腹胀、肠鸣、泄泻、便秘；② 腰腿痛。

〔操作〕直刺 0.8 ~ 1.2 寸。

※13. 次髎（Cìliáo）

〔定位〕在骶区，正对第 2 骶后孔中（髂后上棘与第 2 骶椎棘突的中点凹陷中即是第 2 骶后孔）。（图 1-49）

〔解剖〕在臀大肌起始部；当骶外侧动、静脉后支处；为第 2 骶神经后支通过处。

〔主治〕① 月经不调、痛经、带下、小便不利；② 腰痛、下肢痿痹。

〔操作〕直刺 1.0 ~ 1.5 寸。

14. 承扶（Chéngfú）

〔定位〕在股后区，臀沟的中点。（图 1-50）

〔解剖〕在臀大肌下缘；有坐骨神经伴行的动、静脉；布有股后皮神经，深层为坐骨神经。

〔主治〕腰骶、臀、股部疼痛。

〔操作〕直刺 1.0 ~ 2.0 寸。

15. 殷门（Yīnmén）

〔定位〕在股后区，臀沟下 6 寸，股二头肌与半腱肌之间（承扶与委中连线的中点上 1 寸处）。（图 1-50）

〔解剖〕在半腱肌与股二头肌之间，深层为大收肌；外侧为股深动、静脉第 3 穿支；布有股后皮神经，深层正当坐骨神经。

〔主治〕腰痛、下肢痿痹。

〔操作〕直刺 1.0 ~ 2.0 寸。

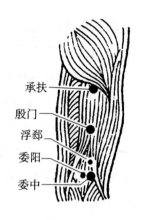

承扶
殷门
浮郄
委阳
委中

图 1-50

※16. 委中（Wěizhōng）　合穴；膀胱下合穴

〔定位〕在膝后区，腘横纹中点，当股二头肌腱与半腱肌腱的中间。（图 1-50）

〔解剖〕在腘窝正中，有腘筋膜；皮下有股腘静脉，深层内侧为腘静脉，最深层为腘动脉；分布着股后皮神经及胫神经。

〔主治〕① 腰背痛、下肢痿痹；② 小便不利、遗尿；③ 腹痛、急性吐泻、中暑、丹毒。

〔操作〕直刺 1.0 ~ 1.5 寸，或用三棱针点刺出血。

※17. 膏肓（Gāohuāng）

〔定位〕在脊柱区，第 4 胸椎棘突下，后正中线旁开 3 寸。（图 1-49）

〔解剖〕在肩胛骨脊柱缘，有斜方肌、菱形肌，深层为髂肋肌；有第 4 肋间动、静脉背侧支及颈横动脉降支；布有第 3、4 胸神经后支。

〔主治〕① 咳嗽、气喘、肺痨等肺系虚损病症；② 肩胛痛；③ 健忘、遗精、盗汗、羸瘦等虚劳诸证。

〔操作〕斜刺 0.5 ~ 0.8 寸。

※18. 秩边（Zhìbiān）

〔定位〕在骶区，当骶正中嵴旁 3 寸，平第 4 骶后孔。（图 1-49）

〔解剖〕有臀大肌，在梨状肌下缘；有臀下动、静脉；分布着臀下神经及股后皮神经，外侧为坐骨神经。

〔主治〕① 腰骶痛、下肢痿痹；② 小便不利、便秘。

〔操作〕直刺 1.5 ~ 2.0 寸。

※19. 承山（Chéngshān）

〔定位〕在小腿后区，腓肠肌两肌腹与肌腱交角处（委中穴与昆仑穴之间，当

伸直小腿或足跟上提时，腓肠肌两肌腹之间凹陷的顶端处呈人字形沟）。（图 1-51）

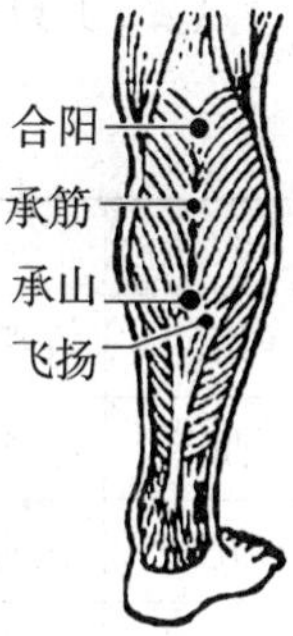

〔解剖〕在腓肠肌两肌腹交界下端；有小隐静脉，深层为胫后动、静脉；分布着腓肠内侧皮神经，深层为胫神经。

〔主治〕①腰痛、腿痛、转筋；②痔疾、便秘。

〔操作〕直刺 1.0 ~ 2.0 寸。

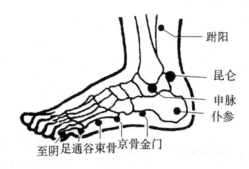

合阳
承筋
承山
飞扬

图 1-51

※20. 昆仑（Kūnlún） 经穴

〔定位〕在踝区，在外踝尖与跟腱之间的凹陷处。（图 1-52）

〔解剖〕有腓骨短肌；有小隐静脉及外踝后动、静脉；分布着腓肠神经。

〔主治〕①头痛、项强、肩背腰腿痛、脚跟肿痛；②癫痫；③难产。

〔操作〕直刺 0.5 ~ 1.0 寸，孕妇禁针。

跗阳
昆仑
申脉
仆参
至阴 足通谷 束骨 京骨 金门

图 1-52

※21. 申脉（Shēnmài） 八脉交会穴（通阳跷脉）

〔定位〕在踝区，外踝尖直下，外踝下缘与跟骨之间凹陷中。（图 1-52）

〔解剖〕在腓骨长短肌腱上缘；有外踝动脉网及小隐静脉；分布着腓肠神经。

〔主治〕①头痛，眩晕，腰腿酸痛；②癫、狂，痫症。

〔操作〕直刺 0.3 ~ 0.5 寸。

※22. 至阴（Zhìyīn） 井穴

〔定位〕在足趾，小趾末节外侧，趾甲根角旁 0.1 寸。（图 1-52）

〔解剖〕有趾背动脉及趾跖侧固有动脉形成的动脉网；分布着趾跖侧固有神经及足背外侧皮神经。

〔主治〕①头痛、鼻塞、鼻衄、目痛；②胎位不正、难产、胞衣不下。

〔操作〕浅刺 0.1 寸，或点刺出血，胎位不正用灸法。

针灸推拿技术

（二）其他腧穴（见表1-22）

表1-22　足太阳膀胱经其他腧穴

穴名	定位	主治（主要病症）
眉冲	在头部，额切迹直上入发际0.5寸	① 头痛、眩晕；② 鼻塞
曲差	在头部，前发际正中直上0.5寸，旁开1.5寸	① 头痛、目眩；② 鼻塞、鼻衄
五处	在头部，当前发际正中直上1寸，旁开1.5寸	① 头痛、目眩；② 痫症
承光	在头部，当前发际正中直上2.5寸，旁开1.5寸	① 头痛、目眩；② 鼻塞
通天	在头部，当前发际正中直上4寸，旁开1.5寸	① 头痛、眩晕；② 鼻渊、鼻衄
络却	在头部，当前发际正中直上5.5寸，旁开1.5寸	① 头项痛、眩晕；② 目痛、鼻塞
玉枕	在头部，当后发际正中直上2.5寸，旁开1.3寸，平枕外粗隆上缘的凹陷处	① 头项痛；② 目视不明、鼻塞
大杼	在脊柱区，当第1胸椎棘突下，旁开1.5寸	① 咳嗽；② 头痛、项背痛
厥阴俞	在脊柱区，当第4胸椎棘突下，旁开1.5寸	① 心痛、心悸；② 咳嗽；③ 呕吐
督俞	在脊柱区，当第6胸椎棘突下，旁开1.5寸	① 心痛、心悸；② 咳、喘；③ 胃痛、腹胀、腹痛
胆俞	在脊柱区，当第10胸椎棘突下，旁开1.5寸	① 黄疸、口苦、胸胁痛；② 肺痨、潮热
三焦俞	在脊柱区，当第1腰椎棘突下，旁开1.5寸	① 肠鸣、泄泻、痢疾、水肿；② 腰背强痛
气海俞	在脊柱区，当第3腰椎棘突下，旁开1.5寸	① 肠鸣、腹胀；② 月经不调、痛经；③ 腰痛
关元俞	在脊柱区，当第5腰椎棘突下，旁开1.5寸	① 腹胀、泄泻；② 遗尿、小便频数；③ 腰腿痛
小肠俞	在骶区，当第1骶椎棘突下，旁开1.5寸，平第1骶后孔	① 小腹胀痛、痢疾；② 遗精、尿血、遗尿、带下；③ 腰骶痛
膀胱俞	在骶区，平第2骶后孔，骶正中嵴旁开1.5寸	① 小便不利、癃闭、遗尿；② 便秘、泄泻；③ 腰骶痛
中膂俞	在骶区，当第3骶椎棘突下，旁开1.5寸，平第3骶后孔	① 腹泻、痢疾、疝气；② 腰骶痛
白环俞	在骶区，当第4骶椎棘突下，旁开1.5寸，平第4骶后孔	① 遗精、遗尿；② 月经不调、带下；③ 腰骶痛
上髎	在骶区，正对第1骶后孔中	① 二便不利、月经不调、赤白带下、阴挺；② 腰骶痛
中髎	在骶区，正对第3骶后孔中	① 便秘、泄泻、小便不利、月经不调、带下；② 腰骶痛

穴名	定位	主治（主要病症）
下髎	在骶区，正对第 4 骶后孔中	① 小腹痛、小便不利、便秘、带下；② 腰骶痛
会阳	在骶区，尾骨端旁开 0.5 寸	① 泄泻、痢疾、便血、痔疾；② 阳痿、带下
浮郄	在膝后区，腘横纹上 1 寸，股 2 头肌腱的内侧	臀股麻木、腘筋挛急
委阳	在膝部，腘横纹上，当股 2 头肌腱的内侧	① 小腹胀满、水肿、小便不利；② 腰脊强痛、腿足挛痛
附分	在脊柱区，当第 2 胸椎棘突下，旁开 3 寸	颈项强痛、肩背拘急、肘臂麻木
魄户	在脊柱区，当第 3 胸椎棘突下，旁开 3 寸	① 咳、喘、咳血；② 项强、肩背痛
神堂	在脊柱区，当第 5 胸椎棘突下，旁开 3 寸	① 咳、喘、心痛、心悸；② 肩背痛
譩譆	在脊柱区，当第 6 胸椎棘突下，旁开 3 寸	① 咳、喘；② 肩背痛
膈关	在脊柱区，当第 7 胸椎棘突下，旁开 3 寸	① 呃逆、呕吐、嗳气；② 脊背强痛
魂门	在脊柱区，当第 9 胸椎棘突下，旁开 3 寸	① 呕吐、泄泻；② 胸胁、背痛
阳纲	在脊柱区，当第 10 胸椎棘突下，旁开 3 寸	① 肠鸣、腹痛、泄泻；② 胁痛、黄疸；③ 背痛
意舍	在脊柱区，当第 11 胸椎棘突下，旁开 3 寸	① 腹胀、肠鸣、呕吐、泄泻、饮食不下；② 背痛
胃仓	在脊柱区，当第 12 胸椎棘突下，旁开 3 寸	① 腹胀、胃脘痛、小儿食积；② 背痛
肓门	在腰区，当第 1 腰椎棘突下，旁开 3 寸	① 腹痛、便秘、痞块；② 腰脊强痛
志室	在腰区，当第 2 腰椎棘突下，旁开 3 寸	① 遗精、阳痿、遗尿、尿频、小便不利、月经不调、水肿；② 腰脊强痛
胞肓	在骶区，平第 2 骶后孔，骶正中嵴旁开 3 寸	① 肠鸣、腹胀；② 腰脊强痛；③ 尿闭
合阳	在小腿后区，腘横纹下 2 寸，腓肠肌内、外侧头之间	① 腰脊痛、下肢痿痹；② 崩漏
承筋	在小腿后区，腘横纹下 5 寸，腓肠肌两肌腹之间	① 腿痛转筋、腰背拘急；② 痔疾
飞扬	在小腿后区，昆仑（BL62）直上 7 寸，腓肠肌外下缘与跟腱移行处	① 头痛、目眩、鼻塞、鼻衄；② 腰背痛、腿软无力；③ 痔疾
跗阳	在小腿后区，昆仑直上 3 寸，腓骨与跟腱之间	① 头痛；② 腰骶痛、下肢痿痹
仆参	在跟区，昆仑穴直下，跟骨外侧，赤白肉际处	下肢痿痹、足跟痛
金门	在足背，外踝前缘直下，第 5 跖骨粗隆后方，骰骨下缘凹陷中	① 腰痛、外踝痛、下肢痹痛；② 癫、狂、痫症，小儿惊风

穴名	定位	主治（主要病症）
京骨	在跖区，第5跖骨粗隆下方，赤白肉际处	①头痛、项强；②腰腿痛；③痫症
束骨	在跖区，足小指本节（第5跖趾关节）的后方，赤白肉际处	①头痛、项强、目眩；②腰腿痛；③癫狂
足通谷	在跖区，足小指本节（第5跖趾关节）的前方，赤白肉际处	①头痛、项强、目眩；②鼻衄；③癫狂

四、实训

【目的要求】

1. 在体表准确找到足太阳膀胱经各腧穴，并画出经脉循行路线。

2. 通过练习，掌握足太阳膀胱经经脉循行及各腧穴定位，熟悉各腧穴主治。

【标本教具】

经络穴位人体模型、挂图、教学光盘、模特。

【实训方式】

讲授、示教：

1. 教师结合人体模型、挂图、教学光盘讲授。

2. 教师在模特（学生）身上示教（画经点穴）。

3. 学生相互练习。

【实训内容、方法】

1. 经脉循行：足太阳膀胱经从头走足。在模特身上按腧穴分布的体表路线从起于目内眦旁的睛明穴开始画经，上头，下项，在项部分开两支，一支沿背腰骶中线旁1.5寸下行，经股外侧后部，至腘窝中；另一支沿背腰骶中线旁3寸下行，经股外侧后部，至腘窝与前一支会合，行小腿外侧后缘，经外踝后，止于足小趾外侧端的至阴穴。

2. 按顺序点画出足太阳膀胱经睛明、攒竹、天柱、风门、肺俞、心俞、膈俞、肝俞、胃俞、肾俞、大肠俞、次髎、膏肓、委中、秩边、承山、昆仑、申脉、至阴穴的定位。每穴的位置均用红笔点画出，以便学生观看记忆。

【思考题/作业】

1. 画出足太阳膀胱经经脉循行路线。

2. 睛明、攒竹、风门、肺俞、心俞、膈俞、肝俞、胃俞、肾俞、大肠俞、次髎、膏肓、承扶、殷门、委中、承山、昆仑、申脉、至阴的位置如何？描述各穴的主治作用。

项目八　足少阴肾经

一、经脉循行

起于足小趾之下，斜向足心（涌泉），出于舟骨粗隆下，沿内踝后向上行于小腿后方内侧，经股内后缘，通过脊柱，属于肾脏，联络膀胱。（另有分支向上行于腹部前正中线旁 0.5 寸，胸部前正中线旁 2 寸，止于锁骨下缘。）

肾部直行脉：从肾向上通过肝和横膈，进入肺中，沿着喉咙，挟于舌根部。

肺部支脉：从肺部出来，络心，流注于胸中，与手厥阴心包经相接。（图 1-53）

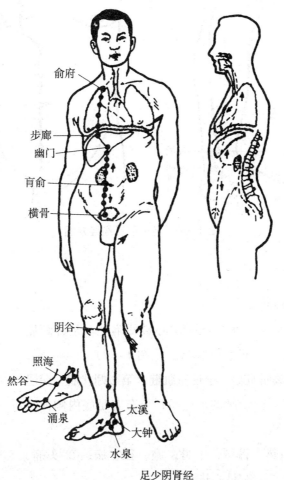

足少阴肾经

图 1-53　足少阴肾经经脉循行图

二、主治概要

本经腧穴主治妇科、前阴病，肾、肺、肝、心、咽喉病及经脉循行部位的其他病症。

三、腧穴

本经单侧 27 穴，穴起涌泉，止于俞府。（图 1-54）

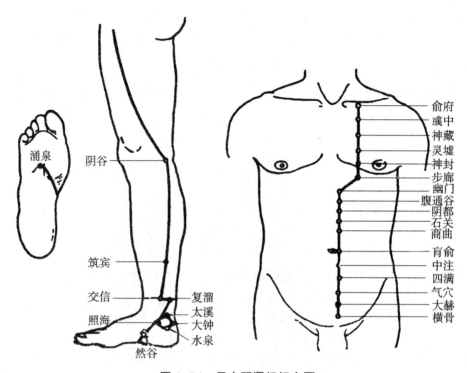

图 1-54　足少阴肾经经穴图

（一）常用腧穴

※1. 涌泉（Yǒngquán）　井穴

〔定位〕在足底，屈足卷趾时足心最凹陷处。足趾跖屈时，约当足底（去趾）前 1/3 凹陷处。（图 1-55）

〔解剖〕有趾短屈肌腱、趾长屈肌腱、第 2 蚓状肌，深层为骨间肌；有来自胫前动脉的足底弓；分布着足底内侧神经分支。

〔主治〕① 高热，昏厥，中暑，癫、狂、痫；② 头痛，目眩，咽喉痛，失音；③ 足心热。

〔操作〕直刺 0.5～0.8 寸。

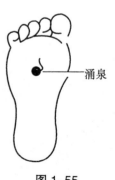

图 1-55

※2. 太溪（Tàixī）　输穴；原穴

〔定位〕在踝区，内踝尖与跟腱之间的凹陷中。（图1-56）

〔解剖〕前方有胫后动、静脉；分布着小腿内侧皮神经，当胫神经经过处。

〔主治〕① 头晕、咽喉干痛、齿痛、耳聋、耳鸣；② 咳血、气喘；③ 遗精、阳痿、月经不调、小便频数；④ 不寐；⑤ 腰脊痛。

〔操作〕直刺0.5 ~ 1.0寸。

※3. 照海（Zhàohǎi）　八脉交会穴（通阴蹺脉）

〔定位〕在踝区，内踝尖下1寸，内踝下缘边际凹陷中（在内踝尖直下凹陷处，与申脉穴内外对应）。（图1-56）

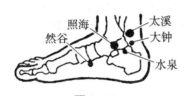

图 1-56

〔解剖〕在足大趾外展肌的止点处；后下方为胫后动、静脉；分布着小腿内侧皮神经，深部为胫神经本干。

〔主治〕① 痫症、不寐；② 月经不调、赤白带下、阴挺、小便频数、癃闭；③ 便秘、咽喉干痛。

〔操作〕直刺0.5 ~ 0.8寸。

※4. 复溜（Fùliū）经穴

〔定位〕在小腿内侧，内踝尖上2寸，跟腱前缘。（图1-57）

〔解剖〕在比目鱼肌下方，拇长屈肌内；有胫后动、静脉分布；布有腓肠肌内侧皮神经、小腿内侧皮神经和胫神经。

〔主治〕①腹胀、泄泻、癃闭、水肿；②盗汗、汗出不止或热病无汗等津液输布失调病症；③下肢瘫痪、腰脊强痛。

〔操作〕直刺0.5 ~ 1寸。

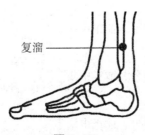

图 1-57

（二）其他腧穴（见表1-23）

表1-23 足少阴肾经其他腧穴

穴名	定位	主治（主要病症）
然谷	在舟骨粗隆下方，赤白肉际处	① 月经不调、阴痒、阴挺、遗精；② 足背肿痛；③ 小儿脐风；④ 咳血；⑤ 泄泻
大钟	在太溪下0.5寸稍后，当跟腱附着部的内侧前方凹陷处	① 咳血、气喘；② 二便不利；③ 腰脊强痛、足跟痛；④ 痴呆
水泉	在内踝后下方，当太溪直下1寸（指寸），跟骨结节的内侧凹陷处	① 闭经、月经不调、痛经、阴挺；② 小便不利
交信	在太溪上2寸，复溜前0.5寸，胫骨内侧缘的后方	① 月经不调、痛经、崩漏、阴挺；② 泄泻、便秘
筑宾	在太溪与阴谷的连线上，太溪上5寸，腓肠肌肌腹的下方	① 癫狂；② 疝痛；③ 足胫痛
阴谷	在膝后区，腘横纹上，半腱肌肌腱外侧缘	① 月经不调、崩漏、阳痿、疝痛、小便难、阴中痛；② 膝股内侧痛
横骨	在下腹部，在脐中下5寸，前正中线旁开0.5寸	① 少腹满痛；② 小便不利、遗尿、遗精、阳痿、阴部痛
大赫	在下腹部，在脐中下4寸，前正中线旁开0.5寸	遗精、阳痿、带下、阴挺
气穴	在下腹部，在脐中下3寸，前正中线旁开0.5寸	① 月经不调、痛经、小便不利；② 腹痛、泄泻
四满	在下腹部，在脐中下2寸，前正中线旁开0.5寸	① 腹痛、腹胀、泄泻；② 遗精、月经不调、痛经
中注	在下腹部，在脐中下1寸，前正中线旁开0.5寸	① 腹痛、便秘；② 月经不调
肓俞	在腹部，在脐中旁开0.5寸	① 腹痛、腹胀、便秘、泄泻；② 月经不调
商曲	在上腹部，在脐中上2寸，前正中线旁开0.5寸	腹痛、泄泻、便秘
石关	在上腹部，在脐中上3寸，前正中线旁开0.5寸	① 呕吐、腹胀、便秘、泄泻；② 不孕
阴都	在上腹部，在脐中上4寸，前正中线旁开0.5寸	胃痛、呕吐、腹痛、便秘
腹通谷	在上腹部，在脐中上5寸，前正中线旁开0.5寸	胃痛、呕吐、腹痛、腹胀

穴名	定位	主治（主要病症）
幽门	在上腹部，在脐中上 6 寸，前正中线旁开 0.5 寸	消化不良、呕吐、腹痛、腹胀、泄泻、恶阻
步廊	在胸部，在第 5 肋间隙，前正中线旁开 2 寸	① 咳嗽、气喘；② 呕吐、纳呆；③ 胸胁痛
神封	在胸部，在第 4 肋间隙，前正中线旁开 2 寸	① 咳嗽、气喘；② 胸胁胀满、乳痈
灵墟	在胸部，在第 3 肋间隙，前正中线旁开 2 寸	① 咳嗽、气喘；② 胸胁胀满、乳痈
神藏	在胸部，在第 2 肋间隙，前正中线旁开 2 寸	① 咳嗽、气喘；② 胸胁胀满
或中	在胸部，当第 1 肋间隙，前正中线旁开 2 寸	① 咳嗽、气喘；② 胸痛
俞府	在胸部，在锁骨下缘，前正中线旁开 2 寸	① 咳嗽、气喘；② 胸痛

四、实训

【目的要求】

1. 在体表准确找到足少阴肾经各腧穴，并画出经脉循行路线。

2. 通过练习，掌握足少阴肾经经脉循行及各腧穴定位，熟悉各腧穴主治。

【标本教具】

经络穴位人体模型、挂图、教学光盘、模特。

【实训方式】

讲授、示教：

1. 教师结合人体模型、挂图、教学光盘讲授。

2. 教师在模特（学生）身上示教（画经点穴）。

3. 学生相互练习。

【实训内容、方法】

1. 经脉循行：足少阴肾经从足走腹胸。在模特身上按腧穴分布的体表路线从起于足底的涌泉穴开始画经，绕内踝后，走下肢内侧后缘，上腹正中线旁开 0.5 寸，胸正中线旁开 2 寸，止于锁骨下缘的俞府穴。

2. 按顺序点画出足少阴肾经的涌泉、太溪、照海、复溜 4 个穴。每穴的位置均用红笔点画出，以便学生观看记忆。

【思考题/作业】

1.画出足少阴肾经经脉循行路线。

2.涌泉、太溪、照海、复溜的位置如何？描述各穴的主治作用。

项目九　　手厥阴心包经

一、经脉循行

起于胸中，出属心包络，向下穿过横膈，依次联络上、中、下三焦。

胸部支脉：沿胸中，出于胁肋至腋下（天池），上行至腋窝中，沿上臂内侧行于手太阴经和手少阴经之间，经肘窝下行于前臂中间进入掌中，沿中指到指端（中冲）。

掌中支脉：从劳宫分出，沿无名指到指端（关冲），与手少阳三焦经相接。（图1-58）

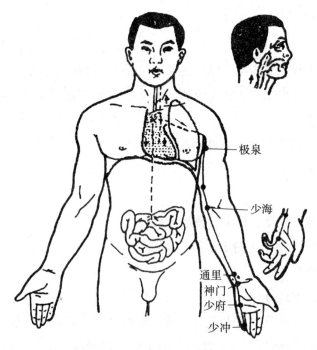

手少阴心经

图1-58　手厥阴心包经经脉循行图

二、主治概要

本经腧穴主治胃、心、胸、神志病及经脉循行部位的其他病症。

三、腧穴

本经单侧 9 穴，穴起天池，止于中冲。（图 1-59）

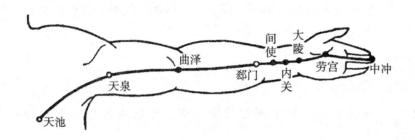

图 1-59 手厥阴心包经经穴图

（一）常用腧穴

※1. 曲泽（Qūzé）合穴

〔定位〕在肘前区，在肘横纹中，当肱二头肌肌腱的尺侧缘。（图 1-60）

〔解剖〕肱二头肌肌腱的尺侧，当肱动、静脉处，分布着正中神经本干。

〔主治〕① 心痛，心悸，胃痛，呕吐；② 肘臂挛痛；③ 热病，烦躁。

〔操作〕直刺 1.0 ~ 1.5 寸，或三棱针点刺出血。

※2. 郄门（Xìmén）郄穴

〔定位〕在前臂前区，腕掌侧远端横纹上 5 寸，掌长肌腱与桡侧腕屈肌腱之间。（图 1-60）

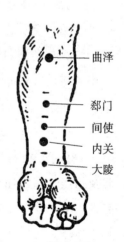

图 1-60

〔解剖〕在桡侧腕屈肌腱与掌长肌腱之间，浅部有指浅屈肌，深部为指深屈肌；布有前臂正中静脉、正中动脉、骨间前动脉；布有前臂内、外侧皮神经，正中神经干，有骨间前神经。

〔主治〕① 心痛、心悸、心烦、胸痛等心胸病症；② 咳血、呕血、衄血等血证；③ 疔疮；④ 癫痫。

〔操作〕直刺 0.5 ~ 1 寸。

※3. 内关（Nèiguān） 络穴；八脉交会穴（通阴维脉）

〔定位〕在前臂前区，在腕横纹上 2 寸，掌长肌腱与桡侧腕屈肌腱之间。（图 1-60）

〔解剖〕在掌长肌腱与桡侧腕屈肌腱之间，有指浅屈肌，深部为指深屈肌；有前臂正中动、静脉，深层为前臂掌侧骨间动、静脉；分布着前臂内侧皮神经、前臂外侧皮神经、正中神经掌皮支，最深层有前臂掌侧骨间神经。

〔主治〕① 心痛，心悸，胸闷，癫、狂、痫症，失眠，胃痛，恶心，呕吐，呃逆；② 胁痛、肘臂挛痛。

〔操作〕直刺 0.5 ~ 1.0 寸。

※4. 大陵（Dàlíng） 原穴，输穴

〔定位〕在腕前区，腕掌侧远端横纹中，掌长肌腱与桡侧腕屈肌腱之间。（图 1-60）

〔解剖〕掌长肌腱与桡侧腕屈肌腱之间，有拇长屈肌腱、指浅屈肌腱与指深屈肌腱。有腕掌侧动、静脉网分布；布有前臂内侧皮神经、正中神经掌支，深层有正中神经分布。

〔主治〕① 心痛、心悸、胸胁胀痛等心胸病症；② 胃痛、呕吐、口臭等胃腑病症；③ 喜、笑、悲、恐、癫、狂、痫等神志病症；④ 手、臂挛痛。

〔操作〕直刺 0.3 ~ 0.5 寸。

※5. 劳宫（Láogōng） 荥穴

〔定位〕在掌区，横平第 3 掌指关节近端，第 2、3 掌骨之间偏于第 3 掌骨。（图 1-61）

〔解剖〕在第 2、3 掌骨间，下为掌腱膜、第 2 蚓状肌及指浅、指深屈肌腱，深层为拇指内收肌横头的起点，有骨间肌；有指掌侧总动脉；分布着正中神经的第 2 指掌侧总神经。

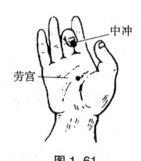

图 1-61

〔主治〕① 心痛，呕吐，癫、狂、痫症；② 口疮、口臭。

〔操作〕直刺 0.3 ~ 0.5 寸。

※6. 中冲（Zhōngchōng） 井穴

〔定位〕在手指，中指末端最高点。（图 1-61）

〔解剖〕有指掌侧固有动、静脉所形成的动、静脉网；分布着正中神经的指掌侧固有神经。

〔主治〕① 中风昏迷、中暑、惊厥、热病；② 心痛、心烦；③ 舌强肿痛、掌中热。

〔操作〕浅刺 0.1 寸，或三棱针点刺出血。

（二）其他腧穴（见表 1-24）

表 1-24　手厥阴心包经其他腧穴

穴名	定位	主治（主要病症）
天池	在胸部，在第四肋间隙，前正中线旁开 5 寸	① 咳、喘；② 胸闷、胁痛、腋下肿痛；③ 乳痈
天泉	在臂前区，在腋前纹头下 2 寸，肱二头肌的长、短头之间	① 咳、喘、心痛；② 胁胀、胸壁及上臂内侧痛
间使	在前臂前区，在腕横纹上 3 寸，掌长肌腱与桡侧腕屈肌腱之间	① 心痛，心悸，胃痛，呕吐，癫、狂、痫症；② 腋肿、肘臂挛痛；③ 热病、烦躁、疟疾

四、实训

【目的要求】

1. 在体表准确找到手厥阴心包经各腧穴，并画出其经脉循行路线。

2. 通过练习，掌握手厥阴心包经经脉循行及各腧穴定位，熟悉各腧穴主治。

【标本教具】

经络穴位人体模型、挂图、教学光盘、模特。

【实训方式】

讲授、示教：

1. 教师结合人体模型、挂图、教学光盘讲授。

2. 教师在模特（学生）身上示教（画经点穴）。

3. 学生相互练习。

【实训内容、方法】

1. 经脉循行：手厥阴心包经从胸走手。在模特身上按腧穴分布的体表路线从起于乳头外侧的天池穴开始画经，走上肢内侧正中，经掌中，止于中指尖端的中冲穴。

2. 按顺序点画出手厥阴心包经的曲泽、郄门、内关、大陵、劳宫、中冲 6 个穴的定位。每穴的位置均用红笔点画出，以便学生观看记忆。

【思考题 / 作业】

1. 画出手厥阴心包经经脉循行路线。

2. 曲泽、郄门、内关、大陵、劳宫、中冲的位置如何？描述各穴的主治作用。

项目十　手少阳三焦经

一、经脉循行

起于无名指末端（关冲），上行于第 4、5 掌骨间，沿腕背，出于前臂外侧尺桡骨之间，经肘尖沿上臂外侧达肩部，交大椎，再向前入缺盆部，分布于胸中，络心包，穿过横膈，属于上、中、下三焦。

胸中支脉：从胸向上出于缺盆部，上走项部，沿耳后直上至额角，再下行经面颊部至目眶下。

耳部支脉：从耳后入耳中，到达耳前，与前脉交叉于面颊部，到目外眦，与足少阳胆经相接。（图 1-62）

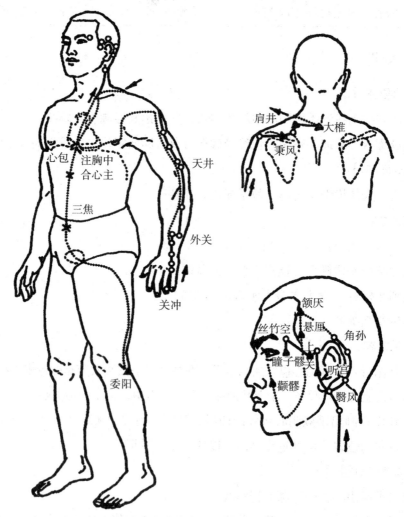

图 1-62　手少阳三焦经经脉循环图

二、主治概要

本经腧穴主治侧头、耳、目、颊、咽喉、胸胁病，热病及经脉循行部位的其他病症。

三、常用腧穴

本经单侧 23 穴，穴起关冲，止于丝竹空。（图 1-63）

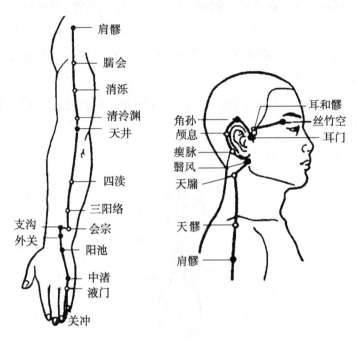

图 1-63　手少阳三焦经经穴图

（一）常用腧穴

1. 关冲（Guānchōng）　井穴

〔定位〕手指第 4 指末节尺侧，指甲根角旁 0.1 寸。（图 1-64）

〔解剖〕有指掌固有动、静脉形成的动、静脉网；布有来自尺神经的指掌侧固有神经。

〔主治〕① 热病、昏厥、中暑；② 头痛、目赤、咽喉肿痛、耳聋。

〔操作〕浅刺 0.1 寸，或三棱针点刺放血。

※2. 中渚（Zhōngzhǔ）　输穴

〔定位〕在手背，第 4、5 掌骨间，第 4 掌指关节近端凹陷中。（图 1-64）

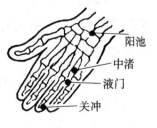

图 1-64

〔解剖〕有第 4 骨间肌；有手背静脉网及第 4 掌背动脉；分布着来自尺神经的手背支。

〔主治〕① 头痛、目赤、耳聋、耳鸣、咽喉肿痛、肘臂痛、手指不能屈伸；② 热病。

〔操作〕直刺 0.3 ~ 0.5 寸。

※3. 外关（Wàiguān） 络穴；八脉交会穴（通阳维脉）

〔定位〕前臂后区，腕背侧远端横纹上 2 寸，尺、桡骨间隙中点。（图 1-65）

〔解剖〕在尺骨与桡骨之间，指总伸肌与拇长伸肌之间；深层有前臂骨间背侧和掌侧动、静脉；分布着前臂背侧皮神经，深层有桡神经之前臂骨间背侧神经和正中神经之骨间掌侧神经。

〔主治〕① 头痛、目赤、耳聋、耳鸣、胁肋痛、肘臂屈伸不利、手指疼痛、手颤；② 热病。

〔操作〕直刺 0.5 ~ 1.0 寸。

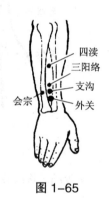

图 1-65

※4. 支沟（Zhīgōu）

〔定位〕前臂后区，腕背侧远端横纹上 3 寸，尺、桡骨间隙中点。（图 1-65）

〔解剖〕在桡骨与尺骨之间，指总伸肌与拇长伸肌之间，屈肘俯掌时则在指总伸肌的桡侧；深层有前臂骨间背侧和掌侧动、静脉；布有前臂背侧皮神经，深层有前臂骨间背侧及掌侧神经。

〔主治〕① 耳鸣、耳聋、暴喑；② 胁肋痛；③ 便秘。

〔操作〕直刺 0.5 ~ 1.0 寸。

※5. 肩髎（Jiānliáo）

〔定位〕在三角肌区，肩峰角与肱骨大结节两骨间凹陷中。屈臂外展时，肩峰外侧缘前后端呈现两个凹陷，前一较深凹陷为肩髃，后一凹陷即肩髎。（图 1-66）

〔解剖〕在三角肌中；有旋肱后动脉；布有腋神经的肌支。

〔主治〕肩臂疼痛不遂。

〔操作〕直刺 0.5 ~ 1.0 寸。

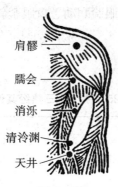

图 1-66

※6. 翳风（Yìfēng）

〔定位〕在颈部，耳垂后方，乳突下端前方凹陷中。（图 1-67）

〔解剖〕有耳后动、静脉，颈外静脉；分布着耳大神经，深层为面神经干从茎乳突穿出处。

〔主治〕① 耳鸣、耳聋、聤耳；② 口眼歪斜、齿痛、颊肿、牙关不利。

〔操作〕直刺 0.5 ~ 1.0 寸。

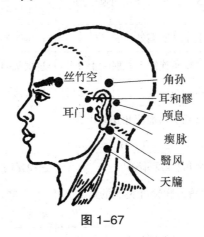

图 1-67

7. 角孙（Jiǎosūn）

〔定位〕在头部，当耳尖直上入发际处。（图 1-67）

〔解剖〕有耳上肌；颞浅动、静脉耳前支；布有耳颞神经分支。

〔主治〕偏头痛，目赤肿痛，耳鸣。

〔操作〕平刺 0.3 ~ 0.5 寸。

※8. 丝竹空（Sīzhúkōng）

〔定位〕面部，在眉梢外的凹陷处。（图 1-67）

〔解剖〕有眼轮匝肌；颞浅动、静脉的额支；分布着面神经颞支及耳颞神经的分支。

〔主治〕① 目赤痛、目眩、眼睑瞤动、口眼歪斜；② 头痛、齿痛、癫狂。

〔操作〕横刺 0.3 ~ 0.5 寸。

（二）其他腧穴（见表1–25）

表 1–25　手少阳三焦经其他腧穴

穴名	定位	主治（主要病症）
液门	在手背，在第4、5指间，指蹼缘后方赤白肉际处	① 头痛、目赤、暴聋、咽喉肿痛；② 手臂痛
阳池	腕后区，腕背侧远端横纹上，当指总伸肌腱的尺侧缘凹陷处	① 目赤、耳聋、咽喉肿痛；② 腕痛；③ 消渴、疟疾
会宗	在前臂后区，在腕背横纹上3寸，尺骨的桡侧缘	① 耳鸣、耳聋；② 上肢痹痛；③ 痫症
三阳络	前臂后区，腕背侧远端横纹上4寸，尺、桡骨间隙中点	① 耳聋、暴喑、齿痛；② 胸胁痛，上肢痹痛
四渎	前臂后区，肘尖下5寸，尺、桡骨间隙中点	① 偏头痛、耳聋、暴喑、齿痛；② 上肢痹痛
天井	在肘区，当肘尖直上1寸凹陷处	① 偏头痛、耳聋；② 肘臂痛、瘰疬
清泠渊	在臂后区，肘尖与肩峰角连线上，肘尖上2寸	① 偏头痛、目赤；② 肩臂痛
消泺	在臂后区，肘尖与肩峰角连线上，肘尖上5寸	① 头痛、项强；② 肩臂痛
臑会	在臂后侧，在尺骨鹰嘴尖与肩峰角连线上，与三角肌后缘相交处	① 瘿气；② 上肢痿痹
天髎	在肩胛区，肩胛骨上角骨际凹陷中	颈项强痛、肩臂痛
天牖	在颈部，横平下颌角，胸锁乳突肌的后缘凹陷中	① 头痛、项强；② 面肿、目昏、暴聋
瘈脉	在头部，乳突中央，角孙与翳风沿耳轮弧形连线的上2/3与下1/3的交点处	① 耳鸣、耳聋；② 头痛、小儿惊风
颅息	在头部，角孙与翳风沿耳轮弧形连线的上1/3与下2/3的交点处	① 耳鸣、耳聋；② 头痛、小儿惊风
耳门	在耳区，耳屏上切迹与下颌骨髁突之间的凹陷中	① 耳鸣、耳聋、聤耳；② 齿痛
耳和髎	在头部，在鬓发后缘，平耳郭根之前方，颞浅动脉的后缘	① 偏头痛、耳鸣；② 牙关拘急、口歪

四、实训

【目的要求】

1.在体表准确找到手少阳三焦经各腧穴，并画出经脉循行路线。

2.通过练习，掌握手少阳三焦经经脉循行及各腧穴定位，熟悉各腧穴主治。

【标本教具】

经络穴位人体模型、挂图、教学光盘、模特。

【实训方式】

讲授、示教：

1.教师结合人体模型、挂图、教学光盘讲授。

2.教师在模特（学生）身上示教（画经点穴）。

3.学生相互练习。

【实训内容、方法】

1.手少阳三焦经从手走头。在模特身上按腧穴分布的体表路线从起于无名指尺侧端的关冲穴开始画经，经手背，走上肢外侧正中，上肩，经颈，绕耳后，至耳前，止于眉梢的丝竹空穴。

2.按顺序点画出手少阳三焦经的关冲、中渚、外关、支沟、肩髎、翳风、角孙、丝竹空8个穴的定位。每穴的位置均用红笔点画出，以便学生观看记忆。

【思考题/作业】

1.画出手少阳三焦经经脉循行路线。

2.中渚、外关、肩髎、翳风、丝竹空的位置如何？描述其主治作用。

项目十一　足少阳胆经

一、经脉循行

起于目外眦（瞳子髎），向上到达额角，向后行至耳后（风池），经颈、肩部后下入缺盆；耳部支脉从耳后进入耳中，出走耳前，到目外眦后方；外眦部支脉，从外眦部分出，下走大迎，上达目眶下，下行经颊车，由颈部向下会合前脉于缺盆；从缺盆部发出内行支进入胸中，通过横膈，联系肝胆，经胁肋内，下达腹股沟动脉部，再经过外阴毛际，横行入髋关节部（环跳）；从缺盆部发出的外行支，下经腋、侧胸、季胁部与前脉会合于髋关节部，再向下沿着大腿外侧、膝外侧、腓骨前、腓骨下段、外踝前至足背，沿足背下行止于第4趾外侧（足窍阴）。

足背部支脉：从足临泣处分出，沿第1、2跖骨之间，至大趾端（大敦）与足厥阴经相接。（图1-68）

二、主治概要

本经腧穴主治肝胆病，侧头、目、耳、咽喉、胁肋病，神志病，热病及经脉循行部位的其他病症。

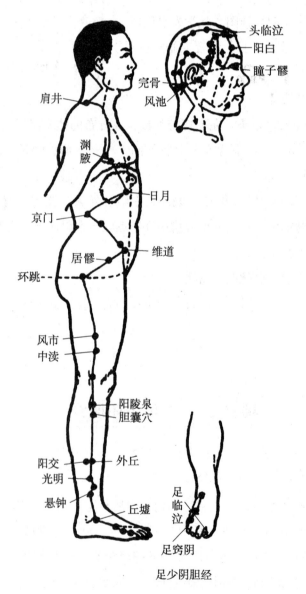

图1-68　足少阳胆经经脉循行图

三、腧穴

本经单侧44穴，穴起瞳子髎，止于足窍阴。（图1-69）

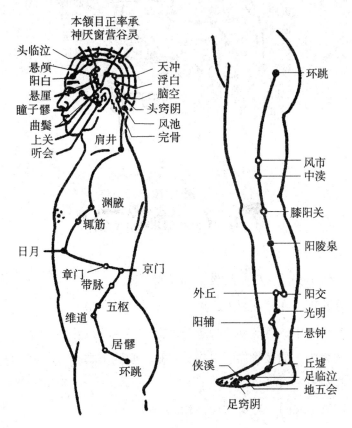

图1-69 足少阳胆经经穴图

（一）常用腧穴

1. 瞳子髎（Tóngzǐliáo） 手太阳、手足少阳经交会穴

〔定位〕在面部，目外眦外侧0.5寸凹陷中。（图1-70）

〔解剖〕有眼轮匝肌，深层为颞肌；有颧眶动、静脉；分布着颧面神经和颧颞神经，面神经的额颞支。

〔主治〕①头痛；②目赤肿痛、迎风流泪、视力衰退、口眼歪斜。

〔操作〕横刺0.3～0.5寸，或三棱针点刺出血。

2. 听会（Tīnghuì）

〔定位〕在面部，耳屏间切迹与下颌骨髁突之间的凹陷中。（图1-70）

〔解剖〕有颞浅动脉耳前支，深部为颈外动脉及面后静脉；布有耳大神经，皮下为面神经。

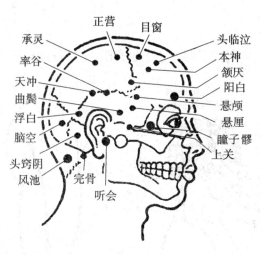

图 1-70

〔主治〕耳鸣，耳聋，齿痛，牙关不利，口眼歪斜。

〔操作〕直刺 0.5～1.0 寸。

※3. 阳白（Yángbái）　足少阳经、阳维脉交会穴

〔定位〕在头部，在瞳孔直上，眉上 1 寸。（图 1-70）

〔解剖〕在额肌中；有额动、静脉外侧支；当额神经外侧支处。

〔主治〕前额痛、眉棱骨痛、目痛、目眩、眼睑下垂。

〔操作〕横刺 0.3～0.5 寸。

※4. 风池（Fēngchí）　足少阳经、阳维脉交会穴

〔定位〕在颈后区，在枕骨之下，胸锁乳突肌与斜方肌上端之间的凹陷处。（图 1-70）

〔解剖〕在胸锁乳突肌与斜方肌上端之间的凹陷处，深部为头夹肌；有枕动、静脉分支；分布着枕小神经分支。

〔主治〕① 头痛、眩晕、耳鸣、抽搐、痫症、小儿惊风；② 感冒、鼻塞、目赤肿痛、口眼歪斜；③ 颈项强痛。

〔操作〕向鼻尖方向刺 1.0～1.5 寸。

※5. 肩井（Jiānjǐng）　手、足少阳经，足阳明经与阳维脉交会穴

〔定位〕在肩胛区，当第 7 颈椎棘突与锁骨肩峰端连线的中点。（图 1-71）

〔解剖〕有斜方肌，深部为肩胛提肌与冈上肌；有颈横动、静脉分支；分布着锁骨上神经后支及副神经。

〔主治〕① 颈项强痛、肩背疼痛、上肢不遂；② 乳

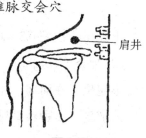

图 1-71

汁不下、难产。

〔操作〕直刺 0.5～0.8 寸，深部正当肺尖，慎不可深刺，孕妇禁针。

6. 日月（Rìyuè）　胆募穴；足太阴、少阳之会

〔定位〕在胸部，第 7 肋间隙，前正中线旁开 4 寸。（图 1-72）

〔解剖〕肋间内、外肌，肋下缘有腹外斜肌腱膜，腹内斜肌，腹横肌；有肋间动、静脉；布有第 7 或第 8 肋间神经。

〔主治〕胁痛、呕吐、吞酸、黄疸。

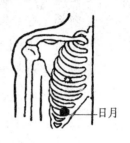

图 1-72

〔操作〕斜刺 0.5～0.8 寸。

※7. 环跳（Huántiào）　足少阳、太阳经交会穴

〔定位〕在臀区，在股骨大转子最高点与骶管裂孔连线的外 1/3 与内 2/3 交点处。（图 1-73）

〔解剖〕在臀大肌、梨状肌下缘；内侧为臀下动、静脉；分布着臀下皮神经，臀下神经，深部为坐骨神经。

〔主治〕腰痛，下肢痿痹。

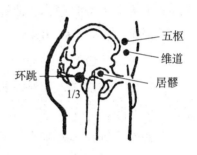

图 1-73

〔操作〕直刺 2.0～3.0 寸。

※8. 风市（Fēngshì）

〔定位〕在股外侧，腘横纹上 9 寸，髂胫束后缘。直立垂手，掌心贴于大腿时，中指尖所指凹陷中，髂胫束后缘。（图 1-74）

注：稍屈膝，大腿稍内收提起，可显露髂胫束。

〔解剖〕在阔筋膜下，股外侧肌中；有旋股外侧动、静脉分支；分布着股外侧皮神经，股神经肌支。

〔主治〕①下肢痿痹；②全身瘙痒。

〔操作〕直刺 1.0～1.5 寸。

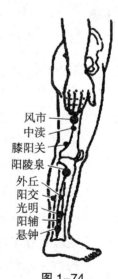

图 1-74

※9. 阳陵泉（Yánglíngquán）　合穴；胆下合穴；八会穴之筋会

〔定位〕在小腿外侧，在腓骨头前下方凹陷处。（图 1-74）

〔解剖〕在腓骨长、短肌中；有膝下外侧动、静脉；当腓总神经分为腓浅及腓深神经处。

〔主治〕①黄疸、胁痛、口苦、呕吐；②下肢痿痹；③小儿惊风。

〔操作〕直刺 1.0～1.5 寸。

10. 光明（Guāngmíng） 络穴

〔定位〕在小腿外侧，在外踝尖上 5 寸，腓骨前缘。（图 1-74）

〔解剖〕在趾长伸肌与腓骨短肌之间；有胫前动、静脉分支；分布着腓浅神经。

〔主治〕①目视不明、目痛、夜盲；②下肢痿痹。

〔操作〕直刺 1.0～1.5 寸。

※11. 悬钟（Xuánzhōng） 八会穴之髓会

〔定位〕在小腿外侧，在外踝尖上 3 寸，腓骨前缘。（图 1-74）

〔解剖〕在趾长伸肌与腓骨短肌分歧处；有胫前动、静脉分支；分布着腓浅神经。

〔主治〕①颈项强痛，偏头痛，目视不明，目痛；②下肢痿痹。

〔操作〕直刺 0.5～0.8 寸。

※12. 丘墟（Qiūxū） 原穴

〔定位〕在踝区，在外踝前下方，趾长伸肌腱的外侧凹陷处。（图 1-75）

〔解剖〕在趾短伸肌起点；有外踝前动、静脉分支；布有足背中间皮神经分支及腓浅神经分支。

〔主治〕颈项痛、胸胁痛、下肢痿痹、外踝肿痛、足下垂。

〔操作〕直刺 0.5～0.8 寸。

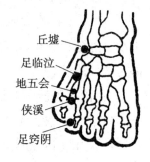

图 1-75

※13. 足临泣（Zúlínqì） 输穴；八脉交会穴（通带脉）

〔定位〕在足背，在第 4、5 跖骨结合部前方，第 5 趾长伸肌腱的外侧凹陷处。（图 1-75）

〔解剖〕有足背静脉网，第 4 趾背侧动、静脉；布有足背中间皮神经。

〔主治〕偏头痛、目眩、目外眦痛、胁肋痛、足背肿痛、足趾挛痛。

〔操作〕直刺 0.5～0.8 寸。

14. 侠溪（Xiáxī） 荥穴

〔定位〕在足背，在第 4、5 趾间，趾蹼缘后方赤白肉际处。（图 1-75）

〔解剖〕在第 4 趾的趾长、趾短伸肌腱与第 5 趾的趾长、趾短伸肌腱之间；有趾背动、静脉；分布着趾背神经。

〔主治〕①头痛、眩晕、目外眦痛、耳鸣、耳聋、颊肿；②胁肋痛、乳房胀痛、膝股痛、足背肿痛；③热病。

〔操作〕直刺 0.3～0.5 寸。

15. 足窍阴（Zúqiàoyīn） 井穴

〔定位〕在足趾，第 4 趾末节外侧，趾甲根角旁 0.1 寸。（图 1-75）

〔解剖〕趾背侧动、静脉和跖趾动脉形成的动脉网；布有趾背侧神经。

〔主治〕① 偏头痛、目赤、耳聋、耳鸣、咽喉肿痛；② 胸胁痛；③ 失眠、多梦；④ 热病。

〔操作〕直刺 0.1 ~ 0.2 寸，或点刺出血。

（二）其他腧穴（见表 1-26）

表 1-26 足少阳胆经其他腧穴

穴名	定位	主治（主要病症）
上关	在面部，颧弓上缘凹陷处	① 耳鸣、耳聋、聤耳；② 牙痛、口眼歪斜、面痛
颔厌	在头部，头维与曲鬓弧形连线的上 1/4 与下 3/4 交点处	① 偏头痛；② 耳鸣、目外眦痛、齿痛；③ 抽搐、痫症
悬颅	在头部，在头维与曲鬓弧形连线的中点处	① 偏头痛；② 目外眦痛、面痛
悬厘	在头部，在头维与曲鬓弧形连线的上 3/4 与下 1/4 交点处	① 偏头痛；② 目外眦痛、耳鸣
曲鬓	在耳前鬓角发际后缘的垂线与耳尖水平线交点处	① 偏头痛；② 颊颔肿，牙关紧闭
率谷	在头部，在耳尖直上入发际 1.5 寸	① 偏头痛、眩晕；② 小儿惊风
天冲	在头部，在耳根后缘直上入发际 2 寸，后 0.5 寸处	① 头痛；② 齿龈肿痛；③ 痫症、善惊
浮白	在头部，在乳突的后上方，天冲与完骨的弧形连线的中 1/3 与上 1/3 交点处	① 头痛；② 耳鸣、耳聋
头窍阴	在头部，在乳突的后上方，天冲与完骨的中 1/3 与下 1/3 交点处	① 头痛、眩晕；② 耳鸣、耳聋
完骨	在头部，在乳突的后下方凹陷处	① 头痛、颈项强痛、失眠；② 齿痛、颊肿、耳后痛、口眼歪斜
本神	在头部，在前发际上 0.5 寸，前正中线旁开 3 寸	① 头痛、眩晕；② 痫症、小儿惊风、中风昏迷
头临泣	在头部，前发际上 0.5 寸，瞳孔直上	① 头痛、眩晕；② 迎风流泪、目外眦痛、鼻塞、鼻渊
目窗	在头部，在前发际上 1.5 寸，瞳孔直上	① 头痛、眩晕；② 目赤痛、鼻塞

针灸推拿技术

穴名	定位	主治（主要病症）
正营	在头部，在前发际上 2.5 寸，瞳孔直上	偏头痛、眩晕
承灵	在头部，在前发际上 4 寸，瞳孔直上	① 头痛、眩晕；② 鼻衄、鼻渊
脑空	在头部，在枕外隆凸的上缘外侧，风池直上	① 头痛、眩晕、项强；② 目痛、耳鸣；③ 痫症
渊腋	在胸外侧区，第 4 肋间隙中，在腋中线上	① 胸满、胁痛；② 臂痛不举
辄筋	在胸外侧区，第 4 肋间隙中，在腋中线前 1 寸	① 胸满、胁痛；② 呕吐、气喘
京门	在上腹部，第 12 肋游离端的下方	① 水肿、小便不利；② 腹胀、肠鸣、泄泻；③ 胁痛
带脉	在侧腹部，第 11 肋游离端直下平脐处	① 月经不调、闭经、赤白带下；② 腹痛、疝气；③ 腰胁痛
五枢	在下腹部，髂前上棘内侧，平脐下 3 寸处	① 月经不调、赤白带下；② 少腹痛、疝气；③ 腰胯痛
维道	在下腹部，在髂前上棘内下 0.5 寸	① 月经不调、带下、阴挺；② 少腹痛、疝气
居髎	在臀区，在髂前上棘与股骨大转子最高点连线的中点处	① 腰痛、下肢痿痹；② 疝气
中渎	在股部，腘横纹上 7 寸，髂胫束后缘	下肢痿痹
膝阳关	在阳陵泉上 3 寸，股骨外上髁上方的凹陷处	膝髌肿痛、下肢痿痹
阳交	在小腿外侧，在外踝尖上 7 寸，腓骨后缘	① 胸胁胀满；② 下肢痿痹；③ 惊狂、癫痫
外丘	在小腿外侧，在外踝尖上 7 寸，腓骨前缘	① 胸胁胀满；② 颈项强痛、下肢痿痹；③ 狂犬伤毒不出
阳辅	在小腿外侧，在外踝尖上 4 寸，腓骨前缘	① 偏头痛、目外眦痛、咽喉肿痛；② 腋下肿痛、胁痛、瘰疬；③ 下肢痿痹
地五会	在足背，第 4、5 跖骨间，第 4 跖趾关节近端凹陷中	① 头痛、目赤、耳鸣；② 乳房胀痛、乳痛；③ 胁痛、足跗肿痛

四、实训

【目的要求】

1.在体表准确找到足少阳胆经各腧穴，并画出经脉循行路线。

2.通过练习，掌握足少阳胆经经脉循行及各腧穴定位，熟悉各腧穴主治。

【标本教具】

经络穴位人体模型、挂图、教学光盘、模特。

【实训方式】

讲授、示教：

1.教师结合人体模型、挂图、教学光盘讲授。

2.教师在模特（学生）身上示教（画经点穴）。

3.学生相互练习。

【实训内容、方法】

1.经脉循行：足少阳胆经从头走足。在模特身上按腧穴分布的体表路线从起于目外眦旁的瞳子髎穴开始画经，绕耳前后，经头侧部，下颈、胸、腹侧面，走下肢外侧正中，经外踝前，止于足第4趾外侧端的足窍阴穴。

2.按顺序点画出足少阳胆经的瞳子髎、听会、阳白、风池、肩井、日月、环跳、风市、阳陵泉、光明、悬钟、丘墟、足临泣、侠溪、足窍阴15个穴的定位。每穴的位置均用红笔点画出，以便学生观看记忆。

【思考题/作业】

1.画出足少阳胆经经脉循行路线。

2.听会、阳白、风池、肩井、环跳、阳陵泉、光明、悬钟、足临泣的位置如何？描述各穴的主治作用。

项目十二　足厥阴肝经

一、经脉循行

起于足大趾上毫毛部（大敦），经内踝前向上，至内踝上8寸处交出于足太阴经之后，上行沿股内侧，进入阴毛中，绕阴器，上达小腹，挟胃旁，属肝络胆，过膈，分布于胁肋，沿喉咙后面，向上入鼻咽部，连接于"目系"（眼球联系于脑的部位），上出于前额，与督脉会合于巅顶。

"目系"支脉：下行颊里，环绕唇内。

肝部支脉：从肝分出，过膈，向上流注于肺，与手太阴肺经相接。（图1-76）

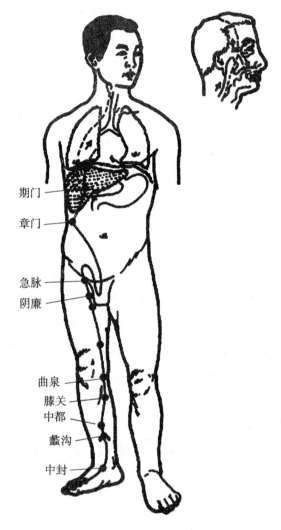

图1-76　足厥阴肝经经脉循行图

二、主治概要

本经腧穴主治肝、胆、脾、胃病，妇科、前阴病及经脉循行部位的其他病症。

三、腧穴

本经单侧14穴，穴起大敦，止于期门。（图1-77）

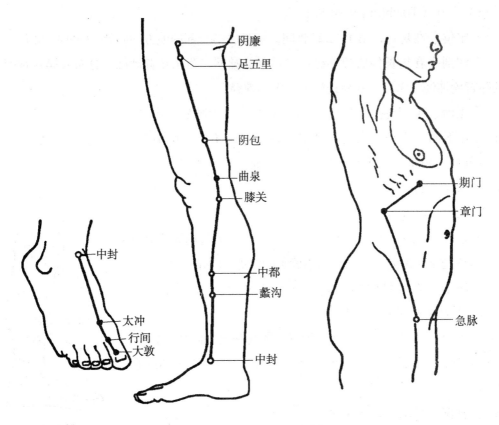

图 1-77　足厥阴肝经经穴图

（一）常用腧穴

※1. 大敦（Dàdūn）　井穴

〔定位〕在足趾，大趾末节外侧，趾甲根角旁 0.1 寸。
（图 1-78）

〔解剖〕有趾背动、静脉；布有来自腓深神经的趾背神经。

〔主治〕①疝气、遗尿、月经不调、崩漏；②癫痫。

〔操作〕浅刺 0.1～0.2 寸，或点刺出血。

※2. 行间（Xíngjiān）　荥穴

〔定位〕在足背，在第 1、2 趾间，趾蹼缘的后方赤白肉际处。（图 1-78）

〔解剖〕有足背静脉网，第 1 趾背动、静脉；正当腓深神经分为趾背神经处。

〔主治〕①头痛、眩晕、目赤肿痛、口㖞、咽喉干痛、耳鸣、耳聋；②月经不调、崩漏、遗尿、小便不利；③胁痛；④癫痫、抽搐、失眠。

〔操作〕直刺 0.5～0.8 寸。

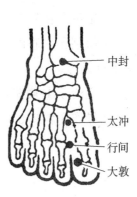

图 1-78

※3. 太冲（Tàichōng） 输穴；原穴

〔定位〕在足背，第1、2跖骨间，跖骨底结合部的前方凹陷处。（图1-78）

〔解剖〕在拇长伸肌腱外缘；有足背静脉网，第1跖背动脉；分布着腓深神经的跖背侧神经，深层为胫神经的足底内侧神经。

〔主治〕① 头痛，眩晕，耳鸣，耳聋，目赤肿痛，癫、狂、痫症，小儿惊风；② 月经不调、痛经、崩漏、经闭、带下、癃闭、小便不利、疝气；③ 腹胀、呕吐、黄疸、胁痛；④ 下肢痿痹、足背肿痛。

〔操作〕直刺0.5～0.8寸。

※4. 蠡沟（Lígōu）

〔定位〕在小腿内侧，内踝尖上5寸（髌尖与内踝尖连线的上2/3与下1/3交点），胫骨内侧面的中央。（图1-79）

〔解剖〕在胫骨内侧面下1/3处，其内后侧有大隐静脉，布有隐神经的小腿内侧皮支。

〔主治〕①月经不调、赤白带下，睾丸肿痛、阳强等妇科、男科病症，②外阴瘙痒、小便不利、遗尿等前阴病症；③足胫疼痛。

〔操作〕平刺0.5～0.8寸。

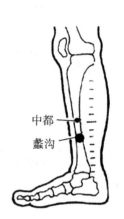

中都

蠡沟

图1-79

※5. 期门（Qīmén） 肝之募穴；足厥阴肝经、足太阴脾经与阴维脉交会穴

〔定位〕在胸部，第6肋间隙，前正中线旁开4寸。（图1-80）

〔解剖〕在腹内、外斜肌腱膜中，有肋间肌；有第6肋间动、静脉；分布着第六肋间神经。

〔主治〕①腹胀、呃逆、吐酸；②胸胁胀痛、乳痛。

〔操作〕斜刺0.5～0.8寸，不可深刺，以免伤及内脏。

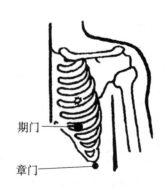

期门

章门

图1-80

（二）其他腧穴（见表1-27）

表1-27　足厥阴肝经其他腧穴

穴名	定位	主治（主要病症）
中封	在踝区，内踝前，胫骨前肌肌腱的内侧缘凹陷中	① 疝痛、阴部痛、遗精、小便不利；② 胁肋胀痛、下肢痿痹、足跗肿痛
中都	在小腿内侧，在内踝尖上7寸，胫骨内侧面的中央	① 腹痛、泄泻；② 崩漏、恶露不尽；③ 下肢痿痹
膝关	在膝部，在胫骨内侧髁的后下方，阴陵泉后1寸	膝髌肿痛、下肢痿痹
曲泉	在膝部，腘横纹内侧端，半腱肌肌腱内缘凹陷中	① 月经不调、小便不利、遗精、小腹痛、外阴疼痛、阴挺、阴痒；② 膝股内侧痛
阴包	在股前区，髌底上4寸，股薄肌与缝匠肌之间	① 月经不调、小便不利、遗尿；② 腰骶痛引少腹
足五里	在股前区，气冲直下3寸，动脉搏动处	① 少腹胀满；② 小便不通、阴挺、睾丸肿痛
阴廉	在股前区，在气冲直下2寸	① 月经不调、带下；② 少腹痛
急脉	在腹股沟区，横平耻骨联合上缘，前正中线旁开2.5寸	少腹痛、阴部痛、疝气
章门	在侧腹部，在第11肋游离端的下方	① 腹胀、肠鸣、泄泻、完谷不化；② 胁痛、黄疸

四、实训

【目的要求】

1. 在体表准确找到足厥阴肝经各腧穴，并画出经脉循行路线。

2. 通过练习，掌握足厥阴肝经经脉循行及各腧穴定位，熟悉各腧穴主治。

【标本教具】

经络穴位人体模型、挂图、教学光盘、模特。

【实训方式】

讲授、示教：

1. 教师结合人体模型、挂图、教学光盘讲授。

2. 教师在模特（学生）身上示教（画经点穴）。

3. 学生相互练习。

【实训内容、方法】

1. 经脉循行：足厥阴肝经从足走腹到胸。在模特身上按腧穴分布的体表路线从起于足大趾外侧端的大敦穴开始画经，经内踝前，走小腿内侧脾经前，内踝上8寸处交于脾经之后，行股膝内侧正中，绕外阴，上行腹部至胁肋部，止于乳下第6肋间的期门穴。

2. 按顺序点画出足厥阴肝经的大敦、行间、太冲、蠡沟、期门5个穴的定位。每穴的位置均用红笔点画出，以便学生观看记忆。

【思考题/作业】

1. 画出足厥阴肝经经脉循行路线。

2. 大敦、行间、太冲、蠡沟、期门的位置如何？描述各穴的主治作用。

项目十三　任　脉

一、经脉循行

起于小腹内，下出会阴部，向上行于阴毛部，沿腹内向上经前正中线到达咽喉部，再向上环绕口唇，经面部，进入目眶下，联系于目。（图1-81）

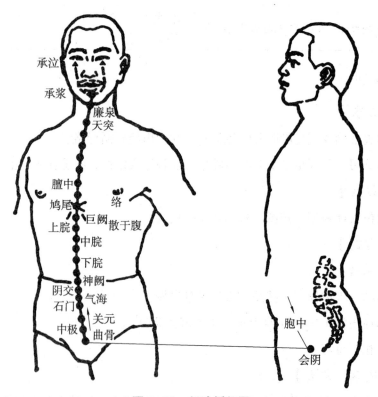

图1-81　任脉循行图

二、主治概要

本经腧穴主治腹、胸、颈、咽喉、头面的局部病症及相应的内脏器官疾病。少数腧穴有强壮作用或可治神志病。

三、腧穴

本经单侧 24 穴，穴起会阴，止于承浆。（图 1-82）

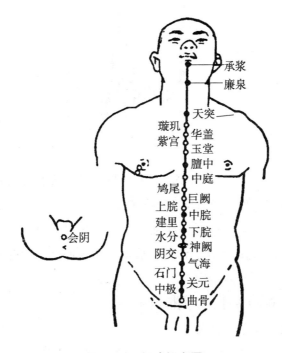

图 1-82　任脉经穴图

（一）常用腧穴

※1. 中极（Zhōngjí）　膀胱募穴；任脉、足三阴经交会穴

〔定位〕在下腹部，在前正中线上，脐中下 4 寸。（图 1-83）

〔解剖〕在腹白线上，内部为乙状结肠；有腹壁浅动、静脉分支及腹壁下动、静脉分支；分布着髂腹下神经的分支。

〔主治〕① 月经不调、痛经、崩漏、带下、阴痒、小便频数、癃闭、遗尿、阳痿、遗精；② 小腹痛、疝气。

〔操作〕直刺 1.0 ~ 1.5 寸，孕妇慎用。

※2. 关元（Guānyuán）　小肠募穴；任脉、足三阴经交会穴

〔定位〕在下腹部，在前正中线上，脐中下 3 寸。（图 1-83）

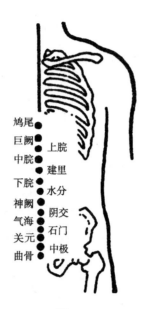

鸠尾●
巨阙●
中脘● 上脘
建里
下脘● 水分
神阙● 阴交
气海● 石门
关元● 中极
曲骨●

图 1-83

〔解剖〕在腹白线上，深部为小肠；有腹壁浅动、静脉分支及腹壁下动、静脉分支；分布着第 12 肋间神经的前皮支的内侧支。

〔主治〕① 月经不调、痛经、崩漏、带下、遗精、遗尿、小便频数、癃闭；② 疝气、小腹痛；③ 完谷不化、泄泻、脱肛、中风脱证、虚劳羸瘦。本穴有强壮作用，为保健要穴。

〔操作〕直刺 1.0～1.5 寸，孕妇慎用。

※3. 气海（Qìhǎi） 肓之原穴

〔定位〕在下腹部，在前正中线上，脐中下 1.5 寸。（图 1-83）

〔解剖〕在腹白线上，深部为小肠；有腹壁浅动、静脉分支及腹壁下动、静脉分支；分布着第 11 肋间神经的前皮支的内侧支。

〔主治〕① 月经不调、痛经、崩漏、带下、遗精、遗尿、小便频数、癃闭；② 疝气、绕脐腹痛；③ 完谷不化、腹痛、泄泻、便秘、脱肛、中风脱证、乏力、虚劳羸瘦。本穴有强壮作用，为保健要穴。

〔操作〕直刺 1.0～1.5 寸，孕妇慎用。

※4. 神阙（Shénquè）

〔定位〕在脐区，在脐窝中央。（图 1-83）

〔解剖〕在脐窝中央，深部为小肠；有腹壁下动、静脉；分布着第 10 肋间神经的前皮支。

〔主治〕① 腹痛、泄泻、痢疾、便秘、脱肛、水肿；② 虚脱、中风脱证。

〔操作〕禁针，多用大艾炷隔盐灸或艾条灸。

※5. 中脘（Zhōngwǎn） 胃募穴；八会穴之腑会；任脉、手太阳经、足阳明经交会穴

〔定位〕在前正中线上，脐中上 4 寸。（图 1-83）

〔解剖〕在腹白线上，深部为胃幽门部；有腹壁上动、静脉；分布着第 7、8 肋间神经的前皮支。

〔主治〕① 胃痛、呕吐、吞酸、黄疸、泄泻、痢疾；② 失眠、癫狂。

〔操作〕直刺 1.0 ~ 1.5 寸。

※6. 膻中（Dànzhōng） 心包募穴；八会穴之气会

〔定位〕在上腹部，前正中线上，平第 4 肋间隙。（图 1-84）

〔解剖〕在胸骨体上；有胸廓内动、静脉的前穿支；分布着第 4 肋间神经的前皮支的内侧支。

〔主治〕① 咳嗽、气喘、胸闷、呃逆、噎膈；② 乳汁少、乳痈等。

〔操作〕横刺 0.3 ~ 0.5 寸。

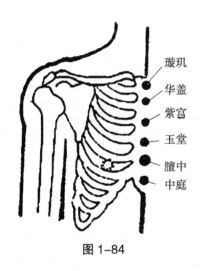

图 1-84

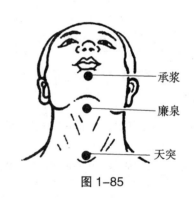

图 1-85

※7. 天突（Tiāntū） 任脉、阴维脉交会穴

〔定位〕在颈前区，胸骨上窝中央，前正中线上。（图 1-85）

〔解剖〕在胸骨切迹中央，左、右胸锁乳突肌之间，深层为胸骨舌骨肌和胸骨甲状肌；皮下有颈静脉弓，甲状腺下动脉分支，深部为气管，再往下胸骨柄后方为无名静脉及主动脉弓；分布着锁骨上神经前支。

〔主治〕咳嗽、气喘、咽喉肿痛、梅核气、噎膈。

〔操作〕先直刺 0.2 寸，然后将针尖转向下方，紧靠胸骨后面刺入 0.5 ~ 1.0 寸。

※8. 廉泉（Liánquán） 阴维、任脉之会

〔定位〕在颈前区，在前正中线上，喉结上方，舌骨上缘凹陷处。（图 1-85）

〔解剖〕在甲状软骨和舌骨之间，深部为会厌，下方为喉门，有甲状舌骨肌、舌肌；有颈前浅静脉，甲状腺上动、静脉；布有颈皮神经，深层有舌下神经分支。

〔主治〕舌下肿痛、中风舌强不语、暴喑、吞咽困难。

〔操作〕直刺 0.5~0.8 寸，不留针。

※9. 承浆（Chéngjiāng） 任脉、足阳明经交会穴

〔定位〕在面部，在颏唇沟的正中凹陷处。（图 1-85）

〔解剖〕在口轮匝肌和颏肌之间；有下唇动、静脉的分支；有面神经的下颌支及颏神经分支。

〔主治〕口眼歪斜、流涎、暴喑。

〔操作〕斜刺 0.3~0.5 寸。

（二）其他腧穴（见表 1-28）

表 1-28　任脉其他腧穴

穴名	定位	主治（主要病症）
会阴	男性在阴囊根部与肛门连线的中点，女性在大阴唇后联合与肛门连线的中点	①昏迷、癫、狂、痫症；②阴痒、小便不利、痔疾、脱肛、遗精、遗尿、月经不调
曲骨	在下腹部，在前正中线上，脐中下 5 寸，当耻骨联合上缘的中点处	①月经不调、痛经、赤白带下、小便淋沥、癃闭、遗尿、遗精、阳痿；②疝气
石门	在下腹部，在前正中线上，脐中下 2 寸	①腹痛、泄泻、疝气；②月经不调、闭经、带下、崩漏、尿闭、遗尿、水肿
阴交	在下腹部，在前正中线上，脐中下 1 寸	①腹胀、脐周痛、疝气；②月经不调、崩漏、带下、阴痒、小便不利、水肿
水分	在上腹部，在前正中线上，脐中上 1 寸	①腹痛、肠鸣、泄泻；②水肿、小便不利
下脘	在上腹部，在前正中线上，脐中上 2 寸	胃脘痛、腹痛、肠鸣、饮食不化、呕吐、泄泻
建里	在上腹部，在前正中线上，脐中上 3 寸	①胃痛、呕吐、腹胀、肠鸣、腹痛、食欲不振；②水肿
上脘	在上腹部，在前正中线上，脐中上 5 寸	①胃痛、呕吐、腹胀、翻胃；②痫症、失眠
巨阙	在上腹部，在前正中线上，脐中上 6 寸	①胸痛、心悸；②呕吐、泛酸、噎膈；③癫、狂、痫症
鸠尾	在上腹部，在前正中线上，胸剑联合下 1 寸	①胸痛、腹胀、翻胃、呃逆；②癫、狂、痫症

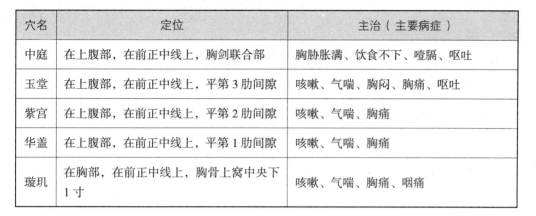

穴名	定位	主治（主要病症）
中庭	在上腹部，在前正中线上，胸剑联合部	胸胁胀满、饮食不下、噎膈、呕吐
玉堂	在上腹部，在前正中线上，平第3肋间隙	咳嗽、气喘、胸闷、胸痛、呕吐
紫宫	在上腹部，在前正中线上，平第2肋间隙	咳嗽、气喘、胸痛
华盖	在上腹部，在前正中线上，平第1肋间隙	咳嗽、气喘、胸痛
璇玑	在胸部，在前正中线上，胸骨上窝中央下1寸	咳嗽、气喘、胸痛、咽痛

四、实训

【目的要求】

1.在体表准确找到任脉各腧穴，并画出经脉循行路线。

2.通过练习，掌握任脉经脉循行及各腧穴定位，熟悉各腧穴主治。

【标本教具】

经络穴位人体模型、挂图、教学光盘、模特。

【实训方式】

讲授、示教：

1.教师结合人体模型、挂图、教学光盘讲授。

2.教师在模特（学生）身上示教（画经点穴）。

3.学生相互练习。

【实训内容、方法】

1.经脉循行：任脉主要循行在人体的前正中线上。在模特身上按腧穴分布的体表路线从起于前后阴之间的会阴穴开始画经，循行于腹、胸、颈前正中线上，止于颏唇沟中点的承浆穴。

2.按顺序点画出任脉的中极、关元、气海、神阙、中脘、膻中、天突、廉泉、承浆9个穴的定位。每穴的位置均用红笔点画出，以便学生观看记忆。

【思考题/作业】

1.画出任脉经脉循行路线。

2.中极、关元、气海、中脘、膻中、天突的位置如何？描述各穴的主治作用。

项目十四　督　脉

一、经脉循行

起于小腹内，下出于会阴部，向后、向上行于脊柱的内部，上达项后风府，进入脑内，上行巅顶，沿前额下行鼻柱，止于上唇内龈交穴。（图1-86）

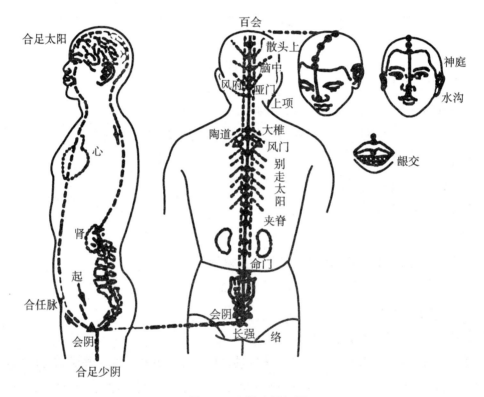

图1-86　督脉循行图

二、主治概要

本经腧穴主治神志病，热病，腰骶、背、头项等经脉循行部位的病症及相应的内脏病症。

三、腧穴

本经单侧29穴，穴起长强，止于龈交。（图1-87）

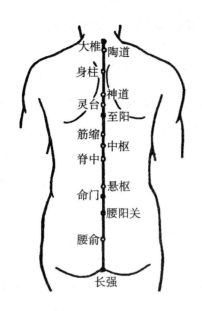

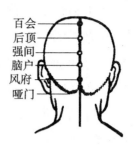

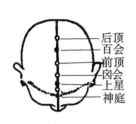

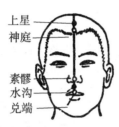

图 1-87　督脉经穴图

（一）常用腧穴

1. 长强（Chángqiáng）

〔定位〕在会阴区，在尾骨端下，当尾骨端与肛门连线的中点处。（图 1-88）

〔解剖〕有肛门动、静脉分支，棘间静脉丛之延续部；布有尾神经及肛门神经。

〔主治〕①痔疾、脱肛、便秘、泄泻；②腰脊痛。

〔操作〕斜刺，针尖向上与骶骨平行刺入 0.5 ~ 1.0 寸。

※2. 腰阳关（Yāoyángguān）

〔定位〕在脊柱区，在后正中线上，第 4 腰椎棘突下凹陷中。（图 1-88）

〔解剖〕在腰背筋膜、棘上韧带及棘间韧带中；有腰动脉后支、棘间皮下静脉丛；分布着腰神经后支的内侧支。

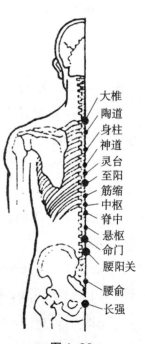

图 1-88

〔主治〕①腰骶痛、下肢痿痹；②月经不调、带下、遗精、阳痿。

〔操作〕直刺 0.5 ~ 1.0 寸。

※3. 命门（Mìngmén）

〔定位〕在脊柱区，在后正中线上，第 2 腰椎棘突下凹陷中。（图 1-88）

〔解剖〕在腰背筋膜、棘上韧带及棘间韧带中；有腰动脉后支、棘间皮下静脉丛；分布着腰神经后支的内侧支。

〔主治〕①脊强、腰痛、下肢痿痹；②月经不调、痛经、闭经、不孕、带下，阳痿、遗精、遗尿、腹泻。

〔操作〕直刺 0.5 ~ 1.0 寸。

4. 至阳（Zhìyáng）

〔定位〕在脊柱区，在后正中线上，第 7 胸椎棘突下凹陷中。（图 1-88）

〔解剖〕在腰背筋膜、棘上韧带及棘间韧带中；有第 7 肋间动脉后支、棘间皮下静脉丛；分布着第 7 胸神经后支之内侧支。

〔主治〕①黄疸、胁胀、咳喘；②脊强、腰背痛。

〔操作〕向上斜刺 0.5 ~ 1.0 寸。

※5. 大椎（Dàzhuī） 督脉，手、足三阳经交会穴

〔定位〕在脊柱区，在后正中线上，第 7 颈椎棘突下凹陷中。（图 1-88）

〔解剖〕在腰背筋膜、棘上韧带及棘间韧带中；有颈横动脉分支、棘间皮下静脉丛；分布着第 8 颈神经后支之内侧支。

〔主治〕①热病、咳嗽、气喘、感冒；②头项强痛、脊背强急；③癫痫。

〔操作〕向上斜刺 0.5 ~ 1.0 寸。

※6. 哑门（Yǎmén）

〔定位〕在颈后区，第 2 颈椎棘突上际凹陷中，后正中线上，后发际直上 0.5 寸。（图 1-89）

〔解剖〕在项韧带和项肌中，深部为弓间韧带和脊髓；有枕动、静脉分支及棘间静脉丛；布有第 2、3 颈神经后支和枕大神经支。

〔主治〕①暴喑、舌强不语、聋哑；②癫、狂、痫、癔症等神志病症；③头痛、项强。

〔操作〕伏案正坐位，头微前倾，项肌放松。向下颌方向缓慢刺入 0.5-1.0 寸。不可向上斜刺造深刺，以免刺入枕骨大孔，伤及延髓。

7. 风府（Fēngfǔ） 督脉、阳维脉交会穴

〔定位〕在颈后区，枕外隆凸直下，两侧斜方肌之间凹陷中，后发际直上 1 寸。

（图1-89）

〔解剖〕在项韧带和项肌中，深部为环枕后膜和小脑延髓池；有枕动、静脉分支和棘间皮下静脉丛；为第3枕神经与枕大神经分支分布处。

〔主治〕① 头痛、眩晕、中风不语、半身不遂、癫狂；② 项强、鼻衄、咽喉肿痛。

〔操作〕正坐，头微前倾，项部放松，向下颌方向缓慢刺入0.5～1.0寸，不可向上深刺，以免刺入枕骨大孔，伤及延髓。

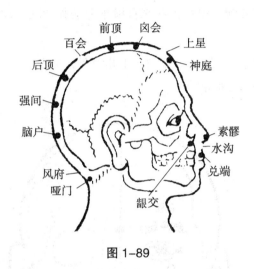

图1-89

※8. 百会（Bǎihuì） 督脉、足太阳经交会穴

〔定位〕在头部，在前发际正中直上5寸。（图1-89）

〔解剖〕在帽状腱膜中；有左右颞浅动、静脉及左右枕动、静脉的吻合网；分布着枕大神经及额神经的分支。

〔主治〕① 头痛、眩晕、失眠、健忘、中风失语、昏厥、癫狂；② 脱肛、子宫脱垂、胃下垂、久泻。

〔操作〕横刺0.5～0.8寸，升阳益气用灸法。

9. 上星（Shàngxīng）

〔定位〕在头部，在前发际正中直上1寸。（图1-89）

〔解剖〕在左右额肌交界处；有额动、静脉分支及颞浅动、静脉的分支；分布着额神经分支。

〔主治〕① 头痛、目痛、鼻衄、鼻渊；② 发热、癫狂。

〔操作〕横刺0.5～0.8寸，小儿前囟未闭者禁针。

※10. 神庭（Shéntíng）

〔定位〕在头部，前发际正中直上0.5寸。（图1-89）

〔解剖〕在左右额肌的交界处；有额动、静脉分支；布有额神经分支。

〔主治〕① 癫、狂、痫、不寐、惊悸等神志病；② 头痛、眩晕、目赤、目翳、鼻渊、鼻衄等头面五官病症。

〔操作〕平刺 0.5 ~ 0.8 寸。

※11. 印堂（Yìntáng）

〔定位〕在头部，两眉毛内侧端中间的凹陷中。（图 1-90）

〔解剖〕穴下有皮肤、皮下组织和降眉间肌。皮肤由额神经的滑车上神经分布。肌肉由面神经的颞支支配，血液供应来自滑车上动脉和眶上动脉的分支及伴行同名静脉。

〔主治〕头痛，眩晕，鼻衄，鼻渊，小儿惊风，失眠。

〔操作〕平刺 0.3 ~ 0.5 寸。

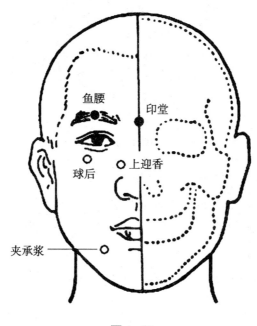

图 1-90

※12. 水沟（Shuǐgōu）

〔定位〕在面部，在人中沟的上 1/3 与中 1/3 交点处。（图 1-89）

〔解剖〕在口轮匝肌中；有上唇动、静脉；分布着面神经颊支及眶下神经分支。

〔主治〕① 昏厥、中暑、中风昏迷、牙关紧闭、癫狂、痫症；② 口眼歪斜、鼻塞、鼻衄、腰脊强痛。

〔操作〕向上斜刺 0.3 ~ 0.5 寸。

（二）其他腧穴（见表1-29）

表 1-29 督脉其他腧穴

穴名	定位	主治（主要病症）
腰俞	在骶区，正对骶管裂孔，后正中线上	① 腰脊强痛、下肢痿痹；② 月经不调、闭经；③ 痔疾、便秘、痢疾、腹泻；④ 癫症
悬枢	在脊柱区，在后正中线上，第一腰椎棘突下凹陷中	① 腰脊强痛；② 腹痛、泄泻、完谷不化
脊中	在脊柱区，在后正中线上，第十一胸椎棘突下凹陷中	① 胃痛、腹泻、痢疾、黄疸；② 腰脊强痛；③ 癫痫
中枢	在脊柱区，在后正中线上，第十胸椎棘突下凹陷中	① 胃痛、呕吐、腹胀、黄疸；② 腰脊强痛
筋缩	在脊柱区，在后正中线上，第九胸椎棘突下凹陷中	① 癫、狂、痫症；② 脊强、筋挛拘急、四肢不收；③ 胃痛
灵台	在脊柱区，在后正中线上，第六胸椎棘突下凹陷中	① 咳嗽、气喘；② 背痛、项强；③ 疔疮
神道	在脊柱区，在后正中线上，第五胸椎棘突下凹陷中	① 心痛、惊悸、失眠、健忘；② 咳嗽、气喘；③ 脊背强痛
身柱	在脊柱区，在后正中线上，第三胸椎棘突下凹陷中	① 咳嗽、气喘；② 腰脊强痛；③ 痫症；④ 疔疮
陶道	在脊柱区，在后正中线上，第一胸椎棘突下凹陷中	① 热病、骨蒸潮热、疟疾；② 脊强、头痛；③ 癫、狂、痫症
脑户	在头部，枕外隆凸的上缘凹陷中	① 头晕、颈项强痛；② 癫痫
强间	在头部，在后发际正中直上 4 寸（脑户上 1.5 寸）	① 头痛、项强、目眩；② 癫狂
后顶	在头部，在后发际正中直上 5.5 寸（脑户上 3 寸）	① 头痛、眩晕；② 癫、狂、痫症
前顶	在头部，在前发际正中直上 3.5 寸（百会前 1.5 寸）	① 头痛、眩晕；② 鼻渊；③ 癫、狂、痫症
囟会	在头部，在前发际正中直上 2 寸（百会前 3 寸）	① 头痛、眩晕；② 鼻渊；③ 癫、狂、痫症、小儿惊风
素髎	在面部，鼻尖的正中央	① 昏迷、惊厥、鼻塞、鼻衄、鼻息肉、酒糟鼻、小儿惊风、窒息；② 休克、低血压、心动过缓
兑端	在面部，上唇结节的中点。	① 昏迷，晕厥、癫、狂症；② 口噤、口歪、牙痛
龈交	在上唇内，在上唇系带与上齿龈的相接处	① 癫狂；② 齿龈肿痛、口噤、口歪、牙痛、鼻渊

四、实训

【目的要求】

1.在体表准确找到督脉各腧穴，并画出经脉循行路线。

2.通过练习，掌握督脉经脉循行及各腧穴定位，熟悉各腧穴主治。

【标本教具】

经络穴位人体模型、挂图、教学光盘、模特。

【实训方式】

讲授、示教：

1.教师结合人体模型、挂图、教学光盘讲授。

2.教师在模特（学生）身上示教（画经点穴）。

3.学生相互练习。

【实训内容、方法】

1.经脉循行：督脉主要循行在人体的后正中线和头正中线上。在模特身上按腧穴分布的体表路线从起于尾骨尖下的长强穴开始画经，循行于腰背项部正中，上巅顶，前额正中，下鼻柱，经人中沟，止于上唇系带与齿龈相接处的龈交穴。

2.按顺序点画出督脉的长强、腰阳关、命门、至阳、大椎、哑门、风府、百会、上星、神庭、印堂、水沟12个穴的定位。每穴的位置均用红笔点画出，以便学生观看记忆。

【思考题/作业】

1.画出督脉经脉循行路线。

2.腰阳关、命门、大椎、百会、水沟的位置如何？描述各穴的主治作用。

项目十五　常用经外奇穴

※1.四神聪（Sìshéncōng）

〔定位〕在头部，百会穴前后左右各1寸处，共4穴。（图1-91）

〔主治〕头痛、眩晕、失眠、健忘、癫痫。

〔操作〕向百会方向平刺0.5~0.8寸。

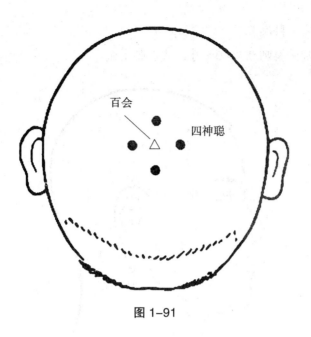

图 1-91

2. 鱼腰（Yúyāo）

〔定位〕在额部，瞳孔直上，眉毛的中心。（图 1-92）

〔主治〕眉棱骨痛、眼睑瞤动、眼睑下垂、目赤肿痛、口眼歪斜。

〔操作〕平刺 0.3～0.5 寸。

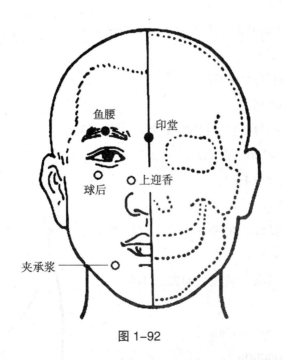

图 1-92

※3. 太阳（Tàiyáng）

〔定位〕在头部，眉梢与目外眦之间，向后约 1 横指处凹陷中。（图 1-93）

〔主治〕头痛，目疾。

〔操作〕直刺或斜刺 0.3 ~ 0.5 寸，或点刺出血。

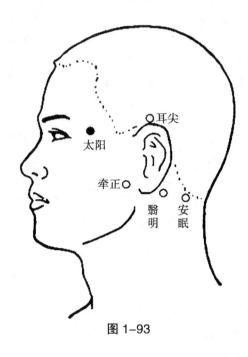

图 1-93

4. 牵正（Qiānzhèng）

〔定位〕在耳垂前 0.5 ~ 1.0 寸处。（图 1-93）

〔主治〕口眼歪斜。

〔操作〕向前斜刺 0.5 ~ 0.8 寸。

5. 安眠（Ānmián）

〔定位〕在翳风与风池穴连线的中点。（图 1-93）

〔主治〕失眠、头痛、眩晕。

〔操作〕直刺 0.8 ~ 1.2 寸。

6. 子宫（Zǐgōng）

〔定位〕在下腹部，在脐下 4 寸，前正中线旁开 3 寸。（图 1-94）

〔主治〕月经不调，痛经，崩漏，不孕，子宫脱垂。

〔操作〕直刺 0.8 ~ 1.2 寸。

※7. 定喘（Dìngchuǎn）

〔定位〕在脊柱区，横平第 7 颈椎棘突下，后正中线旁开 0.5 寸。（图 1-95）

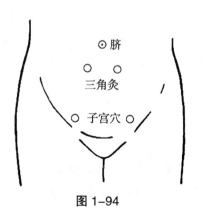

图 1-94

〔主治〕咳嗽，哮喘，肩背痛。

〔操作〕直刺 0.5 ~ 0.8 寸。

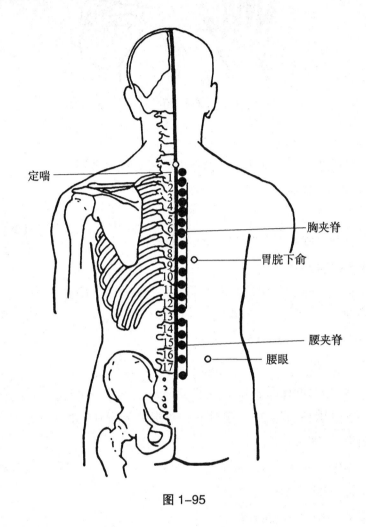

定喘

胸夹脊

胃脘下俞

腰夹脊

腰眼

图 1-95

※8. 夹脊（Jiájǐ）

〔定位〕第 1 胸椎至第 5 腰椎棘突下两侧，后正中线旁开 0.5 寸，一侧 17 穴。
（图 1-95）

〔主治〕第 1 胸椎至第 3 胸椎主治上肢疾患；第 1 胸椎至第 8 胸椎主治胸部疾患；
第 6 胸椎至第 5 腰椎主治腹部疾患；第 1 腰椎至第 5 腰椎主治下肢疾患。

〔操作〕斜刺 0.5 ~ 1.0 寸。

※9. 十宣（Shíxuān）

〔定位〕在手指，十指尖端，距指甲游离缘 0.1 寸，左右共 10 穴。（图 1-96）

〔主治〕高热、咽喉肿痛、昏迷、癫痫、手指麻木。

〔操作〕浅刺 0.1 ~ 0.2 寸，或点刺出血。

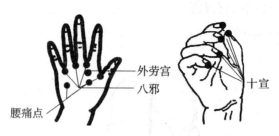

图 1-96

10. 四缝（Sìfèng）

〔定位〕在手指，在第 2 至第 5 指掌面，近端指关节横纹中点，一手 4 穴，左右共 8 穴。（图 1-97）

〔主治〕小儿疳积。

〔操作〕点刺出血或挤出少许黄白色透明液体。

11. 八邪（Bāxié）

〔定位〕在手背侧，微握拳，第 1 至第 5 指之间，指蹼缘后方赤白肉际处，左右共 8 穴。（图 1-96）

〔主治〕手指麻木、手背肿痛、烦热。

〔操作〕向上斜刺 0.5 ~ 0.8 寸，或点刺出血。

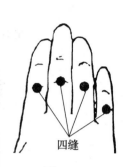

图 1-97

四缝

※12. 外劳宫（Wàiláogōng） 落枕穴

〔定位〕在手背侧，第 2、3 掌骨间，掌指关节后 0.5 寸（指寸）凹陷中。（图 1-96）

〔主治〕落枕，手指麻木、屈伸不利。

〔操作〕直刺 0.5 ~ 0.8 寸。

※13. 腰痛点（Yāotòngdiǎn）

〔定位〕在手背，第 2、3 掌骨及第 4、5 掌骨之间，腕背侧远端横纹与掌指关节中点处，一侧 2 穴，左右共 4 穴。（图 1-96）

〔主治〕急性腰扭伤。

〔操作〕直刺 0.3 ~ 0.5 寸。

14. 肩前（Jiānqián）

〔定位〕正坐垂臂，当腋前皱襞顶端与肩髃穴连线的中点。（图 1-98）

〔主治〕肩臂痛。

〔操作〕直刺 1.0 ~ 1.5 寸。

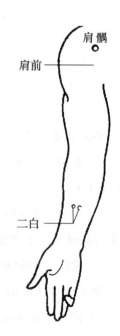

图 1-98

肩髃
肩前
二白

※15. 内膝眼（Nèixīyǎn）

〔定位〕屈膝，在髌韧带两侧凹陷处的中央，与犊鼻穴（外膝眼）内外相对。（图1–99）

〔主治〕膝痛，下肢痿痹。

〔操作〕向膝中斜刺0.5~1.0寸，或透刺对侧膝眼。

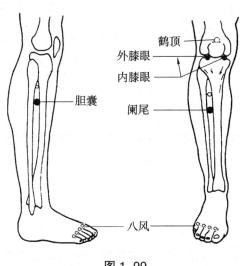

图 1–99

※16. 胆囊（Dǎnnáng）

〔定位〕在小腿外侧，腓骨小头直下2寸。（图1–99）

〔主治〕急慢性胆囊炎，胆石症，胆道蛔虫症，下肢痿痹。

〔操作〕直刺1.0~2.0寸。

※17. 阑尾（Lánwěi）

〔定位〕在小腿外侧，髌韧带外侧凹陷下5寸，胫骨前嵴外一横指（中指）。（图1–99）

〔主治〕急慢性阑尾炎、消化不良、下肢痿痹。

〔操作〕直刺1.5~2.0寸。

实训

【目的要求】

1. 在体表准确找到所学的经外奇穴。

2. 通过练习，掌握经外奇穴定位，熟悉各腧穴主治。

【标本教具】

经络穴位人体模型、挂图、教学光盘、模特。

【实训方式】

讲授、示教：

1. 教师结合人体模型、挂图、教学光盘讲授。

2. 教师在模特（学生）身上示教（画经点穴）。

3. 学生相互练习。

【实训内容、方法】

按顺序点画出四神聪、印堂、鱼腰、太阳、牵正、安眠、子宫、定喘、夹脊、十宣、四缝、八邪、外劳宫、腰痛点、肩前、内膝眼、胆囊、阑尾18个穴的定位。每穴的位置均用红笔点画出，以便学生观看记忆。

【思考题/作业】

四神聪、印堂、太阳、牵正、安眠、子宫、定喘、夹脊、十宣、四缝、外劳宫、腰痛点、肩前、内膝眼、胆囊、阑尾的位置如何？描述各穴的主治作用。

附 经络腧穴各论考试题

项目一　手太阴肺经

A1 型题

1. 既治疗咳嗽、气喘，又治疗头项疾患的是（　　　　）。

　　A. 鱼际　　　　　　B. 尺泽　　　　　　C. 列缺　　　　　　D. 太渊　　　　　　E. 少商

2. 肺的募穴所属的经脉是（　　　　）。

　　A. 肺经　　　　　　B. 任脉　　　　　　C. 胃经　　　　　　D. 脾经　　　　　　E. 肾经

3. 手太阴肺经的终止穴是（　　　　）。

　　A. 少商　　　　　　B. 少泽　　　　　　C. 少冲　　　　　　D. 商阳　　　　　　E. 至阴

4. 不属于尺泽穴主治病症的是（　　　　）。

　　A. 咯血、咽喉肿痛　　　　　　　　　　　　　　　　B. 咳嗽、气喘

　　C. 急性腹痛、吐泻　　　　　　　　　　　　　　　　D. 肘臂挛痛、小儿惊风

　　E. 齿痛、口眼歪斜

B1 型题

1. 在腕前区，桡骨茎突与手舟骨之间，拇长展肌腱尺侧凹陷中的穴位是（   ）。

　　A. 大陵　　　B. 太渊　　　　C. 合谷　　　　D. 鱼际　　　　E. 后溪

2. 在手外侧，第 1 掌骨桡侧中点赤白肉际处的穴位是（   ）。

　　A. 大陵　　　B. 太渊　　　　C. 合谷　　　　D. 鱼际　　　　E. 后溪

3. 治疗咽痛、掌中热首选的是（   ）。

　　A. 鱼际　　　B. 太渊　　　　C. 列缺　　　　D. 尺泽　　　　E. 少商

4. 治疗齿痛、项强首选的是（   ）。

　　A. 鱼际　　　B. 太渊　　　　C. 列缺　　　　D. 尺泽　　　　E. 少商

参考答案

A1 型题

1. C　2. A　3. A　4. E

B1 型题

1. B　2. D　3. A　4. C

项目二　手阳明大肠经

A1 型题

1. 循行"入下齿中"的经脉是（   ）。

　　A. 小肠经　　B. 大肠经　　　C. 胃经　　　　D. 脾经　　　　E. 肝经

2. 下列各项中，不正确的是（   ）。

　　A. 肩髎属于手少阳三焦经　　　　　　　B. 养老属于手太阳小肠经

　　C. 肩髃属于手阳明大肠经　　　　　　　D. 支沟属于手太阳小肠经

　　E. 后溪属于手太阳小肠经

3. 下列腧穴中，治疗高血压首选（   ）。

　　A. 曲泽　　　B. 尺泽　　　　C. 曲池　　　　D. 中渚　　　　E. 列缺

4. 下列腧穴中，可以治疗胆道蛔虫症的是（   ）。

　　A. 商阳　　　B. 合谷　　　　C. 曲池　　　　D. 手三里　　　E. 迎香

5. 经脉循行中，不与目内眦或目外眦发生联系的是（   ）。

　　A. 手少阳三焦经　　　　　B. 手太阳小肠经　　　　　C. 手阳明大肠经

　　D. 足阳明胃经　　　　　　E. 足少阳胆经

6. 下列各项中，不属于手阳明大肠经腧穴的主治病症的是（   ）。

　　A. 热病　　　B. 神志病　　　C. 皮肤病　　　D. 胸胁病　　　E. 头面五官疾患

7. 手太阴肺经与手阳明大肠经的循行交接部位是（　　　）。

    A. 拇指   B. 食指   C. 中指   D. 无名指   E. 小指

8. 位于肘横纹上，肱二头肌腱桡侧缘凹陷中的腧穴是（　　　）。

    A. 神门   B. 曲泽   C. 尺泽   D. 曲池   E. 列缺

9. 应注意避开血管针刺的是（　　　）。

    A. 列缺   B. 合谷   C. 血海   D. 太渊   E. 鱼际

10. 下列腧穴中，治疗头痛项强应首选（　　　）。

    A. 少泽   B. 尺泽   C. 列缺   D. 太渊   E. 鱼际

11. 既可治疗咳嗽，又可治疗昏迷、癫狂的是（　　　）。

    A. 少商   B. 鱼际   C. 尺泽   D. 太渊   E. 列缺

B1 型题

1. 位于肘区，在尺泽与肱骨外上髁连线中点的腧穴是（　　　）。

    A. 商阳   B. 曲池   C. 合谷   D. 尺泽   E. 手三里

2. 位于手指，食指末节桡侧，指甲根角侧上方 0.1 寸处的腧穴是（　　　）。

    A. 商阳   B. 曲池   C. 合谷   D. 尺泽   E. 手三里

3. 手阳明大肠经的原穴是（　　　）。

    A. 商阳   B. 合谷   C. 阳池   D. 偏历   E. 阳溪

4. 手阳明大肠经的经穴是（　　　）。

    A. 商阳   B. 合谷   C. 阳池   D. 偏历   E. 阳溪

5. 曲池穴主治的病症是（　　　）。

    A. 咳喘、口㖞   B. 咳嗽、无脉症   C. 瘾疹、湿疹

    D. 无汗、多汗   E. 惊悸、怔忡

6. 太渊穴主治的病症是（　　　）。

    A. 咳喘、口㖞   B. 咳嗽、无脉症   C. 瘾疹、湿疹

    D. 无汗、多汗   E. 惊悸、怔忡

参考答案

A1 型题

1. B 2. D 3. C 4. E 5. C 6. D 7. B 8. C 9. D 10. C 11. A

B1 型题

1. B 2. A 3. B 4. E 5. C 6. B

项目三　足阳明胃经

A1 型题

1. 胃的募穴所属的经脉是（　　　　）。

A. 肺经　　　　B. 任脉　　　　　C. 胃经　　　　　D. 脾经　　　　　E. 肾经

2. 头维穴所属的经脉是（　　　　）。

A. 足少阳胆经　　　　　　B. 足阳明胃经　　　　　C. 足太阳膀胱经

D. 手阳明大肠经　　　　　E. 手少阳三焦经

3. 在胸部，距前正中线 4 寸循行的经脉是（　　　　）。

A. 足少阴肾经　　　　　　B. 足阳明胃经　　　　　C. 手太阴肺经

D. 足太阴脾经　　　　　　E. 手厥阴心包经

4. 在小腿外侧，外踝尖上 8 寸，胫骨前肌外缘的穴位是（　　　　）。

A. 丰隆　　　　B. 地机　　　　　C. 解溪　　　　D. 上巨虚　　　　E. 足三里

5. 以下各项中，不属于天枢穴主治病症的是（　　　　）。

A. 疝气　　　　B. 痛经　　　　　C. 月经不调　　　D. 腹痛、腹胀　E. 便秘、泄泻

6. 胃经循行未至的部位是（　　　　）。

A. 口　　　　　B. 目　　　　　　C. 鼻　　　　　D. 膈　　　　　　E. 下齿

7. 循行至第 3 趾的经脉是（　　　　）。

A. 足太阴脾经　　　　　　B. 足厥阴肝经　　　　　C. 足阳明胃经

D. 足少阳胆经　　　　　　E. 足太阳膀胱经

8. 可治疗齿痛、口噤、颊肿、口角歪斜等病症的腧穴是（　　　　）。

A. 迎香　　　　B. 听宫　　　　　C. 地仓　　　　D. 颊车　　　　　E. 攒竹

9. 位于足背第 2、3 趾间，趾蹼缘后方赤白肉际处的腧穴是（　　　　）。

A. 内庭　　　　B. 中渚　　　　　C. 丘墟　　　　D. 公孙　　　　　E. 照海

10. 位于下腹部，脐中下 4 寸，前正中线旁开 2 寸的腧穴是（　　　　）。

A. 带脉　　　　B. 中极　　　　　C. 期门　　　　D. 归来　　　　　E. 中脘

11. 位于面部，颧弓下缘中央与下颌切迹之间凹陷中的腧穴是（　　　　）。

A. 下关　　　　B. 太阳　　　　　C. 颊车　　　　D. 听宫　　　　　E. 耳门

B1 型题

1. 用于强壮保健的要穴是（　　　　）。

A. 足三里　　　B. 上巨虚　　　　C. 下巨虚　　　D. 条口　　　　　E. 丰隆

2. 治疗痰饮病症的要穴是（　　　　）。

　　A. 足三里　　　　　　B. 上巨虚　　　　　C. 下巨虚　　　　D. 条口　　　　E. 丰隆

3. 可治疗头痛、眩晕、癫狂的是（　　　　）。

　　A. 解溪　　　　　　　B. 梁丘　　　　　　C. 大横　　　　　D. 归来　　　　E. 太白

4. 可治疗带下、阴挺、闭经的是（　　　　）。

　　A. 解溪　　　　　　　B. 梁丘　　　　　　C. 大横　　　　　D. 归来　　　　E. 太白

5. 治疗便秘的腧穴是（　　　　）。

　　A. 梁丘　　　　　　　B. 条口　　　　　　C. 梁门　　　　　D. 丰隆　　　　E. 归来

6. 治疗痛经的腧穴是（　　　　）。

　　A. 梁丘　　　　　　　B. 条口　　　　　　C. 梁门　　　　　D. 丰隆　　　　E. 归来

参考答案

A1 型题

1. B　2. B　3. B　4. A　5. A　6. E　7. C　8. D　9. A　10. D　11. A

B1 型题

1. A　2. E　3. A　4. D　5. D　6. E

项目四　足太阴脾经

A1 型题

1. 在足趾，大趾末节内侧，趾甲根角侧后方 0.1 寸的穴位是（　　　　）。

　　A. 隐白　　　　　　B. 大敦　　　　　C. 太冲　　　　　D. 至阴　　　　E. 足临泣

2. 下列各项中，不属于三阴交穴主治病症的是（　　　　）。

　　A. 脾胃虚弱证　　　　B. 妇产科病症　　　　　C. 生殖泌尿系统病症

　　D. 心悸、失眠　　　　E. 阳虚诸证

3. "起于大指之端……夹咽，连舌本，散舌下"的经脉是（　　　　）。

　　A. 手少阴心经　　　　B. 足厥阴肝经　　　　　C. 足太阴脾经

　　D. 足少阴肾经　　　　E. 手厥阴心包经

4. 位于小腿内侧，胫骨内侧髁下缘与胫骨内侧缘之间的凹陷中的腧穴是（　　　　）。

　　A. 复溜　　　　　　B. 悬钟　　　　　C. 阳陵泉　　　　D. 足三里　　　　E. 阴陵泉

B1 型题

1. 善治脾湿证的腧穴是（　　　）。

    A. 隐白   B. 公孙   C. 阳陵泉   D. 三阴交   E. 阴陵泉

2. 善治出血证的腧穴是（　　　）。

    A. 隐白   B. 公孙   C. 阳陵泉   D. 三阴交   E. 阴陵泉

3. 常用公孙穴治疗的是（　　　）。

    A. 乳痈   B. 逆气里急   C. 瘾疹   D. 四肢疼痛   E. 全身疼痛

4. 常用血海穴治疗的是（　　　）。

    A. 乳痈   B. 逆气里急   C. 瘾疹   D. 四肢疼痛   E. 全身疼痛

5. 位于小腿内侧，内踝尖上 3 寸，胫骨内侧缘后际的腧穴是（　　　）。

    A. 血海   B. 阴陵泉   C. 三阴交   D. 悬钟   E. 公孙

6. 位于股前区，髌底内侧端上 2 寸，股内侧肌隆起处的腧穴是（　　　）。

    A. 血海   B. 阴陵泉   C. 三阴交   D. 悬钟   E. 公孙

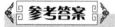
参考答案

A1 型题	B1 型题
1. A 2. E 3. C 4. E	1. E 2. A 3. B 4. C 5. C 6. A

项目五　手少阴心经

A1 型题

1. 不属于手少阴心经的腧穴是（　　　）。

    A. 少冲   B. 少泽   C. 神门   D. 少海   E. 通里

2. 在手指，小指末节桡侧，指甲根角侧上方 0.1 寸的腧穴是（　　　）。

    A. 少冲   B. 劳宫   C. 少泽   D. 少商   E. 商阳

3. 阴郄穴位于尺侧腕屈肌腱的桡侧缘，腕掌侧远端横纹上（　　　）。

    A. 0.5 寸   B. 1 寸   C. 1.5 寸   D. 2 寸   E. 2.5 寸

4. 在胸部没有穴位的经脉是（　　　）。

    A. 手太阴肺经   B. 手少阴心经   C. 手厥阴心包经

    D. 足少阴肾经   E. 足太阴脾经

B1 型题

1. 常用于治疗心痛、昏迷、热病的腧穴是（　　　）。

　　A. 神门　　　　　　B. 少海　　　　　C. 通里　　　　　D. 阴郄　　　　E. 少冲

2. 常用于治疗吐血、衄血等血证的腧穴是（　　　）。

　　A. 神门　　　　　　B. 少海　　　　　C. 通里　　　　　D. 阴郄　　　　E. 少冲

3. 在腕前区，腕掌侧远端横纹尺侧端，尺侧腕屈肌腱的桡侧缘的腧穴是（　　　）。

　　A. 少海　　　　　　B. 神门　　　　　C. 通里　　　　　D. 少冲　　　　E. 阴郄

4. 在前臂前区，腕掌侧远端横纹上1寸，尺侧腕屈肌腱的桡侧缘的腧穴是（　　　）。

　　A. 少海　　　　　　B. 神门　　　　　C. 通里　　　　　D. 少冲　　　　E. 阴郄

参考答案

A1 型题	B1 型题
1. B　2. A　3. A　4. B	1. E　2. D　3. B　4. C

项目六　手太阳小肠经

A1 型题

1. 循行"绕肩胛"的经脉是（　　　）。

　　A. 手阳明大肠经　　　　　B. 足太阳膀胱经　　　　　C. 手太阳小肠经

　　D. 手少阳三焦经　　　　　E. 足少阳胆经

2. 属于手太阳小肠经的腧穴是（　　　）。

　　A. 听会　　　　　　B. 听宫　　　　　C. 耳门　　　　　D. 神门　　　　E. 下关

3. 按对应顺序，耳门、听宫、听会所属的经脉分别是（　　　）。

　　A. 胆经、三焦经、小肠经　　　　　B. 三焦经、胆经、小肠经

　　C. 三焦经、小肠经、胆经　　　　　D. 胆经、小肠经、三焦经

　　E. 小肠经、胆经、三焦经

4. 下列经脉中，经穴数目最少的是（　　　）。

　　A. 足阳明胃经　　　　　　B. 足太阴脾经　　　　　C. 手阳明大肠经

　　D. 手太阳小肠经　　　　　E. 手少阳三焦经

5. 在面部，耳屏正中与下颌骨髁突之间的凹陷中的腧穴是（　　　）。

　　A. 后溪　　　　　　B. 听宫　　　　　C. 养老　　　　　D. 阳池　　　　E. 下关

6. 循行既到目内眦又到目外眦的经脉是（　　　）。

A. 手阳明大肠经　　　　　　B. 手太阳小肠经　　　　C. 手少阳三焦经

D. 足太阳膀胱经　　　　　　E. 足少阳胆经

7. 养老穴的主治病症是（　　　　）。

　　A. 目视不明　　　　B. 疣症　　　　C. 乳痈　　　　D. 疟疾　　　　E. 聤耳

8. 可治疗癫狂、头痛、咽喉肿痛的腧穴是（　　　　）。

　　A. 后溪　　　　　　B. 少泽　　　　C. 养老　　　　D. 列缺　　　　E. 听宫

B1 型题

1. 手少阴心经循行联络的脏腑有（　　　　）。

　　A. 肺　　　　　　　B. 脾　　　　　C. 肾　　　　　D. 胃　　　　　E. 胆

2. 手太阳小肠循行联络的脏腑有（　　　　）。

　　A. 肺　　　　　　　B. 脾　　　　　C. 肾　　　　　D. 胃　　　　　E. 胆

3. 位于前臂后区，腕背横纹上1寸，尺骨头桡侧凹陷中的腧穴是（　　　　）。

　　A. 后溪　　　　　　B. 内关　　　　C. 外关　　　　D. 养老　　　　E. 支沟

4. 位于手内侧，第5掌指关节尺侧近端赤白肉际凹陷中的腧穴是（　　　　）。

　　A. 后溪　　　　　　B. 内关　　　　C. 外关　　　　D. 养老　　　　E. 支沟

5. 后溪的主治病症是（　　　　）。

　　A. 乳痈　　　　　　B. 气喘　　　　C. 癫狂痫　　　D. 目视不明　　E. 齿痛

6. 听宫的主治病症是（　　　　）。

　　A. 乳痈　　　　　　B. 气喘　　　　C. 癫狂痫　　　D. 目视不明　　E. 齿痛

参考答案

A1 型题

1. C　2. B　3. C　4. D　5. B　6. B　7. A　8. B

B1 型题

1. A　2. D　3. D　4. A　5. C　6. E

项目七　足太阳膀胱经

A1 型题

1. 循行至头顶并入络脑的经脉是（　　　　）。

　　A. 足厥阴肝经　　　　　　B. 足太阳膀胱经　　　　C. 手少阳三焦经

　　D. 足少阳胆经　　　　　　E. 手太阳小肠经

2. 下列腧穴中，常用于治疗呃逆的是（　　　）。

    A. 睛明　　　　　B. 攒竹　　　　　C. 下关　　　　　D. 颊车　　　　　E. 印堂

3. 下列经脉中，腧穴数最多的是（　　　）。

    A. 督脉　　　　　　　　　　B. 足太阳膀胱经　　　　C. 足阳明胃经

    D. 足少阳胆经　　　　　　　E. 手太阳小肠经

4. 治疗急性吐泻有速效的腧穴是（　　　）。

    A. 太溪　　　　　B. 委中　　　　　C. 承山　　　　　D. 内关　　　　　E. 昆仑

5. 下列有关睛明穴针刺操作的叙述，不正确的是（　　　）。

    A. 遇到阻力时，可继续进针　　　　B. 不捻转，不提插

    C. 出针后按压针孔片刻　　　　　　D. 针具宜细，消毒宜严　　　　E. 禁灸

6. 与腰阳关穴在同一水平线上的腧穴是（　　　）。

    A. 脾俞　　　　　B. 大肠俞　　　　C. 肝俞　　　　　D. 膈俞　　　　　E. 肾俞

7. 常用于治疗皮肤瘙痒等皮肤病症的腧穴是（　　　）。

    A. 心俞　　　　　B. 肝俞　　　　　C. 脾俞　　　　　D. 肾俞　　　　　E. 膈俞

B1 型题

1. 心俞穴的定位是（　　　）。

    A. 在脊柱区，第 3 胸椎棘突下，后正中线旁开 1.5 寸

    B. 在脊柱区，第 5 胸椎棘突下，后正中线旁开 1.5 寸

    C. 在脊柱区，第 6 胸椎棘突下，后正中线旁开 1.5 寸

    D. 在脊柱区，第 7 胸椎棘突下，后正中线旁开 1.5 寸

    E. 在脊柱区，第 9 胸椎棘突下，后正中线旁开 1.5 寸

2. 肝俞穴的定位是（　　　）。

    A. 在脊柱区，第 3 胸椎棘突下，后正中线旁开 1.5 寸

    B. 在脊柱区，第 5 胸椎棘突下，后正中线旁开 1.5 寸

    C. 在脊柱区，第 6 胸椎棘突下，后正中线旁开 1.5 寸

    D. 在脊柱区，第 7 胸椎棘突下，后正中线旁开 1.5 寸

    E. 在脊柱区，第 9 胸椎棘突下，后正中线旁开 1.5 寸

3. 起于目内眦的经脉是（　　　）。

    A. 手阳明大肠经　　　　　B. 足阳明胃经　　　　　C. 足太阳膀胱经

    D. 手太阳小肠经　　　　　E. 足少阳胆经

4. 起于目锐眦的经脉是（　　　）。

    A. 手阳明大肠经　　　　　B. 足阳明胃经　　　　　C. 足太阳膀胱经

D. 手太阳小肠经　　　　E. 足少阳胆经

5. 次髎穴的主治病症是（　　　）。

A. 滞产　　　B. 痛经　　　　C. 丹毒　　　　D. 呃逆　　　　E. 便秘

6. 委中穴的主治病症是（　　　）。

A. 滞产　　　B. 痛经　　　　C. 丹毒　　　　D. 呃逆　　　　E. 便秘

7. 善于治疗呃逆的腧穴是（　　　）。

A. 攒竹　　　B. 承山　　　　C. 太溪　　　　D. 外关　　　　E. 照海

8. 善于治疗急性腰扭伤的腧穴是（　　　）。

A. 攒竹　　　B. 承山　　　　C. 太溪　　　　D. 外关　　　　E. 照海

参考答案

A1 型题

1. B　2. B　3. B　4. B　5. A　6. B　7. E

B1 型题

1. B　2. E　3. C　4. E　5. B　6. C　7. A　8. A

项目八　足少阴肾经

A1 型题

1. 下列经脉中，在大腿部没有经穴分布的是（　　　）。

A. 足阳明胃经　　　　　　B. 足少阳胆经　　　　　　C. 足太阴脾经

D. 足厥阴肝经　　　　　　E. 足少阴肾经

2. 下列腧穴中，治疗汗证首选的是（　　　）。

A. 复溜　　　B. 然谷　　　　C. 太溪　　　　D. 涌泉　　　　E. 照海

3. 下列各项中，不属于照海穴主治病症的是（　　　）。

A. 不寐、癫痫　　　　B. 呕吐涎沫、吐舌　　　　C. 月经不调、带下

D. 小便频数、癃闭　　　E. 咽喉干痛、目赤肿痛

4. 循行中"贯脊"的经脉是（　　　）。

A. 督脉　　　　　　　　　B. 带脉　　　　　　　　　C. 足少阴肾经

D. 足太阳膀胱经　　　　　E. 足少阳胆经

5. 肾经循行中，与其未发生联系的脏腑是（　　　）。

A. 肝　　　B. 肺　　　　C. 心　　　　D. 膀胱　　　　E. 心包

B1 型题

1. 在踝区，外踝尖直下，外踝下缘与跟骨之间凹陷中的腧穴是（　　　）。

    A. 血海　　　　　　B. 昆仑　　　　　　C. 照海　　　　　　D. 申脉　　　　　　E. 太溪

2. 在踝区，内踝尖下1寸，内踝下缘边际凹陷中的腧穴是（　　　）。

    A. 血海　　　　　　B. 昆仑　　　　　　C. 照海　　　　　　D. 申脉　　　　　　E. 太溪

3. 以下腧穴中，治疗汗证首选的是（　　　）。

    A. 内关　　　　　　B. 复溜　　　　　　C. 太溪　　　　　　D. 阴谷　　　　　　E. 太冲

4. 以下腧穴中，善于治疗口㖞的是（　　　）。

    A. 内关　　　　　　B. 复溜　　　　　　C. 太溪　　　　　　D. 阴谷　　　　　　E. 太冲

参考答案

A1 型题	B1 型题
1. E　2. A　3. B　4. C　5. E	1. D　2. C　3. B　4. E

项目九　手厥阴心包经

A1 型题

1. 在肘前区，肘横纹上，肱二头肌腱的尺侧缘凹陷中的腧穴是（　　　）。

    A. 少海　　　　　　B. 照海　　　　　　C. 曲泽　　　　　　D. 曲池　　　　　　E. 尺泽

2. 除心、胸、神志病外，手厥阴经腧穴还可用于治疗的病症是（　　　）。

    A. 胃病　　　　　　B. 肾病　　　　　　C. 肝病　　　　　　D. 胆病　　　　　　E. 脾病

3. 下列不属于曲泽穴主治病症的是（　　　）。

    A. 心痛、善惊　　　　　　B. 胃痛、呕吐　　　　　　C. 咳嗽、胸满

    D. 热病　　　　　　E. 肘臂挛痛

4. 用于治疗心痛、心悸、呕血、咯血、疔疮的腧穴是（　　　）。

    A. 内关　　　　　　B. 孔最　　　　　　C. 间使　　　　　　D. 外关　　　　　　E. 郄门

B1 型题

1. 通里穴位于前臂前区，尺侧腕屈肌腱桡侧缘，腕掌侧远端横纹上（　　　）。

    A. 5寸　　　　　　B. 4寸　　　　　　C. 3寸　　　　　　D. 2寸　　　　　　E. 1寸

2. 内关穴位于前臂前区，掌长肌腱与桡侧腕屈肌腱之间，腕掌侧远端横纹上（　　　）。

A.5寸   B.4寸   C.3寸   D.2寸   E.1寸

3.善于治疗心痛、烦闷、口疮、口臭的腧穴是（   ）。

A.内关   B.劳宫   C.间使   D.外关   E.曲泽

4.善于治疗胃痛、呕吐、热病、中暑的腧穴是（   ）。

A.内关   B.劳宫   C.间使   D.外关   E.曲泽

参考答案

A1型题   B1型题

1. C 2. A 3. C 4. E   1. E 2. D 3. B 4. E

项目十　手少阳三焦经

A1 型题

1.下列腧穴中，治疗便秘效果较好的是（   ）。

A.关冲   B.中渚   C.阳池   D.支沟   E.外关

2.下列腧穴中，属于手少阳三焦经的是（   ）。

A.肩髎   B.肩髃   C.次髎   D.内关   E.颊车

3.位于颈部，耳垂后方，乳突下端前方凹陷中的腧穴是（   ）。

A.角孙   B.翳风   C.听宫   D.听会   E.头临泣

4.下列不属于支沟穴主治病症的是（   ）。

A.失眠、癫狂痫   B.便秘、热病   C.耳鸣、耳聋

D.暴喑、瘰疬   E.胁肋疼痛

5.循行"从耳后入耳中，出走耳前，过客主人，前交颊，至目锐眦"的经脉是
（   ）。

A.足少阳胆经   B.足少阴肾经   C.手阳明大肠经

D.手少阳三焦经   E.手太阳小肠经

B1 型题

1.常用于治疗消渴、口干、腕部疼痛的腧穴是（   ）。

A.鱼际   B.阳池   C.照海   D.中渚   E.后溪

2.常用于治疗耳鸣、耳聋、肘臂肩背痛的腧穴是（   ）。

A.鱼际   B.阳池   C.照海   D.中渚   E.后溪

3.手少阳经与足少阳经相交接的部位是（　　　）。

    A.目上　　　　　　B.目下　　　　　　C.鼻旁　　　　　D.目内眦　　　E.目外眦

4.手太阳经与足太阳经相交接的部位是（　　　）。

    A.目上　　　　　　B.目下　　　　　　C.鼻旁　　　　　D.目内眦　　　E.目外眦

参考答案

A1 型题	B1 型题
1. D　2. A　3. B　4. A　5. D	1. B　2. D　3. E　4. D

项目十一　足少阳胆经

A1 型题

1."其支者，从耳后入耳中，出走耳前，至目锐眦后"的经脉是（　　　）。

    A.足太阳膀胱经　　　　　　　　　B.手太阳小肠经

    C.足阳明胃经　　　　　　　　　　D.手阳明大肠经

    E.足少阳胆经

2.不属于足少阳胆经的腧穴是（　　　）。

    A.风市　　　　　　B.阴陵泉　　　　　C.风池　　　　　D.足临泣　　　E.悬钟

3.针刺环跳穴的最佳体位是（　　　）。

    A.坐位　　　　　　B.站位　　　　　　C.仰卧位　　　　D.俯卧位　　　E.侧卧位

4.下列各项中，不属于阳陵泉主治病症的是（　　　）。

    A.黄疸、胁痛、口苦　　　　　　　B.腹泻、水肿、小便不利

    C.呕吐、吞酸　　　　　　　　　　D.膝肿痛、下肢痿痹

    E.小儿惊风、脚气

5.位于头部，眉上1寸，瞳孔直上的腧穴是（　　　）。

    A.承泣　　　　　　B.阳白　　　　　　C.睛明　　　　　D.四白　　　　E.隐白

B1 型题

1.以上各组经脉中，皆通于耳的是（　　　）。

    A.手太阳、足少阳、手少阳经　　　　　　B.手阳明、足太阳、足少阳经

    C.手太阴、手阳明、足少阳经　　　　　　D.手少阴、足厥阴、足少阴经

    E.手太阴、足厥阴、手太阳经

2. 以上各组经脉中，皆与肺联系的是（　　　）。

A. 手太阳、足少阳、手少阳经　　　　　　B. 手阳明、足太阳、足少阳经

C. 手太阴、手阳明、足少阳经　　　　　　D. 手少阴、足厥阴、足少阴经

E. 手太阴、足厥阴、手太阳经

3. 丘墟穴的定位是（　　　）。

A. 在足背，第4、5趾间，趾蹼缘后方赤白肉际处

B. 在踝区，外踝的前下方，趾长伸肌腱的外侧凹陷中

C. 在小腿外侧，外踝尖上3寸，腓骨前缘

D. 在足趾，第4趾末节外侧，趾甲根角侧后方0.1寸

E. 在足背，第4、5跖骨底结合部的前方，第5趾长伸肌腱外侧凹陷中

4. 悬钟穴的定位是（　　　）。

A. 在足背，第4、5趾间，趾蹼缘后方赤白肉际处

B. 在踝区，外踝的前下方，趾长伸肌腱的外侧凹陷中

C. 在小腿外侧，外踝尖上3寸，腓骨前缘

D. 在足趾，第4趾末节外侧，趾甲根角侧后方0.1寸

E. 在足背，第4、5跖骨底结合部的前方，第5趾长伸肌腱外侧凹陷中

5. 手少阳三焦经的穴数是（　　　）。

A. 23个　　　　　B. 28个　　　　　C. 44个　　　　　D. 45个　　　　　E. 67个

6. 足少阳胆经的穴数是（　　　）。

A. 23个　　　　　B. 28个　　　　　C. 44个　　　　　D. 45个　　　　　E. 67个

7. 常用于治疗内、外风证的腧穴是（　　　）。

A. 丘墟　　　　　B. 翳风　　　　　C. 悬钟　　　　　D. 风市　　　　　E. 风池

8. 常用于中风、痴呆治疗的腧穴是（　　　）。

A. 丘墟　　　　　B. 翳风　　　　　C. 悬钟　　　　　D. 风市　　　　　E. 风池

参考答案

A1型题

1. E　2. B　3. E　4. B　5. B

B1型题

1. A　2. D　3. B　4. C　5. A　6. C　7. E　8. C

项目十二　足厥阴肝经

A1 型题

1. 循行"环阴器"的经脉是（　　　）。

　　A. 足太阴脾经　　　　　　　　B. 足阳明胃经　　　　　C. 足太阳膀胱经

　　D. 足厥阴肝经　　　　　　　　E. 足少阳胆经

2. 下列各项中，不属于期门穴主治病症的是（　　　）。

　　A. 胸胁胀痛　　　　　　　　　B. 呕吐、腹胀　　　　　　C. 奔豚气

　　D. 乳痈　　　　　　　　　　　E. 癃闭、遗尿

3. 肝经循行中，与其未发生联系的部位是（　　　）。

　　A. 喉咙　　　　　B. 唇内　　　　　C. 耳中　　　　　D. 目系　　　　　E. 颊部

4. "循喉咙之后，上入颃颡，连目系，上出额"的经脉是（　　　）。

　　A. 足厥阴肝经　　　　　　　　B. 手太阴肺经　　　　　　C. 足阳明胃经

　　D. 手阳明大肠经　　　　　　　E. 手少阴心经

5. 足厥阴肝经的起始穴是（　　　）。

　　A. 大敦　　　　　B. 涌泉　　　　　C. 隐白　　　　　D. 章门　　　　　E. 期门

6. 期门穴位于胸部，在（　　　）前正中线旁开4寸。

　　A. 第3肋间隙　　　　　　　　B. 第4肋间隙　　　　　　C. 第5肋间隙

　　D. 第6肋间隙　　　　　　　　E. 第7肋间隙

B1 型题

1. 以下各组经脉中，皆与肝相联系的是（　　　）。

　　A. 足厥阴、足少阳、足少阴经　　　　　　B. 手太阴、足阳明、手厥阴经

　　C. 足太阴、手阳明、足厥阴经　　　　　　D. 足阳明、手阳明、手厥阴经

　　E. 足厥阴、手太阳、足太阴经

2. 以下各组经脉中，皆与胃相联系的是（　　　）。

　　A. 足厥阴、足少阳、足少阴经　　　　　　B. 手太阴、足阳明、手厥阴经

　　C. 足太阴、手阳明、足厥阴经　　　　　　D. 足阳明、手阳明、手厥阴经

　　E. 足厥阴、手太阳、足太阴经

3. 常用于治疗疝气、少腹痛的腧穴是（　　　）。

　　A. 期门　　　　　B. 大敦　　　　　C. 隐白　　　　　D. 中脘　　　　　E. 太冲

4. 常用于治疗口歪、痛经、小便不利的腧穴是（   ）。

    A. 期门   B. 大敦   C. 隐白   D. 中脘   E. 太冲

5. 常用于治疗痴呆、中风、半身不遂的腧穴是（   ）。

    A. 昆仑   B. 悬钟   C. 丘墟   D. 承山   E. 足临泣

6. 常用于治疗目赤肿痛、足内翻的腧穴是（   ）。

    A. 昆仑   B. 悬钟   C. 丘墟   D. 承山   E. 足临泣

参考答案

A1 型题

1. D 2. E 3. C 4. A 5. A 6. D

B1 型题

1. A 2. E 3. B 4. E 5. B 6. C

项目十三　任　脉

A1 型题

1. 气海穴的定位是在下腹部，前正中线上（   ）。

    A. 脐中下 0.5 寸   B. 脐中下 1 寸   C. 脐中下 1.5 寸

    D. 脐中下 2 寸   E. 脐中下 2.5 寸

2. 下列各组腧穴中，相距 1 寸的是（   ）。

    A. 中极、关元   B. 气海、关元   C. 气海、神阙

    D. 列缺、太渊   E. 曲池、手三里

3. 下列腧穴中，不属于任脉的是（   ）。

    A. 廉泉   B. 中极   C. 水沟   D. 承浆   E. 膻中

4. 任脉循行未至的部位是（   ）。

    A. 口唇   B. 面部   C. 咽喉   D. 鼻   E. 目

5. 位于面部，颏唇沟的正中凹陷处的腧穴是（   ）。

    A. 承浆   B. 迎香   C. 廉泉   D. 地仓   E. 牵正

6. 不属于神阙穴主治病症的是（   ）。

    A. 虚脱、中风脱证   B. 便秘、脱肛   C. 水肿、泄泻

    D. 身体虚弱   E. 食谷不化

B1 型题

1.善于治疗虚劳羸瘦、脏气衰惫、乏力等气虚病症的腧穴是（　　　）。

　　A.阴陵泉　　　　　B.膻中　　　　　C.中极　　　　D.气海　　　　E.关元

2.善于治疗遗尿、尿频、尿急、癃闭等泌尿系病症的腧穴是（　　　）。

　　A.阴陵泉　　　　　B.膻中　　　　　C.中极　　　　D.气海　　　　E.关元

3.位于上腹部，脐中上4寸，前正中线上的腧穴是（　　　）。

　　A.关元　　　　　B.气海　　　　　C.膻中　　　　D.中脘　　　　E.中极

4.位于下腹部，脐中下4寸，前正中线上的腧穴是（　　　）。

　　A.关元　　　　　B.气海　　　　　C.膻中　　　　D.中脘　　　　E.中极

5.善于治疗气虚病症（　　　）。

　　A.气海　　　　　B.中极　　　　　C.关元　　　　D.膻中　　　　E.肾俞

6.善于治疗阳虚病症的腧穴是（　　　）。

　　A.气海　　　　　B.中极　　　　　C.关元　　　　D.膻中　　　　E.肾俞

参考答案

A1 型题

1.C　2.A　3.C　4.D　5.A　6.E

B1 型题

1.D　2.C　3.D　4.E　5.A　6.C

项目十四　督　脉

A1 型题

1.下列对百会穴的描述，不正确的是（　　　）。

　　A.位于头部，前发际正中直上7寸　　　　　　　B.可治疗神志病症

　　C.可治疗头面病症　　　　　　　　　　　　　　D.可治疗气虚下陷证

　　E.可用灸法

2.下列各项中，不属于大椎穴主治病症的是（　　　）。

　　A.热病、疟疾　　　　　B.项强、脊痛　　　　　C.癫狂、惊风

　　D.痢疾、脱肛　　　　　E.风疹、痤疮

3.位于颈后区，第2颈椎棘突上际凹陷中，后正中线上的腧穴是（　　　）。

　　A.风池　　　　　B.哑门　　　　　C.头维　　　　D.大椎　　　　E.定喘

B1 型题

1. 以下腧穴中，退热的要穴是（　　）。

　　A. 身柱　　　　　B. 腰阳关　　　C. 风府　　　　D. 陶道　　　　E. 大椎

2. 以下腧穴中，治疗疔疮的要穴是（　　）。

　　A. 身柱　　　　　B. 腰阳关　　　C. 风府　　　　D. 陶道　　　　E. 大椎

3. 既治疗骨蒸潮热，又治疗癫狂痫证的腧穴是（　　）。

　　A. 印堂　　　　　B. 大椎　　　　C. 素髎　　　　D. 水沟　　　　E. 百会

4. 既治疗急危重症，又治疗闪挫腰痛的腧穴是（　　）。

　　A. 印堂　　　　　B. 大椎　　　　C. 素髎　　　　D. 水沟　　　　E. 百会

参考答案

A1 型题　　　　　　　　　　　　　　B1 型题

1. A　2. D　3. B　　　　　　　　　　1. E　2. A　3. C　4. D

项目十五　常用经外奇穴

A1 型题

1. 夹脊穴位于脊柱区，后正中线旁开 0.5 寸（　　）。

　　A. 第 1 颈椎至第 12 胸椎棘突下两侧

　　B. 第 7 颈椎至第 5 腰椎棘突下两侧

　　C. 第 1 胸椎至第 5 腰椎棘突下两侧

　　D. 第 1 胸椎至第 12 胸椎棘突下两侧

　　E. 第 1 胸椎至骶管裂孔棘突下两侧

2. 定喘穴的定位是在脊柱区（　　）。

　　A. 横平第 6 颈椎棘突下，后正中线旁开 0.5 寸

　　B. 横平第 6 颈椎棘突下，后正中线旁开 1 寸

　　C. 横平第 7 颈椎棘突下，后正中线旁开 0.5 寸

　　D. 横平第 7 颈椎棘突下，后正中线旁开 1 寸

　　E. 横平第 7 颈椎棘突下，后正中线旁开 1.5 寸

3. 胆囊穴位于小腿外侧，腓骨小头直下（　　）。

　　A. 1 寸　　　　　B. 1.5 寸　　　C. 2 寸　　　　D. 2.5 寸　　　E. 3 寸

4. 不属于十宣穴主治病症的是（　　　　）。

　　A. 昏迷　　　　　　B. 晕厥　　　　　　C. 高热　　　　　　D. 手指麻木　　　E. 牙松龈痛

5. 不属于四神聪穴主治病症的是（　　　　）。

　　A. 头痛　　　　　　B. 失眠，健忘　　　C. 癫痫　　　　　　D. 眩晕　　　　　　E. 脱肛

B1 型题

1. 内膝眼穴的定位是（　　　　）。

　　A. 在膝上部，髌底的中点上方 2 寸处

　　B. 在小腿外侧，腓骨小头直下 2 寸

　　C. 在膝部，髌韧带内侧凹陷处的中央

　　D. 在小腿内侧，内踝尖上 5 寸，胫骨内侧面的中央

　　E. 在小腿前侧上部，当犊鼻下 5 寸，胫骨前缘旁开 1 横指

2. 阑尾穴的定位是（　　　　）。

　　A. 在膝上部，髌底的中点上方 2 寸处

　　B. 在小腿外侧，腓骨小头直下 2 寸

　　C. 在膝部，髌韧带内侧凹陷处的中央

　　D. 在小腿内侧，内踝尖上 5 寸，胫骨内侧面的中央

　　E. 在小腿前侧上部，当犊鼻下 5 寸，胫骨前缘旁开 1 横指

3. 在脊柱区，横平第 7 颈椎棘突下，后正中线旁开 0.5 寸的腧穴是（　　　　）。

　　A. 哑门　　　　　　B. 太阳　　　　　　C. 定喘　　　　　　D. 腰痛点　　　　　E. 夹脊穴

4. 位于头部，当眉梢与目外眦之间，向后约 1 横指的凹陷处的腧穴是（　　　　）。

　　A. 哑门　　　　　　B. 太阳　　　　　　C. 定喘　　　　　　D. 腰痛点　　　　　E. 夹脊穴

参考答案

A1 型题	B1 型题
1. C　2. C　3. C　4. E　5. E	1. C　2. E　3. C　4. B

模块二

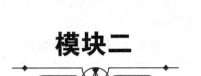

针 灸 技 术

项目一　毫针刺法

一、毫针常识

（一）毫针的结构

毫针是针刺治病的主要针具，也是临床应用最广泛的一种针具，其制造材料以不锈钢丝为主，但也有用金、银或合金等制成的；在针身的粗细、长短以及工艺等方面都与古代的毫针有较大差异。目前毫针的结构共分五个部分：以铜丝或银丝将针的一端紧密缠绕呈螺旋形，以便手持着力处称为针柄；针柄的末端多缠绕成圆筒状的部分，称为针尾；针的尖端锋锐部分称为针尖，又称针芒；针尖与针柄之间的主体部分称为针身，又称针体；针身与针柄连接的部分称为针根。（图 2-1）

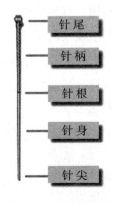

图 2-1　毫针的结构

（二）毫针的规格

毫针的规格主要以针身的长短和粗细来区分，计量单位为毫米（mm），毫针长短、粗细规格见表2-1、表2-2。

表2-1　毫针的长度规格

规格（寸）	0.5	1.0	1.5	2.0	2.5	3.0	4.0	4.5	5.0
针身长度（mm）	13	25	40	50	60	75	100	115	125

表2-2　毫针的粗细规格

规格/号数	22	24	26	28	30	32	34
直径（mm）	0.50	0.45	0.40	0.35	0.30	0.25	0.22

（三）毫针的检修和保藏

毫针的检修和保藏，是针灸临床中的一项重要工作，从针刺安全的角度出发，在施术前认真检修十分必要。随着时代的发展、科学技术的进步，现在已广泛使用一次性毫针，保藏工作已逐渐被淘汰。

1. 毫针的检修

对使用过的针具的检修，应随时进行，对维修困难的针具应弃之不用。检修针具时应注意以下几点：

（1）针尖以圆而不钝，形如松针者为佳，不宜过锐，不宜有钩曲或卷毛。检查针尖应注意有无钩曲、变钝等。若针尖不正、有钩曲或过钝，可用细砂纸或细磨石对其进行修整打磨，使针尖恢复光滑正直、尖而不锐、圆而不钝。过锐则易弯成钩，过钝则易痛，因此应力求磨成如松针状为宜。

（2）针身宜光滑挺直，上下圆正匀称，坚韧而富有弹性。针身的检修应注意有无锈蚀、折弯或一般弯曲。若一般弯曲可用手指或竹片，挟住针身将其捋直。若为折弯，针身有锈蚀，一般应弃之不用，以免折针。

（3）针根必须牢固，不能有剥蚀或松动现象。针根不牢固，不宜使用。

（4）针柄以金属丝缠绕紧密均匀为佳，针柄的长短、粗细要适中，以便于持针、运针和减轻病人的痛苦，不宜有过长或过短、粗细扁圆不匀现象。

对一次性毫针，使用前必须检查其包装是否完整，消毒有效期是否超期，对不符合要求者，严禁使用。然后再对针具的外观进行检查，尤其是第一次使用某种新产品时，更应仔细。

2. 毫针的保藏

针具保藏的目的是防止针尖受损，针身弯曲或生锈、污染等。藏针的器具有针盒、针管和藏针夹等。针具如保藏不善，容易造成损坏，使用时会给患者增加痛苦，甚至发生不应有的医疗事故。

（四）持针法

1. 刺手与押手

刺手即持针施术的手，多为右手。其作用主要是持针、进针和行针，是实施操作的主要用手。

押手是按压在穴位旁辅助进针的手，多为左手。其作用主要是固定穴位皮肤，或使长毫针针身有所依靠，不致摇晃和弯曲，便于进针，以及帮助行针、减轻疼痛等作用。

刺手与押手配合得当，动作协调，才能进针、行针顺利，减轻痛感，加强针感，提高疗效。古代医家非常重视双手配合动作，《标幽赋》中记载的"左手重而多按，欲令气散；右手轻而徐入，不痛之因"说明了押手的重要作用。

2. 持针姿势

（1）执毛笔式持针法：用拇、食、中三指挟持针柄，拇指指腹与食指、中指之间指腹相对，其状如同持毛笔，故称为执毛笔式持针法。此法在临床是最常用的。

（2）二指持针法：用右手拇、食两指指腹挟持针柄，针身与拇指呈90°角。一般用于针刺浅层腧穴的短毫针。

（3）多指持针法：用右手拇、食、中、无名指指腹执持针柄，小指指尖抵于针旁皮肤，支持针身垂直。一般用于长针深刺的持针法。根据用指的多少，又分为三指持针法、四指持针法、五指持针法。

（五）练针法

针刺练习即指力和手法的练习，是初学针刺者的基础，是顺利进针、减少疼痛、提高疗效的基本保证。

1. 指力练习

指力，是指医者使力达针尖的技巧和持针之手的力度。凡欲持针进行针刺，其手指应有一定的力度，方能将针刺入机体。指力的练习，可先在纸垫或棉团上进行，具体方法如下：

（1）纸垫练习：用松软的纸做成纸垫（长约8厘米、宽约5厘米、厚2~3厘米的纸块，用线如"井"字形扎紧即成纸垫）。练习时，左手平持纸垫，右手拇、食、中三指如持笔状挟持1.0~1.5寸毫针的针柄，使针尖垂直于纸垫上并抵于纸垫后，手指渐加压力，待针刺透纸垫后另换一处，如此反复练习，以练习至针能灵活迅速刺入为度。纸垫练习主要是锻炼指力和捻转的基本手法。（图2-2）

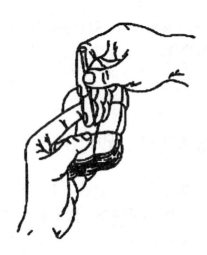

图 2-2　纸垫练针法

（2）棉团练习：用棉花压缩做一直径 6～7 厘米的棉团，用布缝好，练习方法同纸垫练习法，所不同的是棉团松软，可以做捻转、提插等多种基本手法的练习。（图 2-3）

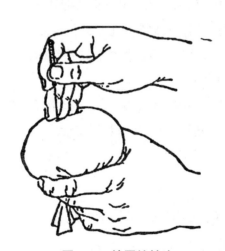

图 2-3　棉团练针法

2. 手法练习

针刺手法练习是在指力练习的基础上，先用较短的毫针在纸垫或棉团上进行进针、出针、上下提插、左右捻转等基本手法的操作方法练习，待短针运用自如，操作熟练后，再改为长针练习。需要掌握的主要有以下几种：

（1）速刺法练习：此法是以左手拇、食指爪切在纸垫或棉团上，右手持针，使针尖迅速刺入 2～3 毫米，以此反复练习，用以掌握进针速度，减少疼痛的一种方法。

（2）捻转法练习：捻转法练习是以右手拇、食、中指持针，刺入纸垫或棉团一定深度后，拇指与食、中指向前、向后来回在原处不动地捻转。要求捻转的角度要均匀，快慢要自如，一般每分钟捻转 120 次左右，方能达到运用灵活自如的程度。

（3）提插法练习：提插法练习是以右手拇、食、中指持针，刺入纸垫或棉团一定深度后，在原处作上下提插的动作。要求提插的深浅适宜且一致，并保持针体垂直且无偏斜。

以上三种方法练到一定程度，可将它们综合起来练习，使之浑然一体，运用自如。

3. 自身试针练习

自身试针练习，是在纸垫和棉团练针的基础上，待掌握了一定的指力和针刺手法后，在自己身体上选择一些穴位进行试针练习。学员之间也可以相互试针，以体会进针时皮肤的韧性和进针时需要用力的大小，以及针刺后的各种感觉。待针刺技术达到一定的熟练水平之后，才能在病人身上进行实习操作。

二、针刺前准备

（一）思想准备

在针刺治疗前，医者和患者双方都必须做好思想准备，然后才可以进行针刺。医者还必须把针灸疗法的有关事宜告诉患者，使其对针灸治病有一个全面的认识和了解，以便稳定情绪，消除不必要的紧张心理，这对于初诊患者和精神紧张的患者尤其重要。医者要聚精会神，意守神气；患者要神情安定，意守感传。此外，对个别精神高度紧张、情绪波动不定、大惊、大恐、大悲之人，应当暂时避免进行针刺，以防神气散亡，造成不良后果。

（二）选择针具

应按要求仔细检查针具的质量和规格。选择毫针时应以针尖圆而不钝、成松针形，针身挺直、光滑、坚韧而富有弹性，针根无松动者为佳。

此外，还要根据患者的体质强弱、年龄大小、体形胖瘦、针刺的部位和不同疾病等因素，选择适宜的针具。一般而言，男性、体壮、形胖，且病变部位较深的患者，可选稍粗、较长的毫针进行针刺；女性、体弱、形瘦，且病变部位较浅者，就应选较短、较细的毫针进行针刺。皮薄肉少之处和针刺较浅的腧穴，选针宜短而针身宜细；皮厚肉丰之处，选针宜长而针身宜粗。

※（三）选择体位

针刺时患者的体位选择是否适当，对于正确取穴，针刺操作，持久留针以及防止晕针、弯针、滞针、断针都有很大关系，而且还会影响治疗效果。

选择体位必须坚持暴露穴位和患者舒适两大原则。

临床常用的基本体位有两种，即卧位和坐位。卧位又可分为仰卧位、侧卧位、俯卧位，坐位又可分为仰靠坐位、侧伏坐位、俯伏坐位。

1. 仰卧位：适用于取头面、颈、胸、腹部和部分四肢的腧穴，如印堂、人中、廉泉、膻中、中脘、天枢、足三里等。（图2-4）

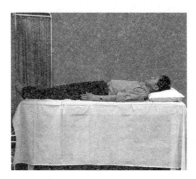

图2-4

2. 侧卧位：适用于取侧头、侧胸、侧腹、臂和下肢外侧等身体侧面的腧穴，如头维、太阳、极泉、秩边、风市、阳陵泉等。（图2-5）

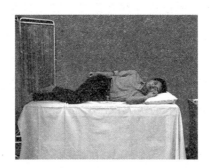

图2-5

3. 俯卧位：适用于取头项、肩背、腰骶、下肢后面及外侧等部位的腧穴，如风池、大椎、肺俞、承扶、委中、承山等。（图2-6）

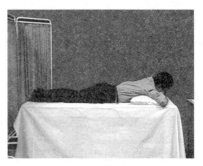

图2-6

4. 仰靠坐位：适用于取前头、面、颈、胸上部和上肢的部分腧穴，如上星、印堂、天突、肩髃、尺泽等。（图 2-7）

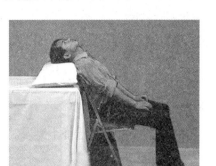

图 2-7

5. 侧伏坐位：适用于取侧头、侧颈部的腧穴，如角孙、太阳、翳风、颊车、听会等。（图 2-8）

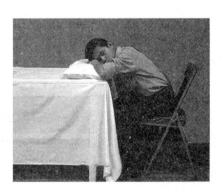

图 2-8

6. 俯伏坐位：适用于取头顶、后头、项、肩、背部的腧穴，如百会、风池、风府、大椎、心俞等。（图 2-9）

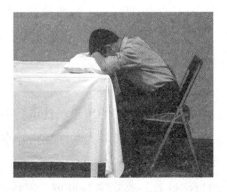

图 2-9

在临床上除上述常用体位外，对某些腧穴针刺时应根据腧穴的特殊要求让患者采取不同的体位，如环跳穴须侧卧屈股。同时也应注意尽可能对处方所列的腧穴用一种体位进行针刺。

（四）消毒

在针刺治疗前必须进行严格消毒，主要涉及以下方面：

1. 针具及器械的消毒

如使用非一次性针具，可根据具体情况选择下列一种方法对其进行消毒，其中以高压蒸汽消毒法为佳，已被临床广泛采用。

（1）高压蒸汽消毒：将浸泡过的毫针等器具用纱布包扎，或装在试管、针盒里，然后放在密闭的高压消毒锅内，一般在 1.0 kg/cm² ~ 1.4 kg/cm² 的压力，在115 ℃ ~ 123 ℃高温下保持30分钟以上，即可达到消毒的目的。

（2）药物浸泡消毒：将针具放在75%的酒精内浸泡30 ~ 60分钟，取出用消毒巾或消毒棉球擦干使用。

针具的重复使用，虽然可以节约部分费用，但存在交叉感染的可能性，因此目前临床多选用一次性针具取代重复消毒使用的针具。但是使用一次性针具，要注意保质期。

2. 接触物品消毒

凡直接与毫针接触的针盘、针管、针盒、镊子等可用2%的苏尔溶液或1∶1000升汞溶液浸泡1 ~ 2小时消毒，已消毒的毫针则必须放在消毒的针盘内。玻璃器具等可放在1∶1000的苯扎溴铵或2∶1000的新洁尔灭溶液内浸泡60 ~ 120分钟后使用。

3. 术者手的消毒

在针刺前，必须先用肥皂水将术者的手洗刷干净，待干后再用75%的酒精（乙醇）棉球或0.5%的碘伏棉球擦拭。

4. 针刺部位的消毒

在患者需要针刺的腧穴部位，用75%的乙醇棉球或0.5%的碘伏棉球擦拭即可。在擦拭时应由腧穴部位的中心点向外绕圈擦拭。也可先用2.5%的碘酒棉球擦拭，然后再用75%的酒精棉球涂擦消毒。当腧穴消毒后，切忌接触污染物，以免重新感染。

5. 治疗室内消毒

针灸治疗室内消毒，包括治疗床上用的床垫、枕巾、毛毯、垫席等物品，要按时换洗晾晒；消毒垫布、垫纸、枕巾提倡一人一用。治疗室也应定期消毒，保持空气流通，环境卫生整洁。

对某些传染病患者用过的针具，必须另行处理，严格消毒后再用或弃之不用。对于所有患者，必须做到一穴一针，以防交叉感染。

三、毫针操作方法

※（一）进针法

进针法是指在刺手与押手的密切配合下，运用各种手法将针刺入腧穴的方法。在进针时要注意指力与腕力的协调一致，要求做到无痛或微痛进针。毫针进针方法有很多，临床应用时需根据腧穴所在部位的解剖特点、针刺深度、手法要求等具体情况灵活选用，以便于进针、易于得气、避免痛感为目的。

1. 以刺、押手势分

（1）单手进针法：即用刺手的拇、食指持针，中指指端紧靠穴位，中指指腹抵住针身下段，当拇、食指向下用力按压时，中指随势屈曲将针刺入，直刺至所要求的深度。此法多应用于短针，并可与双手进针法中的指切进针法、提捏进针法、舒张进针法配合使用。（图2-10）

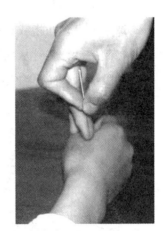

图2-10 单手进针法

（2）双手进针法：即刺手与押手互相配合，协同进针。常用的有以下几种：

① 爪切进针法

又称指切法，以押手拇指或食指之指甲掐切穴位上，刺手持针将针紧靠左手指甲缘刺入皮下。此法适用于短针的进针。（图2-11、图2-12）

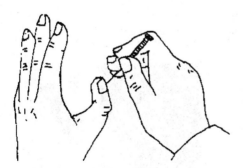

图2-11 爪切进针法1

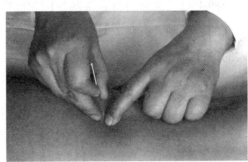

图2-12 爪切进针法2

② 夹持进针法

即押手拇、食指持消毒干棉球裹住针身下段，以针尖端露出0.3~0.5 cm为宜；刺手拇、食、中三指指腹夹持针柄，将针尖对准穴位，当贴近皮肤时，双手配合动作，用插入法或捻入法将针刺入皮下，直至所要求的深度。此法多用于长针进针。（图2-13、图2-14）

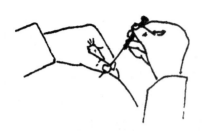

图 2-13　夹持进针法 1

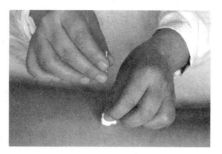

图 2-14　夹持进针法 2

③ 舒张进针法

押手拇、食两指或食、中两指分开置于穴位上，绷紧皮肤，刺手拇、食、中指三指指腹持针，将针从两指间迅速刺入皮下。此法多适用于皮肤松弛或有皱纹的部位，如腹部、头面部腧穴的进针。（图 2-15、图 2-16）

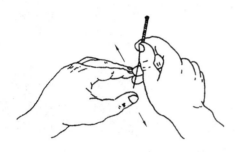

图 2-15　舒张进针法 1

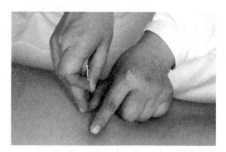

图 2-16　舒张进针法 2

④ 提捏进针法

押手拇、食两指将腧穴部位的皮肤捏起，刺手拇、食、中指三指指腹持针从捏起部的上端刺入，刺入时常与平刺结合。此法主要用于皮肉浅薄的穴位，如面部腧穴的进针。（图 2-17、图 2-18）

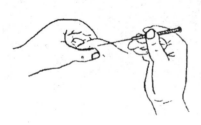

图 2-17　提捏进针法 1

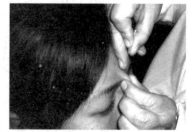

图 2-18　提捏进针法 2

2. 以进针速度分

（1）速刺法：将针尖抵于腧穴皮肤时，运用指力快速刺透表皮，针入皮下的手法。速刺法适用于四肢腧穴和耳穴。

（2）缓刺法：将针尖抵于腧穴皮肤时，运用指力缓缓刺透表皮，针入皮下的手法。缓刺法适用于头身腧穴和头穴。

3. 以刺入术式分

（1）插入法：针尖抵于腧穴皮肤时，运用指力不加捻动直接将针刺入皮下的手法。

（2）捻入法：针尖抵于腧穴皮肤时，运用指力稍加捻动将针刺入皮下的手法。

（3）弹入法：针尖抵于腧穴皮肤时，运用中指弹动针尾瞬即将针尖刺入皮下的手法。

4. 以进针器具分

（1）套管进针法：用金属、塑料、有机玻璃等制成长短不一的细管，代替押手。选用长短合适的平柄针或管柄针置于针管内，针的尾端露于管的上口，针管下口置于穴位上，用手指拍打刺入或弹压针尾将针尖刺入腧穴皮下，然后将套管抽出。（图2-19、图2-20）

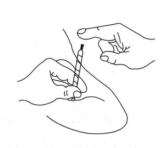

图2-19　套管进针法1

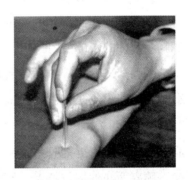

图2-20　套管进针法2

（2）进针器进针法：用特制的圆珠笔式或玩具手枪式进针器，将长短合适的平柄或管柄毫针装入进针器，下口置于腧穴皮肤上，用手指拉扣弹簧，使针尖迅速弹入皮下，然后将进针器抽出。

※（二）针刺角度、方向及深度

在针刺过程中，正确掌握针刺的角度、方向、深度，是增强针感、提高疗效、防止意外事故发生的重要环节。针刺同一腧穴，如果方向、角度和深浅度不同，则针刺到达的组织部位也不相同，产生的针感及得到的效果就会有差异。临床上对所选取的腧穴的针刺方向、角度和深度，主要根据施术部位、病情需要、患者体质强弱以及形体胖瘦等具体情况灵活掌握。

1. 针刺的角度

针刺的角度是指进针时针身与所刺部位皮肤表面形成的夹角，其角度大小，主要根据腧穴所在部位的解剖特点和治疗目的要求而决定。一般分为直刺、斜刺和平刺三种。（图2-21）

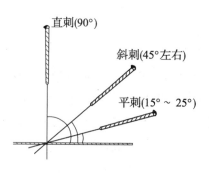

图 2-21　针刺的角度

（1）直刺：即针身与皮肤呈 90° 角垂直刺入。适用于全身大多数的腧穴，尤其是肌肉较丰厚部位的腧穴，如四肢、腹部、腰部的穴位多用直刺。

（2）斜刺：即针身与皮肤呈约 45° 角倾斜刺入。主要适用于骨骼边缘的腧穴，或内有重要脏器而不宜深刺的部位，或为避开血管及瘢痕部位而采用的一种针刺方法，如胸、背部的穴位多用斜刺。

（3）平刺：又称横刺，或称沿皮刺，即针身与皮肤表面呈 15° ～ 25° 角沿皮刺入，主要适用于皮肤浅薄处的腧穴，如头皮部、颜面部、胸骨部腧穴。

2. 针刺的方向

简称针向，是指进针时和进针后针尖所朝的方向。针刺的方向往往依经脉循行的方向、腧穴所在的部位特点、治疗所要求达到的组织及治疗效果而定。为了使进针后的针感到达病变所在的部位，正确掌握针刺方向具有重要意义。临床常见的针刺方向如下：

（1）经脉循行：即针刺时根据经脉循行方向，结合针刺补泻的需要，或顺经而刺，或逆经而刺，以达到"迎随补泻"的目的。一般来说，当补时，针尖方向须与经脉循行的方向保持一致；当泻时，针尖方向须与经脉循行的方向相反。

（2）腧穴部位：即根据针刺腧穴所在部位的特点，针刺时为保证针刺的安全，某些穴位必须朝向某一特定的方向或部位。例如针刺风池穴时，针尖应朝向口的方向刺入；针刺廉泉穴时，针尖应朝向舌根方向刺入。

（3）病变部位：即根据病情治疗的需要，为使针刺感应达到病变所在的部位，针刺时针尖应朝向病变所在部位，也就是要"针向病所"。

3. 针刺的深度

针刺的深度是指针身刺入腧穴部位皮肉的深浅。一般腧穴常规针刺的深度，以既有针感又不伤及重要脏器为原则。每个腧穴针刺的深度标准，在各种论述中已有详述，但其并不是固定不变的，在运用时还须灵活掌握，即必须根据腧穴的部位和患者的病情、体质、年龄以及经脉循行的深浅、不同时令的变化等灵活掌握。

（1）体质：针刺时首先要观察患者的形态，一般体强形胖者宜深刺，体弱形瘦者应浅刺。

（2）年龄：对年老体弱和小儿娇嫩之体宜浅刺，中青年身强体壮者宜深刺。

（3）病情：一般来说，凡表证、阳证、虚证、新病者宜浅刺，里证、阴证、实证、久病者宜深刺。

（4）腧穴部位：凡在头面和胸背等皮薄肉少部位的腧穴针刺宜浅，四肢、臀、腹等肌肉丰满处的腧穴针刺宜深。

（5）时令季节：由于人体与四时时令季节息息相关，因而针刺必须因时制宜，一般按春夏宜浅、秋冬宜深的原则进行。

针刺的角度、方向、深度之间，有着相辅相成的关系。一般来说，深刺多用直刺，浅刺多用斜刺或平刺。对颈项部（延髓部）、眼区、胸背部腧穴，因穴位所在部位内有重要脏器，尤其要注意掌握好一定的针刺的角度、方向与深度，以防发生医疗事故。

※（三）得气与行针

1. 得气

（1）得气的概念：得气是指将针刺入腧穴后所产生的针刺感应，又称"针感"。

（2）得气的表现：得气时，医者手下会有沉重和紧涩或如鱼吞钩饵的感觉；患者也会在针刺部位出现相应的酸、麻、胀、重、痛、凉、热、触电感、蚁走感、水波感等感觉和不自主的肢体活动，而且这种感觉可在一定的部位或向着一定的方向扩散及传导。针感的性质与机体反应、疾病的性质和针刺部位有密切关系，一般敏感者反应强，迟钝者反应弱。指（趾）末端多有痛感，四肢与肌肉丰厚处多酸、麻、胀、重的感觉，向上下传导，远端扩散。腹部多为沉压感，腰部多酸胀感。

若无经气感应即不得气时，医者则感手下空虚无物，患者在相应部位亦无酸、麻、胀、重等感觉。正如《标幽赋》中所言："气之至也，如鱼吞钓饵之浮沉；气未至也，如闲处幽堂之深邃。"

（3）得气的意义：得气与否直接关系到针刺疗效。《灵枢·九针十二原》曰："刺之要，气至而有效，效之信，若风之吹云，明乎若见苍天，刺之道毕矣。"一般来说，得气较速者，疗效较好；得气较慢者，疗效则较差。得气的强弱，也因人、因病而异。一般急性疼痛、痹证、偏瘫等疾病，得气较强时效果较好；反之疗效较差。

（4）影响得气的因素：临床上影响得气的因素很多，主要因素取决于两个方面：一是患者体质的强弱和病情的轻重；二是与医者取穴是否准确，以及针刺的方向、角度和深度是否恰当，施术手法是否正确密切相关。一般而言，患者体质强壮、经气旺盛、血气充盈者得气迅速，反之则得气迟缓，甚或不得气；医者取穴准确时则易得气，反之则不易得气。另外，医者还应注意针刺的方向、角度和深度。若仍不能得气，可采用行针催气，或留针候气，或用温针，或加艾灸等方法，以助经气来复，促使得气。

临床上当针刺得气后，要注意守气，即守住针下经气，方可保持针感持久，才能使针刺对机体发挥较长时间的调整作用。

（5）促使得气的方法：临床上为促使得气，提高疗效，医者还可采取多种方法促使气至。常用的方法有候气法、催气法及守气法：

① 候气法

候气是指针刺后将针留置于所刺腧穴之内，安静地等待较长时间，静以久留，以气至为度。其间亦可间歇地行针，施以提插、捻转等催气手法，直待气至。

② 催气法

催气法是为促使得气而施行的各种手法，可以均匀地进行捻转、提插，或摇动针柄，以及弹、循、刮等行针方法，激发经气，促其气至，统称为催气。

③ 守气法

因得气是临床取得疗效的关键，故一旦得气就必须谨慎地守护其气，防止其气散失，这就是我们所说的守气。正如《素问·宝命全形论》所说："经气已至，慎守勿失。"

2. 行针

行针是指将针刺入腧穴后，为了促使得气和加强或调节针感而采取的操作手法，又名运针。临床常用的行针手法分为基本手法和辅助手法两种。

（1）基本手法

① 提插法

先将针刺入腧穴一定部位，然后将针从浅层插向深层，再由深层提到浅层，如此反复地下插上提。提插幅度大且频率快的，刺激量就大；提插幅度小而频率慢的，刺激量就小。（图2-22、图2-23）

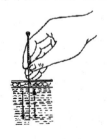

图 2-22　提插法 1

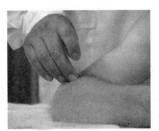

图 2-23　提插法 2

② 捻转法

将针刺入腧穴一定深度后，用拇、食、中三指夹持针柄，一前一后、左右交替旋转捻动。捻转的角度在180°～360°之间，不能单向捻针，否则针身易被肌纤维等缠绕，引起局部疼痛和导致滞针，使出针困难。一般认为捻转角度大、频率快，其刺激量就大；捻转角度小、频率慢，其刺激量则小。（图2-24、图2-25）

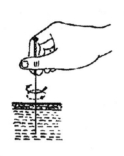

图2-24 捻转法1

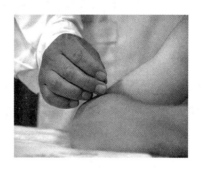

图2-25 捻转法2

提插、捻转幅度或角度大小、频率的快慢、时间的长短，决定着针刺时的刺激量。行针需根据患者的体质、病情、腧穴部位、针刺目的等具体情况而定。

以上两种基本手法，既可单独应用，也可相互配合运用，在临床上应视患者的具体情况灵活掌握，以便发挥其应有的作用。

（2）辅助手法

① 循法

针刺后若无针感，或得气不显著时，可用手指沿针刺穴位所属经脉循行路线的上下左右轻轻地叩打或按揉的方法，称为循法。（图2-26、图2-27）此法可激发经气，促使针感传导或缓解滞针等。

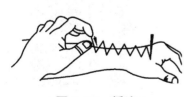

图2-26 循法1

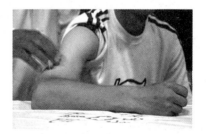

图2-27 循法2

② 刮法

刮法是指针刺达到一定深度后，用指甲刮动针柄的方法。用拇指或食指的指腹抵住针尾，其他手指指甲由下而上频频刮动针柄，以增强针感。此法可激发经气，是一种行气、催气之法。（图2-28、图2-29）

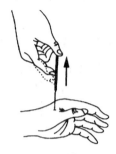

图 2-28　刮法 1

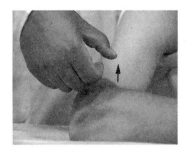

图 2-29　刮法 2

③ 弹法

弹法是指将针刺入腧穴的一定深度后，用手指轻弹针柄，使针体微微振动的方法。操作时应注意用力不可过猛，弹的频率也不可过快，以免引起弯针。此法有激发经气、催气速行的作用。（图 2-30、图 2-31）

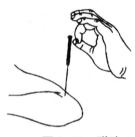

图 2-30　弹法 1

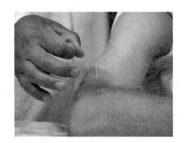

图 2-31　弹法 2

④ 摇法

摇法是将针刺入腧穴一定深度后，一手持针柄将针摇动的方法。摇法有二，一是直立针身而摇，以加强得气感应；一是卧倒针身而摇，使经气向一定方向传导。（图 2-32、图 2-33）

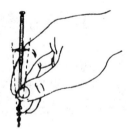

图 2-32　摇法 1

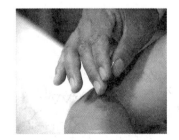

图 2-33　摇法 2

⑤ 震颤法

震颤法是将针刺入腧穴一定深度后，以右手持针柄，做小幅度、快速的提插捻转动作，使针身产生轻微的震颤。（图 2-34、图 2-35）使用此法时一般针刺深度不变。若是较大幅度的连续提插，则称为"捣"。捣时针尖方向、深浅要相同。此法主要用以增强针感。

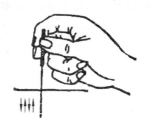

图 2-34 震颤法 1

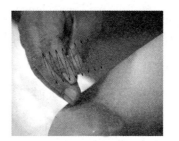

图 2-35 震颤法 2

⑥飞法

飞法是先用拇、食指以较大幅度捻转数次（一般三次左右），而后放手，即拇、食二指张开，如飞鸟展翅之状，一捻一放，如此反复操作，称为"飞法"。此法用于行气、催气，可加强针感。（图 2-36、图 2-37）

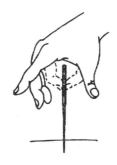

图 2-36 飞法 1

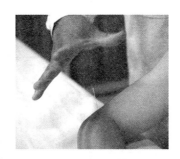

图 2-37 飞法 2

※（四）毫针补泻

针刺补泻是指通过针刺腧穴，并采用恰当的手法激发经气，以扶助正气、疏泄病邪，从而调节人体脏腑经络功能，促使阴阳平衡而恢复健康的方法。针刺补泻是根据《黄帝内经》"实则泻之，虚则补之"的理论而确立的。凡是能鼓舞人体正气，使低下的功能恢复旺盛的方法称之为补法；凡是能疏泄病邪，使亢进的功能恢复正常的方法称之为泻法。临床常用的针刺补泻手法有：

1. 单式补泻手法

（1）提插补泻：毫针刺入腧穴，针下得气后，以先浅后深，重插轻提，提插幅度小，频率慢，操作时间短者为补法；反之，以先深后浅，轻插重提，提插幅度大，频率快，操作时间长者为泻法。

（2）捻转补泻：毫针刺入腧穴，针下得气后，以捻转角度小，用力轻，频率慢，操作时间短并结合拇指向前、食指向后（左转用力）者为补法；反之，以捻转角度大，用力重，频率快，操作时间长并结合拇指向后、食指向前（右转用力）者为泻法。

（3）迎随补泻：迎随意指逆顺，进针时针尖顺着经脉循行的方向刺入为补法；反之，进针时针尖逆着经脉循行的方向刺入为泻法。即"随而济之"为补法，"迎而夺之"为泻法。

（4）呼吸补泻：患者呼气时进针，吸气时出针为补法；反之，患者吸气时进针，呼气时出针为泻法。

（5）开阖补泻：出针后迅速按压针孔者为补法；反之，出针时摇大针孔而不立即按压者为泻法。

（6）徐疾补泻：进针时徐徐刺入一定深度，少捻转，疾速出针者为补法；反之，进针时疾速刺入应刺深度，多捻转，徐徐出针者为泻法。

（7）平补平泻：平即均之意，针刺得气后施以均匀的提插捻转即为平补平泻。

以上针刺补泻手法，临床上既可单独使用，也可结合使用。其中以平补平泻法最为常用。

表2-3　单式补泻手法

手法名称	补　　法	泻　　法
提插补泻	先浅后深，重插轻提，幅度小，频率慢，时间短，以下插为主	先深后浅，轻插重提，幅度大，频率快，时间长，以上提为主
捻转补泻	捻转角度小，用力轻，频率慢，时间短，拇指向前，食指向后	捻转角度大，用力重，频率快，时间长，拇指向后，食指向前
迎随补泻	针尖顺经脉循行方向进针	针尖逆经脉循行方向进针
呼吸补泻	呼气时进针，吸气时出针	吸气时进针，呼气时出针
开阖补泻	出针后按压针孔	出针后不按压针孔，或摇大针孔
徐疾补泻	进针慢，出针快	进针快，出针慢
平补平泻	进针得气后，均匀地提插捻转	

2. 复式补泻手法

复式补泻手法，是对单式补泻手法的综合运用，是由单式补泻手法进一步发展组合而成的手法。即将操作形式完全不同，而其基本作用相同的手法结合在一起，以达到补泻作用的操作方法。在此简单介绍临床常用的烧山火、透天凉两种方法。

（1）烧山火：将针刺入腧穴应刺深度的上1/3（天部），得气后行捻转补法（或紧按慢提九数）。依次按上述操作方法，再将针刺入中1/3（人部）和下1/3（地部），再慢慢地将针提到上1/3，如此反复操作，以针下有热感为度，即将针紧按至地部留针。在此操作过程中，也可配合呼吸补泻法中的补法。烧山火多用于治疗冷痹顽麻、虚寒性疾病。

（2）透天凉：将针刺入腧穴应刺深度的下 1/3（地部），得气后行捻转泻法（或紧提慢插六数）。依次按上述操作方法，再将针紧提至中 1/3（人部）和上 1/3（天部），将针缓慢地按至下 1/3。如此反复操作，以针下有凉感为度，将针紧提至天部留针。在此操作过程中，也可配合呼吸补泻法中的泻法。透天凉多用于治疗热痹、急性痈肿等实热性疾病。

3. 影响针刺补泻效果的因素

针刺补泻的效果与机体功能状态有着密不可分的联系，同时与所取腧穴的性能和针刺手法也有密切关系。因此，影响针刺补泻效果的因素有以下三方面：

（1）机体状态：人体在不同的病理状态下，针刺可以产生不同的调节作用，其补泻效果也不同。当机体处于虚弱状态呈虚证时，针刺可以起到补虚的作用；若机体处于邪盛状态而表现为实证、热证、瘀血等证的情况下，针刺又可以起到清热启闭的泻实作用。又如胃肠痉挛疼痛时，针刺可以止痉而使疼痛缓解；同样胃肠蠕动缓慢时，针刺又可以增强胃肠蠕动，故针刺具有双向的良性调节作用。由此可见针刺补虚泻实的效果，与机体的机能状态有着密切关系。

（2）腧穴特性：腧穴的功能既有普遍性，又有相对的特异性。有些腧穴适宜补虚，例如关元、气海、足三里等穴具有强壮作用，多用于补虚；而有些腧穴适宜泻实，如水沟、曲池、十宣等具有清热、开窍的泻邪作用。由此可见，针刺补泻的效果与腧穴的特性也有密切关系。

（3）针刺手法：古今针灸医家在长期的医疗实践中创造和总结了许多针刺补泻手法，如上所述的各种单式、复式补泻手法，恰当运用于临床就能取得满意的补泻效果。

（五）留针与出针

留针时间的长短须视病情而定，出针操作也因病情不同而有不同的要求。现分述如下：

1. 留针

留针是将针刺入腧穴施术后，使针留置于穴内不动。留针的目的是加强针刺的作用和便于继续行针施术，对针感较差的患者，留针还能起到候气的作用。临床上留针与否及留针时间的长短，应根据具体情况决定。小儿一般不留针，点刺放血亦无须留针，一些腧穴因其常用快速针刺法，不必留针。一般病症，只要针下得气并施以适当的补泻手法后留针 20～30 分钟。对一些慢性、顽固性、疼痛性、痉挛性的特殊病症，可适当增加留针时间，有时甚至可达数小时。留针期间应每隔数分钟行针一次。

2. 出针

出针是指行针施术完毕后或留针达到预定针刺目的和针刺效果后，将针起出的操作方法，又称起针、退针。即先以左手拇、食指或食、中指持消毒干棉球按压在腧穴部位周围皮肤，右手持针小频率和小幅度地提插捻转，再将针提至皮下，静待片刻后迅速将针起出。起针时其动作应轻揉，顺势提出，不能妄用蛮力，以防意外发生；出针的快慢，还须结合病情和各种补泻手法的需要，分别采用疾出、徐出、疾按针孔以及摇大针孔的方法出针。出针后，除特殊需要外，一般都要用消毒干棉球在针孔处轻轻按压片刻，以防出血或针孔疼痛。出针之后，应检查核对针数，防止遗漏，还应询问患者针刺部位有无不适感，并注意有无晕针延迟反应现象。

※ 四、异常情况的处理与预防

针刺是一种比较安全的治疗措施，但由于某种原因，也有可能发生异常情况，比如晕针、滞针、弯针、断针、刺伤神经干或重要脏器等。这些异常情况，如能及时正确处理，一般不会造成严重后果，否则会给患者造成不必要的痛苦，甚至危及生命。熟悉针刺异常情况的现象、原因、预防和处理方法，是运用针刺疗法的前提条件和必要技能。

（一）晕针

1. 现象

在针刺过程中，患者突然精神疲倦，头晕目眩，恶心欲吐，心慌气短，面色苍白，出冷汗，脉象细弱，严重者甚至会出现神志昏迷、唇甲青紫、血压下降、二便失禁、脉微欲绝等症。

2. 原因

多见于初次接受针刺治疗的患者，或与患者精神紧张、体质虚弱、劳累过度、饥饿空腹、大汗后、大泻后、大出血后等有关，或与患者体位不当，施术者手法过重，选穴过多以及治疗室内空气闷热或寒冷等有关，是大脑一过性的缺血。

※3. 处理

立即停止针刺，起出全部留针，去除引起晕针的原因；使患者平卧，头部稍低，松解衣带，注意保暖，保证大脑的供血、呼吸顺畅和机体保暖。轻者静卧片刻，饮温茶或热糖水，即可恢复。重者，可用指掐或针刺人中、素髎、合谷、内关、足三里、涌泉、中冲等急救穴，也可灸百会、气海、关元、神阙等穴温补元气。必要时可配合现代急救措施如人工呼吸等。

4. 预防

对晕针要重视预防，如初次接受针治者，要做好解释工作，消除恐惧心理。正确选取舒适持久的体位，尽量采用卧位。选穴宜少，手法要轻。对劳累、饥饿、大渴者，应嘱其休息，进食、饮水后，再予以针治。针刺过程中，应随时注意观察患者的神态，询问针后情况，如有不适等晕针先兆，需及早采取处理措施。

（二）滞针

1. 现象

行针时医者感到针下滞涩，捻转、提插、出针均困难，若勉强捻转、提插，则患者会感到疼痛。

2. 原因

患者精神紧张，毫针刺入后局部因疼痛而肌肉强烈挛缩；或因行针时捻转角度过大、过快和持续单向捻转等，肌纤维缠绕针身所致。

※3. 处理

嘱患者消除紧张，使局部肌肉放松；或延长留针时间，用循、摄、按、弹等手法放松；或在滞针附近加刺一针，以缓解局部肌肉紧张。如因单向捻针而致者，需反向将针捻回。

4. 预防

对精神紧张者，应先做好解释，消除顾虑。进针时应避开肌腱，行针时手法宜轻巧，捻转角度不宜过大、过快，更应避免连续单方向捻针。

（三）弯针

1. 现象

进针时或进针后针身弯曲，改变了进针时刺入的方向和角度，使提插、捻转和出针均感困难，患者感到针处疼痛。

2. 原因

术者进针手法不熟练，用力过猛，或针尖碰到坚硬组织，或因患者在留针过程中变动了体位，或针柄受到某种外力碰压等。

※3. 处理

出现弯针后，不能再行手法。如针身轻度弯曲，可慢慢将针退出；若弯曲角度过大，应顺着弯曲方向将针退出。因患者体位改变所致者，应嘱患者慢慢恢复原来体位，使局部肌肉放松后，再慢慢退针。切忌强行拔针，以免引起断针。

4. 预防

医者进针手法要熟练，指力要轻巧。患者的体位要选择恰当，并嘱其不要随意变动。注意针刺部位和针柄不能受外力碰压。

（四）断针

1. 现象

行针时或出针时发现针身折断，残端留于患者腧穴内。

2. 原因

针具质量欠佳，针身或针根有损伤剥蚀；针刺时针身全部刺入腧穴内，行针时强力提插、捻转，局部肌肉猛烈挛缩；患者体位改变，或弯针、滞针未及时正确处理，或在电针时电流强度突然增大；等等。

※3. 处理

嘱患者不要紧张、乱动，以防断针陷入深层。如残端显露于皮肤外，可用手指或镊子取出。若断端与皮肤相平，可用手指挤压针孔两旁，使断针暴露体外，用镊子取出。如断针完全没入皮内、肌肉内，应在X线下定位，手术取出。如果断针在重要脏器附近，或患者有不适感觉及功能障碍时，应立即采取外科手术方法处理。

4. 预防

应仔细检查针具质量，不合要求者应剔除不用。进针、行针时，动作宜轻巧，不可强力猛刺。针刺入穴位后，嘱患者不要任意变动体位。针刺时针身不宜全部刺入。遇有滞针、弯针现象时，应及时正确处理。

（五）针刺后遗感

1. 现象

出针后，患者局部遗留酸、重、麻、胀等不适感觉过强，甚至影响患者变换体位。

2. 原因

多因行针时手法过重损伤了正气，或留针时间过长。

3. 处理

轻者用手指在局部上下按揉，即可消失或改善，重者除此外，可配合艾灸。

4. 预防

避免手法过强和留针时间过长。

（六）出血与血肿

1. 现象

出针后，患者局部出现针孔出血，或针处皮肤青紫、肿胀疼痛等。

2. 原因

多因刺伤皮下血管所致，个别可能由凝血功能障碍引起。

※3. 处理

小的青紫块，一般无须处理，可自行消退。大的青紫块，应先冷敷以防继续出血，24小时后再行热敷，使局部瘀血消散吸收。

4. 预防

针刺前要仔细查询患者有无出血病史。要熟悉浅表解剖知识，避免刺伤血管。起针时可用干棉球按压和按摩片刻，尤其是头面部、眼区等容易出血的部位。

（七）重要脏器损伤

1. 现象

损伤不同脏器，会出现不同的表现。

（1）创伤性气胸

损伤肺脏出现气胸，表现为针刺后出现胸痛、胸闷、心慌、呼吸不畅，严重者呼吸困难、心跳加速、发绀、出汗、虚脱、血压下降、休克等。症状的轻重与漏入胸膜腔的气体多少和气胸性质密切相关，进入的气体越多则症状越重，若为张力性气胸，气体随呼吸逐渐进入胸膜腔，症状逐渐加重，有时可很快造成死亡。

（2）刺伤其他内脏

主要症状是疼痛和出血。刺伤肝、脾，可引起内出血，肝区或脾区疼痛，有的可向背部放射；若出血量过大，会出现腹痛、腹肌紧张，并有压痛及反跳痛等急腹症症状。刺伤心脏时，轻者可出现强烈刺痛，重者有剧烈撕裂痛，引起心外射血，导致休克等危重情况。刺伤肾脏，可出现腰痛、血尿，严重时血压下降、休克。刺伤胆囊、膀胱、胃、肠等空腔脏器时，可引起疼痛，甚至急腹症等症状。各内脏器官的出血，严重时均可导致血压下降，而致休克的发生，如抢救不及时则可造成死亡。

（3）刺伤脑脊髓

刺伤脑脊髓是指由于针刺过深造成脑及脊髓的损伤。刺伤延髓时，可出现头痛、恶心、呕吐、呼吸困难、休克和神志昏迷等。刺伤脊髓，可出现触电样感觉向肢端放射，甚至引起暂时性肢体瘫痪，有时可危及生命。

（4）外周神经损伤

刺伤神经干是指针刺操作不当造成相应的神经干的损伤。当神经受损后，多出现麻木、灼痛等症状，甚至出现神经分布区域及所支配脏器的功能障碍或末梢神经炎等症状。

2. 原因

主要是对解剖部位不熟悉、针刺手法使用不当。针刺胸部、背部、锁骨附近、神经干附近、脑、脊髓附近和肩井等穴时，进针过深，反复提插捻转，或留针过程中针尖划破肺脏，使空气进入胸膜腔内，从而造成气胸。针刺胸部、腹部穴位时，在相应脏器部位（心、肝、脾、肾等）针刺过深，手法使用不正确；或内脏有病变（如肝、脾肿大等），也会造成内脏出血。

※3. 处理

（1）创伤性气胸

①立即出针，并让患者采取半卧位休息，切勿翻转体位。

②安慰患者以消除其紧张恐惧心理。

③必要时请相关科室会诊。

④根据不同的病情程度采用不同的处理方法：漏气量少者，可自行吸收。要密切观察病情，随时对症处理，酌情给予吸氧、镇咳、抗感染等治疗。病情严重者，应及时组织抢救，可采用胸腔闭式引流排气等救治。

※（2）刺伤其他内脏

①发现内脏损伤后，要立即出针。

②安慰患者以消除其紧张恐惧心理。

③必要时请相关科室会诊。

④病情程度不同采用不同的处理方法：若损伤轻者，应卧床休息，一段时间后一般即可自愈。若损伤较重，或有持续出血倾向者，应用止血药等对症处理，并密切观察病情及血压变化。若损伤严重，出血较多，出现失血性休克时，则必须迅速进行输血等急救或外科手术治疗。

（3）刺伤脑脊髓

①发现有脑脊髓损伤时，应立即出针。

②安慰患者以消除其紧张恐惧心理。

③根据症状轻重不同采用不同的处理方法：轻者，需安静休息，经过一段时间后，可自行恢复。重者，请相关科室会诊并及时救治。

（4）外周神经损伤

①立刻停止针刺，勿继续提插捻转，应缓慢轻柔出针。

②损伤严重者，可在相应经络腧穴上进行 B 族维生素类药物穴位注射；根据病情需要可应用激素冲击疗法以对症治疗。

③可进行理疗、局部热敷或中药治疗等。

4. 预防

为了避免针刺时损伤脏器组织，医者首先要熟悉穴位的解剖，掌握各个穴位深层有何重要脏器，在针刺后枕部、背部、胁肋部、胸腹部、神经干周围穴位时，要了解针刺的深度、角度、方向与脏器、组织之间的关系；其次是针刺前应详细检查患者有无内脏器官肿大、肠胀气、尿潴留等病理改变，以便能更好地掌握针刺的角度、方向、深度，并根据患者体形的胖瘦、年龄的大小及脏器的病理改变等情况灵活掌握。

※ 五、针刺注意事项和禁忌证

（一）注意事项

1. 废针的处理参照《医疗垃圾管理办法》。

2. 患者在过于饥饿、疲劳及精神紧张时，不宜立即进行针刺治疗。对身体瘦弱、气血亏虚的患者，应取卧位，针刺手法不宜过重。

3. 注意针刺及出针的顺序。进针时先上后下、先阳后阴，出针时先下后上、先阴后阳。

4. 对一些特殊部位的腧穴，如胸、胁、腰、背等脏腑所居之处和头颈部（如延髓所在部）的腧穴，不宜直刺、深刺，以防刺伤重要脏器，对肝脾肿大、心脏扩大、肺气肿等患者更应慎重。概括为以下几点：

（1）针刺眼区的腧穴，要掌握一定的角度、深度，而且不宜大幅度提插、捻转和长时间留针，以防刺伤眼球和出血。

（2）针刺胸、背、腋、胁、缺盆等部位的腧穴，禁止直刺、深刺，以免伤及心、肺等脏器，尤其对肺气肿患者，更需谨慎，以防止发生气胸。

（3）对两胁及肾区的腧穴，禁止直刺和深刺，以防刺伤肝、脾、肾脏，尤其对有肝脾肿大的患者，更应该注意。

（4）对患有胃溃疡、肠粘连、肠梗阻的患者的腹部和尿潴留患者的耻骨联合区，在针刺这些小腹部腧穴时，应掌握适当的针刺方向、角度、深度等，以免误伤膀胱等器官，出现意外。

（5）针刺项部如风池、风府、哑门以及背部正中第1腰椎以上的腧穴，进针时要注意掌握一定的角度及深度，不宜大幅度地提插、捻转和长时间地留针，以免伤及重要组织器官。

（6）对于头皮和眼睛周围易出血的部位，出针后急用干棉球按压，按压要适度用力，切勿揉按，以免出血。

（二）禁忌证

1. 妇女怀孕3个月以内者，下腹部禁针；怀孕3个月以上者，腹部及腰骶部不宜针刺。合谷、三阴交、昆仑、至阴等穴有通经活血作用，孕妇禁针；即使在平时，妇女也应慎用；对有习惯性流产史者，尤须慎重。

2.小儿囟门未合，其所在部位的腧穴，不宜针刺。

3.有皮肤感染溃疡、瘢痕或肿瘤的部位，不宜针刺。

4.常有自发性出血或出血不止的患者，不宜针刺。

六、实训

实训一　毫针的练针方法、进针方法

【目的要求】

1.掌握正确的练针方法，提高指力，熟练手法；掌握常用的进针方法。

2.熟悉毫针针刺的技巧，并恰当把握针刺的角度、方向、深度，细心体会针刺的各种感应。

3.了解毫针的结构、规格、种类，并正确选择使用毫针。

【标本教具】

教学光盘、模特、各种规格的毫针、75%酒精棉球、碘伏棉球、消毒干棉球、针盘、镊子等，学生自备棉团、纸垫。

【实训方式】

讲授、示教：

1.教师结合教学光盘及教具进行讲授，明确进针方法要点。

2.教师在模特（学生）身上做各种手法的演示。

3.学员相互试针练习。

【实训内容、方法】

1.展示各种毫针，让学生观察、观看，确认毫针的结构、规格、种类。

2.指力练习：老师在纸垫、棉团等器材上进行示范操作，演示规范的持针法及练习指力方法。

要点：①持针稳固，不向下滑；②右手臂须悬空（无依托）持针练习；③练针过程中保持针身垂直；④先用短毫针练习，待指力增长后换用较长毫针练习。

3.进针方法练习：借助纸垫、棉团等器材，反复练习进针法，掌握常用的四种进针法（爪切进针法、夹持进针法、舒张进针法、提捏进针法）的操作要领。

（1）爪切进针法：用押手拇指或食指的指甲切按在穴位旁边，刺手持针紧靠指甲缘将针刺入皮下。

要点：指甲切按方向应与经脉循行方向相一致，切按的力量适中。

（2）夹持进针法：用押手拇、食指夹捏消毒干棉球裹住针身下端，将针尖固定在所刺腧穴的皮肤表面位置上方；刺手持针柄，双手协同用力，将针刺入皮下。

要点：注意刺手、押手协同配合进针。

（3）舒张进针法：用押手拇、食二指将针刺腧穴部位的皮肤向两侧撑开，使之绷紧，刺手持针从指间将针刺入穴位皮下。

要点：押手指需将所针穴位皮肤绷紧固定。

（4）提捏进针法：用押手拇、食两指将针刺腧穴部位的皮肤捏起，刺手持针从捏起的上端刺入皮下。

要点：注意进针的角度；能根据不同部位，正确选择适当的进针方法；进针顺利，基本不痛。

在熟练掌握双手进针法的基础上，学习运用单手进针法，如飞针法。在人体四肢部肌肉较丰厚的腧穴处能顺利进针，针身不弯，疼痛较轻或基本不痛。

【思考题/作业】

1. 常用的进针方法有哪几种？

2. 试述针刺的角度、方向、深度。

3. 细心体会针刺的各种反应。

4. 按下表进行操作练习，反复实践，并做好记录（或写好实训报告）。

针刺穴位	进针方法名称	幅度、频率、操作时间	针刺感应

实训二　毫针行针方法、针刺补泻方法

【目的要求】

1. 掌握行针基本手法。

2. 熟悉行针辅助手法。

3. 了解针刺补泻方法。

【标本教具】

教学光盘、模特、各种规格的毫针、75% 酒精棉球、碘伏棉球、消毒干棉球、针盘、镊子等。

【实训方式】

讲授、示教：

1. 教师结合教学光盘及教具进行讲授，明确基本行针法、辅助行针法及针刺补

泻法的要点。

2.教师在模特（学生）身上做各种手法的演示。

3.学生两人一组相互试针练习，教师指正总结。

【实训内容、方法】

1.基本行针法练习

（1）提插法：局部常规消毒后，将针刺入腧穴一定深度后，施以上提下插的动作。

要点：① 对于提插幅度的大小、层次的变化、频率的快慢和操作时间的长短，应根据被操作者的体质、病情、腧穴部位和针刺目的等灵活掌握；② 使用提插法时的指力要均匀一致，幅度不宜过大，一般以 3～5 分为宜，频率不宜过快，每分钟 60 次左右，保持针身垂直，不改变针刺角度、方向和深度；③ 行针时提插的幅度大、频率快，刺激量就大；反之，提插的幅度小、频率慢，刺激量就小。

（2）捻转法：局部常规消毒后，将针刺入腧穴一定深度，施以反复前后捻转的操作。

要点：① 捻转角度的大小、频率的快慢、时间的长短等，需根据被操作者的体质、病情、腧穴部位、针刺目的等具体情况而定；② 使用捻转法时，指力要均匀，角度要适当，一般应掌握在 180°～360° 角，不能单向捻针，否则针身易被肌纤维等缠绕，引起局部疼痛、滞针而导致出针困难；③ 捻转角度大、频率快，其刺激量就大；捻转角度小、频率慢，其刺激量则小。

2.辅助行针法练习

（1）循法：操作者用手指顺着经脉的循行径路，在腧穴的上下部轻柔地循按。

（2）弹法：针刺后，在留针过程中，以手指轻弹针尾或针柄，使针体微微振动，以加强针感，助气运行。

（3）刮法：毫针刺入一定深度后，经气未至，以拇指或食指的指腹抵住针尾，用拇指、食指或中指指甲由下而上频频刮动针柄，促使得气。

（4）摇法：针刺入一定深度后，手持针柄，将针轻轻摇动，以行经气。摇法有两种，一是直立针身而摇，以加强得气感应；一是卧倒针身而摇，使经气向一定方向传导。

（5）飞法：用右手拇、食两指执持针柄，细细捻搓数次，然后张开两指，一搓一放，反复数次，状如飞鸟展翅。

（6）震颤法：针刺入一定深度后，右手持针柄，用小幅度、快频率的提插、捻转手法，使针身轻微震颤。

3. 单式补泻法练习

（1）徐疾补泻法：① 将针刺入皮肤后，先在浅部候气，得气后将针缓慢向内推进到一定深度，退针时快速提至皮下，然后快速出针为补法；② 将针刺入皮肤后，进针要快，一次性刺入深层候气，气至后缓慢向外退针，引气往外，为泻法。

要点：补法重在徐入，泻法重在徐出。

（2）提插补泻法：① 针刺得气后，反复重插轻提，下插时用力大、速度快，上提时用力小、速度慢，以下插为主是补法；② 针刺得气后，反复重提轻插，上提时用力大、速度快，下插时用力小、速度慢，以上提为主是泻法。

要点：补法以向内按捺为主，泻法以向外提引为主。

（3）捻转补泻法：① 左捻为主，即拇指向前时用力重，向后时用力轻为补法；② 右捻为主，即拇指向后时用力重，向前时用力轻为泻法。

要点：左捻针，拇指向前，次指向后为补；右捻针，即拇指向后，次指向前为泻。

（4）呼吸补泻法：① 患者呼气时进针，吸气时出针为补法；② 患者吸气时进针，呼气时出针为泻法。

要点：补法重在呼气进针吸气出针，泻法重在吸气进针呼气出针。

（5）开阖补泻法：① 出针后迅速按压针孔者为补法；② 出针时摇大针孔而不立即按压者为泻法。

要点：补法重在按压针孔，泻法重在摇大针孔。

（6）迎随补泻法：① 进针时针尖顺着经脉循行的方向刺入为补法；② 进针时针尖逆着经脉循行的方向刺入为泻法。

要点：补法是"随而济之"，泻法是"迎而夺之"。

（7）平补平泻：针刺得气后施以均匀的提插捻转。

【思考题 / 作业】

1. 常用的行针基本手法有哪几种？提插法如何操作？

2. 常用的行针辅助手法有哪几种？飞法的操作要点是什么？

3. 常用的单式补泻方法有哪些？

项目二　灸　法

一、概述

灸法是指用艾绒或其他药物熏灼、温熨穴位或患处，通过经络的传导作用，起到温通经脉、调和气血、调整阴阳、扶正祛邪作用，从而防治疾病的一种外治方法。

（一）灸用的材料

施灸材料主要是由艾叶制成的艾绒。选用干燥的艾叶，除去杂质并捣碎，即可制成细软纯净的艾绒。其制备简单，价廉物美，易于贮藏备用。《本草从新》说："艾叶苦辛，生温，熟热，纯阳之性，能回垂绝之阳，通十二经，走三阴，理气血，逐寒湿，暖子宫……以之灸火，能透诸经而除百病。"这说明用艾叶作施灸材料，有温通经脉、祛除阴寒、回阳救逆等作用。艾叶经过加工制成的艾绒，便于搓捏成大小不同的艾炷，易于燃烧，气味芳香，燃烧时热力温和，能窜透皮肤，直达深部。又由于艾产于各地，价格低廉，所以几千年来一直为针灸临床所采用。

※（二）灸法的作用

灸法的作用较广泛，主要有以下几个方面：

1.温通经络、散寒除湿

风、寒、湿等外邪侵袭人体，会导致气血凝滞，经络受阻，出现肿胀、疼痛等症状和一系列功能障碍。灸法对经络穴位的温热刺激，可以温经散寒，祛风除湿，所以临床多用于外邪留滞，气血运行不畅引起的痹证、疮疡疖肿、冻伤、扭挫伤等疾病，也常用于跌打损伤等其他原因引起的气血不畅、瘀血停留之症。

2.升阳举陷、扶阳固脱

《灵枢·经脉》篇云："陷下则灸之。"灸疗能益气温阳、升阳举陷，可用来治疗脾肾阳虚，命门火衰引起的久泄久痢，以及气虚下陷之脱肛、脏器下垂等症。临床常取百会穴治疗中风脱证、胃下垂等。

3.保健强身、预防疾病

灸疗可温阳补虚，所以除了有治疗作用外，还有预防疾病和保健的作用，是防病保健的方法之一。灸足三里、中脘，可使胃气常盛、气血充盈；灸命门、关元、气海，可温阳益气、填精补血。俗话亦说："若要身体安，三里常不干；三里灸不绝，一切灾病息。"灸疗是重要的防病保健方法之一。

4. 拔毒泄热、引热外出

灸法治疗痈疽，首见于《黄帝内经》，在古代文献中亦有"热可用灸"的记载。《医宗金鉴·痈疽灸法篇》指出："痈疽初起七日内，开结拔毒灸最宜，不痛灸至痛方止，疮痛灸至不痛时。"总之，灸法能以热引热，使热外出。

二、操作方法

灸法按照操作方法的不同，分为以下几种，见图2-38。

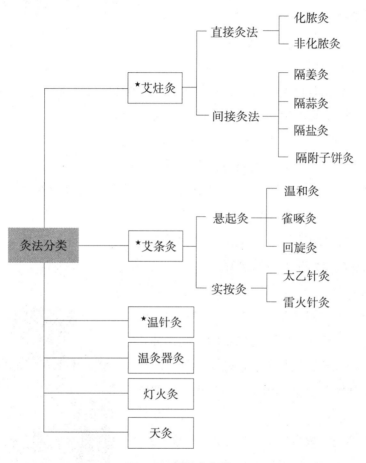

图2-38 灸法分类

※（一）艾炷灸

施灸时将艾绒搓捏成的一个个圆锥形艾团，称为艾炷。（图2-39）如蚕豆大者为大炷，如黄豆大者为中炷，如麦粒大者为小炷。每烧尽一个艾炷，称为一壮。灸治时，以艾炷的大小和壮数的多少来掌握刺激量的轻重。

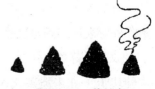

图2-39 艾炷灸

1. 直接灸法

又称明灸、着肤灸，是将艾炷直接放置在皮肤上点燃施灸的一种方法。（图2-40）根据灸后对皮肤的烧灼、刺激的程度不同，又分为化脓灸和非化脓灸两种。

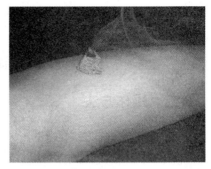

图2-40　直接灸法

（1）化脓灸：将大小适宜的艾炷直接置于相应腧穴上进行施灸至皮肤起疱，并致局部化脓。施灸前必须征得患者的同意及合作，先在施术部位上涂以少量凡士林或大蒜液，以增加黏附作用和刺激作用，一般每个艾炷须燃尽再换，可灸7~9壮。施灸部位大约1周即可化脓，化脓时每天换药1次，多吃鱼、虾等高蛋白食物，大约2周开始结痂，灸疮5~6周结痂脱落后留下瘢痕。临床上常用此法治疗哮喘、慢性胃肠道疾病、肺痨和发育障碍等，但对皮肤病、糖尿病患者不宜使用。

（2）非化脓灸：灸后达到温烫为主，不致透发成灸疮者，称为非化脓灸。因灸后不形成瘢痕，故又称无瘢痕灸。操作时，采用中、小艾炷放在穴位上，点火后，当患者感到烫时即用镊子将艾炷夹去，一般连续5~7壮，以局部皮肤红晕为止。因艾炷小，灼痛时间短，不留疤痕，故易为患者所接受。本法适用于虚寒的轻证，常用于气血虚弱、眩晕和皮肤疣等。

2. 间接灸法

又称隔物灸，即在艾炷下垫衬一些药物进行施灸的方法。（图2-41）因衬隔物的不同，可分为隔姜灸、隔蒜灸、隔盐灸、隔药饼灸等。此法具有艾灸和药物的双重作用，火力温和，易被患者接受。

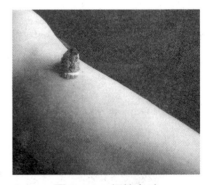

图2-41　间接灸法

（1）隔姜灸：取直径2~3厘米、厚度0.2~0.3厘米的生姜一片，用针穿刺数孔，上置艾炷，放在穴位上施灸。如患者感觉灼热不可忍受时，可将姜片向上提起，放下再灸，或易炷再灸，如此反复进行，直到局部皮肤潮红为止，一般灸5~9壮。隔姜灸具有温中散寒、宣散发表、通经活络的作用。多用于治疗外感表证和虚寒性疾病，如感冒、腹痛、泄泻、呕吐、关节疼痛、痛经等。

（2）隔蒜灸：用独头大蒜切成厚2~3毫米的薄片，用针穿刺数孔，放在穴位或肿块上（如未溃破化脓的脓头处），用艾炷灸之，每穴一次需灸5~7壮。因大蒜液对皮肤有刺激性，灸后容易起泡，故应注意防护。隔蒜灸具有消肿化结、拔毒止痛、杀虫的作用，多用于治疗肺痨、未溃疮疖、蛇蝎毒虫所伤等。

另有一法名为铺灸或长蛇灸。取大蒜500克，去皮捣成蒜泥，使患者伏卧，于其脊柱正中，自大椎穴至腰俞穴铺敷蒜泥一层，约2.5厘米厚、6厘米宽，周围用棉皮纸封固，然后用中艾炷在大椎穴及腰俞穴点火施灸，不计壮数，直到患者自觉口鼻中有蒜味时停灸。灸后，以温开水渗湿棉皮纸周围，移去蒜泥。因蒜泥和火热的刺激，脊部正中多起水泡，灸后需注意局部防护。本法多用来治疗虚劳顽痹等证。

（3）隔盐灸：即在盐上施灸的方法。将食盐置于脐窝中，将脐部填平，上置艾炷施灸，待患者稍感灼痛，即更换艾炷。也可在食盐上放置姜片后再置艾炷施灸，以防止食盐受火起爆而造成烫伤。一般施灸时其壮数视病情而定。隔盐灸有回阳、固脱、散寒、救逆的作用，但需连续施灸，以脉起、肢温、症状改善为止。临床多用于治疗急性寒性腹痛、虚脱、中风脱证等。

（4）隔附子饼灸：将附子研成细末，用适量黄酒调成泥状，做成直径约3厘米、厚约0.8厘米的圆饼，中间用针穿刺数孔备用。选取适宜体位，充分暴露待灸腧穴。先将附子饼置于穴上，再将中号或大号艾炷置于附子饼上，点燃艾炷尖端，任其自燃。艾炷燃尽，去艾灰，更换艾炷，依前法再灸。施灸中，若感觉施灸局部灼痛不可耐受，术者用镊子将附子饼一端夹住端起，稍待片刻，重新放下再灸。一般每穴灸3~9壮。临床多用于治疗阳痿、早泄、遗精及疮疡久溃不敛、阴性痛疽、指端麻木等病症。

※（二）艾条灸

取纯净细软的艾绒，用桑皮纸紧紧包裹卷成圆柱形，制成26厘米长，直径约1.5厘米的艾卷，称为艾条，也称艾卷。临床应用时将其一端点燃，对准穴位或患处施灸的一种方法称为艾条灸。艾条灸又可分为悬起灸、实按灸两种，现介绍如下：

1. 悬起灸

将艾条的一端点燃后，对准施灸的腧穴部位或患处，距离皮肤2~3厘米处进行熏烤的方法即为悬起灸。按其具体操作方法的不同，又可分为温和灸、雀啄灸、回旋灸等。

（1）温和灸：选取适宜体位，充分暴露待灸腧穴。将艾条的一端点燃，对准施灸部位，距离2~3厘米进行熏灸，使患者局部有温热感而无灼痛，一般每穴灸10~15分钟，至皮肤稍呈红晕为度。（图2-42、图2-43）对于昏厥或局部知觉减退的患者和小儿，医者可将食、中两指置于施灸部位两侧，通过医生手指的感觉来测知患部受热程度，以便随时调节施灸距离，掌握施灸时间，防止烫伤，灸毕熄灭艾火。

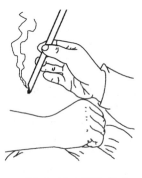

图2-42 温和灸1

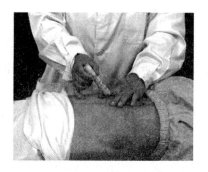

图2-43 温和灸2

（2）雀啄灸：选取适宜体位，充分暴露待灸腧穴。点燃艾条一端，对准施灸部位的皮肤，但并不固定在一定的距离，而是如鸟雀啄食一样，一上一下地移动施灸。（图2-44）灸至皮肤出现红晕，有温热感而无灼痛为度，一般灸10～15分钟，灸毕熄灭艾火。可用于治疗昏厥急救、胎位不正等病症。

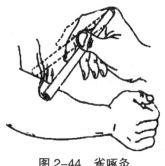

图2-44 雀啄灸

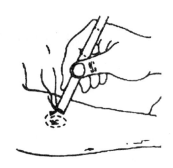

图2-45 回旋灸

（3）回旋灸：选取适宜体位，充分暴露待灸腧穴。艾条燃着一端，术者手持艾卷的中上部，将艾卷燃烧端对准腧穴，与施灸部位的皮肤保持相对固定的距离（一般在3厘米左右），左右平行移动或反复旋转施灸（图2-45），动作要匀速。若遇到小儿或局部知觉减退者，尤其是糖尿病患者，术者应以食指和中指，置于施灸部位两侧，通过医者的手指来测知患者局部受热程度，以便随时调节施灸时间和距离，防止烫伤。灸至皮肤出现红晕，有温热感而无灼痛为度，一般灸5～10分钟，灸毕熄灭艾火。用于治疗面积较大的风湿痹痛、损伤、麻木等病症。

2. 实按灸

常用的实按灸有太乙针灸、雷火针灸。

（1）太乙针灸、雷火针灸的制作

太乙针灸：将纯净细软的艾绒150 g平铺在40厘米见方的桑皮纸上。将人参125 g、穿山甲250 g、山羊血90 g、千年健500 g、钻地风300 g、肉桂500 g、小茴香500 g、苍术500 g、甘草1000 g、防风2000 g、麝香少许，共为细末，取药末 24 g 掺入艾绒内，紧卷成爆竹状，外用鸡蛋清封固，阴干后备用。

雷火针灸：其制作方法与太乙针灸相同，唯药物处方有异，方用纯净细软的艾绒 125 g，沉香、乳香、羌活、干姜、穿山甲各 9 g，麝香少许，共为细末。

（2）操作方法

将太乙针灸或雷火针灸的艾卷一端点燃，以棉布 6 ~ 7 层裹紧艾火端。医者手持艾卷，将艾火端对准腧穴，趁热按到施术部位，停止 1 ~ 2 秒然后抬起，进行灸熨，艾火熄灭则再点燃按熨，如此反复，灸至皮肤红晕为度，一般灸熨 7 ~ 10 次为度。

（3）注意事项

① 艾条要燃透再灸，否则容易熄灭。② 必须用棉布而非化纤制品。③ 每一下点灸的间隔时间不宜太长，两针交替使用更佳。

※（三）温针灸

温针灸是将针刺与艾灸结合使用的一种方法（图 2-46、图 2-47），适用于既需留针，又需施灸的疾病。

操作方法是，① 准备艾卷或艾绒：截取 2 厘米艾灸卷一段，将一端中心扎一小孔，深 1 ~ 1.5 厘米。也可选用艾绒，艾绒要柔软，易搓捏。② 选取适宜体位，充分暴露待灸腧穴。③ 针刺得气留针：腧穴常规消毒，直刺进针，行针得气，将针留在适当的深度。④ 插套艾卷或搓捏艾绒，点燃：将艾卷有孔的一端经针尾插套在针柄上，插牢，不可偏歪。或将少许艾绒搓捏在针尾上，要捏紧，不可松散，以免滑落，点燃施灸。⑤ 艾卷燃尽去灰，重新置艾：待艾卷或艾绒完全燃尽成灰时，将针稍倾斜，把艾灰掸落在容器中，每穴每次可施灸 1 ~ 3 壮。⑥ 待针柄冷却后出针。

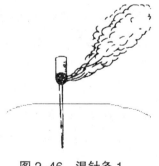

图 2-46 温针灸 1

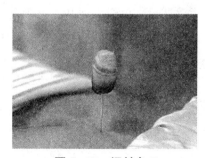

图 2-47 温针灸 2

温针灸既能发挥针刺的作用，又能发挥灸法的作用，还解放了施灸者人力，故临床应用较多。应用时应注意防止灰火脱落烧伤皮肤。

（四）温灸器灸

温灸器灸是指用温灸器在腧穴上或患处施灸的一种方法。温灸器是一种专门用于施灸的器具，其形式多种多样，临床常用的温灸器有温灸盒、温灸筒（图 2-48）。

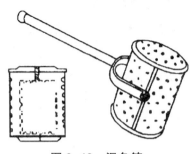

图 2-48　温灸筒

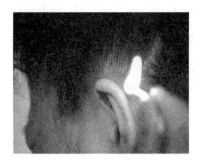

图 2-49　灯火灸法

（五）灯火灸

灯火灸（图 2-49）又称灯草灸、油捻灸，是民间沿用最久的一种简便灸法。取 10 ~ 15 厘米长的灯芯草或纸绳，蘸麻油或其他植物油，渍长 3 ~ 4 厘米，点燃起火后快速对准穴位，瞬间猛一接触即迅速离开，同时可听到"叭"的声响，如无爆焠之声可重复 1 次。灸时蘸油不要太多，以免油滴下烫伤患者皮肤。灸后皮肤可能会有一点发黄，有时可起小泡，勿使其感染。此法主要用于皮肤病、小儿疳腮、结膜炎、惊风等病症。

（六）天灸

本法用刺激性药物敷贴穴位，局部发泡如灸疮而得名，近现代又称"发泡疗法"。常用药物有新鲜的毛茛叶、旱莲草、大蒜泥、生白芥子等，将这些捣烂敷置穴位上，使之发泡，可以治疗多种病症。常用的有：

1. 蒜泥灸

取大蒜适量，捣烂如泥状，贴敷于穴位上，敷灸 1 ~ 3 小时，待局部皮肤发痒、发红、起泡为度。如蒜泥敷合谷穴治疗扁桃体炎，敷涌泉穴治疗咯血、衄血，敷鱼际穴治疗喉痹等。

2. 白芥子灸

取白芥子适量，研为极细末，加水或食醋调和成糊状，贴敷于穴位或患处，外覆油纸，胶布固定。通常用于治疗哮喘、肺结核、关节疼痛、口眼歪斜等。

3. 斑蝥灸

取斑蝥浸于醋中，数日后取醋汁擦抹患处，以治疗顽癣。

三、灸法的临床应用

（一）灸法的适应证

明代李梴在《医学入门》中说："虚者灸之，使火气以助元阳也；实者灸之，使实邪随火气而发散也；寒者灸之，使其气复温也；热者灸之，引郁热之气外发，火就燥之义也。"李氏不仅对灸治的适用范围和机理做了较详细的阐述，而且明确指出灸疗适用于寒热虚实之证。但临床多用于虚证、寒证和阴证。如临床常见的阳痿，遗尿，脱肛，痹痛，痿证，久泻，久痢，胃痛，腹痛，冷哮，妇女气虚引起的崩漏、阴挺，男子虚赢少气，小儿疳积等皆可使用灸法治疗，灸法还可用于中风脱证、大汗亡阳、气虚暴脱等危急重症的救治。

（二）灸法的禁忌证

对于灸法的禁忌，历来有很多，但随着灸法的发展演变，古代的一些禁忌已不再是禁忌，近代施灸禁忌主要考虑病情和部位。

1. 病情禁忌

（1）灸能壮阳，也能伤阳，所以阴虚阳亢及邪热内炽的患者，如肝阳头痛、中风闭证、高热神昏、阴虚咯血、吐血或极度衰竭呈恶病质状态之人，不宜用灸或慎用灸法。

（2）一般空腹、过饱、酒醉、大汗淋漓、极度疲劳、衰竭、情绪不稳、精神病患者和对灸法恐惧者，应慎用灸法。对体弱患者灸治时，艾炷不宜过大，刺激量不可过强。

2. 部位禁忌

（1）面部穴位、大血管、皮薄肉少部位、心前区、乳头、阴部及睾丸等处均不宜用直接灸，以免烫伤形成瘢痕，影响美观及功能。关节活动部位不适宜用化脓灸，以免化脓溃破，不易愈合，甚至形成瘢痕，影响关节功能活动。

（2）孕妇的下腹部和腰骶部不宜施灸，以免造成流产等不良后果。

（三）施灸方法的选择

老人、小儿尽量少用或不用直接灸，面部宜用艾条温和灸或艾炷间接灸，而不能用直接灸，以防烫伤皮肤或出现灸疮。糖尿病患者因其易出现严重的化脓感染，伤口不易愈合，故一般也不用艾炷灸。

（四）施灸剂量的掌握

施灸剂量取决于施灸的方式、灸炷的大小、壮数的多少等因素。一般而言，病深痼疾灸量宜大，病情轻浅灸量宜小；初病、体质强壮者灸量宜大，久病体弱者灸量宜小；施灸时患者热感不明显者灸量宜大，热感明显者灸量宜小；青壮年灸量宜大，老人妇幼灸量宜小；皮肉厚实部位灸量宜大，皮肉浅薄部位灸量宜小；腰背腹部灸量宜大，胸部四肢灸量宜小；治疗疾病时灸量宜大，防病保健时灸量宜小，但需长期坚持。另外，冬日灸量宜大，夏日灸量宜小；北方施灸灸量宜大，南方施灸灸量宜小。

总之，在具体施灸时要综合考虑病情、体质、年龄、施灸部位、施灸目的，甚至施灸时的季节、地域等。

※（五）灸法注意事项

1. 施灸的先后顺序

临床上一般是先灸上部，后灸下部；先灸阳经，后灸阴经；壮数是先少而后多；艾炷是先小而后大。但在特殊情况下，可酌情施灸。如脱肛时，即可先灸长强以收肛，后灸百会以举陷。

2. 灸后处理

（1）灸后注意观察施灸局部皮肤情况：① 施灸后，局部皮肤出现微红灼热，属于正常现象，无须处理。② 若出水疱应采取相应的处理措施（如水疱不大，可用龙胆紫药水擦涂，并嘱患者不要抓破，一般数日后即可吸收自愈；如水疱过大，宜用消毒针具，引出水疱内液，外用消毒敷料保护，也可在数日内痊愈）。③ 化脓灸者，要认真护理灸疮，在化脓期或灸后起疱破溃期，均应忌酒、鱼腥及刺激性食物，因为这些食物会助湿化热、生痰助风，从而使创面不易收敛或愈合。

（2）要注意用火安全，防止艾火脱落灼伤患者或烧坏衣服、被褥，灸法结束后必须将燃着的艾绒熄灭，以防复燃。要处理好艾灰、废用灸材、污物，保证环境卫生安全。

（3）灸后，尤其是给予较大灸量后，患者常有口干舌燥，可予温开水使其缓缓饮下。

四、实训

【目的要求】

1. 掌握艾炷灸（无瘢痕灸）、隔姜灸、艾条灸的操作方法。

2. 熟悉艾灸的分类以及温针灸的操作方法。

3. 了解艾灸的材料、艾炷的制作方法。

【标本教具】

教学光盘、模特、艾条、艾绒、打火机、生姜、三棱针、温灸器、各种规格的毫针、75% 酒精棉球、碘伏棉球、消毒干棉球、针盘、镊子等。

【实训方式】

讲授、示教、练习：

1. 教师结合教学光盘及教具进行讲授，明确艾灸的不同方法及操作要点。

2. 教师在模特（学生）身上做各种灸法的演示。

3. 学员相互操作练习。

4. 注意用火安全，保持室内空气流通。

【实训内容、方法】

实训前检查实训材料是否齐全，向学生展示艾绒、艾条，嗅气味，触摸性状，了解艾草的性能。

1. 直接灸（无瘢痕灸）

① 先将艾绒捏成直径约 2 厘米的圆锥形的艾炷，采取仰卧位或俯卧位，充分暴露待灸部位。② 涂擦黏附剂：用棉签蘸少许大蒜汁，或医用凡士林，或清水涂于穴区皮肤，用以黏附艾炷。③ 点燃艾炷，将艾炷平置于腧穴上，用线香点燃艾炷顶部，待其自燃。每个艾炷不可燃尽，当艾炷燃剩 1/3，患者感觉施灸局部有灼痛时，即可易炷再灸。④ 连续 3～7 壮，灸至施灸局部皮肤呈现红晕而不起疱为度。

注意：① 艾绒要捏紧，勿使燃烧时艾绒松动掉落，以免烫伤皮肤；② 移去艾炷的时间以被操作者的感觉为度。

2. 隔物灸（隔姜灸）

① 切取生姜片，每片直径 2～3 厘米，厚度 0.2～0.3 厘米，中间以针刺数孔。② 选取适宜体位，充分暴露待灸腧穴。③ 将姜片置于穴上，把艾炷置于姜片中心，点燃艾炷尖端，任其自燃。④ 调适温度：如患者感觉施灸局部灼痛不可耐受，术者可用镊子将姜片一侧夹住端起，稍待片刻，重新放下再灸。⑤ 更换艾炷和姜片：艾炷燃尽，除去艾灰，更换艾炷，依前法再灸。施灸数壮后，姜片焦干萎缩，置换姜片。⑥ 一般每穴灸 5～9 壮，至局部皮肤潮红而不起疱为度。灸毕去除姜片及艾灰。

注意：如被灸者感觉灼热不可忍受时，可将姜片向上提起，衬一些纸片或干棉花，放下再灸。

3. 艾条灸

① 温和灸：将艾条的一端点燃，对准施灸部位进行熏灸，至患者感觉局部温热舒适而不灼烫，即固定不动，一般距皮肤约 2～3 厘米，每穴灸 10～15 分钟，至皮肤稍呈红晕为度；② 雀啄灸：点燃艾条一端，对准施灸部位的皮肤，但并不固定在一定的距离，而是如鸟雀啄食一样，一上一下地移动来施灸；③ 回旋灸：艾条燃着一端，与施灸部位保持在一定的距离，可均匀地向左右方向移动或反复旋转施灸。

注意：施灸的距离以被治疗者皮肤感觉为度，施灸的程度以皮肤稍呈红晕为度，切勿烫伤。

4. 温针灸

① 先进行毫针刺法操作，常规消毒后，将针刺入穴位得气后，将毫针留在适当

的深度。② 截取 2 厘米艾灸卷一段，将一端中心扎一小孔，深 1 ~ 1.5 厘米，也可选用艾绒捏在针柄上。③ 点燃艾绒或艾段，直到燃尽为止，使热力通过针身传入体内。

注意：① 若用艾绒捏在针柄上，艾绒一定要捏紧，防止艾绒在燃烧时松动掉落，烫伤皮肤；② 若用艾条，一定要在针柄上套紧，防止艾条滑落，烫伤皮肤；③ 为了安全，可在针周围夹一小块纸板，以防烧尽的艾灰脱落，污染皮肤；④ 若用艾条施灸，要注意从底部点燃。

【思考题 / 作业】

1. 常用的灸法有哪几种？

2. 归纳艾炷灸的注意事项。

3. 按下表进行操作练习，反复实践，并做好记录（或写好实训报告）。

艾灸方法	操作方法	局部反应

项目三　拔罐法

一、概述

（一）定义

拔罐法，古称"角法"，是一种以罐状器具为工具，利用燃烧等方法排除罐内空气，造成负压，使之吸附于施术部位，造成局部充血或瘀血，从而防治疾病的方法。

（二）罐的种类

1. 玻璃罐（图 2-50）

用耐热硬质玻璃烧制而成，肚大口小，罐口边缘略突向外，分大、小多种型号。玻璃罐清晰透明，便于观察罐内皮肤充血、瘀血等情况，利于掌握时间，而且罐口光滑，吸拔力好，易于清洁消毒，适于全身各部位，因此，玻璃罐是目前常用的罐具，缺点是容易破碎。

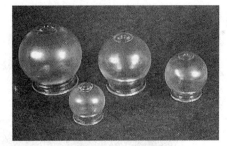

图 2-50 玻璃罐

2. 竹罐（图 2-51）

取直径 3 ~ 5 厘米、长度 6 ~ 9 厘米的坚实成熟的竹筒，一头开口，一头留节作底，经打磨光滑后制成。竹罐多用于煮药罐，缺点是日久不用易干裂，容易透进空气，克服的方法是经常用温水浸泡。

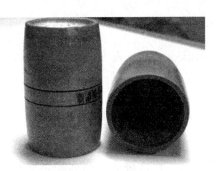

图 2-51　竹罐

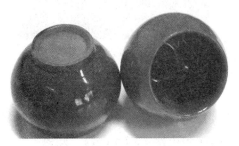

图 2-52　陶罐

3. 陶罐（图 2-52）

使用陶土加工烧制而成，有大、中、小和特小几种型号。陶瓷罐里外光滑，吸拔力大，经济实用。缺点是较重，容易摔破。

4. 抽气罐（图 2-53）

用透明塑料制成，上置活塞，便于抽气。特点是可随时调节吸力，且不容易破碎，特别适合在家庭中推广应用。

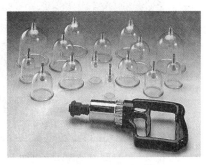

图 2-53　抽气罐

（三）拔罐的辅助材料

拔罐用的辅助材料，主要有 95% 的酒精、镊子、火柴、润滑剂等。

二、操作方法

（一）吸拔方法

根据罐具的不同特点，吸拔方法也有很多，常用的吸拔方法有以下几种：

1. 火罐法

利用燃烧时火焰的热力，排去空气，使罐内形成负压，将罐轻、快、准、稳地吸着在皮肤上。有下列几种方法：

（1）闪火法（图2-54）：用镊子夹住酒精棉球，点燃后在罐内绕1～2圈，迅速退出，并将罐扣在施术部位。注意闪火时必须伸进罐内，不要烧在罐口，以免烫伤皮肤。

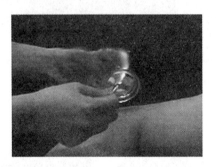
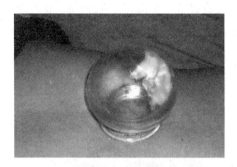

图2-54　闪火法　　　　　　　　　　　图2-55　贴棉法

（2）贴棉法（图2-55）：将酒精棉球贴在罐肚，点燃后扣在施术部位。注意酒精不要浸得太多，以免滴下烫伤皮肤。

（3）投火法（图2-56）：将纸卷、纸条点燃后投入罐内，将火罐迅速扣在选定的部位上。

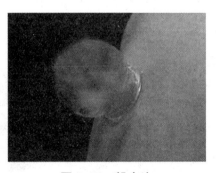
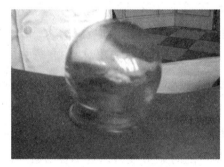

图2-56　投火法　　　　　　　　　　　图2-57　架火法

（4）架火法（图2-57）：准备一个不易燃烧及传热的块状物，直径小于罐口，放在应拔的部位上，上置小块酒精棉球，将棉球点燃，然后迅速将罐子扣上。

（5）滴酒法：向罐内滴1～2滴酒精，将罐子转动一周，使酒精均匀地附着于罐子的内壁上（不要沾罐口），然后用火柴将酒精燃着，迅速将罐子扣在选定的部位上。

2. 水罐法

此法是利用水热排出罐内空气的方法，一般选用竹罐。先将竹罐放在锅内加水煮沸2～3分钟，使用时将罐子倾倒用镊子夹出，甩去水液，用折叠的湿毛巾紧扣罐口，以吸出罐内水汽，降低罐内温度，趁热拔在施术部位，轻按罐具30

秒左右，使其吸牢。

3. 抽气法（图2-58）

将备好的抽气罐紧扣在施术部位，用抽气筒将罐内空气抽出，产生负压，吸附于皮肤。

※（二）应用方法

1. 闪罐法（图2-59）

将罐吸拔在施术部位后立即取下，再吸拔，再取下，反复多次至皮肤潮红为度。

操作要点：① 选取适宜体位，充分暴露待拔腧穴。② 选用大小适宜的罐具。③ 用镊子夹紧95%的酒精棉球一个，点燃，使棉球在罐内壁中段绕1～3圈或短暂停留后迅速退出，迅速将罐扣在应拔的部位，再立即将罐起下。④ 如此反复多次地拔住起下，起下拔住。⑤ 拔至施术部位皮肤潮红、充血或瘀血为度。主要用于局部皮肤麻木、疼痛或功能减退。

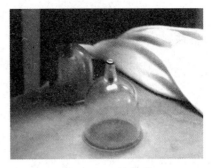

图2-58　抽气法

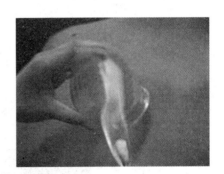

图2-59　闪罐法

2. 留罐法（图2-60）

拔罐后，留置一定的时间，一般留置5～15分钟。罐大、吸拔力强的应适当减少留罐时间，夏季及肌肤薄处，留罐时间也不宜过长，以免起泡损伤皮肤。

操作要点：① 选取适宜体位，充分暴露待拔腧穴。② 根据需要选用大小适宜的罐具。③ 用止血钳或镊子夹住95%的酒精棉球，点

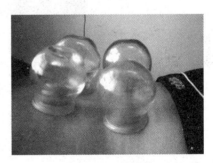

图2-60　留罐法

燃，使棉球在罐内壁中段绕1～3圈或短暂停留后迅速退出，迅速将罐扣在应拔的部位，即可吸住。④ 留罐时间，以局部皮肤红润、充血或瘀血为度，一般为5～15分钟。⑤ 起罐时一手握罐，另一手用拇指或食指按压罐口周围的皮肤，使之凹陷，空气进入罐内，罐体自然脱下。此法是临床最常用的一种罐法，主要用于脏腑病、久病、部位局限、固定、较深者，如经络受邪（外邪）、气血瘀滞、外感表证、麻木、消化不良、神经衰弱、高血压等病症。

3. 走罐法（图2-61）

又称推罐法、拉罐法，一般用于面积较大、肌肉丰厚的部位，如腰背、大腿等

部位。最好用玻璃罐，先在罐口或拔罐部位涂一些润滑油脂，将罐吸拔住后，以手握住罐底，稍倾斜，即后半边着力，前半边略提起，慢慢向前推动，在皮肤表面上下或左右来回推拉移动数次，至皮肤充血或瘀血为止。

操作要点：① 选取适宜体位，充分暴露待拔腧穴。② 选择大小适宜的玻璃罐。③ 在施术部位涂抹适量的润滑剂，如凡士林、水，也可选择红花油等润滑剂。④ 先用闪火法将罐吸拔在施术部位上，然后用单手或双手握住罐体，在施术部位上下、左右往返推移。走罐时，可将罐口前进侧的边缘稍抬起，另一侧边缘稍着力，以利于罐子的推拉。⑤ 反复操作，至施术部位红润、充血，甚至瘀血为度。⑥ 起罐时，一手握罐，另一手用拇指或食指按压罐口周围的皮肤，使之凹陷，待空气进入罐内，罐体自然脱下。多用于胸背、腹部、大腿等肌肉丰满、面积较大的部位。本法常用于治疗麻痹、肌肉萎缩、神经痛和风湿痹痛等症。

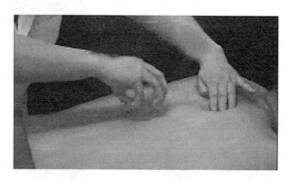

图 2-61　走罐法

4. 刺络拔罐法（图 2-62）

又称刺血拔罐法，即先将应拔罐部位的皮肤进行消毒后，用三棱针点刺或用皮肤针叩刺，然后将火罐吸拔于点刺或叩刺部位上，使之出血，以加强刺血作用的治疗方法。

操作要点：① 选取适宜体位，充分暴露待拔腧穴。② 选择大小适宜的玻璃罐备用。③ 消毒施术部位，刺络出血，具体为

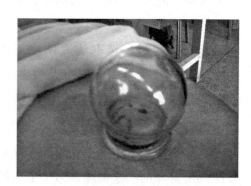

图 2-62　刺络拔罐法

医者戴消毒手套，用碘伏消毒施术部位，持三棱针（或一次性注射针头）点刺局部使之出血，或用皮肤针叩刺出血。④ 用闪火法留罐，留置 5～15 分钟后起罐。⑤ 起罐时不能迅猛，避免罐内污血喷射而污染周围环境。用消毒棉签清理皮肤上残存血液，清洗火罐后进行消毒处理。本法有助于疏通经络壅滞、协调脏腑功能，可缓解疼

痛，通则不痛，治疗多种顽固性疾病，如痤疮、皮炎、颈肩背腰疼痛等。

5. 针罐法（图 2-63）

将针刺和拔罐二者相结合应用的一种方法。即先针刺，待得气后留针，再以针为中心点，将火罐拔上，留置一定时间，然后起罐、起针。

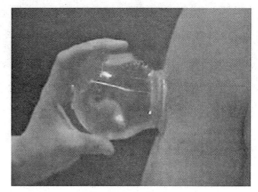

图 2-63　针罐法

操作要点：① 选取适宜体位，充分暴露待拔腧穴。② 选择大小适宜的玻璃罐备用。③ 毫针直刺到一定深度，行针、得气、留针。④ 用闪火法以针刺点为中心留罐，一般留罐 10～15 分钟，以局部皮肤潮红、充血或瘀血为度。⑤ 起罐后出针。此法多用于顽固性痹痛证。

（三）起罐的方法

起罐时要一手拿住罐体，另一手将罐口边缘的皮肤轻轻按下，待空气进入罐内后，火罐自然脱落。（图 2-64）抽气罐则拔起气嘴空气进入后，罐即脱落，切忌用力猛拔，损伤皮肤。

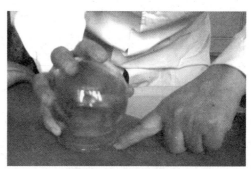

图 2-64　起罐

※ 三、拔罐法的作用和适应证

拔罐法有温经通络、行气活血、消肿止痛、祛湿逐寒的作用，其适用范围较为广泛，一般多用于风湿痹痛、腰腿痛、肩背痛、头痛、各种神经麻痹、痛经、胃痛、腹痛、腹泻、呕吐、咳嗽、感冒、咯血、哮喘、急性腰扭伤或慢性腰肌劳损、丹毒、神经性皮炎、红丝疔、毒蛇咬伤等。

※ 四、拔罐的注意事项

（一）拔罐前的注意事项

1. 患者应着宽松衣裤，便于充分暴露施术部位，并尽量使施术部位肌肉放松，保持平坦，拔罐过程中不能随意改变体位。

2. 一般应选择在肌肉丰满部位进行。骨骼凸凹不平，毛发较多的部位，火罐容易脱落，不适宜用拔罐法。

3. 根据病情、体质和拔罐部位选择体位，尽量选择卧位，避免选择坐位时出现

"晕罐"或因火罐吸附力不足而造成火罐脱落等。

4.拔罐前做好解释工作，并将拔罐后可能出现的情况详述清楚，征得患者同意后方可实施操作。

5.详细了解患者的既往史、现病史及就诊时的身体状况，掌握适应证及禁忌证。皮肤过敏、溃疡、水肿及心脏大血管分布部位，不宜拔罐；孕妇的腹部、腰骶部位，不宜拔罐；有自发性出血倾向、高热、抽搐等患者禁止拔罐。

（二）操作注意事项

1.选择大小适当的罐具，既方便操作又能取得最佳治疗效果。老人、小儿、体质虚弱及初次接受拔罐者应选择较小罐具。皮肉浅薄部（如脸部）或胸背上部宜选用较小罐具，腰骶部宜选用较大罐具。一般选用透明罐具，常用玻璃罐，便于对罐内皮肤、血液等的变化进行观察。

2.闪火法拔罐时，应注意棉球蘸取酒精不宜过多，以免操作过程中酒精下滴烧伤皮肤，甚至导致火灾。要注意火头不能在罐口燃烧，不宜在罐内停留时间过长以免烫伤。

3.吸附力应适中，以病人自觉舒适或微有痛感能耐受为度。

4.要求医者动作熟练，手法轻柔，切忌用力过猛，擦伤皮肤。

5.火罐操作后应注意对火源的管理，以防造成火灾。

（三）治疗后的注意事项

1.留罐或走罐治疗后身体常留有罐印，属正常现象，会慢慢消退。

2.拔罐后，若施术部位瘙痒，宜轻轻拍打，避免用力挠抓，以免破皮后引起感染。

3.治疗后因操作不当或体质、病情等因素造成皮肤起水疱，应视情况进行不同的处理。（如水疱不大，可用龙胆紫药水擦涂，并嘱患者不要抓破，一般数日后即可吸收自愈；如水疱过大，宜用消毒针具，引出水疱内液，外用消毒敷料保护，可在数日内痊愈。）

4.治疗后若感疲乏可多饮温水，适当休息，大多可自行缓解。

5.火罐使用后罐具应集中消毒处理，防止污染。

五、实训

【目的要求】

1.掌握闪火法的操作方法。

2.熟悉投火法、贴棉法、抽气罐法的操作方法。

3.了解罐的种类。

【标本教具】

教学光盘、模特、小中大三种规格的玻璃罐、95%医用酒精、消毒干棉球、持针器、打火机、各种规格的抽气罐、按摩乳、治疗床。

【实训方式】

讲授、示教、练习：

1.教师结合教学光盘及教具进行讲授，明确各种拔罐法的操作要点。

2.教师在模特（学生）身上做各种拔罐法的演示。

3.学员相互拔罐练习。

【实训内容、方法】

实训前检查实训用具是否齐全；检查罐口是否光滑，有无残角破口；检查拔罐的部位和患者体位是否合适；检查拔罐部位的皮肤是否有破损及感染等不适合操作的情况。

1.吸拔方法

（1）闪火法：一手持玻璃罐，另一手用持针器夹住浸有95%酒精的棉球，用打火机点燃后在罐内中部绕1~2圈，迅速退出，并迅速将罐拔在施术部位。

注意事项：① 手持玻璃罐必须距拔罐部位较近，闪火后迅速扣拔到施术部位，速度要快，以免空气进入罐内影响吸附力；② 投火时必须伸进罐内，不要烧在罐口，以免烫伤皮肤；③ 浸有酒精的棉球要挤干，以免在闪火过程中酒精滴落烫伤皮肤；④ 连续拔罐时，注意酒精棉球火力大小，如火焰变小，应更换新的酒精棉球；⑤ 拔罐结束，立即将燃烧的酒精棉球熄灭，以免误燃操作者头发、衣物等。

（2）投火法：一手持玻璃罐，另一手用持针器夹住浸有95%酒精的棉球，将酒精棉球点燃后投入罐内，然后将火罐迅速扣在选定的部位上。

注意事项：① 可在被拔部位涂点水，让其吸收热力，起到保护皮肤的作用；② 该法罐内燃烧物易坠落烫伤皮肤，因此体位应选择坐位或侧卧位，在身体侧面拔罐；③ 使用的酒精棉球须挤干勿滴水。

（3）贴棉法：将一片浸有95%酒精的医用棉球，挤干压成约2厘米直径大小，紧贴在罐壁中段，然后用打火机点燃后迅速扣在施术部位。

注意事项：① 酒精棉球一定要挤干，以免滴下烫伤皮肤；② 注意棉球火力，应在火力旺盛时拔罐，勿等到棉球熄灭再拔，会影响吸附效果；③ 贴棉应到罐中部，勿近罐口，以免罐口温度太高；④ 该法罐内燃烧物易坠落烫伤皮肤，应用于身体侧面拔罐。

（4）抽气罐法：根据治疗部位选择大小适中的抽气罐，将罐扣在施术部位，拉开抽气阀，用抽气枪对准抽气阀将罐内空气抽出，当罐吸附于治疗部位后，拔开抽气枪，按下抽气阀。

注意事项：① 抽气时注意观察罐内情况，勿使肌肉吸附太紧；② 拔罐结束注意按下抽气阀，以免漏气影响吸附效果。

※2. 应用方法

（1）闪罐法

操作要点：① 选取适宜体位，充分暴露待拔腧穴。② 选用大小适宜的罐具。③ 用镊子夹紧95%的酒精棉球一个，点燃，使棉球在罐内壁中段绕1～3圈或短暂停留后迅速退出，迅速将罐扣在应拔的部位，再立即将罐起下。④ 如此反复多次地拔住起下，起下拔住。⑤ 拔至施术部位皮肤潮红、充血或瘀血为度。

（2）留罐法（坐罐法）

操作要点：① 选取适宜体位，充分暴露待拔腧穴。② 根据需要选用大小适宜的罐具。③ 用止血钳或镊子夹住95%的酒精棉球，点燃，使棉球在罐内壁中段绕1～3圈或短暂停留后迅速退出，迅速将罐扣在应拔的部位，即可吸住。④ 留罐时间，以局部皮肤红润、充血或瘀血为度，一般为5～15分钟。⑤ 起罐时一手握罐，另一手用拇指或食指按压罐口周围的皮肤，使之凹陷，空气进入罐内，罐体自然脱下。

（3）走罐法（推罐法、拉罐法）

操作要点：① 选取适宜体位，充分暴露待拔腧穴。② 选择大小适宜的玻璃罐。③ 在施术部位涂抹适量的润滑剂，如凡士林、水，也可选择红花油等润滑剂。④ 先用闪火法将罐吸拔在施术部位上，然后用单手或双手握住罐体，在施术部位上下、左右往返推移。走罐时，可将罐口前进侧的边缘稍抬起，另一侧边缘稍着力，以利于罐子的推拉。⑤ 反复操作，至施术部位红润、充血，甚至瘀血为度。⑥ 起罐时，一手握罐，另一手用拇指或食指按压罐口周围的皮肤，使之凹陷，空气进入罐内，罐体自然脱下。

（4）刺血拔罐法（刺络拔罐法）

操作要点：① 选取适宜体位，充分暴露待拔腧穴。② 选择大小适宜的玻璃罐备用。③ 消毒施术部位，刺络出血，医者戴消毒手套，用碘伏消毒施术部位，持三棱针（或一次性注射针头）点刺局部使之出血，或用皮肤针叩刺出血。④ 用闪火法留罐，留置5～15分钟后起罐。⑤ 起罐时不能迅猛，避免罐内污血喷射而污染周围环境。用消毒棉签清理皮肤上残存血液，清洗火罐后进行消毒处理。

（5）留针拔罐法（针罐法）

操作要点：① 选取适宜体位，充分暴露待拔腧穴。② 选择大小适宜的玻璃罐备用。③ 毫针直刺到一定深度，行针、得气、留针。④ 用闪火法以针刺点为中心留罐，一般留罐 10~15 分钟，以局部皮肤潮红、充血或瘀血为度。⑤ 起罐后出针。

3. 留罐与起罐

根据身体体质强弱和浅层毛细血管渗出血液情况，一般为 5~10 分钟。起罐时左手轻按罐口的皮肤，使罐口漏出空隙，透入空气，吸力消失，罐子自然脱落。抽气罐则是将抽气阀向上拔，空气进入后，罐即脱落。

注意事项：① 留罐时应观察皮肤颜色，如瘀血较深或患者感觉疼痛加重，应立即起罐，以免起泡；② 起罐时切忌用力猛拔，损伤皮肤；③ 注意不要在骨突部位和大血管附近拔罐。

4. 整理

实训结束，检查操作部位皮肤有无疼痛起疱现象，如果出现起疱现象，小水疱不需要处理，但要防止擦破感染，大水疱可用针刺破，放出疱内液体，并涂以龙胆紫药水，覆盖消毒敷料。最后用清水将玻璃罐洗干净，整理清点物品。

【思考题 / 作业】

1. 常用的拔火罐方法有哪几种？

2. 在几种拔罐法中，哪种最常用？有哪些注意事项？

3. 按下表进行操作练习，反复实践，并做好记录（或写好实训报告）。

拔罐方法	操作方法	局部反应

项目四　三棱针

三棱针，古称"锋针"，是一种常用的点刺放血的工具。三棱针刺法又被称为"放血疗法"，古人称为"刺络"或"刺血络"。临床上主要用来刺破患者身体的一定部位或浅表血络，放出少量血液以达到治疗疾病的目的。相当于《灵枢·官针》之"络刺""赞刺""豹纹刺"。

一、针具及持针式

三棱针针具多为不锈钢，其长约 2 寸，针柄粗呈圆柱状，针身呈三棱形，针尖锋利，三面有刃。（图 2-65）一般以右手持针，状如握笔，即用拇、食两指捏住针柄，中指腹紧靠针身下端，针尖露出 2～3 毫米。（图 2-66）

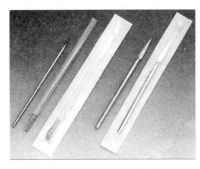

图 2-65　三棱针

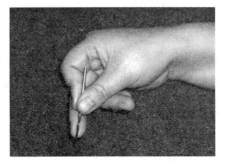

图 2-66　持针姿势

※ 二、操作方法

三棱针使用前可用高压消毒，针刺部位用 75% 酒精或碘伏消毒，按疾病的需要，可选用点刺、散刺、刺络、挑刺四种不同的刺法。

1. 点刺（图 2-67）

点刺又称速刺，针刺前，首先选取适宜体位，选定好穴位或部位，医者戴消毒手套，在预定针刺部位的上下左右用左手拇指向针刺处推按，使血液积聚于针刺部位，继之用 75% 酒精棉球消毒，针刺时左手拇、食、中三指夹紧或捏紧被刺部位的皮肤及皮下组织，右手持针，露出针尖 3～5 毫米，对准点刺部位快速刺入 2～3 毫米深，随即将针迅速退出，轻轻挤压针孔周围，使之出血 3～7 滴，

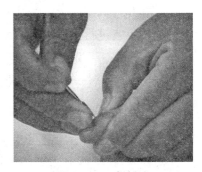

图 2-67　点刺法

然后用消毒干棉球按压针孔。其操作过程总结为六步：① 定穴；② 充血；③ 消毒；④ 点刺；⑤ 挤血；⑥ 压迫止血。此法多用于耳尖、耳垂等部位及四肢末端的十二井、十宣等穴。

2. 散刺（图 2-68）

又称豹纹刺，选取适宜体位，充分暴露待针腧穴，医者戴消毒手套，对施术部位进行常规消毒，根据病变部位大小，由病变外缘呈环形向中心部位进行点刺，一般点刺 10～20 针，点刺后可见点状出血，若出血不明显，可加用留罐法以增加出血量，放出适量血液（或黏液），最后用消毒干棉球

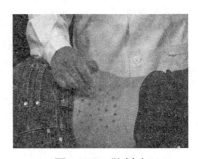

图 2-68　散刺法

按压针孔。此法多用于局部瘀血、水肿、顽癣等。

3. 刺络（图 2-69）

选择适宜的体位，确定血络，医者戴消毒手套。对肘、膝部静脉处放血时，一般要捆扎橡皮管。将橡皮管结扎在针刺部位的上端（近心端），以使血络怒张显现，其他部位则不结扎，为使血络充盈，也可轻轻拍打血络处。对血络处皮肤进行严格消毒，一手拇指按压在被刺部位的下端，使血络位置相对固

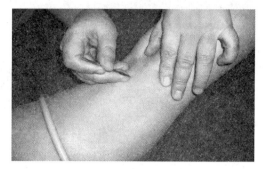

图 2-69　刺络法

定，一手持针，对准针刺部位，顺血络走向，斜向上与之呈 45° 角左右刺入，以刺穿血络前壁为度，一般刺入 2～3 毫米，然后迅速出针。根据病情需要，使其流出一定量的血液，也可轻轻按压静脉上端，以助瘀血外出。然后松开橡皮管，待出血自然停止，以消毒干棉球按压针孔，并以 75% 酒精棉球清除针处及其周围的血液。此法多用于阿是穴、曲泽、委中等穴，可治疗下肢静脉曲张、急性吐泻、中暑发热、丹毒等。

4. 挑刺（图 2-70）

选取适宜体位，充分暴露待刺腧穴，医者戴消毒手套，对局部皮肤进行严格消毒，一手按压进针部位两侧或捏起皮肤使之紧绷固定，另一手持针迅速刺入皮肤 1～2 毫米，随即倾斜针身挑破表皮，使之出少量血液或黏液，也可再刺入 2～5 毫米，倾斜针身使针尖轻轻挑起，挑断皮下纤维组织，出针后用无菌敷料覆盖创口。此法多用于支气管哮喘、肩周炎、颈椎综合征、失眠、胃脘痛、血管神经性头痛等的治疗。

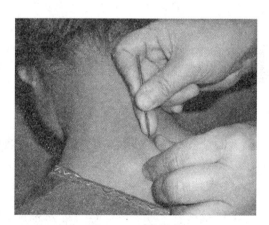

图 2-70　挑刺法

三、作用和适应证

三棱针刺法有通经活络、开窍泻热、消肿止痛、调和气血等作用。主要用于实证、热证、痛证、瘀证，其临床应用见表 2-4。

表 2-4　三棱针刺法临床应用举例

常见病症	针刺部位	刺法
发热	耳尖、大椎	点刺
昏厥	十二井、十宣	点刺
咽喉肿痛	耳尖、少商、商阳	点刺
目赤肿痛	太阳、耳尖、眼穴	点刺
头痛	太阳、印堂	点刺
高血压	耳尖	点刺
手指麻木	十宣或十二井	点刺
疳积	四缝	点刺
顽癣	病位周围	散刺
陈旧性软组织损伤	局部（阿是穴）	散刺
中暑	曲泽、委中	刺络
急性腰扭伤	委中	刺络
痔疮	八髎、腰骶部	挑刺
前列腺炎	八髎、腰骶部	挑刺
颈椎综合征	椎旁压痛点	挑刺
瘿气	颈项部阿是穴	挑刺

四、注意事项

1. 对患者要做必要的解释工作，以消除其思想上的顾虑。

2. 凡有出血倾向者，不宜使用本法。对体弱、贫血、低血压、妇女怀孕和产后者等，要慎用本法。

3. 操作时手法宜轻、稳、准、快，不可用力过猛，防止刺入过深、创伤过大，更不可伤及动脉。

4. 注意无菌操作，防止感染。

五、实训

【目的要求】

1. 掌握三棱针刺法中点刺法的操作。

2. 熟悉三棱针散刺法、刺络法、挑刺法的操作。

3. 了解三棱针针具的特点、三棱针各种刺法的应用。

【标本教具】

教学光盘，活体模特；大、中、小号三棱针，碘伏棉球，75% 酒精棉球，消毒干棉球，无菌纱布等。

【实训方式】

讲授、示教：

1. 教师结合教学光盘进行讲授。

2. 教师在活体模特（学生）身上做三棱针点刺的演示，根据情况可以选择做散刺、刺络法的演示。

3. 学员相互操作练习。

【实训内容、方法】

1. 点刺法：① 选取适宜体位，充分暴露待针腧穴。② 医者戴消毒手套。③ 使施术部位充血。可先在针刺部位及其周围轻轻地推、揉、挤、捋，使局部充血。④ 对穴区皮肤进行常规消毒。⑤ 医者用一手固定点刺部位，另一手持针，露出针尖 3 ~ 5 毫米，对准点刺部位快速刺入，迅速出针。一般刺入 2 ~ 3 毫米。⑥ 轻轻挤压针孔周围，使之适量出血或出黏液。⑦ 用消毒干棉球按压针孔。

2. 散刺法：① 选取适宜体位，充分暴露待针腧穴。② 医者戴消毒手套。③ 对施术部位进行常规消毒。④ 根据病变部位大小，由病变外缘呈环形向中心部位进行点刺。一般点刺 10 ~ 20 针。⑤ 点刺后，可见点状出血，若出血不明显，可加用留罐法以增加出血量，放出适量血液（或黏液）。⑥ 用消毒干棉球按压针孔。施术部位面积较大时，可以敷无菌敷料。此法先在棉团上练习熟练，有适宜病例可实体操作。

3. 刺络法：① 选择适宜的体位，确定血络。② 医者戴消毒手套。③ 肘、膝部静脉处放血时，一般要捆扎橡皮管。将橡皮管结扎在针刺部位的上端（近心端），以使血络怒张显现。其他部位则不结扎，为使血络充盈，也可轻轻拍打血络处。④ 将血络处皮肤进行严格消毒。⑤ 一手拇指按压在被刺部位的下端，使血络位置相对固定，一手持针，对准针刺部位，顺血络走向，斜向上与之呈 45° 角左右刺入，以刺穿血络前壁为度，一般刺入 2 ~ 3 毫米，然后迅速出针。⑥ 根据病情需要，使其流出一定量的血液。也可轻轻按压静脉上端，以助瘀血外出。⑦ 松开橡皮管，待出血自然停止。⑧ 以消毒干棉球按压针孔，并以 75% 酒精棉球清除针处及其周围的血液。

4. 挑刺法：① 选取适宜体位，充分暴露待刺腧穴。② 医者戴消毒手套。③ 对局部皮肤进行严格消毒。④ 挑破表皮，挑断皮下纤维组织：医者一手按压进针部位两侧或捏起皮肤使之紧绷固定，另一手持针迅速刺入皮肤 1 ~ 2 毫米，随即倾斜针身挑破表皮，使之出少量血液或黏液。也可再刺入 2 ~ 5 毫米，倾斜针身使针尖轻轻挑起，挑断皮下纤维组织。⑤ 出针，用无菌敷料覆盖创口。

【思考题 / 作业】

1. 三棱针刺法有哪几种操作？

2. 按下表进行操作练习，反复实践，并做好记录。

施术针具	方法	穴位（部位）	操作要点
三棱针			

项目五　皮肤针

皮肤针刺法属于丛针浅刺法，是运用皮肤针叩刺人体一定部位或穴位，从而激发经气，调整气血，达到防病治病目的的方法。

皮肤针法是由古代的浮刺、毛刺、半刺、扬刺等刺法发展而来。如《灵枢·官针》记载："毛刺者，刺浮痹皮肤也。""半刺者，浅内而疾发针，无针伤内，如拔毛状，以取皮气。""扬刺者，正内一，傍内四，而浮之，以治寒气之博大者也。"

一、针具及持针式

皮肤针的一端呈小锤形，附有莲蓬状的针盘，其下散嵌着多根不锈钢短针，称为针头；针柄长一般为 15 ~ 19 厘米（图 2-71）。针尖不宜太锐，应呈松针形，针柄要坚固具有弹性，全束针的针尖要平齐，不要有偏斜、钩曲、锈蚀、缺损。

根据所嵌不锈钢短针的数量，有梅花针（5 根针）、七星针（7 根针）、罗汉针（18 根针）等。

临床使用时，多以右手持针。手握针柄后段部分，拇指和中指夹持针柄两侧，食指压在针柄中段上面，以无名指、小指将针柄末端固定在小鱼际处，针柄末端一般露出手掌后 2 ~ 5 厘米（图 2-72）。

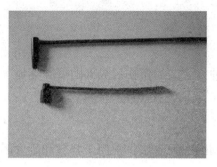

图 2-71 皮肤针具

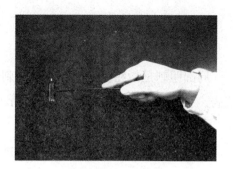

图 2-72 持针姿势

二、操作方法

操作前应先检查针具，用干棉球轻触针尖，若棉絮被勾动，说明针尖有钩和缺损。使用前一般用高压消毒或用一次性皮肤针，禁止用高温消毒，以防破坏针具。

操作要点：① 选取适宜体位，充分暴露待针腧穴。② 施术部位皮肤用 75% 酒精或 0.5% 碘伏常规消毒。③ 持针：软柄、硬柄皮肤针持针姿势不同。硬柄皮肤针持针式：用拇指和中指夹持针柄两侧，食指置于针柄中段上面，无名指和小指将针柄末端固定于大小鱼际之间。软柄皮肤针持针式：将针柄末端置于掌心，拇指居上，食指在下，中指、无名指、小指呈握拳状固定针柄末端。④ 叩刺：叩刺时，主要运用腕力，要求针尖垂直叩击皮肤，并立即弹起，如此反复操作。⑤ 用无菌干棉球或棉签擦拭。

※（一）刺激强度

皮肤针法有三种刺激强度，各有不同的适应证：

1. 轻刺激

用较轻的腕力进行叩刺，针尖垂直叩打皮肤后立即弹起，针尖接触皮肤时间短。用力较小，叩刺后皮肤仅现轻微潮红、充血。适用于头面部、老弱妇幼患者以及虚证、久病者。

2. 中等刺激

用中等的腕力进行叩刺，使针尖垂直叩打在皮肤上，针尖接触皮肤时间略长，立即弹起。其叩刺力度介于轻刺与重刺之间，叩刺后局部有较明显潮红，但不出血。适用于机体一般部位以及一般病症患者。

3. 重刺激

用中、重腕力进行叩刺，使针尖垂直叩打在皮肤上，针尖接触皮肤时间长，再弹起。用力较大，叩刺后皮肤有明显潮红，并伴轻微出血。适用于背部、臀部及压痛点、年轻体壮以及实证、新病患者。

（二）叩刺部位

1. 局部叩刺

局部叩刺是指在病变局部进行叩刺的一种方法，如扭伤后局部的瘀肿疼痛、皮肤病、顽癣等，可在局部进行围刺或散刺。

2. 循经叩刺

循经叩刺是指循着经脉循行方向进行叩刺的一种方法，常用于督脉和足太阳膀胱经的项背腰骶部、十二经脉在四肢肘膝以下循行的部位。一般每隔 1 厘米左右叩刺一下，可叩 8 ~ 16 次。

3. 穴位叩刺

穴位叩刺是指在穴位上进行叩刺的一种方法，临床常用各种特定穴、阿是穴、华佗夹脊穴等。

三、作用和适应证

皮肤针具有行气活血、消肿止痛、祛风止痒等作用。

皮肤针的适用范围较广泛，具体应用参考表 2-5。

表 2-5 皮肤针刺法临床应用举例

常见病症	叩刺部位	刺激强度
头痛	后项部、头部有关经脉	轻 ~ 中
目疾	眼周、肝俞、胆俞、肾俞	轻
鼻疾	鼻周、肺俞、风池	轻
口眼歪斜	患侧颜面部、手阳明大肠经	中
斑秃	局部、后项、腰骶两侧	中
咳嗽、哮喘	胸椎两侧、肺俞、膻中	中
胃脘痛、呕吐	脾俞、胃俞、中脘	中
腹痛	第 9 ~ 12 胸椎两侧、第 1 ~ 5 腰椎两侧、腹部	中
阳痿、遗精、遗尿	下腹部、腰骶椎两侧、足三阴经	中
痛经	下腹部、腰骶椎两侧	中
急性腰扭伤	脊柱两侧、阿是穴（加拔罐）	重
痿证	局部、有关经脉	中 ~ 重
顽癣	局部（加灸）	重

四、注意事项

1.要经常检查针具，注意针尖有无钩毛，针面是否平齐。

2.叩刺时动作要轻、快，正直无偏斜，避免斜、钩、挑，以减少疼痛。

3.局部如有溃疡或损伤者不宜叩刺，急性传染性疾病和凝血技能障碍者也不宜使用。

4.对重刺出血者，应用消毒干棉球擦拭，再用75%酒精棉球消毒，并保持清洁干燥，防止感染。

五、实训

【目的要求】

1.掌握皮肤针叩刺法的操作。

2.熟悉皮肤针针具的特点。

3.了解皮肤针刺法的临床应用。

【标本教具】

教学光盘、活体模特，各型皮肤针、碘伏、75%酒精棉球、消毒干棉球等。

【实训方式】

讲授、示教：

1.教师结合教学光盘进行讲授。

2.教师在活体模特（学生）身上做皮肤针局部、穴位、循经叩刺法的演示。

3.学员相互做皮肤针的操作练习。

【实训内容、方法】

1.持针法：老师演示皮肤针的持针方法。

2.叩刺法：将针具和皮肤常规消毒后，针尖对准叩刺部位，使用腕力，将针尖垂直叩打在皮肤上，并立即弹起，反复往返进行，使叩刺的力量、速度、频率均匀一致，动作协调。

3.叩刺动作熟练后，再按轻、中、重不同刺激强度，做局部、穴位、循经叩刺法练习。

【思考题/作业】

1.如何划分皮肤针叩刺的程度？

2.在人体上做局部、穴位、循经叩刺法练习。

项目六　电　针

电针是在毫针刺法的基础上，用电针器输出微量脉冲电流，通过毫针作用于人体经络腧穴以治疗疾病的一种方法。它的优点是：在针刺得气的基础上，加以脉冲电的治疗作用，可以提高治疗效果，而且电针能节省人力，能比较客观地控制刺激，故临床应用广泛。

一、电针器械

电针器的种类较多，较常见的有蜂鸣式电针器、电子管电针器、半导体电针器等数种，但其本质都属于低频电疗法。临床上既可用做电针，也可用电极片直接放在穴位或患部进行治疗。电针器一般以刺激量大、安全、不受电源限制、耗电省、体积小、携带方便、耐震、无噪声者为佳。

二、配穴处方

与毫针刺法治疗大致相同，但需选取两个穴位以上。电针的选穴，既可按经络选穴，也可结合神经的分布，选取有神经干通过的穴位或肌肉神经运动点。不同神经干与腧穴的关系举例如表2-6。

表2-6　不同神经干与腧穴的关系

神经干	腧穴	神经干	腧穴
面神经	听会、翳风	三叉神经	下关、阳白、四白、夹承浆
臂丛神经	颈夹脊67、天鼎	尺神经	小海
桡神经	曲池、手三里	正中神经	曲泽、郄门、内关
坐骨神经	环跳、承扶	胫神经	委中、三阴交
腓总神经	阳陵泉	股神经	冲门、髀关

如面神经麻痹，取听会或翳风为主穴，额部瘫配阳白，颧部瘫配颧髎，口角瘫配地仓，眼睑瘫配瞳子髎。上肢瘫痪，以天鼎为主穴，三角肌瘫配肩髎或肩髃，肱三头肌瘫配臑会，肱二头肌瘫配天府，屈腕和伸指肌瘫配曲池、手三里。下肢瘫痪，股前部瘫以冲门为主穴，配髀关、伏兔；臀、腿后部瘫以环跳为主穴，小腿后

面配委中，小腿外侧配阳陵泉，足底配三阴交。

三、电针操作与参数设置

1. 电针操作

在使用电针仪器前，必须先把强度调节旋钮调至零位（无输出）。针刺得气后（神志失常、知觉麻木、小儿患者例外）再接通电针器，把电针器上每对输出的两个电极分别连接在两根毫针上。负极接主穴，正极接配穴（也有不分正负极，将两根导线任接两支针柄）。然后拨开电源开关，选好波形，慢慢调高至所需输出电流量。通电时间一般 5～20 分钟，针刺麻醉可持续更长时间。如感觉减低，可适当加大输出电流量，或暂时断电 1～2 分钟后再行通电。

2. 电针的波形与治疗作用

脉冲电流作用人体时，组织中的离子会发生定向运动，消除细胞膜极化状态，使离子浓度和分布发生显著变化，从而影响人体组织功能。离子浓度和分布的改变，是脉冲电流治疗作用最基本的电生理基础。低频脉冲电流通过毫针刺激腧穴，具有调整人体功能，止痛、镇静，促进气血循环，调整肌张力等作用。不同波形的电流作用不同。常用的电针刺激波形有三种，即正弦波、尖波和方波。（图 2-73）每种波形又有单向和双向之分，也有正向是方波，负向是尖波的。

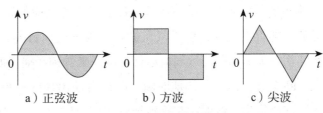

a）正弦波　　b）方波　　c）尖波

图 2-73　电针的波形

尖波：容易通过皮肤扩散到组织器官中去，对运动神经和肌肉起兴奋作用，可以改变肌肉的血液循环和组织营养，提高新陈代谢，促使神经再生。临床上多用于周围性面神经麻痹、周围神经损伤、小儿麻痹后遗症、肌肉萎缩、尿潴留、尿失禁、胃下垂等症。一般痉挛性瘫痪、急性炎症、出血性疾病不宜使用。

方波：具有消炎止痛、镇静催眠、解痉、恢复肢体功能、促进组织吸收，以及止痒、降血压等作用。临床上多用于关节扭挫伤、腰肌劳损、偏瘫、神经性头痛、失眠、末梢神经炎、皮神经炎、胃肠痉挛、腱鞘囊肿、类风湿性关节炎、高血压等。

正弦波：可调节肌肉张力。

※3. 电针的波型与治疗作用

不同频率的低频脉冲电流，其治疗作用亦不同。一般电针的频率在每分钟几十次至每秒钟几百次不等。多数电针器根据频率的大小和变化的不同，设置了密波、疏波、疏密波、断续波等数种波型。（图 2-74）频率不变化的连续脉冲称为连续波，其中频率快的称为密波，一般是 50～100 次／秒，频率慢的称为疏波，一般是 2～5 次／秒；频率在疏波和密波之间有规律地变化的称为疏密波；频率不变化的不连续的脉冲则称为断续波。电针的这种脉冲频率的不同设置类型称作波型。不同波型的电流脉冲治疗作用也不同，临床上根据病情选择适当的波型，可以提高疗效。

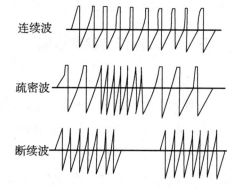

图 2-74　电针的波型

密波：能降低神经应激功能。先对感觉神经起抑制作用，接着对运动神经也产生抑制作用。常用于止痛、镇静、缓解肌肉和血管痉挛、针刺麻醉等。

疏波：其刺激作用较强，引起肌肉收缩明显，提高肌肉韧带的张力。对感觉和运动神经的抑制发生较迟。常用于治疗痿证，各种肌肉、关节、韧带、肌腱的损伤等。

疏密波：是疏波、密波自动交替出现的一种波型。疏、密交替持续的时间可以随病情需要调节，能克服单一波型易产生适应的缺点。同时，治疗时兴奋效应占优势，能促进代谢，促进气血循环，改善组织营养，消除炎性水肿。常用于止痛、扭挫伤、关节周围炎、气血运行障碍、坐骨神经痛、面瘫、肌无力、局部冻伤等。

断续波：是有节律地时断、时续自动出现的一种疏波。断时，在 1.5 秒时间内无脉冲电输出；续时，是密波连续工作 1.5 秒以上。断续波型，机体不易产生适应，能提高肌肉组织的兴奋性，对横纹肌有良好的刺激收缩作用。常用于治疗痿证、瘫痪，也可用作电体操训练。

4. 刺激强度

当电流开到一定强度时，患者会有麻刺感，这时的电流强度称为"感觉阈"。如果电流强度进一步加大，患者会突然产生刺痛感，能引起疼痛感觉的电流强度称为电流的"痛阈"。脉冲电流的痛阈因人而异，各种病症情况下差异也较大。一般情况下，感觉阈和痛阈之间的电流强度，是治疗最适宜的刺激强度。但此区间范围较窄，须仔细调节。

四、适用范围

电针的适应证基本和毫针刺法相同，故其治疗范围较广。临床常用于各种痛证，痹证，痿证，心、胃、肠、胆、膀胱、子宫等器官的功能失调，癫狂，肌肉、韧带、关节的损伤性疾病等，并可用于针刺麻醉。

五、注意事项

1. 电针感应强，通电后会产生肌收缩，故需事先告诉患者，让其思想上有所准备，以便更好地配合治疗。

2. 治疗前，应检查电针器输出调节电钮是否全部在零位，通电和断电时应注意要逐渐加大或减小电流强度，以免给患者造成突然的刺激，出现晕厥、弯针、断针等异常现象。

3. 一般将同一对输出电极连接在身体的同侧，在胸背部的穴位上使用电针时，不可将两个电极跨接在身体两侧。患有严重心脏病者，在应用电针时应严加注意，避免电流回路经过心脏。在邻近延髓、脊髓部位使用电针时，电流的强度要小些，切不可作强电刺激，以免发生意外。

4. 在两个穴位上使用电针时，如出现一个感觉过强，一个过弱，这时可以将左右输出电极对换。对换后，如果原感觉强的变弱，而弱的变强，则这种现象是由于电针器输出电流的性能所致。如果无变化，这说明是由于针刺在不同的解剖部位而引起。如果病情只需用一个穴位，可把一根导线接在针柄上，另一根导线接在一块约 25 厘米大小的薄铝板上，外包几层湿纱布，平放在离针稍远的皮肤上，用带子固定。这样，针刺部位的电刺激感应很明显，作用较集中，而铝板部位因电流分散，感应微弱，作用很小。

5. 曾作为温针使用过的毫针，针柄表面往往因氧化而导电不良；有的毫针柄是用铝丝绕制而成，并经氧化处理成金黄色，导电性能也不好；毫针经多次使用后，针身容易产生缺损，这些毫针最好不用。

六、实训

【目的要求】

1. 掌握电针的使用方法。

2. 熟悉电针在使用过程中的注意事项。

【标本教具】

教学光盘、模特，电针仪，各种规格的毫针、75% 酒精棉球、碘伏棉球、消毒干棉球、针盘、镊子等。

【实训方式】

讲授、示教：

1. 教师结合教学光盘、教具进行讲授。

2. 教师在模特（学生）身上做电针的演示。

3. 学员两人一组相互练习，教师指正总结。

【实训内容、方法】

1. 检查准备：在使用电针仪器前，必须检查仪器各项性能是否正常，并先把强度调节旋钮调至零位（无输出），连接好导线。

2. 电针操作方法练习：常规消毒针刺，穴位有了治疗所需的得气感应后，将输出电位器调至"0"度，把电针器上每对输出的两个电极分别连接在两根毫针上。负极接主穴，正极接配穴（也有不分正负极，将两根导线任接两支针柄）。然后拨开电源开关，选好波型，慢慢调高至所需输出电流量。通电时间一般 5~20 分钟。治疗几分钟后，患者出现电适应，感到电刺激强度逐渐下降，必须及时予以调整。治疗结束后，须将输出调节电钮等全部退至零位，随后关闭电源，撤去导线。

【思考题 / 作业】

1. 电针法的操作步骤是怎样的？

2. 电针操作时有何注意事项？

3. 填写下面的表格，课后进行练习。

病名	处方	波形	操作步骤
胃痛			
中风后遗症			
贝尔面瘫			
偏头痛			

项目七　耳　针

耳针是用针刺或其他方法刺激耳郭穴位，防治疾病的一种方法。其治疗范围较广，操作方便，且对疾病的诊断有一定的参考意义。

耳针诊治疾病历史悠久，早在春秋战国时期即有记载，如《灵枢·五邪》曰："邪在肝，则两胁中痛……耳间青脉起者去其掣。"唐朝《备急千金要方》中有取耳中穴治疗黄疸、寒暑疫毒等病的记载。其后，以耳郭诊断疾病，以针刺、按摩、塞药、艾灸、温熨等方法刺激耳郭以防治疾病等有关叙述更是散见于历代医书之中，为耳针的形成和发展奠定了理论基础。20 世纪 50 年代，法国医学博士诺基尔（ P.Nogier) 提出了 42 个耳穴点和形如胚胎倒影的耳穴图，对我国医务工作者影响很大，在一定程度上推动了耳针疗法在我国的普及和发展。为了便于国际研究和交流，国家质量监督检验检疫总局和国家标准化管理委员会于 2008 年修订并发布了中华人民共和国国家标准《耳穴名称与定位 》(GB/T 13734–2008)。

迄今为止，采用耳针疗法治疗的疾病种类已达 200 余种，涉及内、外、妇、儿、五官、骨伤、皮肤等临床各科。耳针疗法不仅对某些功能性病变、变态反应疾病、炎症性疾病有较好疗效，对部分器质性病变以及某些疑难杂症也具有一定疗效。

一、耳郭表面解剖

耳郭分为凹面的耳前和凸面的耳背，其体表解剖见下图：

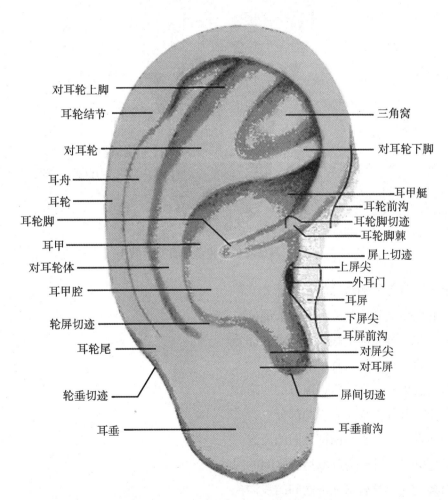

图 2-75　耳郭解剖名称示意图（正面）

针灸推拿技术

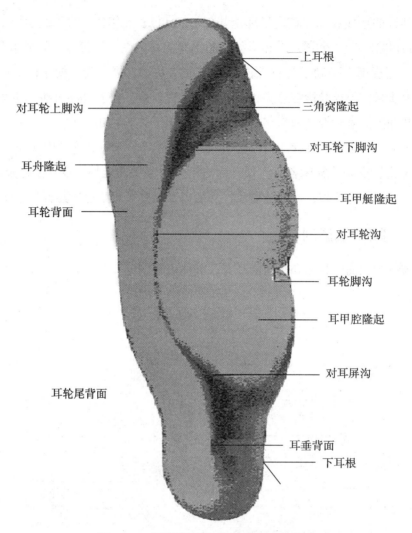

上耳根

对耳轮上脚沟

三角窝隆起

对耳轮下脚沟

耳舟隆起

耳甲艇隆起

耳轮背面

对耳轮沟

耳轮脚沟

耳甲腔隆起

对耳屏沟

耳轮尾背面

耳垂背面

下耳根

图 2-76　耳郭解剖名称示意图（背面）

　　耳轮　耳郭外侧边缘的卷曲部分。

　　耳轮结节　耳轮外上方的膨大部分。

　　耳轮尾　耳轮向下移行于耳垂的部分。

　　耳轮脚　耳轮深入耳甲的部分。

　　耳轮脚切迹　耳轮脚棘前方的凹陷处。

　　耳垂　耳郭下部无软骨的部分。

　　耳垂前沟　耳垂与面部之间的浅沟。

　　轮垂切迹　耳轮与耳垂后缘之间的凹陷处。

　　耳轮前沟　耳轮与面部之间的浅沟。

　　对耳轮　与耳轮相对、呈"Y"字形的隆起部，由对耳轮体、对耳轮上脚和对耳轮下脚三部分组成。

对耳轮体　对耳轮下部呈上下走向的主体部分。

对耳轮上脚　对耳轮向上分支的部分。

对耳轮下脚　对耳轮向前分支的部分。

三角窝　对耳轮上、下脚与相应耳轮之间的三角形凹窝。

耳舟　耳轮与对耳轮之间的凹沟。

耳屏　耳郭前方呈瓣状的隆起。

对耳屏　耳垂上方与耳屏相对的瓣状隆起。

屏上切迹　耳屏与耳轮之间的凹陷处。

屏间切迹　耳屏和对耳屏之间的凹陷处。

轮屏切迹　对耳轮与对耳屏之间的凹陷处。

上屏尖　耳屏游离缘上隆起部。

下屏尖　耳屏游离缘下隆起部。

对屏尖　对耳屏游离缘隆起的顶端。

耳屏前沟　耳屏与面部之间的浅沟。

耳甲　部分耳轮和对耳轮、对耳屏及外耳门之间的凹窝。由耳甲艇、耳甲腔两部分组成。

耳甲腔　耳轮脚以下的耳甲部。

耳甲艇　耳轮脚以上的耳甲部。

外耳门　耳甲腔前方的孔窍。

二、耳穴的分布规律

耳穴是指分布在耳郭上的一些特定区域。人体的内脏或躯体发病时，往往在耳郭的相应部位出现压痛敏感、皮肤电特异性改变和变形、变色等反应。参考这些现象可诊断疾病，通过刺激这些部位可防治疾病。

耳穴的分布有一定的规律，其在耳郭前方的投影犹如一个倒置的胚胎，根据"倒置胎儿"的耳穴分布图看到：与头面相应的穴位分布在耳垂，与上肢相应的穴位分布在耳舟，与躯干相应的穴位分布在对耳轮体部，与下肢相应的穴位分布在对耳轮上、下脚，与腹腔脏器相应的穴位分布在耳甲艇，与胸腔脏器相应的穴位分布在耳甲腔，

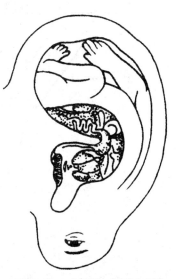

图 2-77　倒置胎儿耳穴图

与盆腔脏器相应的穴位分布在三角窝，与消化道相应的穴位分布在耳轮脚周围。

三、耳穴的定位和主治

根据中华人民共和国国家标准《耳穴名称与定位》（GB/T 13734-2008），耳郭上有 93 个穴位，现将部位和主治分述如下：

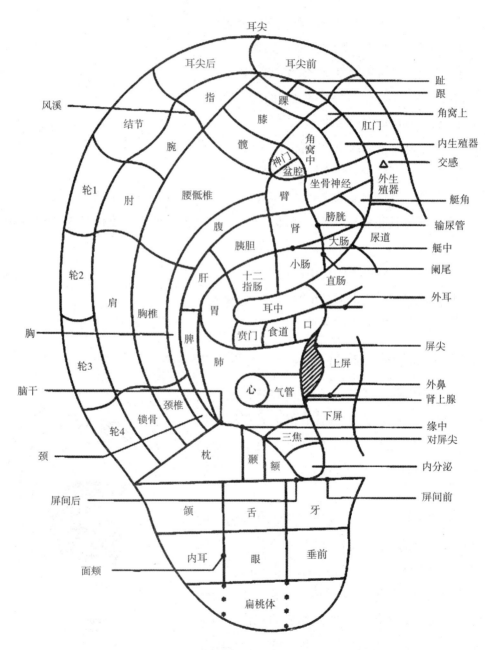

图 2-78　国家标准耳针定位（正面）1

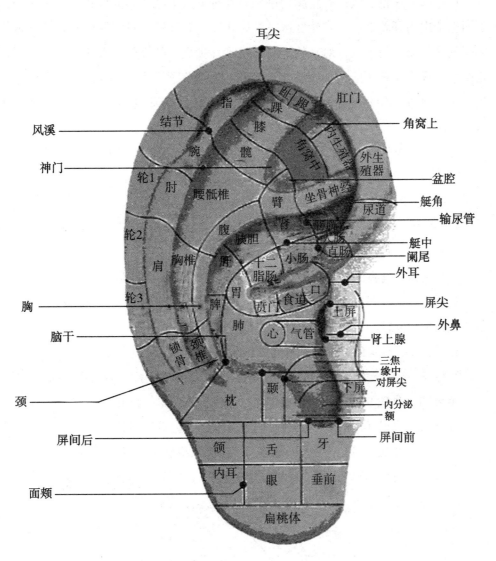

图 2-79 国家标准耳针定位（正面）2

（一）耳轮部分区与耳穴

耳轮部分为 12 区，共有 13 穴。

耳轮脚为耳轮 1 区；耳轮脚切迹到对耳轮下脚上缘之间的耳轮分为三等份，自下而上依次为耳轮 2 区、耳轮 3 区、耳轮 4 区；对耳轮下脚上缘到对耳轮上脚前缘之间的耳轮为耳轮 5 区；对耳轮上脚前缘到耳尖之间的耳轮为耳轮 6 区；耳尖到耳轮结节上缘为耳轮 7 区；耳轮结节上缘到耳轮结节下缘为耳轮 8 区；耳轮结节下缘到轮垂切迹之间的耳轮分为四等份，自上而下依次为耳轮 9 区、耳轮 10 区、耳轮 11 区和耳轮 12 区。

1. 耳中 即耳轮 1 区，主治呃逆、荨麻疹、皮肤瘙痒、咯血。

2. 直肠 即耳轮 2 区，主治便秘、腹泻、脱肛、痔疮。

3. 尿道 即耳轮 3 区，主治尿频、尿急、尿痛、尿潴留。

4. 外生殖器 即耳轮 4 区，主治睾丸炎、附睾炎、阴道炎、外阴瘙痒。

5. 肛门 即耳轮 5 区，主治痔疮、肛裂。

6. 耳尖前 耳尖的前部，即耳轮 6 区，主治发热、结膜炎。

7. 耳尖 在耳郭向前对折的尖端处，即耳轮 6、7 区交界处，主治发热、高血压、急性结膜炎、麦粒肿、痛证、风疹、失眠。

8. 耳尖后 耳尖的后部，即耳轮 7 区，主治发热、结膜炎。

9. 结节 在耳轮结节处，即耳轮 8 区，主治头晕、头痛、高血压。

10. 轮 1 耳轮 9 区，主治扁桃体炎、上呼吸道感染、发热。

11. 轮 2 耳轮 10 区，主治扁桃体炎、上呼吸道感染、发热。

12. 轮 3 耳轮 11 区，主治扁桃体炎、上呼吸道感染、发热。

13. 轮 4 耳轮 12 区，主治扁桃体炎、上呼吸道感染、发热。

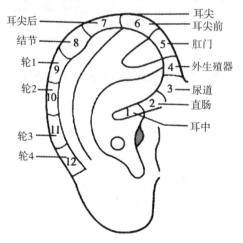

图 2-80 耳轮部分区与耳穴

（二）耳舟部分区与耳穴

耳舟部分为6区，共有6穴。

将耳舟分为六等份，自上而下依次为耳舟1区、2区、3区、4区、5区、6区。

1. 指　即耳舟1区，主治甲沟炎、手指疼痛和麻木。

2. 腕　即耳舟2区，主治腕部疼痛。

3. 风溪　在耳轮结节前方，指区与腕区之间，即耳舟1、2区交界处，主治荨麻疹、皮肤瘙痒、过敏性鼻炎、哮喘。

4. 肘　即耳舟3区，主治肱骨外上髁炎、肘部疼痛。

5. 肩　即耳舟4、5区，主治肩关节周围炎、肩部疼痛。

6. 锁骨　即耳舟6区，主治肩关节周围炎。

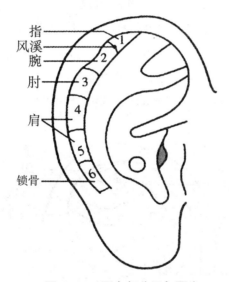

图 2-81　耳舟部分区与耳穴

（三）对耳轮部分区与耳穴

对耳轮分为13区，共有14穴。

对耳轮上脚分为上、中、下三等份，下1/3为对耳轮5区，中1/3为对耳轮4区；再将上1/3分为上、下两等份，下1/2为对耳轮3区，再将上1/2分为前、后两等份，后1/2为对耳轮2区，前1/2为对耳轮1区。对耳轮下脚分为前、中、后三等份，中、前2/3为对耳轮6区，后1/3为对耳轮7区。将对耳轮体从对耳轮上、下脚分叉处至轮屏切迹分为五等份，再沿对耳轮耳甲缘将对耳轮体分为前1/4和后3/4两部分，前上2/5为对耳轮8区，后上2/5为对耳轮9区，前中2/5为对耳轮10区，后中2/5为对耳轮11区，前下1/5为对耳轮12区，后下1/5为对耳轮13区。

1. 跟　即对耳轮1区，主治足跟痛。

2. 趾　即对耳轮 2 区，主治甲沟炎、足趾部疼痛麻木。

3. 踝　即对耳轮 3 区，主治踝关节扭伤、踝关节炎。

4. 膝　即对耳轮 4 区，主治膝关节肿痛。

5. 髋　即对耳轮 5 区，主治髋关节疼痛、坐骨神经痛、腰骶部疼痛。

6. 坐骨神经　即对耳轮 6 区，主治坐骨神经痛、下肢瘫痪。

7. 交感　在对耳轮下脚末端与耳轮内缘相交处，即对耳轮 6 区前端，主治胃肠痉挛、心绞痛、胆绞痛、肾绞痛、自主神经功能紊乱、心悸、多汗、失眠等。

8. 臀　即对耳轮 7 区，主治坐骨神经痛、臀部疼痛。

9. 腹　即对耳轮 8 区，主治腹痛、腹胀、腹泻、急性腰扭伤、痛经、产后宫缩痛。

10. 腰骶椎　即对耳轮 9 区，主治腰骶部疼痛。

11. 胸　即对耳轮 10 区，主治胸胁疼痛、胸闷、乳痛、乳少。

12. 胸椎　即对耳轮 11 区，主治胸胁疼痛、经前乳房胀痛、产后乳少、乳痛。

13. 颈　即对耳轮 12 区，主治落枕、颈项强痛。

14. 颈椎　即对耳轮 13 区，主治落枕、颈椎病。

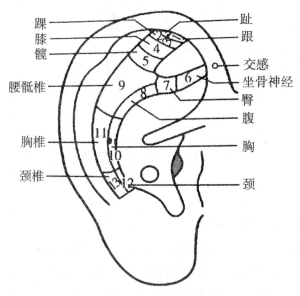

图 2-82　对耳轮部分区与耳穴

（四）三角窝部分区与耳穴

三角窝部分为 5 区，共计 5 穴。

将三角窝由耳轮内线至对耳轮上、下脚分叉处分为前、中、后三等份，中 1/3 为三角窝 3 区；再将前 1/3 分为上、中、下三等份，上 1/3 为三角窝 1 区，中、下

2/3 为三角窝 2 区；再将后 1/3 分为上、下两等份，上 1/2 为三角窝 4 区，下 1/2 为三角窝 5 区。

1. 角窝上　即三角窝 1 区，主治高血压。

2. 内生殖器　即三角窝 2 区，主治痛经、月经不调、白带过多、功能性子宫出血、遗精、阳痿、早泄。

3. 角窝中　即三角窝 3 区，主治哮喘、咳嗽、肝炎。

4. 神门　即三角窝 4 区，主治失眠、多梦、各种痛证、咳嗽、哮喘、眩晕、高血压、过敏性疾病、戒断综合征。

5. 盆腔　即三角窝 5 区，主治盆腔炎、附件炎等盆腔内疾病。

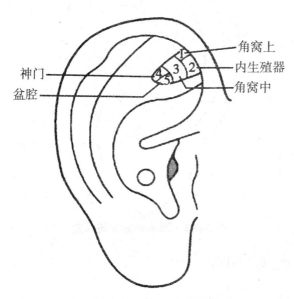

图 2-83　三角窝部分区与耳穴

（五）耳屏部分区与耳穴

耳屏部分成 4 区，共有 9 穴。

耳屏外侧面分为上、下两等份，上部为耳屏 1 区，下部为耳屏 2 区。将耳屏内侧面分为上、下两等份，上部为耳屏 3 区，下部为耳屏 4 区。

1. 上屏　耳屏 1 区，主治咽炎、单纯性肥胖症。

2. 下屏　耳屏 2 区，主治鼻炎、单纯性肥胖症。

3. 外耳　在屏上切迹前方近耳轮部，即耳屏 1 区上缘处，主治外耳道炎、中耳炎、耳鸣。

4. 屏尖　在耳屏游离缘上部尖端，即耳屏 1 区后缘处，主治发热、牙痛、腮腺炎、咽炎、扁桃体炎、结膜炎。

5. 外鼻　在耳屏外侧面中部，即耳屏 1、2 区之间，主治鼻疖、鼻部痤疮、鼻炎。

6. 肾上腺　在耳屏游离缘下部尖端，即耳屏 2 区后缘处，主治低血压、风湿性关节炎、腮腺炎、间日疟、链霉素中毒性眩晕、哮喘、休克、鼻炎、急性结膜炎、咽炎、过敏性皮肤病等。

7. 咽喉　即耳屏 3 区，主治声音嘶哑、咽炎、扁桃体炎。

8. 内鼻　即耳屏 4 区，主治鼻炎、副鼻窦炎、鼻衄。

9. 屏间前　在屏间切迹前方，耳屏最下部，即耳屏 2 区下缘处，主治眼病。

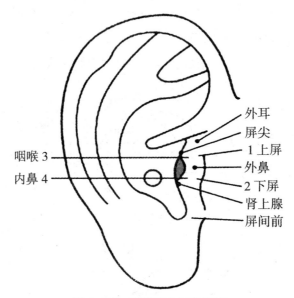

图 2-84　耳屏部分区与耳穴

（六）对耳屏部分区与耳穴

对耳屏分为 4 区，共计 8 穴。

由对屏尖及对屏尖至轮屏切迹连线之中点，分别向耳垂上线作两条垂线，将对耳屏外侧面及其后部分成前、中、后三区，前为对耳屏 1 区，中为对耳屏 2 区，后为对耳屏 3 区。对耳屏内侧面为对耳屏 4 区。

1. 额　即对耳屏 1 区，主治额窦炎、头痛、头晕、失眠、多梦。

2. 屏间后　在屏间切迹后方，对耳屏前下部，即对耳屏 1 区下缘处，主治眼病。

3. 颞　即对耳屏 2 区，主治偏头痛。

4. 枕　即对耳屏 3 区，主治头痛、眩晕、哮喘、癫痫、神经衰弱。

5. 皮质下　即对耳屏 4 区，主治痛证、间日疟、神经衰弱、假性近视、胃溃疡、腹泻、高血压病、冠心病、心律失常。

6. 对屏尖　在对耳屏游离缘的尖端，即对耳屏 1、2、4 区交点处，主治哮喘、腮腺炎、皮肤瘙痒、睾丸炎、附睾炎。

7. 缘中　在对耳屏游离缘上，对屏尖与轮屏切迹之中点处，即对耳屏 2、3、4

区交点处，主治遗尿、内耳眩晕症、功能性子宫出血。

8.脑干　在轮屏切迹处，即对耳屏3、4区之间，主治头痛、眩晕、假性近视。

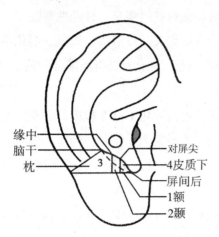

图 2-85　对耳屏部分区与耳穴

（七）耳甲部分区与耳穴

耳甲部分为 18 个区，共计 21 穴。

在耳轮的内缘上，设耳轮脚切迹至对耳轮下脚间中、上 1/3 交界处为 A 点；在耳甲内，由耳轮脚消失处向后作一水平线与对耳轮耳甲缘相交，设交点为 D 点；设耳轮脚消失处至 D 点连线中、后 1/3 交界处为 B 点；设外耳道口后缘上 1/4 与下 3/4 交界处为 C 点。从 A 点向 B 点作一条与对耳轮耳甲艇缘弧度大体相仿的曲线，从 B 点向 C 点作一条与耳轮脚下缘弧度大体相仿的曲线。将 BC 线前段与耳轮脚下缘间分成三等份，前 1/3 为耳甲 1 区，中 1/3 为耳甲 2 区，后 1/3 为耳甲 3 区。ABC 线前方，耳轮脚消失处为耳甲 4 区。将 AB 线前段与耳轮脚上缘及部分耳轮内缘间分成三等份，后 1/3 为 5 区，中 1/3 为 6 区，前 1/3 为 7 区。将对耳轮下脚下缘前、中 1/3 交界处与 A 点连线，该线前方的耳甲艇部为耳甲 8 区。将 AB 线前段与对耳轮下脚下缘间耳甲 8 区以后的部分，分为前、后二等份，前 1/2 为耳甲 9 区，后 1/2 为耳甲 10 区。在 AB 线后段上方的耳甲艇部，将耳甲 10 区后缘与 BD 线之间分成上、下二等份，上 1/2 为耳甲 11 区，下 1/2 为耳甲 12 区。由轮屏切迹至 B 点作连线，该线后方、BD 线下方的耳甲腔部为耳甲 13 区。以耳甲腔中央为圆心，圆心与 BC 线间距离的 1/2 为半径作圆，该圆形区域为耳甲 15 区。过 15 区最高点及最低点分别向外耳门后壁作两条切线，切线间为耳甲 16 区。15、16 区周围为耳甲 14 区。将外耳门的最低点与对耳屏耳甲缘中点相连，再将该线以下的耳甲腔部分为上、下二等份，上 1/2 为耳甲 17 区，下 1/2 为耳甲 18 区。

1.口　即耳甲 1 区，主治面瘫、口腔炎、胆囊炎、胆石症、戒断综合征、牙周炎、舌炎。

2. 食道　即耳甲 2 区，主治食道炎、食道痉挛。

3. 贲门　即耳甲 3 区，主治贲门痉挛、神经性呕吐。

4. 胃　即耳甲 4 区，主治胃炎、胃溃疡、失眠、消化不良、恶心呕吐。

5. 十二指肠　即耳甲 5 区，主治十二指肠球部溃疡、胆囊炎、胆石症、幽门痉挛、腹胀、腹泻、腹痛。

6. 小肠　即耳甲 6 区，主治消化不良、腹痛、心动过速、心律不齐。

7. 大肠　即耳甲 7 区，主治腹泻、便秘、痢疾、咳嗽、痤疮。

8. 阑尾　即耳甲 6、7 区交界处，主治单纯性阑尾炎、腹泻、腹痛。

9. 艇角　即耳甲 8 区，主治前列腺炎、尿道炎。

10. 膀胱　即耳甲 9 区，主治膀胱炎、遗尿、尿潴留、腰痛、坐骨神经痛、后头痛。

11. 肾　即耳甲 10 区，主治腰痛、耳鸣、神经衰弱、水肿、哮喘、遗尿、月经不调、遗精、阳痿、早泄、眼病、五更泻。

12. 输尿管　即耳甲 9、10 区交界处，主治输尿管结石绞痛。

13. 胰胆　即耳甲 11 区，主治胆囊炎、胆石症、胆道蛔虫病、偏头痛、带状疱疹、中耳炎、耳鸣、听力减退、胰腺炎、口苦、胁痛。

14. 肝　即耳甲 12 区，主治胁痛、眩晕、经前期紧张症、月经不调、更年期综合征、高血压病、假性近视、单纯性青光眼、目赤肿痛。

15. 艇中　即耳甲 6、10 区交界处，主治腹痛、腹胀、腮腺炎。

16. 脾　即耳甲 13 区，主治腹胀、腹泻、便秘、食欲不振、功能性子宫出血、白带过多、内耳性眩晕、水肿、痿证、内脏下垂、失眠。

17. 心　即耳甲 15 区，主治心动过速、心律不齐、心绞痛、无脉症、自汗盗汗、癔症、口舌生疮、心悸怔忡、失眠、健忘。

18. 气管　即耳甲 16 区，主治咳嗽、气喘、急慢性咽炎。

19. 肺　即耳甲 14 区，主治咳喘、胸闷、声音嘶哑、痤疮、皮肤瘙痒、荨麻疹、扁平疣、便秘、戒断综合征、自汗盗汗、鼻炎。

20. 三焦　即耳甲 17 区，主治便秘、腹胀、水肿、耳鸣、耳聋、糖尿病。

21. 内分泌　即耳甲 18 区，主治痛经、月经不调、更年期综合征、痤疮、间日疟、糖尿病。

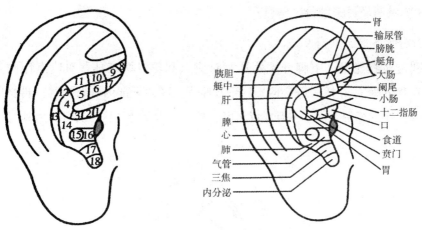

图 2-86 耳甲部分区与耳穴

（八）耳垂部分区与耳穴

耳垂部分为 9 区，共计 8 穴。

在耳垂上线至耳垂下缘最低点之间画两条等距离平行线，于上平行线上引两条垂直等分线，将耳垂分为 9 个区，上部由前到后依次为耳垂 1 区、2 区、3 区，中部由前到后依次为耳垂 4 区、5 区、6 区，下部由前到后依次为耳垂 7 区、8 区、9 区。

1. 牙　即耳垂 1 区，主治牙痛、牙周炎、低血压。

2. 舌　即耳垂 2 区，主治舌炎、口腔炎。

3. 颌　即耳垂 3 区，主治牙痛、颞颌关节紊乱症。

4. 垂前　即耳垂 4 区，主治神经衰弱、牙痛。

5. 眼　即耳垂 5 区，主治假性近视、目赤肿痛、迎风流泪。

6. 内耳　即耳垂 6 区，主治内耳性眩晕症、耳鸣、听力减退。

7. 面颊　即耳垂 5、6 区交界处，主治周围性面瘫、三叉神经痛、痤疮、扁平疣。

8. 扁桃体　即耳垂 7、8、9 区，主治扁桃体炎、咽炎。

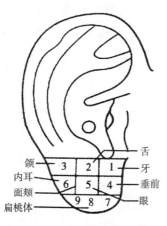

图 2-87　耳垂部分区与耳穴

（九）耳背及耳根部分区与耳穴

耳背分为5区，共有9穴。

分别过对耳轮上、下脚分叉处耳背对应点和轮屏切迹耳背对应点作两条水平线，将耳背分为上、中、下三部，上部为耳背1区，下部为耳背5区。再将中部分为内、中、外三等份，内1/3为耳背2区，中1/3为耳背3区，外1/3为耳背4区。

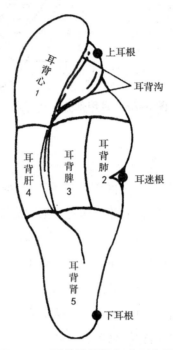

图 2-88　耳背及耳根部分区与耳穴

1.耳背心　即耳背1区，主治心悸、失眠、多梦。

2.耳背肺　即耳背2区，主治咳喘、皮肤瘙痒。

3.耳背脾　即耳背3区，主治胃痛、消化不良、食欲不振、腹胀、腹泻。

4.耳背肝　即耳背4区，主治胆囊炎、胆石症、胁痛。

5.耳背肾　即耳背5区，主治头痛、眩晕、神经衰弱。

6.耳背沟　即对耳轮沟和对耳轮上、下脚沟处，主治高血压病、皮肤瘙痒。

7.上耳根　在耳根最上处，主治鼻衄、哮喘。

8.耳迷根　在耳轮脚后沟的耳根处，主治胆囊炎、胆石症、胆道蛔虫病、鼻炎、心动过速、腹痛、腹泻。

9.下耳根　在耳根最下处，主治低血压、下肢瘫痪。

四、耳穴的临床应用

（一）耳穴的适应证

耳穴治病有简、验、广、廉、无副作用等特点，适应证如下：

1. 疼痛性疾病　如各种扭挫伤、头痛和神经性疼痛等。

2. 炎性疾病及传染病　如急慢性结肠炎、牙周炎、咽喉炎、扁桃体炎、胆囊炎、流感、百日咳、菌痢、腮腺炎等。

3. 功能紊乱和变态反应性疾病　如眩晕综合征、高血压、心律不齐、神经衰弱、荨麻疹、哮喘、鼻炎、紫癜等。

4. 内分泌代谢紊乱性疾病　甲状腺功能亢进或低下、糖尿病、肥胖症、更年期综合征等。

5. 其他　如催乳、催产，预防和治疗输血、输液反应，同时还有美容、戒烟、戒毒、延缓衰老、防病保健等作用。

（二）耳穴的选穴原则

1. 按相应部位取穴　当机体患病时，在耳郭的相应部位上有一定的敏感点，它便是本病的首选穴位，如胃痛取"胃"穴等。

2. 按脏腑辨证取穴　根据脏腑学说的理论，按各脏腑的生理功能和病理反应进行辨证取穴。如脱发取"肾"穴，皮肤病取"肺""大肠"穴等。

3. 按经络辨证取穴　即根据十二经脉循行和其病候选取穴位，如坐骨神经痛取"膀胱"或"胰胆"穴，牙痛取"大肠"穴等。

4. 按现代医学理论取穴　耳穴中一些穴名是根据现代医学理论命名的，如"交感""肾上腺""内分泌"等。这些穴位的功能基本上与现代医学理论一致，故在选穴时应考虑其功能，如炎性疾病取"肾上腺"穴。

5. 按临床经验取穴　临床实践发现有些耳穴具有治疗本部位以外疾病的作用，如"外生殖器"穴可以治疗腰腿痛。

（三）操作方法

随着现代科学和新技术的发展，耳穴治疗疾病的刺激方法日益增加，仅介绍一些目前临床常用的方法，供治疗选择应用。

1. 毫针法　利用毫针针刺耳穴，治疗疾病的一种常用方法。其操作程序如下：

（1）定穴和消毒：诊断明确后，将用探棒或耳穴探测仪所测得的敏感点或耳穴作为针刺点。行针刺之前耳穴必须严格消毒，先用 2.5% 碘酒消毒，再用 75% 的酒精脱碘，待酒精干后施术。

（2）体位和进针：一般采用坐位，如年老体弱、病重或精神紧张者宜采用卧位，针具选用26～30号的0.5～1寸长的不锈钢针。进针时，医者左手拇、食二指固定耳郭，中指托着针刺部的耳背，既可以掌握针刺的深度，又可以减轻针刺疼痛。然后用右手拇、食二指持针，在刺激点针刺即可，用快速插入的速刺法或慢慢捻入的慢刺法进针均可。刺入深度应视患者耳郭局部的厚薄灵活掌握，一般刺入皮肤2～3分，达软骨后毫针站立不摇晃为准。刺入耳穴后，如局部感应强烈，患者症状往往有即刻减轻感；如局部无针感，应调整针刺的方向、深度和角度。刺激强度和手法依病情、体质、证型、耐受度等综合考虑。

（3）留针和出针：留针时间一般为15～30分钟，慢性病、疼痛性疾病留针时间适当延长，儿童、年老者不宜多留。留针期间，可每隔10分钟运针1次。出针时医者左手托住耳郭，右手迅速将毫针垂直拔出，再用消毒干棉球压迫针眼，以免出血（证候属实热、瘀血，需要放血治疗者除外）。

2. 电针法　毫针法与脉冲电流刺激相结合的一种疗法，临床上更适用于神经系统疾病、内脏痉挛、哮喘诸证。

针刺获得针感后，接上电针机两个极，具体操作参照电针法。通电时间一般以10～20分钟为宜。

3. 埋针法　将皮内针埋入耳郭皮下治疗疾病的方法，适用于慢性疾病和疼痛性疾病，起到持续刺激、巩固疗效和防止复发的作用。

使用时，左手固定常规消毒后的耳郭，右手用镊子夹住皮内针柄，轻轻刺入所选耳穴，再用胶布固定。一般埋单侧耳郭，必要时埋双耳，每日自行按压3次，每次留针3～5日，5次为一疗程。

※4. 压丸法　即在耳穴表面贴敷压丸替代埋针的一种简易疗法，安全无痛，且无副作用，目前广泛应用于临床。

先准备好医用胶布、止血钳、弯盘、消毒棉签、75%酒精、消毒干棉球、清洁后的王不留行籽，也可选用磁珠、成品耳穴贴等。

操作要点：① 选穴：根据耳穴的选穴原则，选择耳穴确定处方。② 选择体位：一般以坐位或卧位为宜。③ 准备丸粒：将小丸粒贴于0.5 cm×0.5 cm的小方块医用胶布中央，备用。或选用成品耳穴贴。④ 耳穴皮肤消毒：用75%酒精棉球擦拭消毒，去除污垢和油脂。⑤ 贴压：一手托住耳郭，另一手持镊子将贴丸胶布对准耳穴进行敷贴，并给予适当按压，使耳郭有发热、胀痛感。压穴时，托指不动压指动，只压不揉，以免胶布移动；用力不能过猛过重。每日自行按压3～5次，每次每穴按压30～60秒，3～7日更换1次，双耳交替。刺激强度视患者情况而定，一般儿童、孕妇、年老体弱、神经衰弱者用轻刺激法，急性疼痛性病症宜用强刺激法。

（四）注意事项

1. 严格消毒，防止感染。因耳郭暴露在外，表面凹凸不平，结构特殊，针刺前必须严格消毒，创面和炎症部位禁针。针刺后如针孔发红、肿胀，应及时涂 2.5% 碘酒，防止化脓性软骨膜炎的发生。

2. 对扭伤和有运动障碍的患者，进针后宜适当活动患部，有助于提高疗效。

3. 有习惯性流产的孕妇应禁针。

4. 患有严重器质性病变和伴有高度贫血者不宜针刺，对严重心脏病、高血压者不宜用强刺激法。

5. 耳针治疗时亦应注意防止发生晕针，万一发生应及时处理。

五、实训

【目的要求】

1. 掌握耳穴的定位、诊断及压丸操作方法。

2. 熟悉耳穴适应证、禁忌证。

3. 了解各穴区主治范围。

【标本教具】

教学光盘、活体模特、耳穴模型、耳穴探笔(机械/电子)、碘伏棉球、75%酒精棉球、消毒干棉球、王不留行籽、耳针、消毒镊子、成品耳穴贴。

【实训方式】

讲授、示教：

1. 教师结合教学光盘进行讲授。

2. 教师在活体模特(学生)身上做耳穴定位、视诊、探查、压丸的演示。

3. 学员相互做耳穴定位、视诊、探查、压丸的操作练习。

【实训内容、方法】

1. 耳穴定位：教师运用耳穴模型演示耳穴的定位。

2. 耳穴诊查：在自然光下观察耳穴有无外形、色泽的变化，如凹陷、结节、脱屑、充血等；之后探查有无压痛、有无低电阻特性，并进行左、右两侧对比。

※3. 耳穴治疗：学生相互进行耳穴压丸操作。

准备好医用胶布、止血钳、弯盘、消毒棉签、75%酒精、消毒干棉球、清洁后的王不留行籽，也可选用磁珠、成品耳穴贴等。

操作要点：① 选穴：根据耳穴的选穴原则，选择耳穴确定处方。②选择体位：

一般以坐位或卧位为宜。③准备丸粒：将小丸粒贴于 0.5 cm × 0.5 cm 的小方块医用胶布中央，备用。或选用成品耳穴贴。④耳穴皮肤消毒：用 75% 酒精棉球擦拭消毒，去除污垢和油脂。⑤贴压：一手托住耳郭，另一手持镊子将贴丸胶布对准耳穴进行敷贴，并给予适当按压，使耳郭有发热、胀痛感。压穴时，托指不动压指动，只压不揉，以免胶布移动；用力不能过猛过重。

【思考题/作业】

1. 耳穴是如何分区的？各区的名称是什么？

2. 耳穴诊查前可否揉搓耳郭或者用酒精棉球清洁耳郭？为什么？

3. 耳穴压丸如何保证贴压位置准确？

项目八　头皮针

头皮针，又称头针，是在头部特定的穴线进行针刺，以治疗全身病症的方法。因头部肌肉浅薄、血管丰富，在临床上常采用沿皮透穴的方法，并结合捻转、提插等手法施术。

头皮针的理论依据主要有二：一是根据传统的脏腑经络理论，二是根据大脑皮层的功能定位在头皮的投影分布。

一、头皮针刺激部位

头皮针常以国际通用的头皮针标准治疗线为刺激部位，沿皮透刺。按颅骨的解剖名称分额区、顶区、颞区、枕区 4 个区，14 条标准线（左侧、右侧、中央共 25 条）。

（一）额区

1. 额中线　在额部正中发际内，自发际上 5 分处即神庭穴起，向下刺 1 寸。主治神志病，头、鼻、舌、眼、咽喉等病，如神昏、失眠、头痛、鼻塞、目赤、咽痛。属督脉。

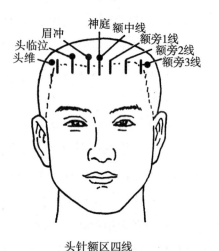

头针额区四线

图 2-89　头针额区

2. 额旁 1 线 在额部，位于额中线外侧，直对眼内角，自发际上 5 分即眉冲穴起，向下刺 1 寸。主治肺、心等上焦病症，如咳嗽、胸痛、感冒、气喘、失眠、眩晕、心悸怔忡、胸痹心痛等。属足太阳膀胱经。

3. 额旁 2 线 在额部，位于额旁 1 线外侧，直对瞳孔，自发际上 5 分即头临泣穴起，向下刺 1 寸。主治脾、胃、肝、胆等中焦病症，如胃痛、脘痞、泄泻、腹胀、胁痛等。属足少阳胆经。

4. 额旁 3 线 在额部，位于额旁 2 线外侧，直对眼外角，在头维穴内侧 0.75 寸处，发际上 5 分处，向下刺 1 寸。主治肾、膀胱等下焦病症，如遗精、阳痿、癃闭、尿频、遗尿等。属足少阳胆经和足阳明胃经。

（二）顶区

1. 顶中线 在头顶部，位于前后正中线上，自百会穴至前顶穴。主治腰腿足病症，如瘫痪、麻木、疼痛及脱肛、阴挺、小儿遗尿、尿频、眩晕、头痛等。属督脉。

2. 顶旁 1 线 在头顶部，位于顶中线外侧，与之相距 1.5 寸，即自通天穴起沿经向后刺 1.5 寸。主治腰腿足病症，如瘫痪、麻木、疼痛等，临床常与顶中线、顶颞前斜线上 1/5 配合应用。属足太阳膀胱经。

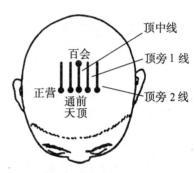

头针顶区三线

图 2-90 头针顶区

3. 顶旁 2 线 在头顶部，位于顶旁 1 线外侧，与之相距 0.75 寸，即自正营穴起沿经向后刺 1.5 寸。主治肩臂手病症，如上肢瘫痪、麻木、疼痛等，临床常与顶颞前斜线中 2/5 配合应用。属足少阳胆经。

（三）颞区

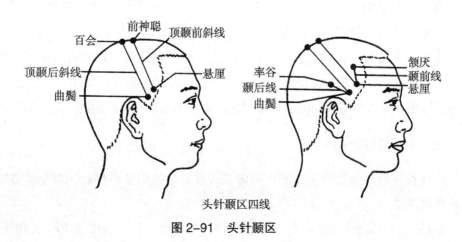

头针颞区四线

图 2-91 头针颞区

1. 顶颞前斜线　在头部侧面，头顶至头颞部，自前神聪穴起至悬厘穴的连线。主治运动功能障碍病症，如瘫痪等。可将全线分为 5 等份，上 1/5 治下肢瘫痪，中 2/5 治上肢瘫痪，下 2/5 治面瘫、运动性失语、流涎。该治疗线贯穿督脉、足太阳膀胱经和足少阳胆经。

2. 顶颞后斜线　在头部侧面，头顶至头颞部，位于顶颞前斜线之后，自百会穴至曲鬓穴的连线。主治感觉功能障碍病症，如疼痛、麻木、瘙痒等。可将全线分为 5 等份，上 1/5 治下肢感觉异常，中 2/5 治上肢感觉异常，下 2/5 治头面部感觉异常。该治疗线贯穿督脉、足太阳膀胱经和足少阳胆经。

3. 颞前线　在头颞部，自颔厌穴至悬厘穴的连线。主治偏头痛、运动性失语、周围性面瘫及口腔病症等。属足少阳胆经。

4. 颞后线　在头颞部，自率谷穴至曲鬓穴的连线。主治偏头痛、眩晕、耳聋、耳鸣等。属足少阳胆经。

（四）枕区

1. 枕上正中线　在头枕部，自强间穴至脑户穴的连线。主治眼病、腰脊痛等。属督脉。

2. 枕上旁线　在头枕部，与枕上正中线平行，并与之相距 0.5 寸处的线段。主治同枕上正中线，临床常配合应用。属足太阳膀胱经。

3. 枕下旁线　在头枕部，自玉枕穴至天柱穴的连线。主治小脑平衡障碍症状、后头痛等。属足太阳膀胱经。

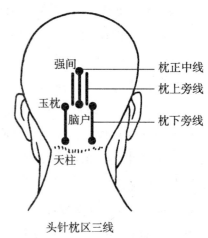

头针枕区三线

图 2-92　头针枕区

二、头皮针的适应证

头皮针主要用于治疗脑源性疾病，如中风偏瘫、肢体麻木、失语、皮层性多尿、眩晕、耳鸣、舞蹈病、癫痫、脑瘫、小儿智力障碍、震颤麻痹、假性球麻痹等。此外，也可治疗头痛、脱发、脊髓性截瘫、高血压病、精神病、失眠、眼病、鼻病、肩周炎、腰腿痛、各种疼痛性疾病等常见病和多发病。随着头皮针在临床上的广泛应用和头穴作用机制的进一步研究，其适用范围将更加广泛。

三、头皮针操作方法

1. 体位　根据病情明确诊断，选定头穴线。取得患者合作后，取坐位或卧位，局部常规消毒。

2. 进针　一般选用 28 ~ 30 号长 1.5 ~ 3 寸的毫针，针与头皮呈 30° 夹角快速将针刺入头皮下，当针尖达到帽状腱膜下层时，指下感到阻力减小，然后使针与头皮平行继续捻转进针，根据不同穴区可刺入 0.5 ~ 3 寸。

3. 捻针　一般以拇指掌面和食指桡侧面夹持针柄，以食指的掌指关节快速连续屈伸，使针身左右旋转，捻转速度每分钟 200 次左右。进针后持续捻转 2 ~ 3 分钟，留针 20 ~ 30 分钟，留针期间反复操作 2 ~ 3 次即可起针。按病情需要可适当延长留针时间，偏瘫患者留针期间嘱其活动肢体 (重症患者可做被动活动)，有助于提高疗效。一般经 3 ~ 5 分钟刺激后，部分患者在病变部位会出现热、麻、胀、抽动等感应。也可使用电针来代替手法捻针。

4. 起针　刺手夹持针柄轻轻捻转松动针身，押手固定穴区周围头皮，如针下无紧涩感，可快速抽拔出针，也可缓慢出针。出针后需用消毒干棉球按压针孔片刻，以防出血。

四、头皮针注意事项

1. 囟门和骨缝尚未骨化的婴儿和孕妇不宜用头皮针治疗。

2. 头颅部手术部位，头皮严重感染、溃疡和创伤处不宜针刺，可在其相应头皮针治疗线上其他部位进行针刺。

3. 头皮针刺入时要迅速，注意避开发囊、瘢痕。针具要注意检查，以免因针尖不锐等引起疼痛。行针时要注意针下感觉，如有阻力或局部疼痛时，要及时调整方向与深度，要保证针体在帽状腱膜下层。

4. 留针时不要随意碰撞针柄，以免发生弯针和疼痛。如局部疼痛、瘙痒、沉重而无法忍受时，可将针体稍向外提，则异常感觉可随即消失。

5. 有脑出血病史者，用头皮针治疗需谨慎。治疗前要认真进行各种检查，治疗时要避免过强的手法刺激，尽量少留针或不留针，严密监护。

五、实训

【 目的要求 】

1. 熟悉头皮针的定位。

2. 了解头皮针的进针、运针、起针方法。

【 标本教具 】

教学光盘、模特、挂图、头部模型、1.5 寸毫针、75% 酒精棉球、碘伏棉球、消毒干棉球、针盘、镊子等。

【 实训方式 】

讲授、示教：

1. 教师先结合教学光盘、头部模型、挂图等进行讲授，明确头皮针定位标准。

2. 教师再在模特（学生）身上演示头皮针进针、运针、起针方法。

3. 学员相互在头部定位练习。

【实训内容、方法】

1. 头皮针定位演示

以挂图或头部模型为例，演示头针的定位标准。

要点：在进行头皮针定位之前，必须先熟悉头部的解剖标志。

2. 头皮针进针方法演示

（1）进针：常规消毒，选用 1.5 寸的毫针，与头皮呈 30° 夹角，快速将针刺入头皮下，当针尖达到帽状腱膜下层时，指下感到阻力减小，然后使针与头皮平行，继续捻转进针。

要点：进针速度要快，注意进针角度，当阻力减小时，应平刺。

（2）运针：以拇指掌面和食指桡侧面夹持针柄，以食指的掌指关节快速连续屈伸，使针身左右旋转，捻转速度每分钟 200 次左右。进针后持续捻转 2～3 分钟。

要点：① 头皮针运针只捻转不提插，每分钟要求捻转 200 次左右，每次持续捻转 1～2 分钟，头皮针留针 15～30 分钟，在此期间还需间隔 5～10 分钟运针 1 次；② 如手捻有困难，可以用电针代替，频率宜在每分钟 200～300 次以上，刺激强度以被操作的反应来决定。

（3）起针：刺手夹持针柄轻轻捻转松动针身，押手固定穴区周围头皮，如针下无紧涩感，可快速抽拔出针，也可缓慢出针。

要点：因头皮血管丰富，出针后需用消毒干棉球按压针孔片刻，以防出血。

【思考题/作业】

1. 头皮针的定位标准是怎样的？

2. 在运用头皮针治疗时有哪些注意事项？

3. 按下表进行操作练习，反复实践，并做好记录。

分区名称	定位方法	主治

4.指出下列疾病所选取的刺激线，填写到表格中。

病种	刺激线
小儿脑瘫	
中风后遗症	
皮层性多尿	
呃逆	

【附注】焦氏头皮针

《头针穴名国际标准化方案》为目前国际上通用的标准。在我国实际临床上，山西焦顺发所提出的头皮针穴位影响较大，且取穴方法简便，特别适合于初学者，故附注焦顺发头皮针穴名体系以备参考。

为了准确地划分刺激区，在取穴之前，首先要在头部确定两条标准定位线，简称"标定线"。在此基础上，确定各个刺激区。前后正中线：眉间和枕外粗隆顶点下缘连线。眉枕线：眉中点上缘和枕外粗隆顶点的头侧面连线。

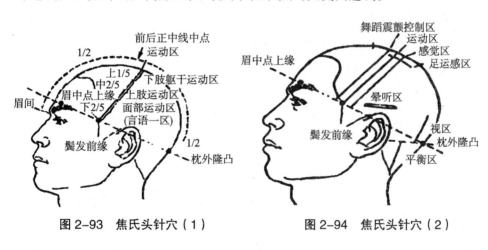

图2-93 焦氏头针穴（1）   图2-94 焦氏头针穴（2）

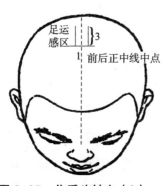
图2-95 焦氏头针穴（3）

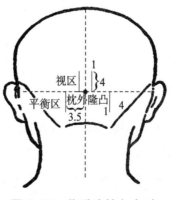
图2-96 焦氏头针穴（4）

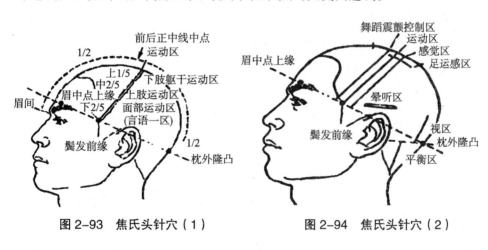

1. 运动区

部位：上点在前后正中线的中点向后移 0.5 厘米处，下点在眉枕线和鬓角发际前缘相交区（若鬓角不明显者，可从颧弓中点向上引一垂直线，将此线与眉枕线交点前 0.5 厘米处作为点），上下两点的连线即为运动区。将运动区划分为五等份，上 1/5 是下肢、躯干运动区，中 2/5 是上肢运动区，下 2/5 是头面部运动区，也称言语一区。

主治：运动区上 1/5，治疗对侧下肢及躯干部瘫痪；运动区中 2/5，治疗对侧上肢瘫痪；运动区下 2/5，治疗对侧中枢性面瘫、运动性失语、流涎、发音障碍等。

2. 感觉区

部位：自运动区后移 1.5 厘米的平行线，即为感觉区。将感觉区划分为五等份，上 1/5 是下肢、躯干感觉区，中 2/5 是上肢感觉区，下 2/5 是头面部感觉区。

主治：感觉区上 1/5，治疗对侧腰腿疼痛、麻木、感觉异常；感觉区中 2/5，治疗对侧上肢疼痛、麻木、感觉异常；感觉区下 2/5，治疗对侧面部麻木、疼痛、偏头痛。

3. 舞蹈震颤控制区

部位：自运动区向前移 1.5 厘米的平行线。

主治：舞蹈病、震颤麻痹、肌张力过高。

4. 晕听区

部位：从耳尖直上 1.5 厘米处，向前及向后各引 2 厘米的水平线，共长 4 厘米。

主治：眩晕、耳鸣、听力减退等。

5. 足运感区

部位：在前后正中线的中点旁开左右各 1 厘米，分别向后引平行于中线的 3 厘米长的直线。共两条。

主治：对侧下肢疼痛、麻木、瘫痪，急性腰扭伤、夜尿、皮质性多尿、子宫下垂等。

6. 视区

部位：从枕外粗隆顶端旁开 1 厘米处，向上引平行于前后正中线的 4 厘米长的直线。

主治：皮层性视力障碍、白内障。

7. 平衡区

部位：相当于小脑半球在头皮上的投影。从枕外粗隆顶端旁开 3.5 厘米处，向下引平行于前后正中线的 4 厘米长的直线。沿枕外粗隆水平线旁开前后正中线 3.5

厘米，向下引垂直线 4 厘米。

主治：小脑损害引起的平衡障碍。

8. 言语二区

部位：相当于顶叶的角回部。从顶骨结节后下方 2 厘米处引一平行于前后正中线的直线，向下取 3 厘米长直线。

主治：命名性失语。

9. 言语三区

部位：晕听区中点向后引 4 厘米长的水平线。

主治：感觉性失语。

10. 运用区

部位：从顶骨结节起分别引一垂直线和与该线夹角为 40° 的前后两线，长度均为 3 厘米。

主治：失用症。

11. 胃区

部位：以瞳孔直上的发际处为起点，向上引平行于前后正中线的 2 厘米长的直线。

主治：胃痛及上腹部不适等。

12. 胸腔区

部位：在胃区与前后正中线之间，从发际向上下各引 2 厘米长的平行于前后正中线的直线。

主治：胸痛、胸闷、心悸、冠状动脉供血不足、哮喘、呃逆、胸部不适等症。

13. 生殖区

部位：从额角处向上引平行于前后正中线的 2 厘米长的直线。

主治：功能性子宫出血、盆腔炎、白带多；配足运感区治疗子宫脱垂等。

14. 血管舒缩区

部位：在舞蹈震颤控制区向前移 1.5 厘米的平行线。

主治：皮层性水肿、高血压。

取穴原则：

按相应部位，如眼疾取视区，胃病取胃区等；

对症取穴，如眩晕取晕听区，震颤取舞蹈震颤控制区。

项目九　刮痧疗法

刮痧，是以皮部理论为依据，用手或器具（牛角、玉石、火罐等）在皮肤相应部位抓捏、刮拭、放血，达到扶正祛邪、防病治病之目的的一种方法。

一、痧证概述

痧不特指某一种疾病，而作为一个证候出现，有"百病皆可发痧"之说。它包括两个方面：① 痧象，即酸胀感；② 痧疹的形态外貌，即皮肤出现的粟米样红点。其临床表现可分为两类：① 轻症表现：头昏脑胀，心烦郁闷，全身酸胀，倦怠无力，胸腹灼热，四肢麻木。邪入气分则作肿作胀，入血分则为蓄为瘀；遇食积痰火，结聚而不散，则脘腹痞满，甚则恶心、呕吐。② 急重表现：心胸憋闷，烦躁难忍，胸中大痛，或吐或泻，或欲吐不吐、欲泻不泻，甚则猝然眩晕昏仆，面唇青白，口噤不语，昏厥如尸，手足厥冷，或无汗，或额头冷汗如珠，针放无血，痧点时现时隐，唇舌青黑。

痧证相当于现代医学的何种疾病，目前尚难确定。中医古籍中所载痧证涉及内、外、妇、儿等多科疾病。仅《绘图痧惊合璧》一书就介绍了100余种。此外民间还有所谓寒痧、热痧、暑痧、风痧、暗痧、闷痧、白毛痧、冲脑痧、吊脚痧、青筋痧等，名目繁多。根据其所描述的症状分析：角弓反张痧类似破伤风，坠肠痧类似腹股沟斜疝，产后痧似指产后发热，膨胀痧类似腹水，盘肠痧类似肠梗阻，头疯痧类似偏头痛，缩脚痈痧类似急性阑尾炎等。

中医学认为，痧证主要由风、湿、火之气相搏而致。一年四季均可发生，以夏秋季为多。夏秋之际，风、湿、火三气盛，适逢人劳逸失度，外邪侵袭肌肤，或由皮肤毫毛而入，或由口鼻而入，阳气不得宣通透泄，阳郁血瘀而发痧证。通过刮痧可以起到疏通经络、祛风散寒、清热除湿、活血化瘀、消肿止痛的作用，从而达到平衡阴阳、恢复健康之目的。

现代医学认为，痧不同于外伤出现的瘀血、肿胀，是一种自然溶血现象。刮痧通过刺激皮肤，可以扩张毛细血管，促进血液循环，增加汗腺分泌，改善全身的微循环灌注状态，从而增强机体代谢和免疫功能。

二、操作方法

1. 刮板握持：治疗时刮板厚的一面对手掌，保健时刮板薄的一面对手掌。刮板与刮拭方向所成角度在 45°～ 90° 之间。

2. 刮拭方向：按颈—背—腰—胸—腹—上肢—下肢顺序进行。胸部从内向外刮拭。

3. 补泻手法：与刮拭的力量、角度及刮痧板的拿法有关。补刮，力量轻、速度慢、角度小，刮痧板薄的一面对手掌；泻刮，力量重、速度快、角度大，刮痧板厚的一面对手掌；平补平泻，力量、速度适中，或力量轻、速度快，或力量重、速度慢，适当调整角度。

4. 刮痧时间：一般每个部位刮 3～5 分钟，最长不超过 20 分钟。对于一些不出痧或出痧少的患者，不可强求出痧，以患者感觉舒适为度。刮痧次数一般是第一次刮完痧退后 3～6 天，再施第二次刮治。

三、注意事项

（一）一般注意事项

1. 刮痧板一定要消毒。

2. 刮痧治疗时应注意室内保暖，尤其是在冬季，应避寒冷与风口。夏季刮痧时，应回避风扇直接吹刮拭部位。

3. 刮痧出痧后 30 分钟以内忌洗凉水澡。

4. 刮痧出痧后最好饮一杯温开水（最好为淡糖盐水），并休息 15～20 分钟。

5. 出痧后 1～2 天，皮肤可能轻度疼痛、发痒，属正常反应。

6. 下肢静脉曲张，刮拭方向应从下向上刮，用轻手法。

7. 临床诊断要注意中西并重，选取中医刮痧疗法所擅长的疾病进行治疗，切莫因误诊、误治而延误病情。

（二）适应证与禁忌证

1. 适应证：感冒、发热、中暑、头痛、肠胃病、落枕、肩周炎、腰肌劳损、风湿性关节炎等病症。

2. 禁忌证：

（1）孕妇的腹部、腰骶部，妇女的乳头禁刮。

（2）患白血病、血小板减少性紫癜者慎刮。

（3）心脏病出现心力衰竭者、肾功能衰竭者，肝硬化腹水、全身重度浮肿者禁刮。

（4）凡刮治部位的皮肤有溃烂、损伤、炎症都不宜用本法，大病初愈、重病（痧证急重表现）、气虚血亏及饱食、饥饿状态下也不宜刮痧。

四、晕刮的表现及防治

1. 症状：头晕、面白、心慌、肢冷、汗出、恶心欲吐，甚或昏仆。

2. 预防：空腹、过度疲劳患者禁刮，低血压、低血糖、过度虚弱和精神紧张患者宜轻刮。

3. 急救措施：迅速让患者平卧，注意保暖。让患者饮用一杯温糖水，或者迅速用刮板刮拭患者百会穴（重刮）、人中穴（棱角轻刮）、内关穴（重刮）、足三里穴（重刮）、涌泉穴（重刮）。

五、实训

【目的要求】

1. 掌握刮痧的操作方法。

2. 熟悉刮痧的注意事项。

3. 了解几种刮痧板的形状及应用特点。

4. 能顺利完成一次完整的刮痧过程，并达到出痧的目的。

【标本教具】

多媒体、教学光盘、刮痧板、刮痧油或凡士林、甘油、吸水纸或干棉球。

【实训方式】

讲授、示教：

1. 教师结合光盘一边讲解，一边在人体模特上示范，指导学生相互间进行正确的操作。

2. 指导学生完成背部或颈项部的一次完整的刮痧过程，并达到出痧的效果。

3. 找几个有颈项、腰、四肢不适、感冒的模特，进行现场治疗。

【实训内容、方法】

1. 教师展示刮痧的材料和工具，并介绍其用途，指导学生正确握持刮痧板。

2. 教师边示范边指导学生练习补刮、泻刮、平补平泻的操作，并能根据病症正确地运用。

（1）刮痧板薄的一面对手掌，力量轻、速度慢、角度小为补法。

（2）刮痧板厚的一面对手掌，力量重、速度快、角度大为泻法。

（3）力量、速度适中，或力量轻、速度快，或力量重、速度慢，为平补平泻法。

3. 指导学生完成在背部、颈部、四肢的刮痧过程。

（1）准备好刮痧板和润滑剂。

（2）根据刮拭的部位给模特选好体位。

（3）用刮痧板蘸刮痧油，在局部遵循由上到下、由内向外、先头后颈、先背后腹、最后刮四肢关节的原则，单方向直线刮拭，刮面尽量拉长。避开骨凸部、溃疡处、大血管处等。或在关节处用刮痧板的棱点按，直至出痧。刮5～10分钟，如果还没出痧，不必强求。

颈项部操作是沿正中线，由哑门刮至大椎穴，再刮拭颈部两侧到肩上，从风池开始，至肩井、巨骨。

背部操作是沿背正中线，由大椎至长强，或在背的两侧，沿足太阳膀胱经刮拭。

（4）刮完后擦干润滑剂，喝温水。

【思考题/作业】

1.试述刮痧的步骤。

2.独自完成颈项部、背部、四肢部的刮痧操作。

3.刮痧手法的补、泻、平补平泻如何操作？

4.试述刮痧的注意事项。

附 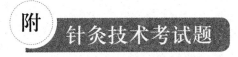 针灸技术考试题

项目一　毫针刺法

A1 型题

1.适宜仰靠坐位针刺的腧穴是（　　　　）。

  A.头、面、胸部腧穴和上、下肢部分腧穴　　　　B.身体侧面腧穴和上、下肢部分腧穴

  C.头、项、脊背、腰骶部的腧穴　　　　D.前头、颜面和颈前等部位的腧穴

  E.后头和项、背部的腧穴

2.下列腧穴中，不适宜俯卧位针刺的是（　　　　）。

  A.天柱　　　　　　B.天枢　　　　　　C.天宗　　　　　　D.风门　　　　　　E.风市

3.下列各组腧穴中，宜取仰卧位的是（　　　　）。

  A.攒竹、命门、昆仑　　　　　　B.血海、照海、髎俞

  C.气海、大包、阳陵泉　　　　　　D.隐白、次髎、中极

  E.天柱、委中、申脉

4. 适用于皮肤松弛部位腧穴的进针方法是 (　　)。

　　A. 单手进针法 　　　　　　　　B. 舒张进针法 　　　　　　C. 提捏进针法

　　D. 夹持进针法 　　　　　　　　E. 指切进针法

5. 下列有关针刺深度的叙述, 错误的是 (　　)。

　　A. 年老体弱者宜浅刺 　　　　　　B. 形瘦体弱者宜浅刺 　　　C. 阳证宜浅刺

　　D. 久病宜浅刺 　　　　　　　　　E. 头面、胸背部的腧穴宜浅刺

6. 下列有关风府穴针刺操作的叙述, 正确的是 (　　)。

　　A. 正坐位, 头微后倾, 项部放松 　B. 向下颌方向缓慢刺入 0.5～1 寸

　　C. 向鼻尖方向缓慢刺入 0.5～1 寸 　D. 向上缓慢刺入 0.5～1 寸

　　E. 向上缓慢刺入 1～1.5 寸

7. 属于行针基本手法的是 (　　)。

　　A. 循法 　　　　B. 弹法 　　　　C. 刮法 　　　　D. 提插法 　　　E. 震颤法

8. 下列有关提插法的叙述, 不正确的是 (　　)。

　　A. 将针刺入腧穴一定深度后, 施以上提下插的操作

　　B. 幅度不宜过大, 一般以 3～5 分为宜

　　C. 指力一定要均匀一致

　　D. 频率应较快, 每分钟 100 次左右

　　E. 保持针身垂直

9. 以下各项中, 不属于得气感觉或反应的是 (　　)。

　　A. 针刺部位有酸胀、麻重感

　　B. 针刺部位出现热、凉、痒、痛、抽搐、蚁行等感觉

　　C. 患者出现循经性肌肤瞤动、震颤

　　D. 医者刺手体会到针下空松、虚滑

　　E. 医者刺手体会到针体颤动

10. 下列有关捻转补泻中补法的叙述, 错误的是 (　　)。

　　A. 捻转角度小 　　　　B. 用力重 　　　　　　C. 频率慢

　　D. 操作时间短 　　　　E. 拇指向前, 食指向后 (左转用力为主)

11. 下列有关捻转补泻中泻法的叙述, 错误的是 (　　)。

　　A. 捻转角度小 　　　　B. 用力重 　　　　　　C. 频率快

　　D. 操作时间长 　　　　E. 拇指向后, 食指向前 (右转用力为主)

12. 下列有关提插补泻中补法的叙述, 错误的是 (　　)。

　　A. 先深后浅 　　　　　B. 重插轻提 　　　　　C. 提插幅度小, 频率慢

　　D. 操作时间短 　　　　E. 以下插用力为主

13. 属于捻转补泻中补法的操作是（　　）。

　　A. 捻转角度小，用力轻，频率慢，操作时间短

　　B. 捻转角度小，用力重，频率慢，操作时间短

　　C. 捻转角度大，用力轻，频率快，操作时间短

　　D. 捻转角度小，用力轻，频率慢，操作时间长

　　E. 捻转角度大，用力轻，频率慢，操作时间短

14. 有关晕针处理方法的叙述，不正确的是（　　）。

　　A. 立即停止针刺，将针全部起出　　　　B. 使患者平卧，头部抬高

　　C. 宽衣解带，注意保暖　　　　　　　　D. 予以饮温开水或糖水

　　E. 重者可刺人中、素髎、内关、足三里等穴

15. 有关妊娠妇女针刺注意事项的叙述，不正确的是（　　）。

　　A. 孕期不可以针刺三阴交、合谷

　　B. 怀孕3个月以内者，不宜针刺小腹部的腧穴

　　C. 怀孕3个月以上者，腹部腧穴不宜针刺

　　D. 怀孕3个月以上者，腰骶部腧穴不宜针刺

　　E. 可用昆仑、至阴保胎

16. 下列关于针刺方向的叙述，错误的是（　　）。

　　A. 补法针尖须与经脉循行的方向一致，泻法针尖则与经脉循行的方向相反

　　B. 背部膀胱经第1侧线腧穴，针尖一般朝向脊柱方向

　　C. 为使针感达到病变所在的部位，针尖应朝向病所

　　D. 根据病位深浅、病性的虚实选择针尖朝向阳经或阴经

　　E. 哑门穴，针尖应朝向舌根方向缓慢刺入

17. 下列关于针刺导致外周神经损伤的叙述，错误的是（　　）。

　　A. 一旦出现神经损伤症状，应立即停止操作，切忌拔针

　　B. 粗针强刺激后，仍然大幅度地提插

　　C. 主要临床表现是触电样针感或麻木、灼痛等症状

　　D. 出现症状后可应用B族维生素类药物治疗

　　E. 针刺神经干附近穴位时手法宜轻

B1 型题

1. 针刺肾俞、环跳、足临泣，宜采用（　　）。

　　A. 仰卧位　　B. 侧卧位　　　　C. 俯卧位　　　　D. 仰靠坐位　　　E. 俯伏坐位

2.针刺人迎、廉泉、通里，宜采用（　　　）。

   A.仰卧位　　B.侧卧位　　　　C.俯卧位　　　　D.仰靠坐位　　E.俯伏坐位

3.指切进针法适宜于（　　　）。

   A.短针　　　　　　　　　B.长针　　　　　　　C.皮肤松弛部位的腧穴

   D.皮肤紧张部位的腧穴　　　　　　　　　　　　E.皮肉浅薄部位的腧穴

4.舒张进针法适宜于（　　　）。

   A.短针　　　　　　　　　B.长针　　　　　　　C.皮肤松弛部位的腧穴

   D.皮肤紧张部位的腧穴　　　　　　　　　　　　E.皮肉浅薄部位的腧穴

参考答案

A1 型题

1.D　2.B　3.C　4.B　5.D　6.B　7.D　8.D　9.D　10.B　11.A　12.A

13.A　14.B　15.E　16.E　17.A

B1 型题

1.B　2.D　3.A　4.C

项目二　灸　法

A1 型题

1.下列各项中，不属于灸法治疗作用的是（　　　）。

   A.温经散寒　B.扶阳固脱　C.开窍泻热　D.消瘀散结　E.防病保健

2.隔蒜灸治疗的病症是（　　　）。

   A.阳痿早泄　B.呕吐腹痛　C.未溃疮疡　D.腹痛泄泻　E.疮疡久溃

3.瘢痕灸治疗的病症是（　　　）。

   A.肺痨瘰疬　B.虚寒病症　C.风寒痹痛　D.阳痿早泄　E.疮疡久溃不敛

4.有关瘢痕灸的叙述，不正确的是（　　　）。

   A.选用大小适宜的艾炷

   B.施灸前先在所灸腧穴部位涂以少量大蒜汁

   C.每壮艾炷不必燃尽，燃剩1/4时应易炷再灸

   D.灸后1周左右，施灸部位化脓形成灸疮

   E.常用于治疗哮喘、肺痨、瘰疬等慢性顽疾

5. 有关灸法注意事项的叙述，不正确的是（　　　）。

    A. 先灸上部，后灸下部　　　　　　　　B. 先灸阴部，后灸阳部

    C. 壮数应先少后多　　　　　　　　　　D. 艾炷应先小后大

    E. 施灸也应注意补泻的操作方法

6. 下列各项中，施灸的禁忌证是（　　　）。

    A. 泄泻　　　　　　　　　B. 脱肛　　　　　　　　C. 瘿瘤

    D. 乳痈初起　　　　　　　E. 阴虚发热证

7. 下列各项中，不属于灸法治疗作用的是（　　　）。

    A. 温经散寒　　　　　　　B. 扶阳固脱　　　　　　C. 开窍泄热

    D. 消瘀散结　　　　　　　E. 引热外行

B1 型题

1. 隔蒜灸的适应证是（　　　）。

    A. 瘰疬、初起的肿疡　　　　　　　　　B. 哮喘、肺痨、瘰疬

    C. 吐泻并作、中风脱证　　　　　　　　D. 因寒而致的呕吐、腹痛

    E. 命门火衰而致的阳痿、早泄

2. 隔姜灸的适应证是（　　　）。

    A. 瘰疬、初起的肿疡　　　　　　　　　B. 哮喘、肺痨、瘰疬

    C. 吐泻并作、中风脱证　　　　　　　　D. 因寒而致的呕吐、腹痛

    E. 命门火衰而致的阳痿、早泄

3. 隔盐灸的适应证是（　　　）。

    A. 瘰疬、初起的肿疡　　　　　　　　　B. 风寒痹痛、呕吐

    C. 吐泻并作、中风脱证　　　　　　　　D. 因寒而致的呕吐、腹痛

    E. 疮疡久溃不敛

4. 隔附子饼灸的适应证是（　　　）。

    A. 瘰疬、初起的肿疡　　　　　　　　　B. 风寒痹痛、呕吐

    C. 吐泻并作、中风脱证　　　　　　　　D. 因寒而致的呕吐、腹痛

    E. 疮疡久溃不敛

5. 有温补肾阳作用的灸法是（　　　）。

    A. 隔姜灸　　　　　　　　B. 隔蒜灸　　　　　　　C. 隔盐灸

    D. 隔附子饼灸　　　　　　E. 瘢痕灸

6. 有温胃止呕作用的灸法是（　　　）。

    A. 隔姜灸　　　B. 隔蒜灸　　　C. 隔盐灸　　　D. 隔附子饼灸　　　E. 瘢痕灸

项目三　拔罐法

A1 型题

1. 留罐法的留置时间一般为（　　　）。

    A. 3 ~ 5 分钟　　　　　　　B. 5 ~ 10 分钟　　　　　　　　C. 10 ~ 15 分钟

    D. 15 ~ 20 分钟　　　　　　E. 20 ~ 30 分钟

2. 以下各项中，不属于拔罐治疗作用的是（　　　）。

    A. 通经活络　B. 祛风散寒　　C. 行气活血　　D. 消肿止痛　　　E. 解毒杀虫

3. 以下各项中，不属于走罐法适宜施术部位的是（　　　）。

    A. 脊背　　　B. 头部　　　　C. 腰臀　　　　D. 大腿　　　　　E. 肩胛

4. 将罐吸附在体表后，使罐子吸拔留置于施术部位一定时间的操作方法，被称为（　　　）。

    A. 闪罐法　　B. 留罐法　　　C. 走罐法　　　D. 刺血拔罐法　　E. 留针拔罐法

5. 治疗热证、实证、瘀血证时宜选用的拔罐法是（　　　）。

    A. 闪罐法　　B. 留罐法　　　C. 走罐法　　　D. 留针拔罐法　　E. 刺血拔罐法

6. 治疗局部皮肤麻木、疼痛或功能减退等疾患时宜选用的拔罐法是（　　　）。

    A. 闪罐法　　B. 留罐法　　　C. 走罐法　　　D. 留针拔罐法　　E. 刺血拔罐法

7. 不可进行拔罐的病症是（　　　）。

    A. 中风　　　B. 腹痛　　　　C. 头痛　　　　D. 抽搐　　　　　E. 失眠

8. 不宜进行拔罐的病症是（　　　）。

    A. 伤风感冒　B. 溃疡患处　　C. 瘀血痹阻　　D. 体弱疲劳　　　E. 闪挫扭伤

9. 有关拔罐，操作不当的是（　　　）。

    A. 动作要稳、准、轻、快　　　　　　　B. 起罐时旋转罐具

    C. 拔罐起小疱无须处理　　　　　　　　D. 留针拔罐时应避免碰压针柄

    E. 留罐过程中出现疼痛可减压放气

B1 型题

1.治疗丹毒、扭伤常选用（　　　）。

A.闪罐法　　B.留罐法　　　C.走罐法　　　D.刺血拔罐法　　E.留针拔罐法

2.治疗局部皮肤麻木或功能减退常选用（　　　）。

A.闪罐法　　B.留罐法　　　C.走罐法　　　D.刺血拔罐法　　E.留针拔罐法

3.在肌肉松弛部位拔罐时，多选用（　　　）。

A.留罐法　　B.走罐法　　　C.闪罐法　　　D.留针拔罐法　　E.刺血拔罐法

4.在面积较大、肌肉丰厚处拔罐时，多选用（　　　）。

A.留罐法　　B.走罐法　　　C.闪罐法　　　D.留针拔罐法　　E.刺血拔罐法

参考答案

A1 型题

1.C　2.E　3.B　4.B　5.E　6.A　7.D　8.B　9.B

B1 型题

1.D　2.A　3.C　4.B

项目四　三棱针

A1 型题

1.下列各项中，不属于三棱针操作方法的是（　　　）。

A.点刺法　　B.散刺法　　　C.透刺法　　　D.刺络法　　　E.挑刺法

2.三棱针散刺法治疗的病症是（　　　）。

A.昏厥　　B.中暑　　　C.发热　　　D.局限性顽癣　　E.急性吐泻

B1 型题

1.三棱针刺络法常取的腧穴是（　　　）。

A.十宣、井穴　　　　B.曲泽、委中　　　　C.肺俞、胃俞

D.合谷、太冲　　　　E.列缺、照海

2.三棱针点刺法常取的腧穴是（　　　）。

A.十宣、井穴　　　　B.曲泽、委中　　　　C.肺俞、胃俞

D.合谷、太冲　　　　E.列缺、照海

项目六　电　针

A1 型题

1. 电针取穴应选用（　　　）。

   A. 身体左右两侧腧穴组成 1 对，选 1～3 对穴位为宜

   B. 身体左右两侧腧穴组成 1 对，选 5～6 对穴位为宜

   C. 身体同侧腧穴组成 1 对，选 1～3 对穴位为宜

   D. 身体同侧腧穴组成 1 对，选 5～6 对穴位为宜

   E. 根据病情选择腧穴，不拘左右，穴数不限

2. 具有镇静、止痛、缓解肌肉痉挛作用的电针波型是（　　　）。

   A. 疏波　　　B. 密波　　　　C. 疏密波　　　　D. 断续波　　　　E. 锯齿波

3. 治疗痿证、瘫痪宜选用的电针波型是（　　　）。

   A. 疏密波　　　B. 断续波　　　C. 锯齿波　　　　D. 密波　　　　E. 疏波

B1 型题

1. 对横纹肌有良好的刺激收缩作用的是（　　　）。

   A. 疏密波　　　B. 断续波　　　C. 锯齿波　　　D. 密波　　　　E. 疏波

2. 能促进气血循环，消除炎性水肿的是（　　　）。

   A. 十宣、井穴　　　　　　B. 曲泽、委中　　　　　　C. 肺俞、胃俞

   D. 合谷、太冲　　　　　　E. 列缺、照海

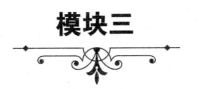

模块三

推 拿 技 术

推拿总论

推拿技术是指通过手法来治疗各种临床病症的中医治疗技术，有别于针灸技术和药物治疗，具有鲜明的特色。实施推拿治疗需要了解以下内容：推拿常识、推拿作用原理及推拿临床常用的检查方法。

一、推拿常识

（一）手法的分类

根据手法的动作形态特点，可将成人推拿手法分为摆动类、摩擦类、振动类、挤压类、叩击类和运动关节类六个大类。这六大类将在后面详述，此处省略。

（二）"力"的总体要求

在运用推拿手法治疗过程中，往往是"放松—整复—放松"的手法操作模式，每一种手法都有其特定的技术操作要求，但必须符合"持久、有力、均匀、柔和，从而达到深透"的成人推拿手法的基本要求。

关节周围软组织的保护作用以及在病理情况下错缝关节周围的软组织呈现的紧张状态等多方面原因，给手法操作带来一定的难度。因此，为了保证手法的安全性与有效性，整复类手法的操作应符合稳、准、巧、快的基本技术要求。

（三）手法的补泻

推拿的补泻是由患者体质的强弱、病情的虚实、年龄的大小以及脏腑机能的盛衰来决定的，遵循的是《黄帝内经》"虚则补之，实则泻之"的基本法则。补与泻的要领大致可以分为以下几种：

1. 按经络循行方向，"顺经为补，逆经为泻"。顺经络循行方向的手法为补，逆经络循行方向的手法为泻。

2. 按手法的刺激强度，"轻揉为补，重揉为泻"。轻刺激手法为补，重刺激手法为泻。

3. 按手法的频率，"缓摩为补，急摩为泻"。频率慢的手法为补，频率快的手法为泻。

4. 按手法操作时间的长短，"长者为补，短者为泻"。操作时间较长的手法为补，反之为泻。

5. 按手法的旋转方向，"顺摩为补，逆摩为泻"。顺时针方向的手法为补，逆时针方向的手法为泻。

6. 按手法的性质，"旋推为补，直推为泻"。在小儿推拿五经的操作中，旋转性推动的手法为补，直线推动的手法为泻。

（四）操作顺序

手法操作要有一定的顺序，一般是自上而下，先左后右（或男左女右，即男性患者先操作左侧后操作右侧，女性患者则反之），从前到后，由浅入深，循序渐进，可依具体病情适当调整。局部治疗，则按手法的主次进行，即先用放松手法，后用整复手法。

（五）推拿介质

很多手法的操作常借助于介质来完成，如摩擦类手法等。

1. 介质的概念

介质是在手法操作以前，涂擦在治疗部位的一种药物制剂。

2. 介质的作用

首先，介质必须有润滑作用，既可保护皮肤，防止皮肤损伤，又能利于手法操作，增强手法作用。其次，可以发挥和利用药物的作用，提高推拿效果。

3. 常见的介质

常见的介质有滑石粉、爽身粉、葱姜汁、白酒、外用药酒、薄荷水、木香水、凉水、红花油、冬青膏。要根据辨病、辨证的结果来选用。例如：寒证，选用有温经散寒作用的介质，如葱姜水等；热证，选用有清凉退热作用的介质，如凉水等；软组织损伤，如关节扭伤、腱鞘炎等，可选用红花油、冬青膏等有活血化瘀、消肿止痛、舒筋活络作用的介质；小儿肌性斜颈，可选用润滑性能较强的滑石粉、爽身粉等；小儿发热，可选用清热性能较强的酒精、凉水等。

（六）推拿的适应证

推拿属于中医外治法之一，对骨伤科、内科、外科、妇科、儿科和耳鼻喉科等各科的许多疾病均有较好的治疗效果，而且还具有强身保健、预防疾病、祛病延年的作用。

1. 骨伤科病　适用于各种软组织病变、关节错缝、腰痛、胸胁迸伤、椎间盘突出症、颈椎病、落枕、漏肩风、类风湿性关节炎、颞颌关节功能紊乱症和骨折后遗症等。

2. 内科病　头痛、失眠、胃脘痛、胃下垂、便秘、腹泻、呃逆、肺气肿、癃闭、胆囊炎、哮喘、高血压病、心绞痛与糖尿病等。

3. 外科病　乳痈初期、褥疮和手术后肠粘连等。

4. 妇科病　痛经、闭经、月经不调、盆腔炎与产后耻骨联合分离症等。

5. 儿科病　小儿发热、腹泻、呕吐、便秘、疳积、咳嗽、百日咳、遗尿、尿闭、夜啼、惊风、肌性斜颈与小儿麻痹症等。

6. 耳鼻喉科病　假性近视、鼻炎、声门闭合不全、耳鸣耳聋、咽喉痛等。

（七）推拿的禁忌证

临床有许多疾病不适合用推拿治疗，因此我们运用手法治疗前一定要明确推拿的禁忌证。即使推拿保健，推拿前也应对宾客身体状况进行了解，以便合理地选择手法。因此，手法操作前首先要做的就是明确诊断。

1. 各种传染性疾病，如肝炎、结核等不宜推拿。

2. 某些感染性疾病，如骨髓炎、化脓性关节炎、脓毒血症、丹毒等不宜推拿。

3. 有血液病或出血倾向的患者，如紫癜、咯血、便血、尿血等不宜推拿。

4. 烫伤与皮肤破损的局部，皮肤疾病（各种癣、湿疹、脓肿等）患处不宜推拿。

5. 各种恶性肿瘤不宜推拿。

6. 外伤出血、骨折早期、截瘫初期等不宜推拿。

7. 严重的心、脑、肺、肾等器质性疾病以及急腹症，禁止单独使用推拿手法。

8. 妇女妊娠期不宜做腹部推拿。

9. 醉酒后神志不清及饭后半小时以内不宜推拿。

10. 体质虚弱如久病、极度疲劳、年老体弱以及饥饿的人，慎用推拿。

二、作用原理

手法产生的疗效取决于手法的质量和治疗的部位。其疗效的产生通过疏通经络、平衡阴阳和理筋整复实现。其中，内科、妇科、儿科疾病多通过疏通经络、平衡阴阳达到治疗的目的，而骨伤科疾病由于其特殊的病理特点，理筋整复为其主要作用原理。

三、检查方法

（一）望诊

望诊是通过医生的视觉，对患者全身和局部的一切情况进行观察、分析，从而达到诊断疾病目的的一种诊断方法。

1. 望神色

神色是指精神和气色而言，是脏腑气血显示于外的标志。通过神色的变化可以帮助了解疾病的虚实与气血的盛衰，故而在临床上要善于识别有神、无神和假神，以及色的光泽与晦暗。正常人神志清楚，血色滋润，语言清晰，反应灵敏，动作灵活，体态自然，精力充沛，称之为"有神"；反之，目光呆滞，精神萎靡，反应迟钝，呼吸气微等，称为"失神"，表示正气已伤，预后欠佳。在临床上，由于病情不同，无神的表现又有程度的不同，需细心审察。

2. 望形态

形态正常是人体脏腑经络、气血筋骨的生理功能正常、协调的具体反映，而形态的改变则反映了因各种不同疾病所导致的机体功能的异常，为临床诊断提供重要的依据。望形态在推拿治疗中占有重要地位，主要是通过视觉观察患者体质的强弱、胖瘦，肢体的姿势、形态和体位。

3. 望畸形

畸形是肢体的外形出现异常的改变，为伤科疾病的典型症状之一。另外，在一些先天发育不全，或因某些疾病而引起的发育障碍的患者中也可出现，如骨折与脱位后肢体出现的各种畸形、腰椎间盘突出症造成的脊柱侧突、小儿麻痹症导致的患肢肌肉萎缩、膝关节过伸以及小儿先天性内翻马蹄足等。此外，神经损伤，如桡神经损伤出现的腕下垂畸形等也可通过望诊诊断。

4. 望肿胀

肿胀是伤科疾病的主要症状。肢体受伤后，多伤及气血，气血壅滞，瘀积不散，形成肿胀。在观察肿胀时要注意其肿胀程度、色泽以及肿胀的范围。如肘关节肿胀，在轻度肿胀时，仅见鹰嘴侧窝鼓起，严重肿胀时，整个肘部粗大，甚至肘横纹消失；棱形肿胀，多属慢性关节炎症；一侧肿胀常因肱骨内上髁或外上髁骨折导致等。

5. 望肢体功能

认真观察肢体的活动功能情况，查明肢体活动功能障碍的程度是十分重要的。因为凡肢体的骨骼、关节、筋肉发生伤病，肢体正常功能就可能出现障碍。通过对肢体功能障碍程度的观察，可了解损伤的轻重、性质和损伤的部位等情况。

此外，望舌是望诊的重要组成部分，也是中医诊断疾病的重要依据之一。具体内容可参阅《中医诊断学》。

（二）触诊

触诊又称摸诊、按诊，是医生用手按摸患者体表的一定部位，来测知局部冷热、润燥、软硬、压痛、肿块或其他异常变化，从而进行诊断的方法。

1. 触诊的内容

触诊主要用于触压痛点、触畸形、触异常活动、触弹性固定、触肤温及触肿块，以判断损伤的部位、性质、伤处的血液运行及肿块的情况。

（1）触压痛点

压痛点是病变在体表的集中表现，根据压痛点的部位、范围、程度和压痛点的反应，来辨别疾病的部位、性质等。对压痛点的触摸，在推拿治疗中尤为重要，主要有以下内容：① 胸腹部：一般来说，内脏病变按照该脏器的解剖位置，在相应的体表上有疼痛反应及压痛。如阑尾炎在右髂前上棘与脐连线的中、外 1/3 交点处压痛，即麦氏点；胆囊炎在胆囊点（右季肋缘与腹直肌右缘的交角处）有压痛；胃溃疡压痛区在上腹部下中和偏左，范围较广；十二指肠溃疡压痛区在上腹部偏右，常有明显的局限压痛点；胃肠穿孔时，腹壁紧张，有压痛及反跳痛。② 脊柱部：检查脊柱部压痛点，须分浅、深压痛和间接压痛。浅压痛表示浅部病变，如棘上、棘间韧带等浅层组织；深压痛和间接压痛表示深部病变，如椎体、小关节和椎间盘等组织。腰背部的软组织劳损，大多能在病变部位找到肌痉挛和压痛。如棘间韧带劳损在棘突之间有压痛；棘上韧带劳损在棘上有压痛；腰背肌劳损时腰背肌可出现痉挛，在该肌肉的附着区有压痛。腰背部的压痛点，在检查时要注意区别是否为内脏疾病在背腰部的反射性疼痛点。③ 上肢部：上肢部压痛点的检查，要注意与关节功能检查相结合，重视压痛点的位置。如压痛点在肩峰前下方，一般是肱骨小结节附近的病变；压痛点在肩峰外侧，多见于肱骨大结节附近的病变；肱骨外上髁炎时，肱骨外上髁处有明显压痛，内上髁炎时，则在内上髁处有明显压痛；尺神经病变时，肘后尺侧可有肥厚感，并有压痛和串麻等现象；桡骨茎突压痛时，多系拇短伸肌、拇长伸肌腱鞘炎；掌指关节掌侧处压痛，多见于第 1、2、3、4 指腱鞘炎；掌侧腕横纹中央区压痛且伴手指放射痛和麻木，多为腕管综合征，提示正中神经受压;"鼻烟窝"肿胀和压痛,表示舟状骨骨折等。④下肢部:下肢部的检查要耐心细致。如髋部的检查,要注意对髋关节活动痛的检查。其检查方法有两种:一种是髋关节伸直旋转试验,以检查关节面摩擦痛;另一种为髋关节屈曲旋转试验。髋关节屈曲位时,髂腰肌松弛,如有轻微旋转即出现疼痛,则为关节面摩擦痛,可以排除髂腰肌的牵扯痛;如小幅度旋转无疼痛,幅度增大时出现疼痛,提示髂腰肌等软组织病变。对膝部则应注意压痛点的分布情况。如髌骨边缘压痛,说明髌骨软化症;髌韧带两侧压痛,提示髌下脂肪垫损伤;关节间隙压痛,说明半月板损伤;胫骨结节压痛,则为胫骨结节软骨炎;侧副韧带附着点压痛,是侧副韧带损伤;髌骨下压痛,提示髌下韧带炎。踝部软组织较薄,往往压痛点就是病灶的位置。压痛在跟腱上,可能是腱本身或腱旁膜的病变;跟腱止点处压痛,则为跟腱后滑囊炎;压痛点在跟骨的距面正中偏右,可能是跟骨刺或脂肪垫的病症;压痛点在跟骨的内外侧,提示是跟骨本身的病变。

(2)触畸形

触摸体表骨突变化,可判断伤骨与伤筋以及伤骨的性质、部位和骨折移位方向等。如尺骨茎突高凸且有松弛感,为下尺桡关节分离;腰椎间盘突出症多有脊柱侧弯及腰肌紧张等。

(3)触异常活动

检查时,从肢体或关节出现一些原来不可能出现的活动来分析损伤的程度。如肢体关节处出现超出正常范围的活动,常提示韧带断裂。

(4)触肿块

了解肿块的解剖层次、质地、性质、大小以及边界、活动度等。

(5)触肤温

触摸局部皮肤的冷热程度,可辨别寒证和热证。肤温高,表示新伤或局部瘀血化热,热性病;肤温低,表示寒性病,或血运障碍。触肤温时一般用手背测试为宜。

2.触诊的常用方法

(1)触摸法:用手指触摸肢体,以了解肢体局部的肿胀、肤温、畸形、肿块和感觉等情况。触摸的力度应先轻后重,适可而止。

(2)挤压法:用一手或双手指掌部对压患部上下、左右、前后,根据力的传导作用来鉴别伤骨与伤筋以及了解伤骨的具体部位。如检查肋骨是否骨折,患者坐位或站立位,医者将一手掌按住胸骨,然后两手轻轻对压,如有肋骨骨折,则骨折部位出现疼痛,有的可伴有骨擦音。

(3)叩击法:用手掌或拳叩击患处附近部位或患肢远端所产生的冲击力来检查肢体有无骨折的一种方法。如检查脊柱损伤时,多叩击头顶;检查下肢损伤时,多叩击足跟等。

（4）旋转屈伸法：用两手分别握住肢体的远近两端，做轻轻的旋转或屈伸关节活动，观察疼痛部位、关节活动范围及声响等情况，以助诊断。

（三）特殊检查

1. 压顶、叩顶试验

又称椎间孔挤压试验，患者正坐位，医者用双手重叠按压患者头顶，并控制颈椎在不同角度下进行按压，如引起项痛和放射痛者为阳性，说明颈神经根受压。正坐时，用拳隔手掌叩击患者头部，如引起颈痛并有上肢串痛和麻木感，或引起患侧腰腿痛，均属阳性，提示颈或腰神经根受压。

2. 屈颈试验

患者仰卧，主动或被动屈颈 1 ~ 2 分钟，引起腰腿痛为阳性，提示腰部神经根受压。

3. 双膝双髋屈曲试验

患者仰卧，医者将患者屈曲的两下肢同时压向腹部，如活动受限或疼痛，提示腰骶或髋关节病变。如将一侧屈曲的下肢压向对侧腹部引起骶髂关节疼痛，说明有骶髂韧带损伤或关节病变。

4. 骨盆分离或挤压试验

患者仰卧，医者用两手分别压在两侧髂骨翼上，并用力向外按（分离）或向内挤压，有疼痛者为阳性，提示骶髂关节病变或骨盆骨折等。

5. "4"字试验

患者仰卧，健侧下肢伸直，患肢屈曲外旋，使足置于健侧膝上方，医者一手压住患侧的膝上方，另一手压住健侧髂前上棘，使患侧骶髂关节扭转，产生疼痛为阳性，如非髋关节病变即为骶髂关节病变。（图 3-1）

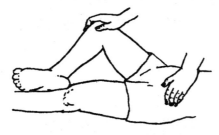

图 3-1 "4"字试验

6. 直腿抬高和足背屈试验

患者仰卧，两腿伸直，在保持膝关节伸直的情况下，分别做直腿抬高动作。测量抬高时无痛的范围（抬高肢体与床面的夹角）。如有神经根受压时，可出现直腿抬高明显受限，一般多在 60° 以下即出现受压神经根分布区的疼痛，为直腿抬高试验阳性。然后将下肢降低 5° ~ 10° 至疼痛消失，并突然将足背屈，坐骨神经痛再度出现为阳性。后者较前者对腰椎间盘纤维环破裂症的诊断更有临床价值。因为髂胫束及腘绳肌紧张时直腿抬高试验亦可出现阳性，而足背屈试验阳性是单纯坐骨神经受牵拉紧张的表现。

7. 搭肩试验

又称杜加试验，正常人手搭于对侧肩部时，肘关节可以紧靠胸壁。而杜加试验阳性时，当手搭于对侧肩部时，可见肘关节不能靠近胸壁，提示有肩关节脱位的可能。

8. 握拳试验

患手握拳（拇指在里、四指在外），腕关节尺偏，桡骨茎突处疼痛为阳性，提示桡骨茎突狭窄性腱鞘炎。（图 3-2）

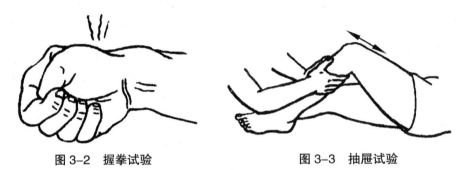

图 3-2　握拳试验　　　　　　　图 3-3　抽屉试验

9. 抽屉试验

患者仰卧，屈膝至 90° 位，肌肉放松，医者双手握小腿上端将其向前后反复拉推。正常时无活动，如向前滑动，提示前交叉韧带损伤；向后滑动，则提示后交叉韧带损伤。（图 3-3）

10. 足内、外翻试验

检查者一手固定小腿，另一手握足，将踝关节极度内翻或外翻，如同侧疼痛，提示有内或外踝骨折可能，如对侧痛则多属副韧带损伤。

项目一　摆动类手法

我们把通过腕关节有节奏的摆动，轻重交替、持续不断地作用于所施部位的手法归类为摆动类手法。主要包括一指禅推法、滚法和揉法三种。

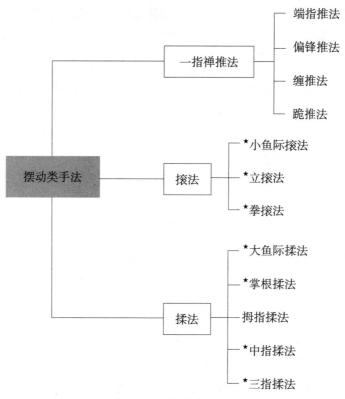

图 3-4　摆动类手法

一、一指禅推法

用拇指指端、指面或偏锋着力，沉肩、垂肘、悬腕，通过肘关节屈伸，前臂与腕的摆动，带动拇指的屈伸运动，使产生的力持续地作用于施术部位的一种手法，称一指禅推法。

【动作要领】

1. 视操作部位需要取坐位、仰卧位、俯卧位。

2. 拇指自然伸直，余四指呈半握拳状，拇指盖住拳眼，以拇指指端或指面、偏峰着力于施术部位或腧穴上，腕部放松，指实掌虚。

3. 上肢肌肉放松，沉肩、垂肘、悬腕，肘关节略低于手腕，以肘部为支点，前臂主动左右摆动，带动腕关节和拇指节律性地摆动，紧推慢移，使产生的力持续地通过拇指作用于施术部。

【操作方法】

1. 端指推法

术者手握空拳，拇指自然伸直并盖住拳眼，以拇指指端着力，其余手指自然屈曲或平伸，沉肩，垂肘，悬腕。肘关节做小幅度屈伸、前臂以肘为支点做内外摆动，带动腕部摆动以及拇指指骨间关节的屈伸运动，使所产生的力轻重交替、持续不断地作用于人体受术部位。

2. 偏锋推法

用拇指末节桡侧缘着力做一指禅推法的手法称为一指禅偏锋推法。

3. 缠推法

一指禅推法的频率加快到 220 次以上即为缠法。

4. 跪推法

跪推法又称一指禅屈指推法。在一指禅推法操作基础上，着力部位变为拇指指间关节背部桡侧，余四指自然弯曲或放松下垂。

【注意事项】

1. 姿势端正，心平气和，凝神聚气，自然呼吸。

2. 沉肩、垂肘、悬腕，指实掌虚，紧推慢移。沉肩，是指肩关节放松，肩胛骨自然下移，不要耸肩用力；垂肘，肘部下垂略低于腕部，肘部不要外翘；悬腕，腕关节屈曲约 90° 角，如悬吊状，腕部放松，不要用力；指实掌虚，拇指自然伸直，余指呈半握拳状，操作时产生的力聚于拇指，余指虚不受力，拇指自然下压进行操作；紧推慢移，腕部和拇指随前臂的左右摆动频率快，而拇指端或其螺纹面在着力部的移动较慢，拇指不要摩擦移动或滑动。

3. 以肘关节为支点，前臂主动地左右摆动，带动腕部和拇指往返摆动，一般手法频率每分钟 120 ~ 160 次。（图 3-5、图 3-6）

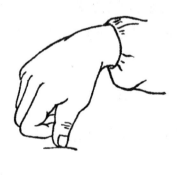 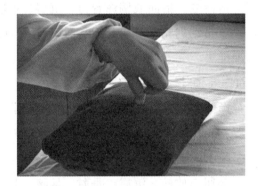

图 3-5　一指禅推法 1　　　　　　　图 3-6　一指禅推法 2

【临床应用】

本法具有舒筋活络、调和营卫、健脾和胃的作用，常在头面、胸腹及四肢部操作。临床多用于冠心病、胃痛、头痛、颈椎病、关节炎、近视、面瘫、月经不调等病症。

二、滚法

以第五掌指关节背侧吸附于体表施术部位，通过腕关节的屈伸运动和前臂的旋转运动，使小鱼际与手背在施术部位上做持续不断地来回滚动，称为滚法。可将其分为小鱼际滚、立滚法、拳滚法等术式，以便根据不同部位特点灵活选用。

【动作要领】

1. 视操作部位需要取坐位、仰卧位、俯卧位。

2. 腕关节放松，用小鱼际、拳背近小鱼际侧的 1/2～2/3 或 5、4、3 掌指关节着力。

3. 肘关节微屈，以肘部为支点，前臂主动旋转运动，带动腕关节做屈伸外旋运动，在施术部位上进行连续不断的滚动。手法频率每分钟 120～160 次。

【操作方法】

1. 小鱼际滚法

拇指自然伸直，余指自然屈曲，无名指与小指的掌指关节屈曲约 90° 角，余指屈曲的角度则依次减小，手背沿掌横弓排列呈弧面，以第五掌指关节背侧为吸定点吸附于体表施术部位上。以肘关节为支点，前臂主动做推旋运动，带动腕关节做较大幅度的屈伸活动，使小鱼际和手背尺侧部在施术部位上持续不断地来回滚动。

2. 立滚法

以第五掌指关节背侧为吸定点，以第四掌指关节至第五掌骨基底部与掌背尺侧缘形成的扇形区域为滚动着力面，腕关节略屈向尺侧，在施术部位上进行持续不断地滚动。

3. 拳滚法

拇指自然伸直，余指半握空拳状，以食指、中指、无名指和小指的第一节指背、掌指关节背侧、指间关节背侧着力于施术部位上。肘关节屈曲 20°～40° 角，前臂主动施力，在无旋前圆肌参与的情况下，单纯进行推拉摆动，带动腕关节做无尺、桡侧偏移的屈伸活动，在施术部位上进行持续不断地滚动。

【注意事项】

1. 肩和腕关节放松，不要用力。手法着力处要紧贴体表，操作时不可拖动、跳动和辗动。在滚动频率不变的情况下，于施术部位上慢慢移动。

2. 肘关节微屈，以肘部为支点，前臂主动旋转运动，带动腕关节做屈伸外旋运动，动作要协调而有节律，压力、频率要均匀一致。（图 3-7、图 3-8）

3. 滚法对体表产生轻重交替的刺激，前滚和回滚时着力轻重之比为 3∶1，即"滚三回一"。

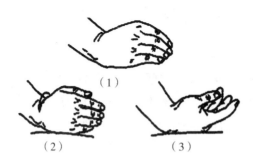

图 3-7　揉法 1

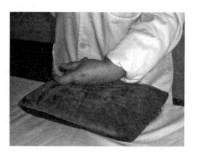

图 3-8　揉法 2

【临床应用】

本法具有舒筋活血、松解粘连、解痉止痛的作用。常在项、肩背、腰臀和四肢等肌肉较丰厚部操作。临床多用于颈椎病、肩周炎、腰椎间盘突出症、各种运动损伤、疲劳症、偏瘫、截瘫等多种疾病，也是常用的保健推拿手法之一。

三、揉法

以掌、指的某一处着力于施术部，做轻柔灵活的左右或环旋揉动，称为揉法。本法的特点是轻柔缓和、刺激量小，适用于全身各部。

【动作要领】

1. 视操作部位需要取坐位、仰卧位、俯卧位。

2. 揉法所施压力要小。

3. 动作要灵活而有节律性。

4. 往返移动时应在吸定的基础上进行。

【操作方法】

1. 大鱼际揉法（图 3-9）　以手掌大鱼际处着力于施术部，沉肩、屈肘、肘部外翘，腕关节放松，呈略背伸或水平状，以肘关节为支点，前臂主动运动，带动腕关节做左右摆动，使大鱼际在施术部进行轻柔灵活的揉动，手法频率为每分钟 120 ~ 160 次。

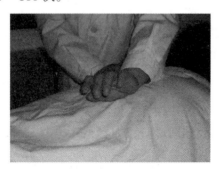

图 3-9　大鱼际揉法

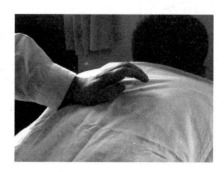

图 3-10　掌根揉法

2. 掌根揉法（图 3-10） 肘关节微屈，腕关节放松略背伸，手指自然伸直，以掌根部着力于施术部，以肘关节为支点，前臂主动运动，带动腕掌做小幅度的环旋运动，使掌根部在施术部进行柔和的、连续不断的旋转揉动，手法频率为每分钟 120～160 次。

3. 拇指揉法（图 3-11） 以拇指螺纹面着力于施术部，余四指置于合适的位置以助力，腕关节微屈或伸直，以腕关节为支点，拇指主动环转运动，使拇指螺纹面在施术部做连续不断的旋转揉动，手法频率为每分钟 120～160 次。

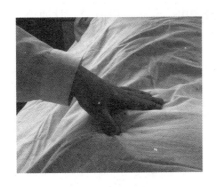

图 3-11　拇指揉法

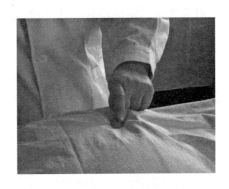

图 3-12　中指揉法

4. 中指揉法（图 3-12） 中指指间关节自然伸直，掌指关节微屈，以中指螺纹面着力于施术部，以肘关节为支点，前臂主动运动，带动腕关节，使中指螺纹面在施术部做轻柔灵活的小幅度的环旋揉动，手法频率为每分钟 120～160 次。为加强揉动的力量，可以用食指螺纹面压在中指远侧指间关节背侧进行操作。

5. 三指揉法 食、中、无名指并拢，三指螺纹面着力，操作术式与中指揉法相同。

【注意事项】

1. 操作时压力要轻柔适中，揉动时要带动皮下组织一起运动，不可在体表形成摩擦运动，动作要协调而有节律性。

2. 大鱼际、掌根、中指揉法均以肘部为支点，腕关节放松，前臂主动运动，带动腕、掌、中指做左右或环旋运动；拇指揉法以腕关节为支点，拇指主动做环旋运动。

【临床应用】

本法具有消导积滞、宽胸理气、消肿止痛、活血祛瘀的作用。指揉法常在头面部及全身腧穴操作，大鱼际揉法常在腹部、面部、颈项部及四肢部操作，掌根揉法常在背、腰、臀及躯干部操作。临床多用于胃脘痛、泄泻、便秘、癃闭、软组织扭挫伤、头痛、颈椎病、小儿斜颈、小儿遗尿、近视、骨折术后康复、疲劳症等多种病症。

四、实训

【目的要求】

1. 掌握摆动类各手法的动作要领。

2. 熟悉各手法的操作要求。

3. 了解各手法的注意事项、临床应用。

【标本教具】

教学光盘、活体模特（学生）、按摩床、按摩巾、凳子、滑石粉、甘油等。

【实训方式】

讲授、示教：

1. 教师结合教学光盘进行讲授。

2. 教师在活体模特（学生）身上示范操作各种手法。

3. 学生相互进行各种手法的操作练习。

【实训内容、方法】

1. 一指禅推法

（1）动作要领：① 上肢放松，沉肩、垂肘、悬腕，肘关节略低于腕部。② 手握空拳，拇指伸直盖住拳眼，以拇指端或螺纹面着力于施术部位或穴位上。③ 以肘部为支点，前臂主动屈伸，带动腕关节和拇指节律性地摆动，紧推慢移，使之产生的力持续地通过拇指作用于施术部位。

（2）注意事项：① 姿势端正，心平气和，凝神聚气，呼吸自然。② 沉肩、垂肘、悬腕，肘关节略低于腕部，指实掌虚，紧推慢移。③ 以肘关节为支点，前臂主动左右摆动，带动腕部和拇指往返摆动。频率要求每分钟 120~160 次。

2. 㨰法

（1）动作要领：① 沉肩、垂肘，肘关节微屈（120°~130° 角）。② 腕部放松，以手背近小指的 1/2~2/3 处为着力部。③ 以肘部为支点，前臂主动旋转摆动，带动腕关节做屈伸外旋的连续动作，使手背偏尺侧处在施术部位上进行连续不断的滚动。

（2）注意事项：以肘部为支点，前臂主动旋转摆动，带动腕关节做屈曲旋转的联袂运动，动作要协调而有节律，压力、频率及幅度要均匀一致。频率要求每分钟 120~160 次。

3. 揉法

（1）动作要领：① 腕部放松，自然伸平或微背伸，手指自然伸开勿用力。② 以手掌为着力部，肘关节为支点，前臂主动运动，带动腕关节连同着力部及皮下组织一起做轻柔灵活的回旋运动。

（2）注意事项：① 操作时压力要轻柔适中，揉动时要带动皮下组织一起回旋运动，不可在体表形成摩擦运动，动作要协调而有节律性。② 其他如大鱼际揉法、掌根揉法、拇指揉法、中指揉法等，动作要领均同，只是着力部不同而已。

【思考题 / 作业】

按下表进行操作练习，反复实践，并做好记录（或写好实训报告）。

手法	操作部位	操作要领、操作时间
一指禅推法		
擦法	·	
揉法		

项目二 摩擦类手法

我们把含有摩擦运动的手法归类为摩擦类手法，主要包括摩法、擦法、推法、搓法、抹法等手法。（图 3-13）

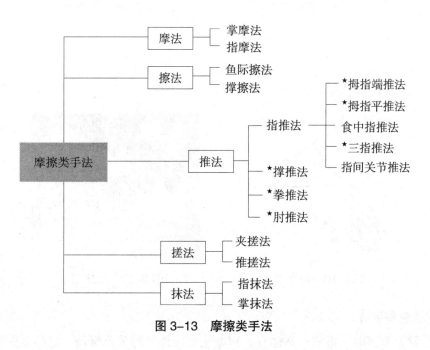

图 3-13　摩擦类手法

一、摩法

以掌或指着力于施术部做环形有节律的抚摸，称为摩法。本法特点是轻柔缓和、舒适自然。

【动作要领】

1.视操作部位需要取坐位、仰卧位、俯卧位。

2.肩、肘关节自然放松，指、掌面自然着力，不可刻意下压。

3.摩动时仅与皮肤产生摩擦，不带动皮下组织。

4.摩动的速度不宜过快，力度适中，频率每分钟 100～120 次。

【操作方法】

1.掌摩法

手指自然伸直，腕关节放松略背伸，掌面着力于施术部，以肘关节为支点，前臂主动运动，带动腕掌做环形摩动。（图 3-14、图 3-15）

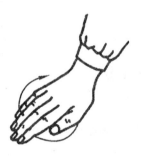
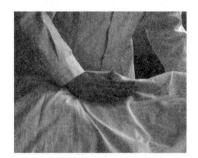

图 3-14　掌摩法 1　　　　　　　　图 3-15　掌摩法 2

2.指摩法

手指自然伸直，食、中、无名指并拢，且指腹面着力于施术部，其操作过程同掌摩法。（图 3-16、图 3-17）

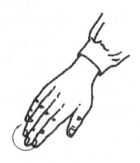
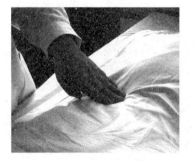

图 3-16　指摩法 1　　　　　　　　图 3-17　指摩法 2

【注意事项】

1.肘关节屈曲，指掌自然伸直。指摩法在操作时腕关节保持一定的紧张度，而掌摩法则腕部要放松。

2.操作时动作要缓和而协调，摩动的速度、压力宜均匀。正如《圣济总录》中所说："摩法不宜急，不宜缓，不宜轻，不宜重，以中和之意施之。"

3.根据病情的虚实决定摩动的方向。古有"顺摩为补，逆摩为泻"之说，即虚证宜顺时针方向摩动，实证则要逆时针方向摩动。

【临床应用】

本法具有消郁散结、调中理气的作用。指摩法常在颈项、面部、四肢等部位操作，掌摩法常在胸腹、背腰等部位操作。临床多用于咳喘、胸胁胀痛、呃逆、消化不良、脘腹胀痛、泄泻、便秘、月经不调、痛经、遗精、阳痿早泄、外伤肿痛等病症。

二、擦法

以掌或大、小鱼际着力于施术部做快速地直线往返擦动，称为擦法。本法特点是柔和舒适，温热刺激，可用于全身各部位。

【动作要领】

1.视操作部位需要取坐位、仰卧位、俯卧位。

2.操作时，路线保持平直，往返操作距离尽量拉长，以增加产热量。

3.受术部位皮肤应充分暴露，可涂以少许润滑剂，增加透热效果，防止皮肤损伤。

4.术者自然呼吸，不可屏气，手法速度宜快且均匀连贯，频率每分钟100～120次。

【操作方法】

1.鱼际擦法

用手掌或大鱼际或小鱼际着力于施术部，腕关节伸直，前臂与手背面接近水平，五指自然伸开。

2.掌擦法

肩关节为支点，上臂主动运动，带动掌指面或大、小鱼际做前后或上下方向的快速直线往返连续擦动。（图3-18、图3-19）

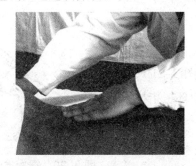
图3-18　擦法1

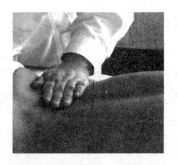
图3-19　擦法2

【注意事项】

1. 手掌或大、小鱼际要紧贴施术部，防止擦动时出现时浮时滞的现象；掌下的压力不宜太大，如压力过大，操作时则手法重滞，并容易擦破皮肤。

2. 擦动时要直线往返运动，往返的距离要尽量拉大，力量要均匀稳当，动作要连绵不断，先慢后逐渐加快，呼吸自然，不可屏气。

3. 擦法产生的热量以透热为度，即术者在操作时感觉手掌擦动所产生的热已渐渐进入受术者的体内。透热后方可结束手法操作。

【临床应用】

本法具有温经通络、行气活血、消肿止痛、健脾和胃的作用。本法常在胸腹部、两胁部、背部和四肢部操作。临床多用于外感风寒、风湿痹痛、寒性胃脘痛、腰腿冷痛、小腹冷痛、月经不调及外伤肿痛等病症。

三、推法

指、掌、拳、肘等部位着力，对所施部位进行单方向直线推压的一种手法，称之为推法。可将其分为指推、掌推、拳推、肘推。

指推法又可分为拇指端推法、拇指平推法、食中指推法、三指推法、指间关节推。

指间关节推又分为拇指指间关节推、食指指间关节推、中指指间关节推、食中指指间关节推、食指中节骨推、八字推。

掌推可分为全掌推、大鱼际推、小鱼际推、掌根推。

【动作要领】

1. 视操作部位需要取坐位、仰卧位、俯卧位。

2. 推法操作为直线推动，不可偏斜。

3. 指推法操作距离宜短，掌推、拳推、肘推法距离宜长，肘推法刺激量大，辩证选用。

4. 术者自然呼吸，推动速度宜缓慢、均匀，不可过快。

【操作方法】

1. 指推法

拇指推用指端或指面着力（图3-20、图3-21），食中指推用食中指指面着力（图3-22），食中环三指推用食中环三指指面着力。

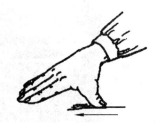

图3-20 拇指推法1

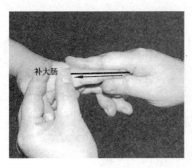
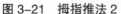
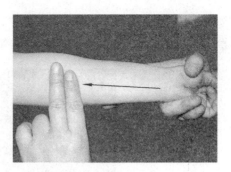

图 3-21　拇指推法 2　　　　　图 3-22　食中指指面推

拇指指间关节推用屈曲的拇指指间关节背部着力，食指指间关节推用屈曲的食指第 1 指间关节背部着力，中指指间关节推用屈曲的中指第 1 指间关节背部着力，食中指指间关节推用屈曲的食指和中指第 1 指间关节背部着力，食指中节骨推用食指中节骨桡侧着力，八字推用拇指指面和屈曲的食指第 1 节指骨桡侧面着力。（图 3-23）

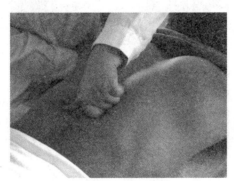

图 3-23　八字推

2.掌推法

全掌推用全掌着力，大鱼际推用大鱼际着力，小鱼际推用小鱼际着力，掌根推用掌根着力。（图 3-24、图 3-25）

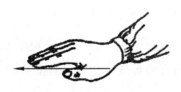
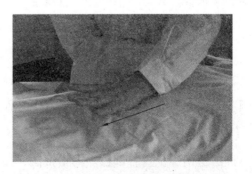

图 3-24　掌推法 1　　　　　图 3-25　掌推法 2

3. 拳推法

拳推用握拳后的食、中、环、小四指第 1 指间关节背部着力。（图 3-26）

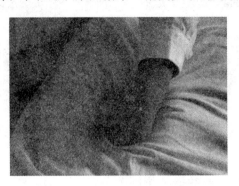

图 3-26　拳推法

4. 肘推法

肘推用肘尖着力。（图 3-27）

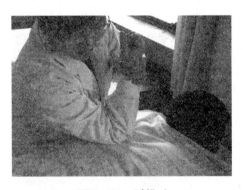

图 3-27　肘推法

【注意事项】

拇指推，可握拳推，亦可伸掌推。伸掌推，其余四指置于旁侧，起稳定、扶持拇指完成推法操作的作用，拇指做推压或拉压或向掌侧横行刮压运动。拇指推、全掌推、掌根推、大鱼际推等可沿直线推，亦可双手做横行由中间向两侧分推；全掌推还可以采取刨推术式，即拇指与余四指握贴于所施部位进行推动；食指中节骨推，即拇指固定于一侧，用食指中节骨桡侧向拇指端做压刮操作。

2. 推法操作时，着力部要紧贴体表，速度宜缓慢均匀，压力要平稳适中，有时要顺肌纤维方向推，可使用冬青油、红花油、滑石粉等推拿介质，防止推破皮肤。

【临床应用】

推法适用于全身各部位。拇指推法，接触面较小，刺激缓和，适用于头面、颈项和四肢部位；拇指间关节推法，刺激深透，适用于颈项、四肢和脊柱两侧、肩、背及腰部；三指推法，刺激缓和，适用于胸、腹部位；掌推法，接触面积较大，刺激缓和，适用于胸、腹、背、腰和四肢部位；拳推法，刺激较强，适用于脊柱两侧、背、腰、四肢部位；肘推法，是推法中刺激量最强的手法，适用于脊柱两侧、背、腰、臀及下肢肌肉丰厚部位。掌推脊柱两侧的足太阳膀胱经，可起到调和气血的作用；推五经、推桥弓，可起到清脑明目、平肝潜阳的作用，可用于头痛、头晕、高血压、失眠等病症的治疗；掌推胸、腹、胁肋，可起到宽胸理气、消胀除满、通便导滞的作用，可用于胸闷、胁胀、腹胀、便秘、食积等病症的治疗；屈指推华佗夹脊穴，掌推脊柱、肩背、腰、四肢部，拳推或肘推肩背、腰臀、四肢部，可起到疏通经络、温经散寒、理筋活血的作用，常用于风湿痹痛、肩背肌肉酸痛、腰腿痛、感觉麻木迟钝等病症的治疗。对软组织损伤、局部肿痛、肌紧张痉挛等症，可在局部用指或掌推法，以舒筋通络、活血化瘀、解痉止痛。

四、搓法

用双手掌面夹住肢体或以单手、双手掌面着力于施术部位，做交替搓动或往返搓动，称为搓法。

【动作要领】

1. 视操作部位需要取坐位、仰卧位、俯卧位。

2. 用双手掌面夹住肢体施术部，嘱受术者肢体放松。

3. 以肘关节和肩关节为支点，前臂与上臂主动施力，两手掌做反方向的快速搓动，同时由上向下缓慢移动。（图3-28）

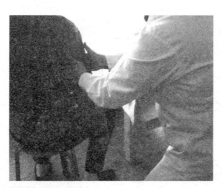

图3-28　搓法

【操作方法】

1. 夹搓法

以双手掌面夹住施术部位，令受术者肢体放松。以肘关节和肩关节为支点，前臂与上臂部主动施力，做相反方向的较快速搓动，并同时做上下往返移动。

2. 推搓法

以单手或双手掌面着力于施术部位。以肘关节为支点，前臂部主动施力，做较快速的推去拉回的搓动。

【注意事项】

1. 操作时动作要协调连贯，一气呵成。搓动时掌面在施术部有小幅度缓慢位移，受术者应有较强的松软快感。

2. 搓动的速度宜快，由肢体上部向肢端移动时速度宜慢。不可逆势移动，第一遍操作结束后，第二遍再从肢体上部开始。呼吸自然，不可屏气。

3. 搓动时用力应均匀，如施力过重，夹搓时夹得太紧，会造成手法呆滞。

【临床应用】

本法具有舒筋通络、调畅气血、松解组织的作用。常在四肢部、胸胁部、背部操作，尤以上肢部应用较多。本法一般作为推拿治疗的结束手法。临床多用于肢体酸痛、关节活动不利、胸胁屏伤等病症。

五、抹法

以双手或单手指掌面着力于施术部，做上下或左右或弧形曲线往返的抹动，称为抹法，又名扫散法。本法特点是舒缓自然，能清利头目，疏散外邪。

【动作要领】

1. 视操作部位需要取坐位、仰卧位、俯卧位。

2. 抹法操作可沿直线弧线、曲线推动，可单向操作，也可往返操作，根据操作部位的不同灵活运用。

3. 操作时着力面要紧贴施术部位皮肤，可在操作部位涂以润滑介质。

【操作方法】

1. 指抹法

以双手或单手拇指螺纹面着力于施术部，余指置于相应的位置以固定助力。以拇指的掌指关节为支点，拇指主动运动，做上下或左右或弧形曲线的往返抹动。（图3-29）

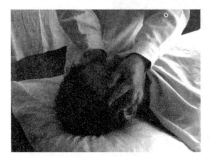

图3-29 指抹法1

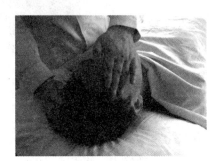

图3-30 指抹法2

指抹法也可用两手五指并拢，以食、中、无名指螺纹面分别着力于前额部近正中线两侧，以腕关节为支点，掌指部主动施力，由前额部向两侧分别抹动，经太阳穴至耳上角，可反复操作。（图3-30）

2.掌抹法

用双手或单手掌面着力于施术部，以肘关节和肩关节为双重支点，上臂与前臂协调施力，腕关节放松，做上下或左右或弧形曲线的抹动。（图3-31）

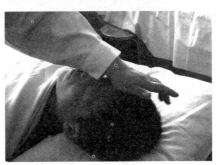

图3-31　掌抹法

【注意事项】

1.操作时掌指螺纹面要紧贴于施术部位的皮肤，用力要均匀，轻而不浮，重而不滞。动作要和缓灵活，抹动时不要带动深部组织。

2.抹法和推法的区别在于：推法是指平推法，其特点是单向、直线施力推动，有去无回，不能往返施力操作；而抹法则是或上或下、或左或右、或直线或曲线往返施力抹动，有去有回。

【临床应用】

本法具有醒脑明目、开窍镇静的作用。指抹法常在面部、项部操作，掌抹法常在背腰部操作。临床多用于头痛、面瘫、感冒、眩晕及肢体酸痛等病症。

六、实训

【目的要求】

1.掌握摩擦类各手法的动作要领。

2.熟悉各手法的操作要求。

3.了解各手法的注意事项、临床应用。

【标本教具】

教学光盘、活体模特（学生）、按摩床、凳子、滑石粉、按摩乳等。

【实训方式】

讲授、示教：

1. 教师结合教学光盘进行讲授。

2. 教师在活体模特（学生）身上示范操作各种手法。

3. 学生相互进行各种手法的操作练习。

【实训内容、方法】

1. 摩法

（1）动作要领：① 掌摩法：手指自然伸直，腕关节放松略背伸，掌面着力，以肘关节为支点，前臂主动运动，带动腕掌做环形摩动。② 指摩法：手指自然伸直，食、中、无名指并拢，以三指指腹为着力部，其操作要领同掌摩法。

（2）注意事项：① 肘关节屈曲，指、掌自然伸直，指摩法在操作时腕关节保持一定的紧张度，而掌摩法则腕关节要放松。② 操作时动作要缓和协调，摩动的速度、压力要均匀。

2. 擦法

（1）动作要领：① 用手掌或大鱼际或小鱼际为着力部，腕关节伸直，前臂与手背面接近水平，五指自然伸开。② 以肩关节为支点，上臂主动运动，带动掌面或大小鱼际做前后或上下方向的直线往返擦动。

（2）注意事项：① 着力部要紧贴皮肤，但不能用力按压。② 擦的距离要尽量拉长，擦动时呈直线往返，力量要均匀稳当，动作要连续不断。③ 擦的速度要先慢后逐渐加快，以局部深层得热为度。

3. 推法

（1）动作要领：① 掌推法：以掌根处为着力部，腕关节背伸，肘关节微屈或屈曲，以肩关节为支点，上臂主动用力，使掌根部向前做单方向直线推动。② 指推法：以拇指指端为着力部，余四指置于相应位置以固定助力，腕关节略屈，拇指及腕部主动施力，做短距离单方向直线推进。③ 肘部推法：屈肘，用尺骨鹰嘴突起处着力于施术部位，以肩关节为支点，上臂和前臂主动施力，使尺骨鹰嘴突起处向前做单方向直线推动。

（2）注意事项：① 着力部要紧贴皮肤，推进的速度宜缓慢均匀，压力要平稳，只能做单方向的直线推动。② 用滑石粉做介质，以免损伤皮肤。③ 用于小儿时宜轻、快，应用介质，注意推法施术方向与补泻的关系。

4. 搓法

（1）动作要领：① 用双手掌面夹住肢体施术部位，嘱受术者肢体放松。② 以肘关节和肩关节为支点，前臂与上臂主动施力，两手掌做相反方向的快速搓动，同时由上而下缓慢移动。

（2）注意事项：① 夹住部位松紧要适宜，双手用力要对称。② 操作过程要气沉丹田，呼吸自然，不可屏气发力。③搓动要轻快、柔和、均匀、不间断，移动要缓慢，顺其势自然而下，不可逆向移动。

5. 抹法

（1）动作要领：① 指抹法：拇指指面着力，余四指固定相应部位以助力，以拇指的掌指关节为支点，拇指主动运动，做上下或左右往返抹动。② 掌抹法：以双手或单手掌面为着力部，以肘关节和肩关节为双重支点，上臂与前臂协调用力，腕关节放松，做上下或左右的抹动。

（2）注意事项：操作要均匀柔和，不可忽轻忽重，动作要和缓灵活，不带动皮下组织。

【思考题 / 作业】

按下表进行操作练习，反复实践，并做好记录（或写好实训报告）。

手法	操作部位	操作要领、操作时间
摩法		
擦法		
推法		
搓法		
抹法		

项目三　挤压类手法

我们把用指、掌或肢体其他部位在所施部位上做按压或相对挤压的手法归类为挤压类手法。挤压类手法包括按压与捏拿两类手法，按压类手法主要包括按法、点法、拨法、踩跷法等，捏拿类手法主要包括捏法、拿法、捻法、扯法、挤法等。（图 3-32）

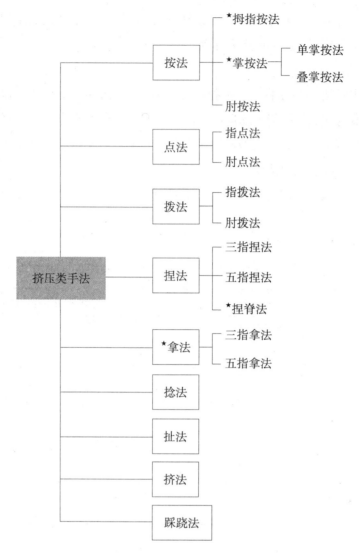

图 3-32　挤压类手法

一、按法

以掌、指、肘着力于施术部，逐渐用力，按而留之，有节律地往复，称为按法。本法特点是沉实有力，舒缓自然。

【动作要领】

1. 视操作部位需要取坐位、仰卧位、俯卧位。

2. 用力方向应垂直于受术体表。

3. 操作时，局部有酸胀等得气感后稍作停留，再缓缓撤力，不可突施暴力，暴起暴落。

4. 可通过叠指、叠掌、伸肘、上身前倾等姿势增加按压力量。

【操作方法】

1. 拇指按法

以拇指端或螺纹面着力于施术部，余四指张开置放于相应位置以固定助力，腕关节悬屈，以腕关节为支点，掌指部主动施力，垂直向下按压施术部，当按压之力达到所需要求后，"按而留之"稍停片刻，然后掌指松动撤力，再重复上述操作，按压动作既平稳又有节奏性。（图 3-33）

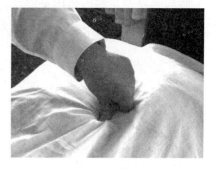

图 3-33　拇指按法

2. 掌按法

以单手掌面或一手掌面叠压在另一手背上着力于施术部，以肩关节为支点，上身前倾，双足跟略离开地面，利用身体上半部的重量，由上臂、前臂及腕关节传至手掌部，垂直向下按压，施力原则同指按法。（图 3-34、图 3-35）

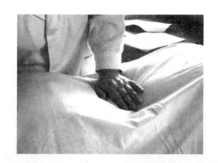

图 3-34　掌按法

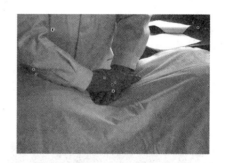

图 3-35　叠掌按法

3. 肘按法

屈肘，以肘关节的尺骨鹰嘴部着力于施术部，用身体上半部的重量或上臂和前臂主动施力，进行节律性的按压，施力原则同指按法。（图 3-36）

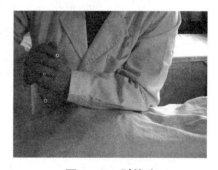

图 3-36　肘按法

【注意事项】

1. 操作时着力处要紧压在施术部，不可移动。

2. 按压施力的原则是由轻到重，再由重到轻，总的过程是轻—重—轻。不可用蛮力或暴力，以免造成骨折。

3. 手法操作要有节律性。

【临床应用】

本法具有舒筋通络、活血止痛、开闭通塞的作用。指按法常在面部或肢体腧穴操作，掌按法常在背腰部、下肢后侧、胸部及上肢部操作，肘按法常在背腰部和下肢后侧操作。临床多用于腰背部筋膜炎、颈椎病、肩周炎、腰椎间盘突出症、感冒、高血压病、糖尿病、偏瘫等多种病症。

二、点法

以指端或关节突起处着力于施术部持续点压，称为点法。本法特点是接触面小，刺激量大。

【动作要领】

1. 视操作部位需要取坐位、仰卧位、俯卧位。

2. 点法用力方向应垂直于受术体表。

3. 指点法操作时腕关节保持紧张，即有利于力的传导，又可避免腕关节损伤。

4. 刺激量以患肢能耐受为度，根据病情、受术部位、患者体质酌情选用适合的点法。

【操作方法】

1. 指点法

手握空拳，拇指伸直，其指腹紧贴于食指中节桡侧，悬腕，以拇指端着力于施术部，前臂与拇指主动施力，进行持续点压。（图 3-37）

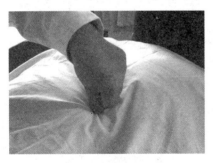

图 3-37 指点法

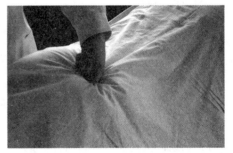

图 3-38 屈食指点法

指点法亦可用中指端及拇指、食指的指间关节背侧进行点压，其名依次为中指点法、屈拇指点法、屈食指点法。（图 3-38）

2. 肘点法

屈肘，以尺骨鹰嘴突起处着力于施术部，以肩关节为支点，用身体上半部的重量由上臂传至肘部，进行持续点压。（图 3-39）

肘点法与肘按法及肘压法的区别在于：

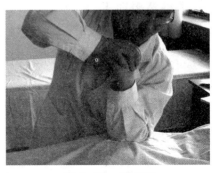

图 3-39 肘点法

肘点法是以肘尖部着力，接触面积小，刺激力度强；肘压法多用肘部的尺骨上段着力，接触面积相对较大，刺激力度则相对较弱；肘按法则是以肘尖或肘部的尺骨上段着力，操作时具有缓慢的节奏性，而不是持续下压。

点法还可借助器具来操作，如牛角、点穴棒。

【注意事项】

1.本法操作时，要平稳持续地施力下压，应使刺激充分达到深部机体组织，从而取得手法治疗的"得气"效果。

2.点法的施力要求是小—大—小，不可用猛力和蛮力。如突然施力或突然收力，会给患者造成较大的不适和痛苦。如使用蛮力，可造成施术部紧张而无法受力。

3.点法结束后一定要用揉法操作，以防气血壅滞和局部软组织损伤。

4.对年老体弱、久病体虚者须慎用点法。

【临床应用】

本法具有通络止痛、舒筋活络的作用。指点法常在面部、胸腹部操作，屈指点法多在四肢关节缝隙处操作，肘点法常在背腰部、臀部及下肢后侧操作。临床多用于各种疼痛性病症。

三、拨法

以拇指着力于施术部用力深压，进行单方向或往返的拨动，称为拨法，又名指拨法、拨络法。本法特点是力沉而实，松软筋肉。

【动作要领】

1.视操作部位需要取坐位、仰卧位、俯卧位。

2.拇指指腹或指端贴附于施术部位，不可用指甲着力操作。

3.拨动方向与按压力要相互垂直。

4.拨动频率均匀适中，每分钟 150～200 次为宜。

【操作方法】

1.指拨法

拇指伸直，以指端着力于施术部，余四指置放于相应的位置以助力，拇指用力下压至一定的深度，待"得气"后，再做与肌纤维或肌腱、韧带成垂直方向的单向或来回拨动。（图3-40）

2.肘拨法

施术者曲肘，以肘尖着力于施术部位，操

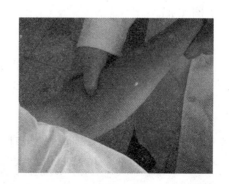

图 3-40　拨法

作方法同指拨法。

【注意事项】

1.操作时用力要由轻而重，实而不浮，重而不滞。

2.拨动时，拇指不能在皮肤表面摩擦滑动，要带动肌纤维或肌腱、韧带一起运动。

【临床应用】

本法具有通络止痛、行气活血、解除粘连的作用。常在肩胛骨内侧缘、肱二头肌长头肌腱或短头肌腱、腰肌侧缘、华佗夹脊穴、肩贞穴、曲池穴、环跳穴等处操作。临床多用于颈椎病、肩周炎、腰背筋膜炎、第三腰椎横突综合征、腰椎间盘突出症、梨状肌损伤综合征等病症。

四、捏法

以拇指与其余手指指腹面夹住并着力于施术部肌肤，相对用力挤压，称为捏法。本法特点是疏松筋肉，舒适自然。

【动作要领】

1.视操作部位需要取坐位、仰卧位、俯卧位。

2.捏法用力要对称、均匀、柔和，动作要连贯而有节奏性。

3.术手指间关节应尽量伸直，用指面对称挤压，不宜用指端扣掐。

4.可边捏边沿肢体纵轴方向移动。

【操作方法】

1.三指捏法

用拇指与食、中指指面夹住并着力于施术部，前臂与掌指主动施力，以拇指与其余四指指面相对用力挤压，随即放松，再挤压，再放松，重复上述挤压、放松动作，并循序缓慢移动。（图3-41）

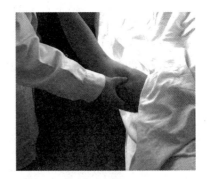

2.五指捏法

拇指与其余四指指面夹住并着力于施术部，进行一捏一松有节奏的操作并循序移动。

图3-41 捏法

3.捏脊法

以双手的拇指与食指、中指两指或拇指与四指的指腹面做对称性着力，夹持住受试者的肌肤，相对用力挤压并一紧一松逐渐移动，常施于脊柱两侧，称为捏脊法。

① 拇指前位捏脊法

双手半握空拳状，腕关节略背伸，以食、中、无名和小指的背侧置于脊柱两侧，拇指伸直前按，并对准食指中节处。以拇指的螺纹面和食指的桡侧缘将皮肤捏起，并进行提捻，然后向前推行移动。在向前移动捏脊的过程中，两手拇指要交替前按，同时前臂要主动用力，推动食指桡侧缘前行，两者互为配合，从而交替捏提捻动前行。

② 拇指后位捏脊法

两手拇指伸直，两指端分置于脊柱两侧，指面向前；两手食、中指前按，腕关节微屈。以两手拇指与食、中指螺纹面将皮肤捏起，并轻轻提捻，然后向前推行移动。在向前移动的捏脊过程中，两手拇指要前推，而食指、中指则交替前按，两者相互配合，从而交替捏提捻动前行。

捏脊法每次操作均从腰俞穴开始，沿脊柱两侧向上终止于大椎穴为一遍，可连续操作三至五遍。为加强手法效应，常采用三捏一提法，即每捏捻三次，便停止前行，用力向上提拉一次。

【注意事项】

1. 操作时要循序而移动，移动速度不宜过快，用力要均匀柔和，动作要连贯协调而有节律性。

2. 操作时要用指面着力，不可用指端着力。

【临床应用】

本法具有舒筋通络、行气活血的作用。常在颈项部、四肢部操作。临床多用于颈椎病、疲劳症、四肢酸痛、肌肉萎缩、偏瘫等病症。

五、拿法

以拇指与其余手指的螺纹面夹住并着力于施术部肌肤，相对用力捏提，称为拿法。即捏而提起谓之拿。本法特点是轻柔舒适，松筋活血，通络止痛。

【动作要领】

1. 视操作部位需要取坐位、仰卧位、俯卧位。

2. 腕关节要自然放松，不可呆滞，以助动作协调轻巧。

3. 指间关节应伸直，加大接触面积，不宜用指端、指甲扣掐。

4. 可沿肌肉走行方向边拿边移动，也可在局部反复操作。

【操作方法】

1. 三指拿法

拇指与食指、中指螺纹面对称用力夹住施术部的肌肤，腕关节放松，掌指主动

施力，用力挤压，同时提拽，循序进行连续不断的轻重交替的捏提。（图 3-42、图 3-43）

2. 五指拿法

拇指与其余四指螺纹面夹持住受术部位做拿法操作。

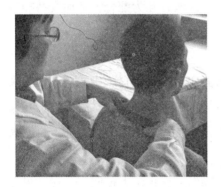

图 3-42　拿肩井

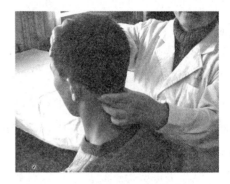

图 3-43　拿风池

【注意事项】

1. 操作时用力要由轻到重，不可突然用力，本法中含有捏、提且略有揉的动作成分，宜将三者融合为一体进行操作，才能显出拿之功效。

2. 动作要缓和、协调、连贯，具有节律性。

3. 拿法同捏法一样，要求手指的相对力量。只有平稳均匀地相对用力，才能体现出其功力。初习者不宜强力久拿，以防腕部和手指的屈肌腱及腱鞘的损伤。

【临床应用】

本法具有祛风散寒、舒筋通络、开窍止痛、松解粘连的作用。常在颈项部及四肢部操作。临床多用于头痛、外感风寒、颈椎病、肩周炎、肢体麻木、疲劳症、肌肉酸痛等病症。

六、捻法

以拇指、食指夹住并着力于施术部进行捏揉捻动，称为捻法。本法特点是轻柔和缓，刺激量小。

【操作及要领】

用拇指螺纹面与食指桡侧缘或其螺纹面夹住并着力于施术部，腕、指主动施力，拇指与食指做相反方向主动的快速捏揉运动，如捻线一般。（图 3-44）

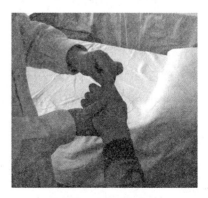

图 3-44　捻法

【注意事项】

1.腕、指主动施力，拇指与食指必须做相反方向的运动，才能形成捻动。

2.操作时动作要灵活协调，柔和有力，动作不能呆板、僵硬。捻动的速度要快，重点在小关节处施术，紧捻慢移。

3.频率每分钟200次。

【临床应用】

本法具有理筋通络、活血止痛的作用。常在四肢小关节处操作。临床多用于指间关节扭伤、屈指肌腱鞘炎等病症。

七、扯法

用屈曲的食指与中指或用拇指与屈曲的食指夹住所施部位的皮肤，进行扯、揪或扯而拧之的一种手法，称为扯法，亦可称为揪法、拧法，是一种广泛流传于民间的手法。

【操作及要领】

用屈曲的食指尺侧面和屈曲的中指桡侧面，或用拇指指面和屈曲的食指中节桡侧面着力，夹住施术部位的皮肤，进行拉扯、揪扯或拧扯操作。（图3-45）

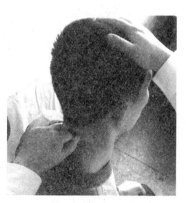

拉扯，将皮肤向外扯拉，再从夹持的两指间滑出，一扯一放，反复连续操作，可闻及"嗒嗒"声响；拧扯，拧而扯之；揪扯，用拇指与食指揪扯小部位皮肤，进行一揪一放的操作。

图3-45 扯法

挟扯的力度要掌握好，既不可过大，也不可过小，不要损伤皮肤。

操作时，施术的手指可蘸清水或润滑剂，随蘸随扯。

以皮肤出现红紫色斑痕为度，前人称之为"痧痕透露"。一般连续操作10余次后，所施处仍未出现红斑者，则非本法适应证。

【临床应用】

本法多用于前额、颈项及背部，具有祛风散寒、疏通经络、引邪外出等功效。常和其他手法配合治疗头痛、咽喉肿痛、痧证、肩背酸痛、颈项强痛等病症。

八、挤法

以指端对称向中心捏挤所施部位皮肤的一种手法，称为挤法，是民间较为流行的手法。

【操作及要领】

以一手拇指与食指或两手拇食指的指面置于施术部位的皮肤或筋结，进行对称地向中心挤捏操作。

以透出紫色斑痕为度，但不可损伤皮肤。挤按筋结时，以筋结破散为度，但对于时间较久的筋结，不可强行挤破。（图3-46）

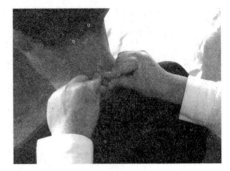

图3-46　挤法

【临床应用】

本法适用于全身各部，常用于前额、颈项、脊背及四肢关节部，具有通经活络、活血止痛、消散筋结等功效。常和其他手法配合用于头痛、关节酸痛、肢体麻木、腱鞘囊肿、风寒感冒等病症的治疗。

九、踩跷法

以双足前部为着力部，交替踩踏腰骶等部位的一种方法，称为踩跷法。

【操作及要领】

踩踏腰骶部时，患者俯卧，在胸部与骨盆部或大腿部各垫2~3个枕头，使腰骶部悬空。医者双手抓住固定在墙上或顶棚上的扶手，以控制自身的体重，用双足前掌踏在患者腰骶部，以膝关节和踝关节的联袂屈伸，做连续的交替踩踏与弹跳。

【注意事项】

1. 踩踏的力量与弹跳的高度，要根据患者的体质、病情与耐受力，由轻到重，逐渐增加。

2. 踩踏弹跳时，足尖不能离开施术部。

3. 嘱患者随着弹跳的起落，做张口呼吸，严禁屏气，并密切注意患者的反应，以防止发生意外。

4. 在临床应用时，一定要诊断明确，审慎选用。对踩踏的力量与弹跳的高度要严格掌握，切不可太过。对体质虚弱、类风湿等脊柱炎及脊柱骨折或其他脊柱疾患（如脊椎结核、脊椎肿瘤等）的患者，一律禁用。

【临床应用】

本法多应用于腰骶部，具有帮助复位、矫正脊柱畸形、舒筋活络等作用。临床常用于腰椎间盘突出症、腰椎椎体滑脱（后滑）、腰肌劳损等病的辅助治疗，还可用于运动员等训练后腰肌疲劳的恢复。

十、实训

【目的要求】

1. 掌握挤压类各手法的动作要领。

2. 熟悉各手法的操作要求。

3. 了解各手法的注意事项、临床应用。

【标本教具】

教学光盘、活体模特（学生）、按摩床、凳子。

【实训方式】

讲授、示教：

1. 教师结合教学光盘进行讲授。

2. 教师在活体模特（学生）身上示范操作各种手法。

3. 学生相互进行各种手法的操作练习。

【实训内容、方法】

1. 按法

（1）动作要领：① 指按法：以拇指指面为着力部，余四指张开置于相应部位以固定助力，腕关节悬屈并以其为支点，掌指主动施力垂直向下按压，当按压之力达到要求时，按而留之，稍停片刻，反复进行。② 掌按法：以单手掌面或双掌重叠着力于施术部位，以肩关节为支点，垂直向下按压，施力原则同指按法。③ 肘按法：屈肘，以尺骨鹰嘴部着力于施术部位，用身体上半部的力量或上臂和前臂主动施力，进行有节律的按压，施力原则同指按法。

（2）注意事项：① 着力部要紧贴皮肤，不可移动。② 施力原则要由轻到重，再由重到轻，即轻—重—轻，不可用蛮力或暴力，以免造成骨折。③ 手法操作要有节律。

2. 点法

（1）动作要领：① 指点法：手握空拳，拇指伸直，其指腹紧贴食指中节桡侧，悬腕，以拇指端着力于施术部位，前臂与拇指主动施力，进行持续点压。本法亦可用中指端及拇指、食指指间关节突起部为着力部，方法相同。② 肘点法：屈肘，以尺骨鹰嘴处为着力部，以肩关节为支点，用身体上半部的力量经上臂到肘部，进行持续点压。

（2）注意事项：① 要气沉丹田，呼吸自然、深长，不可屏气发力。② 用力要由小到大再小，不可用猛力和蛮力。以"得气"和患者能够耐受为度，不可久点。

③ 点法结束后一般要用揉法操作，以缓解点法的强刺激，防止气血壅滞和局部软组织损伤。

3. 拨法

（1）动作要领：① 拇指伸直，以指端着力于施术部，余四指置放于相应的位置以助力，拇指用力下压至一定的深度，取得"得气"感应。② 与肌纤维或肌腱、韧带呈垂直方向做单向或来回拨动。

（2）注意事项：① 操作时用力要由轻而重，实而不浮，重而不滞。拨动方向与肌纤维或肌腱、韧带要相互垂直。② 拨动时，拇指不能在皮肤表面摩擦滑动，要带动肌纤维或肌腱、韧带一起运动。

4. 捏法

（1）动作要领：用拇指与食、中指指面或拇指与其余四指指面夹住并着力于施术部位，前臂与指掌主动施力，以拇指与其余四指面相对用力挤压，随即放松，再挤压，再放松，反复进行，并循序缓慢移动。

（2）注意事项：① 操作要循序移动，移动速度不要过快，用力要均匀柔和，动作要连贯、协调、有节律。② 操作时要用指面着力，不可用指端着力。

5. 拿法

（1）动作要领：用单手或双手的拇指与其余手指指面着力于施术部位，腕关节放松，掌指主动施力，以拇指与其余手指相对用力挤压，同时提拽，循序进行连续不断的轻重交替的捏提。

（2）注意事项：① 用力要由轻到重，不可突然用力，本法中含有捏、提且略有揉的动作成分，宜将三者融合为一体进行操作。② 动作要缓和、协调、连贯，具有节律性。③ 每个穴位或部位只拿 1～2 次。

6. 捻法

（1）动作要领：用拇指螺纹面与食指桡侧缘或其螺纹面夹住并着力于施术部，腕、指主动施力，拇指与食指做相反方向的主动快速捏揉动作，如捻线一般。

（2）注意事项：① 腕、指主动施力，拇指与食指必须做相反方向的运动，才能形成捻动。② 操作时动作要灵活协调，柔和有力，动作不能呆板、僵硬。捻动的速度要快，移动要缓慢。

7. 扯法

学员可先在自己身上适宜部位上练习单手或双手扯、揪、拧动作。用力不宜太重，体会微痛而舒适的特殊感觉，待动作熟练后再在他人身上练习。

（1）在前额部练习揪扯法。

（2）在颈项、胸腹、华佗夹脊等部位练习扯、拧法。

8. 踩跷法

（1）动作要领：① 踩踏腰骶部时，患者俯卧，在胸部与骨盆部或大腿部各垫2～3个枕头，使腰骶部悬空。② 医者双手抓住固定在墙上或顶棚上的扶手，以控制自身的体重，用双足前掌踏在患者腰骶部。③ 以膝关节和踝关节的联袂屈伸，做连续的交替踩踏与弹跳。

（2）注意事项：① 踩踏的力量与弹跳的高度，要根据受术者的体质与耐受力，由轻到重，逐渐增加。② 踩踏弹跳时，足尖不能离开施术部。③ 嘱受术者随着弹跳的起落，做张口呼吸，严禁屏气，并密切注意受术者的反应，以防止发生意外。④ 牢记应用本法的禁忌证。

【思考题/作业】

按下表进行操作练习，反复实践，并做好记录（或写好实训报告）。

手法	操作部位	操作要领、操作时间
按法		
点法		
拨法		
捏法		
拿法		
捻法		
扯法		
踩跷法		

项目四　振动类手法

我们把能使受术部位震颤或抖动的手法归结为振动类手法，主要包括振法、抖法。（图 3-47）

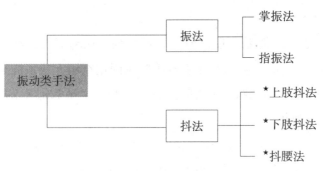

图 3-47 振动类手法

一、振法

以掌或指着力于施术部，静止用力产生振动，称为振法。本法特点是柔和轻松，舒适自然。

【动作要领】

1. 视操作部位需要取坐位、仰卧位、俯卧位。

2. 振法操作的振动波要垂直于受术体表。

3. 前臂和手部必须静止性施力，不做主动摆动或颤动，无大幅度的关节运动。

4. 操作时掌、指部自然用力，不施加额外压力，呼吸自然，不可屏气。

5. 振动频率每分钟 600 ~ 800 次。

【操作方法】

1. 掌振法

以掌面或侧掌着力于施术部，肘关节伸直，身体前倾，两脚跟略离地面，以肩关节为支点，前臂和手掌静止性主动施力，产生较快频率的振动波，使受术部有振动感，有时或有温热感。（图 3-48、图 3-49）

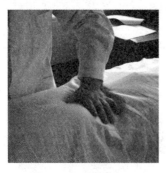

图 3-48 掌振法 1

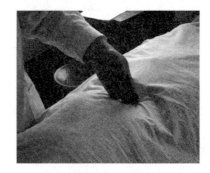

图 3-49 掌振法 2

2. 指振法

以食、中指螺纹面着力于施术部，肘关节为支点，掌、指静止性主动施力，其

动作效果同掌振法。（图3-50）

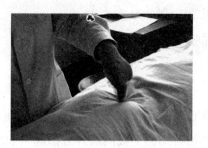

图3-50　指振法

【注意事项】

1. 操作时掌指部与前臂部一定要静止性用力。所谓静止性用力，是指上肢拮抗肌做快速小幅度的交替收缩，使掌指部产生高频率小幅度的振动，施术时掌指始终保持与施术部位的接触。

2. 注意力需高度集中到掌指部，才能达到意到气到、意气相随、以意领气的境界和目的。

3. 操作后易使术者出现身体乏力、肢软倦怠现象，因而不可过久运用本法。同时，平时要坚持练功和运动，增强体能以抗疲劳。

【临床应用】

本法具有和中理气、消食导滞、调节肠胃功能的作用。掌振法常在头顶部、胃脘部、小腹部操作，指振法可在全身各部腧穴操作。临床多用于头痛、失眠、咳嗽、胃脘痛、脏器下垂、腰痛、痛经、月经不调等病症。

二、抖法

以双手或单手握住并着力于受术者肢体远端，做小幅度快频率的连续抖动，称为抖法。本法特点是舒适自然，节奏明快，柔和轻松。

【动作要领】

1. 视操作部位需要取坐位、仰卧位、俯卧位。

2. 以双手握住受术者受术部位的远端，抬高一定的角度（以利于抖动为宜），以肘和腕关节为支点，前臂和腕部主动施力，做小幅度快频率的连续上下抖动，使抖动所产生的抖动波像波浪一样由肢体的远端传输到近端关节处，被抖动的肢体和关节产生舒适感。（图3-51）

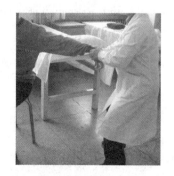

图3-51　抖上肢法

受术者肢体要自然伸直、充分放松，术者双手握持松紧适度。

抖上肢幅度较小，控制在 2～3 厘米，抖下肢则幅度稍大。抖上肢频率每分钟 200～250 次，抖下肢频率每分钟 100 次。

术者操作时要保持呼吸自然，不可屏气。

【操作方法】

1. 抖上肢法

受术者取坐位或站立位，肩臂部放松。术者站在其前外侧，身体略为前倾。用双手握住其腕部，慢慢将被抖动的上肢向前外方抬起至 60° 左右，然后两前臂微用力做连续的小幅度上下抖动，使抖动所产生的抖动波呈波浪般地传递到肩部。或术者以一手按其肩部，另一手握住其腕部，做连续不断地小幅度上下抖动，抖动中可结合被操作肩关节的前后方向活动。此法又称上肢提抖法。

2. 抖下肢法

受术者仰卧位，下肢放松。术者站其足端，用双手分别握住受术者两足踝部，将两下肢抬起，离开床面 30 厘米左右，然后上臂、前臂同时施力，做连续的小幅度上下抖动，使其下肢及髋部有舒松感。两下肢可同时操作，亦可单侧操作。

3. 抖腰法

抖腰法非单纯性抖法，它是牵引法与短阵性的较大幅度抖法的结合应用。受术者俯卧位，两手拉住床头或由助手固定其两腋部。施术者以两手握住受术者两足踝部，两臂伸直，身体后仰，与助手相对用力，牵引其腰部。待受术者腰部放松后，施术者身体前倾，以准备抖动。其后施术者随身体起立之势，瞬间用力，做 1～3 次较大幅度的抖动，使抖动之力作用于腰部，使其产生较大幅度的波浪状运动。

【注意事项】

1. 被抖动的肢体要自然伸直，肌肉充分放松。

2. 抖动的幅度要小，频率要快，抖动时产生的抖动波要由肢体远端传输到近端关节。

3. 操作时呼吸自然，不可屏气。对习惯性肩、肘、腕关节脱位者禁用。

【临床应用】

本法具有行气活血、松散肌肉的作用。常在四肢部操作，以上肢应用较多。本法也是推拿结束手法之一。临床多用于颈椎病、肩周炎、髋部伤筋、四肢酸痛、疲劳症等病症。

三、实训

【目的要求】

1. 掌握振动类各手法的动作要领。

2. 熟悉各手法的操作要求。

3. 了解各手法的注意事项、临床应用。

【标本教具】

教学光盘、活体模特（学生）、按摩床、凳子、手法力学参数测定仪。

【实训方式】

讲授、示教：

1. 教师结合教学光盘、手法力学参数测定仪进行讲授。

2. 教师在活体模特（学生）身上示范操作各种手法。

3. 学生相互进行各种手法的操作练习。

【实训内容、方法】

1. 振法

（1）动作要领：① 掌振法：以掌面为着力部，肘关节伸直，以肩关节为支点，前臂和手掌静止性主动施力，产生快频率的振动。② 指振法：以食、中指螺纹面着力于施术部位，肘关节为支点，掌、指静止性主动施力，其动作效果同掌振法。

（2）注意事项：① 掌、指与前臂须静止性发力。② 注意力要高度集中，才能达到意到气到、意气相随、以意领气的境界和目的。

2. 抖法

（1）动作要领：① 抖上肢法　受术者取坐位或站立位，肩臂部放松。术者站在其前外侧，身体略为前倾。用双手握住其腕部，慢慢将被抖动的上肢向前外方抬起至60°左右，然后两前臂微用力做连续的小幅度上下抖动，使抖动所产生的抖动波呈波浪般地传递到肩部。② 抖下肢法　受术者仰卧位，下肢放松。术者站其足端，用双手分别握住受术者两足踝部，将两下肢抬起，离开床面30厘米左右，然后上臂、前臂同时施力，做连续的小幅度上下抖动，使其下肢及髋部有舒松感。③ 抖腰法　受术者俯卧位，两手拉住床头或由助手固定其两腋部。施术者以两手握住受术者两足踝部，两臂伸直，身体后仰，与助手相对用力，牵引其腰部。待受术者腰部放松后，施术者身体前倾，以准备抖动。其后施术者随身体起立之势，瞬间用力，做1~3次较大幅度的抖动，使抖动之力作用于腰部，使其产生较大幅度的波浪状运动。

（2）注意事项：① 被抖动的肢体要放松，并自然伸直。② 抖动的幅度要小，频率要快。③ 操作时呼吸要自然，不可屏气。对习惯性肩、肘、腕关节脱位者禁用。

【思考题/作业】

按下表进行操作练习，反复实践，并做好记录（或写好实训报告）。

手法	操作部位	操作要领、操作时间
振法		
抖法		

项目五 叩击类手法

我们把具有拍击、叩击动作的手法归类为叩击类手法，代表手法有拍法和击法。（图 3-52）

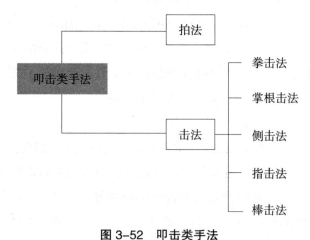

图 3-52 叩击类手法

一、拍法

以虚掌着力于施术部进行拍打，称为拍法。本法特点是舒适自然，松散肌肉。

【动作要领】

1. 视操作部位需要取坐位、仰卧位、俯卧位。

2. 操作时，动作要灵活、平稳而有节奏。

3. 腕关节应充分放松，以前臂带动手掌操作。

4. 拍打时始终保持虚掌，要使整个掌指周边同时接触体表，声音发空而无疼痛。

【操作方法】

五指并拢，掌指关节微屈，使掌心空虚（此为虚掌），腕关节放松，以肘关节为支点，前臂主动施力运动，上下挥臂，带动掌指平稳而有节奏地拍打施术部。（图3-53、图3-54）用双掌拍打时，可交替进行操作。

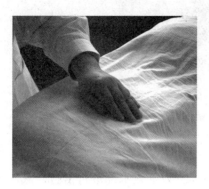 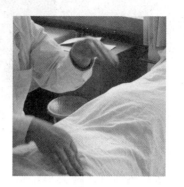

图3-53 拍法1　　　　　图3-54 拍法2

【注意事项】

1. 操作时，掌心要空虚，腕关节放松，以肘关节为支点，前臂主动施力，上下挥臂，动作要平稳有力，使力量通过腕关节传递到掌指处，化刚劲为柔和。

2. 拍打操作以施术部皮肤轻度发红为度，不可用蛮力或暴力拍打，对结核、严重的骨质疏松、骨肿瘤、冠心病等病症患者禁用本法。

【临床应用】

本法具有通经活络、调和脏腑的作用。单掌拍法常在脊柱正中线，由上而下用较重的力拍打；双掌拍法常在脊柱两侧及两下肢后侧操作。临床多用于腰背筋膜炎、腰椎间盘突出症、高血压病、糖尿病等病症。

二、击法

以拳背、掌根、小鱼际、指尖或桑枝棒着力于施术部进行击打，称为击法。本法特点是沉稳有力，刚柔相兼，穿透力强。

【动作要领】

1. 视操作部位需要取坐位、仰卧位、俯卧位。

2. 腕关节放松，力量适中，收发自如。

3. 击打时要有反弹感，即击后迅速弹起，不要停顿或拖拉。

4. 避开骨性突起，后脑、肾区部位和小儿禁止用棒击、拳击。

【操作方法】

1. 拳击法

握拳，以拳背或拳盖、拳底处着力于施术部，以肘关节为支点，腕部放松，可有适当活动度，前臂主动运动，带动腕拳进行节律性的击打。（图3-55）

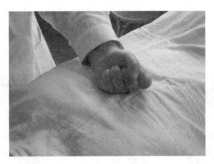

图 3-55　拳击法

2. 掌根击法

五指自然伸直，腕关节略背伸，以掌根部着力于施术部进行击打，其施力和运动过程同拳击法。（图 3-56）

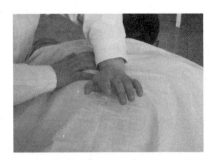

图 3-56　掌根击法

3. 侧击法

掌指关节伸直，腕关节略背伸，以小鱼际处着力于施术部进行击打，其施力和运动过程同拳击法。（图 3-57）

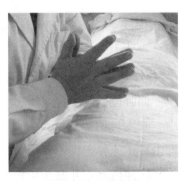

图 3-57　侧击法

4. 指击法

以食、中、无名和小指端或螺纹面着力于施术部进行击打，腕关节放松，其施力和运动过程同拳击法。（图 3-58）

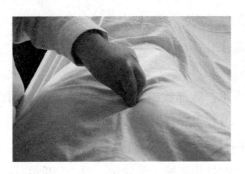

图 3-58　指击法

5. 棒击法

手握桑枝棒下端的 1/3，以棒体的前 1/3 着力于施术部，前臂主动施力，有节律地进行击打。

【注意事项】

1. 操作时用力要稳，动作要连续而有节律性，速度快慢要适中。击打的力量应因人、因病而异。

2. 严格掌握击法的适应证和击打部位，不可用蛮力或暴力击打。

【临床应用】

本法具有舒筋通络、调和气血、通经止痛的作用。拳击法常在背腰部、肩部和四肢部操作，掌击法常在肩胛骨内侧缘、臀部的环跳穴处操作，侧击法常在肩上部、脊柱两侧及下肢后侧部操作，指击法常在头部操作，棒击法常在背部、下肢后侧或小腿外侧部操作。临床多用于肢体疼痛、麻木不仁、风湿痹痛、疲劳症、肌肉酸痛等病症。

三、实训

【目的要求】

1. 掌握叩击类各手法的动作要领。

2. 熟悉各手法的操作要求。

3. 了解各手法的注意事项、临床应用。

【标本教具】

教学光盘、活体模特（学生）、按摩床、凳子。

【实训方式】

讲授、示教：

1. 教师结合教学光盘进行讲授。

2. 教师在活体模特（学生）身上示范操作各种手法。

3.学生相互进行各种手法的操作练习。

【实训内容、方法】

1.拍法

（1）动作要领：虚掌，腕部放松，以肘关节为支点，前臂主动施力，平稳而有节律地拍打施术部位。可双手交替操作。

（2）注意事项：拍打后要迅速提起，不能在拍打的部位上停留。不可用蛮力或暴力。对骨结核、严重的骨质疏松、骨肿瘤、冠心病等病症禁用本法。

2.击法

（1）动作要领：① 拳击法：握拳，以拳背或拳盖、拳底处着力于施术部，以肘关节为支点，腕部放松并有适当活动度，前臂主动活动，带动腕、拳进行节律性的击打。② 掌击法：五指自然伸直，腕关节略背伸，以掌根着力于施术部位进行击打，其施力、运动过程同拳击法。③ 侧击法：掌关节伸直，腕关节略背伸，以小鱼际处着力于施术部位进行击打，其施力、运动过程同拳击法。④ 指击法：以食、中、无名指、小指端或螺纹面着力于施术部位进行击打，其施力、运动过程同拳击法。

（2）注意事项：① 用力要平稳，动作要连续而有节律，速度要适中。击打的力量应因人、因病而异。② 严格掌握击打的适应证和击打的部位，不可用蛮力和暴力。

【思考题/作业】

按下表进行操作练习，反复实践，并做好记录（或写好实训报告）。

手法	操作部位	操作要领、操作时间
拍法		
击法		

项目六　运动关节类手法

我们把能使受术者关节被动运动的手法，称为运动关节类手法。按照施术操作手法不同主要包括拔伸法、摇法、扳法和背法。（图 3-59）

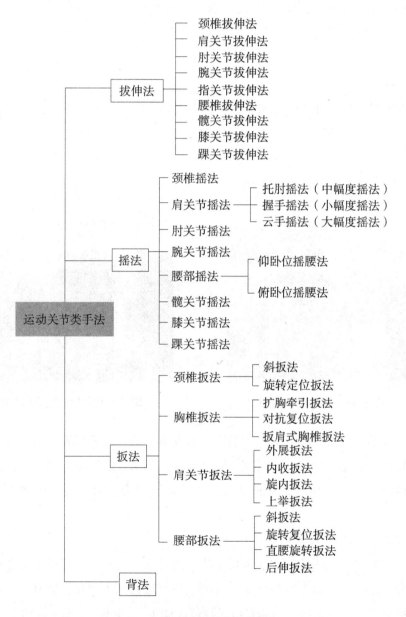

图 3-59　运动关节类手法

一、拔伸法

固定肢体或关节的一端，应用对抗的力量牵拉另一端，称为拔伸法。本法特点是应力明显，舒松筋肉，伸展关节。

【动作要领】

1. 视操作部位需要取坐位、仰卧位、俯卧位。

2. 受术关节姿势、体位要准确，确保牵引力力线通过关节轴。

3. 两手握点准确，协调用力稳定肢体，不可用力抠掐皮肤。

4. 受术者肢体充分放松，自然呼吸，不得憋气。

【操作方法】

1. 颈椎拔伸法

（1）颈椎掌托拔伸法　受术者坐位，术者站于其后。用双手拇指螺纹面分别按压在两侧风池处，两掌分别托住其下颌部以助力，前臂悬空或置于其两侧肩部内侧。以肩、肘关节为双重支点，两手臂主动施力，拇指与双掌缓缓用力向上拔伸1～2分钟。（图3-60）

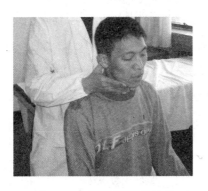
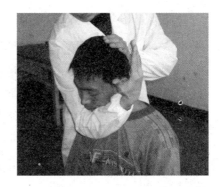

图 3-60　颈椎掌托拔伸法　　　　图 3-61　颈椎肘托拔伸法

（2）颈椎肘托拔伸法　受术者坐位，术者站于其后方或侧方。用一手扶在枕后部以固定助力，另一侧上肢的肘弯部夹住其下颌部，手掌扶在其侧头部以加强固定。以两足为支点，两手臂和腰部协同主动运动用力，向上缓慢拔伸1～2分钟。（图3-61）

2. 肩关节拔伸法

（1）肩关节对抗拔伸法　受术者坐位，术者站于其侧方。用双手分别握住其腕部和前臂上段处，在肩关节外展45°～60°位时缓慢用力牵拉，同时一助手固定受术者身体上半部，与牵拉之力相对抗，持续拔伸1～2分钟。（图3-62）

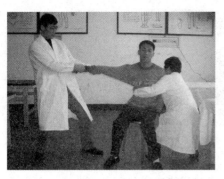
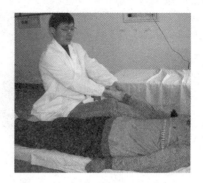

图 3-62 肩关节对抗拔伸法　　　　图 3-63　肩关节手牵足蹬拔伸法

（2）肩关节手牵足蹬拔伸法　受术者仰卧位，术者站于其右侧方（以受术者右肩为例）。双手分别握住其右腕部及前臂部，右足跟蹬住其腋窝部，术者身体后仰，以左足为支点，双手和右足及身体协调主动施力，使肩关节在外展 20° 位得到一个持续 1～2 分钟的对抗牵引，然后再内收、内旋其右肩关节。（图 3-63）

3. 肘关节拔伸法　受术者坐位或仰卧位，术者站于其侧方，双手分别握住其腕部和前臂下段处，将上肢外展位时用力牵拉，同时助手两手握住其上臂上段以固定，与牵拉之力相对抗，持续拔伸 1～2 分钟。

4. 腕关节拔伸法　受术者坐位或仰卧位，术者站于其侧方，用一手握住其前臂中段，另一手握住其手掌部，两手对抗用力，持续拔伸 1～2 分钟。

5. 指间关节拔伸法　术者以一手握住患者腕部，另一手捏住患指末节，两手同时用力，进行相反方向的拔伸。（图 3-64）

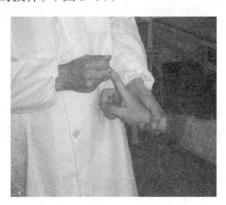

图 3-64　指间关节拔伸法

6. 腰椎拔伸法　受术者俯卧位，双手抓住床头或助手固定其身体上半部，术者站于其足端部，用两手分别握住其双足踝部，身体后倾，两膝屈曲，以两足和双膝为支点，手足及身体协调主动用力使腰部得到一个持续的对抗力，持续拔伸 1～2 分钟。（图 3-65）

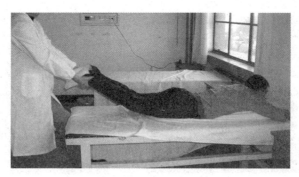

图 3-65　腰椎拔伸法

7. 髋关节拔伸法　受术者仰卧位，术者站于其侧方，助手用双手按压在其两髂前上棘处以固定。使其拔伸侧下肢屈髋屈膝，术者用一手扶住其膝部，另一侧上肢屈肘用前臂托住其腘窝部，胸胁部抵住其小腿。以两足和腰部为支点，两手臂及身体协调用力，将其髋关节向上拔伸 1～2 分钟。（图 3-66）

8. 膝关节拔伸法　受术者仰卧位，术者站于其足端，助手用双手握住其一侧下肢股部中段以

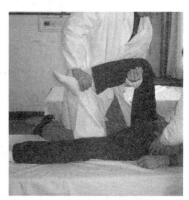

图 3-66　髋关节拔伸法

固定，术者用两手分别握住其足踝部和小腿下部，身体后倾，以两足和腰部为支点，双手臂和身体协调主动用力，向足端方向持续拔伸 1～2 分钟。

9. 踝关节拔伸法　受术者仰卧位，术者站于其足端。用一手握住其小腿下段（或助手握住其小腿下段），另一手握住其跖趾部（或双手握住其跖趾处），两手对抗用力，持续拔伸 1～2 分钟。

【注意事项】

1. 操作时力求动作稳当，用力均匀，一定要掌握好拔伸的方向和角度。

2. 拔伸用力要由小到大。当拔伸到一定力度时，静待片刻且要有一定的持续牵引力。

3. 不可以用蛮力或暴力拔伸，以免造成肢体或关节的牵拉损伤。

【临床应用】

本法具有整复错位、分解粘连的作用。常在各关节部操作。临床多用于关节脱位、骨折及各种软组织损伤性疾病等病症。

二、摇法

能使关节或半关节做被动的环转运动的手法，称为摇法。本法特点是节奏明

快，舒适自然。

【动作要领】

1. 视操作部位需要取坐位、仰卧位、俯卧位。

2. 因势利导，适可而止。

3. 双手动作配合要协调，动作准确到位，稍加拔伸力，增进手法疗效。

4. 嘱患者充分放松肢体，以助摇法充分到位。

【操作方法】

1. 颈椎摇法

受术者坐位，颈项部肌肉放松，术者站于其侧方或后方。用一手扶按在其头枕部，另一手托住其下颌部，以肩、肘关节为双重支点，手臂主动施力，而两手反方向用力使颈椎做左右环转摇动。（图3-67）

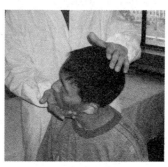

图3-67　颈椎摇法

2. 肩关节摇法

（1）托肘摇法（图3-68）　受术者坐位，肩部放松，术者站于其侧后方，两腿略分开，用一手扶在其肩部上方以固定，另一手托住肘部（医者左手托患者左肘，医者右手托患者右肘），以肩关节为支点，手臂主动施力，使其肩关节做环转运动。

（2）握手摇法（图3-69）　准备姿势同上，医者一手扶在患者肩部上方以固定，另一手握住患者腕部，以肩关节为支点，手臂主动施力，使其肩关节做环转运动。

（3）云手摇法又称为大幅度摇法（图3-70）　受术者坐位，上肢放松，术者以弓步站于其侧后方，一手轻握腕部，将上肢向前向上画圈抬起，待上举160°时以另一手接住腕部向后向下继续画圈，待恢复原位时，再换回原握腕手，另一手在患肢上下抹动。如此重复上述动作，操作3～5圈为宜。

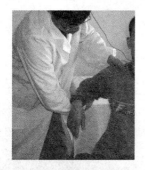 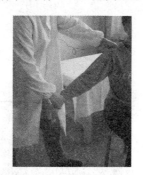 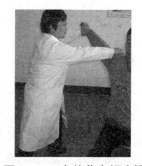

图3-68　肩关节托肘摇法　　图3-69　肩关节握手摇法　　图3-70　肩关节大幅度摇法

3. 肘关节摇法

受术者坐位，术者站于其侧方。用一手托住其肘后部以固定，另一手握住其腕部，使其屈肘 45° 左右。术者以肘关节为支点，握其腕部手臂主动施力，使其肘关节做环转摇动。

4.腕关节摇法

受术者坐位，掌心向下，腕部放松。其一，术者两手拇指分别按压在其腕背部，余指握住手掌部，一助手双手握住其前臂下端处，两手臂协调主动施力，在稍用力拔伸情况下做腕关节的环转摇动。其二，术者一手握住其腕上部，另一手握住其掌部，在稍用力拔伸情况下做腕关节的环转运动。

5.腰部摇法

（1）仰卧位摇腰法　受术者仰卧位，两下肢并拢，屈髋屈膝。术者站于其侧方，两手分别按在其两膝部或一手按在膝部，另一手按在足踝部，以肩、肘关节为支点，两手臂协调主动施力，做腰部环转运动。（图 3-71）

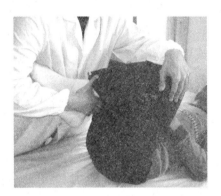

图 3-71　仰卧位摇腰法

（2）俯卧位摇腰法　受术者俯卧位，两下肢自然伸直。术者站于其侧方，用一手按在其腰部，另一手托住其膝关节稍上方，以肩关节为支点，两手臂主动协调施力，使腰部做环转摇动。（图 3-72）

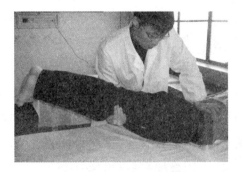

图 3-72　俯卧位摇腰法

6.髋关节摇法

受术者仰卧位，其一侧下肢屈髋屈膝约 90°。术者站于其侧方，用一手按在其膝部，另一手握住其足踝部或足跟部，以肩关节为支点，两手臂主动协调施力，使髋关节做环转摇动。（图 3-73）

7.膝关节摇法

（1）俯卧位摇膝法　受术者俯卧位，其

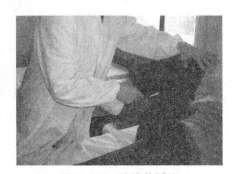

图 3-73　髋关节摇法

一侧下肢屈膝。术者站于其侧方，用一手按压在其大腿后部以固定，另一手握住其足踝部，使膝关节做环转摇动。

（2）仰卧位摇膝法 受术者仰卧位，其一侧下肢屈髋屈膝，术者站于其侧方，用一手托住其腘窝部，另一手握住其足踝部，使膝关节做环转摇动。

8.踝关节摇法

（1）仰卧位摇踝法 受术者仰卧位，其一侧下肢自然伸直。术者站于其足端，用一手托住其足跟以固定，另一手握住其足趾部，在稍用力拔伸的情况下，使踝关节做环转摇动。

（2）俯卧位摇踝法 受术者俯卧位，其一侧下肢屈膝约90°。术者站于其侧方，用一手握住其踝部上方以固定，另一手握住其足趾处，以肘关节为支点，握足趾处手臂主动施力，使踝关节做环转摇动。

【注意事项】

1.摇转的幅度应严格控制在人体生理活动范围内，从小到大，逐渐增加活动幅度，不可用猛力或强力增加大幅度的活动，以免造成关节的损伤。

2.操作时摇转的速度宜慢，可随摇转次数的增加而适当加快速度，以受术者能耐受为度。

3.摇转的方向一般是顺时针，逆时针操作时要适度。

4.摇动时的施力要自然稳定，不可忽大忽小。除被摇动的关节或肢体运动外，其他部位应尽量保持稳定。

5.对习惯性关节脱位、颈椎骨折、颈椎外伤、椎动脉型颈椎病等病症患者禁止使用摇法。

【临床应用】

本法具有舒筋通络、滑利关节、松解粘连的作用。常在全身各关节及颈、腰段脊柱处操作。临床多用于颈椎病、肩周炎、腰突症及各关节酸楚疼痛、外伤术后关节功能障碍等病症。

三、扳法

使关节瞬间突然受力，做被动的旋转或屈伸、展收等运动，称为扳法。本法特点是巧力寸劲，手法简洁明快。

【动作要领】

1.视操作部位需要取坐位、仰卧位、俯卧位。

2.扳法基本步骤，首先放松关节，然后伸展、屈曲或旋转关节，最后巧力寸劲做快速扳动。

3. 在关节生理活动范围内做扳动，力量适度，突发突止，即有效又不造成损伤。

4. "到位有效"原则为疗效依据，不可强求关节弹响。

5. 对脊柱外伤、骨关节结核、骨肿瘤者及有脊髓症状体征者禁用扳法，对伴有较严重的骨质增生、骨质疏松者的老年人慎用扳法。

【操作方法】

1. 颈椎扳法

（1）颈椎斜扳法　受术者坐位，颈项部放松，术者站于其侧后方。用一手扶住其头枕部，另一手托住其下颌部，两手臂反方向协同施力，使其头部向一侧旋转，当旋转至有阻力时，略停片刻，以巧力寸劲做一突发性的快速扳动，有时可听到"喀嚓"的弹响声。（图3-74）

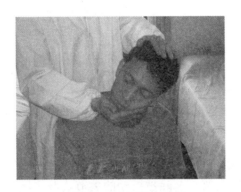
图 3-74　颈椎斜扳法

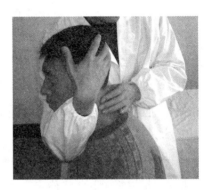
图 3-75　颈椎旋转定位扳法

（2）颈椎旋转定位扳法　受术者坐位，颈项部放松，术者站于其侧后方。用一手拇指按压在病变颈椎棘突旁，另一手托住下颌部，令其屈颈低头至拇指下感到棘突活动且关节间隙张开时，再嘱其向患侧屈颈至最大限度，然后将头缓慢旋转至有阻力时，略停片刻，用巧力寸劲做快速的扳动，常可听到"喀嚓"的弹响声。（图3-75）

2. 胸椎扳法

（1）扩胸牵引扳法　受术者坐位，两手十指交叉抱住枕后部。术者站于其后方，用一侧膝部顶住其胸椎病变处，两手分别握住其两肘部。嘱其前俯时呼气，后仰时吸气，如此活动数次后，使其身体后仰至最大限度时，用巧力寸劲将两肘部向后方猛然拉动，同时膝部突然向前用力顶抵，此时可听到"喀嚓"的弹响声。（图3-76）

（2）胸椎对抗复位法　受术者坐位，两手交叉抱住枕后部。术者站于其后方，两手自其腋下穿过并分别握住其两前臂近腕处，用一侧膝部顶住其病变胸椎棘突部，握住其前臂近腕处的两手用力下压，而术者前臂用力上抬，同时顶住病变胸椎的膝部向前向下用力，与前臂上抬形成反方向的对抗，静待片刻后，两手臂与膝部用巧力寸劲做一突发性的快速扳动，此时可闻及"喀噔"的弹响声。（图3-77）

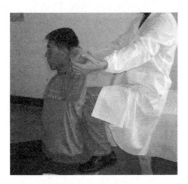
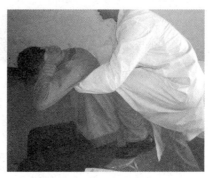

图3-76　扩胸牵引扳法　　　　　图3-77　胸椎对抗复位法

（3）扳肩式胸椎扳法　受术者俯卧位。术者站于其患侧，用一手掌根按压在病变胸椎的棘突旁，另一手自其腋下穿过并扶按住肩上部，两手臂主动协调反方向施力，将其肩部扳向后上方至有阻力时，稍停片刻，随之以巧力寸劲做一突发性的快速扳动，此时或可听到"喀噔"的弹响声。（图3-78）

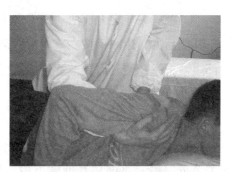

图3-78　扳肩式胸椎扳法

3.肩关节扳法

（1）肩关节外展扳法　受术者坐位，术者半蹲于其患侧，将其上肢外展45°左右，并使其肘关节稍上方置于术者肩上。术者两手十指交叉按压在其肩部，并用力向下按压，与术者身体缓慢站起来形成反方向的对抗，使其肩关节外展至有阻力时，稍停片刻，用巧力寸劲做一快速的扳动，有时可听到"嘶嘶"的响声，提示粘连得以松解。（图3-79、图3-80）

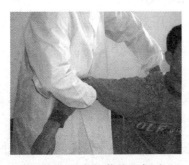
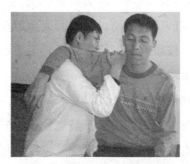

图3-79　肩关节外展扳法1　　　图3-80　肩关节外展扳法2

（2）肩关节内收扳法　受术者坐位，患侧上肢屈肘置于胸前，手扶在对侧肩部。术者站于其后，用一手按在其肩部以固定，另一手握住患侧肘部，并慢慢向对侧胸前上方拉至有阻力时，稍停片刻，以巧力寸劲做一较大幅度的快速扳动。（图3-81）

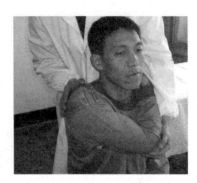　　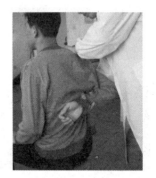

图3-81　肩关节内收扳法　　　　图3-82　肩关节旋内扳法

（3）肩关节旋内扳法　受术者坐位，患侧上肢背伸屈肘置于腰部后侧。术者站于其侧后方，用一手按在其肩部以固定，另一手握住其腕部，并将其前臂沿其腰背部缓慢上举，使其肩关节逐渐内旋至有阻力时，略停片刻，以巧力寸劲做一快速的扳动。（图3-82）

（4）肩关节上举扳法　受术者坐位，两臂自然下垂。术者站于其后方，用一手握住患侧前臂近腕关节处，另一手握住其前臂下段，两手协调用力，使其肩关节外展位缓慢上举至有阻力时，稍停片刻，以巧力寸劲做一快速的扳动。（图3-83）

4.腰部扳法

（1）腰部斜扳法　受术者侧卧位，上侧下肢屈髋屈膝，下侧下肢自然伸直。术者站于其面侧方，用一肘或手按压在其肩前部，另一肘或手按压在其髋后上部，两肘或两手反方向协调施力，先做数次

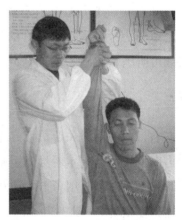

图3-83　肩关节上举扳法

腰部小幅度的扭转活动，待腰部完全放松后，用力向后下方按压肩部，同时反方向用力向前下按压髋部，待腰部扭转至有明显阻力时，稍停片刻，以巧力寸劲做一猛然的快速扳动。（图3-84）

（2）腰椎旋转复位法　受术者坐位，腰部放松，两臂自然下垂。（以右侧为例）助手站于其左前方，用两下肢夹住其小腿部，两手按压在其股部以固定。术者半蹲于其后侧右方，用左手拇指端或螺纹面抵按住其腰椎病变棘突侧方，右手臂从其右腋下穿过且右手掌按在颈部，右手掌缓慢向下按压，同时令其做腰部前屈动作，至

术者左拇指下感到棘突活动且棘突间隙张开时，以左拇指抵按棘突为支点，右手臂慢慢施力，使其腰部向右扭转至有阻力时，稍停片刻，两手协调反方向用力，以巧力寸劲做一快速的扳动。（图 3-85）

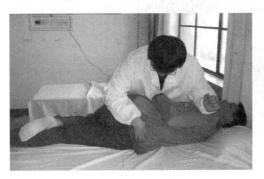

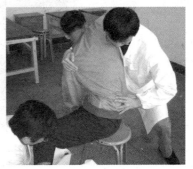

图 3-84　腰部斜扳法　　　　　　　图 3-85　腰椎旋转复位法

（3）直腰旋转扳法　受术者坐位，两足分开。以右侧扳动为例，术者站于受术者左侧方，用下肢夹住其小腿及股部以固定，左手按压在其左肩部，右手臂自其右腋下穿过且右手掌按在肩前部，两手臂协调反方向用力，左手向前推按其左肩部，右手向后拉其右肩部，同时右臂施以上抬之力，从而使腰部向右旋转至有明显阻力时，以巧力寸劲做一快速的扳动。（图 3-86）

（4）腰部后伸扳法：受术者俯卧位，两下肢自然并拢。术者站于其侧方，以手按压在其腰部，另一手臂托住其两膝关节稍上方处，并缓慢上抬，使腰部后伸至有明显阻力时，两手臂协调反方向用力，以巧力寸劲做一快速的腰部扳动。（图 3-87）

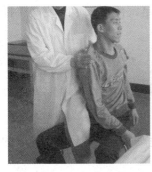

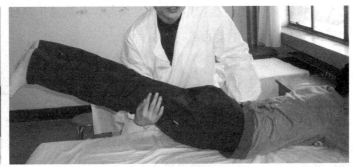

图 3-86　直腰旋转扳法　　　　　　图 3-87　腰部后伸扳法

另有肘关节、腕关节、髋关节、膝关节、踝关节等部关节扳法，此处不再叙述。

四、背法

将受术者反背起来以牵伸腰脊柱的一种手法，称为背法。（图 3-88）

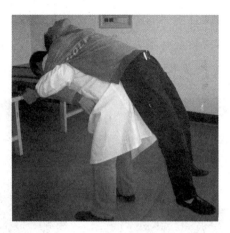

图 3-88 背法

【动作要领】

1. 视操作部位需要取坐位、仰卧位、俯卧位。

2. 受术者全身放松，仰靠术者背上。

3. 伸膝提臀动作要协调、连贯。

4. 抖动或晃动要有节律，幅度不宜过大，速度不宜过快。

【操作方法】

术者与受术者背靠背站立，术者两足分开，与肩同宽，用两肘勾套住其两肘弯部，屈膝、弯腰、挺臀，将受术者反背起来，使其双足垂吊悬空，短暂持续一段时间，利用其自身重力来牵伸其腰脊柱。然后术者臀部施力，使其腰骶左右摇晃5～10次后，术者再做有节律的伸屈膝关节与向后上方挺臀的动作，使其腰骶部随之上下颠簸，5～10次后，术者双足踮起，并快速下落使足跟用力顿地，使其腰椎在后伸位下受到一较大的瞬间牵引力。

【注意事项】

将受术者背起时，应嘱其放松身体，自然呼吸，头仰靠在术者背部。

做伸膝屈髋挺臀动作时，术者臀部所顶腰脊柱的位置要准确，动作要协调连贯。

本法的动作分背起、摇晃、颠簸与顿地四个步骤，操作时既要注意每个阶段的动作要准确到位，又要注意互相衔接，一气呵成。

整个操作要求受术者配合，全身放松，不要紧张，在术者足跟顿地的同时，令受术者咳嗽一声以使其全身充分放松，从而使顿地时对腰椎的瞬间牵引力能得以顺利完成。

受术者腰部持续紧张、痉挛、疼痛较著者，年老体弱者，或有较严重的心肺疾病、骨质增生、骨质疏松及其他骨病者禁用本法。

操作时间不宜过长,防止出现头晕、恶心、呕吐等不良情况。

操作完毕后,术者要扶住受术者,使其站稳,避免因体位改变或颅内压增高而失衡跌倒。

【临床应用】

本法在腰椎后伸位下,利用其自身的重力沿腰椎生理曲线的方向对其进行有效的牵引,可用于矫治各种原因引起的腰椎生理曲线变浅、变直、后弓及侧弯等病变,并可拉宽腰椎间隙,有使腰椎对线、对位的整复功能。在治疗腰椎后关节紊乱、滑膜嵌顿、腰椎间盘突出症、急性腰扭伤等病症时可酌情选用。

五、实训

【目的要求】

1. 掌握运动关节类各手法的动作要领。

2. 熟悉各手法的操作要求。

3. 了解各手法的注意事项、临床应用。

【标本教具】

教学光盘、活体模特(学生)、按摩床、凳子。

【实训方式】

讲授、示教:

1. 教师结合教学光盘进行讲授。

2. 教师在活体模特(学生)身上示范操作各种手法。

3. 学生相互进行各种手法的操作练习。

【实训内容、方法】

1. 拔伸法

(1)动作要领:两手分别握住肢体的远、近端,做相反方向的用力牵拉或利用身体的自身重量进行牵拉。两手握住肢体的远端向上或向前牵拉。有颈椎拔伸法、肩关节拔伸法、肘关节拔伸法、腕关节拔伸法、指间关节拔伸法、腰椎拔伸法、髋关节拔伸法、膝关节拔伸法、踝关节拔伸法等。

(2)注意事项:① 动作要平稳,用力均匀,要掌握好拔伸的方向和角度。② 用力要由小到大。当拔到一定力度时,需静待片刻且要有一定的持续牵引力。③ 不可用蛮力或暴力拔伸,以免造成肢体或关节的牵拉损伤。

2. 摇法

(1)动作要领:① 颈项部摇法:一手托住下颌,一手扶住后头,以肩肘关节为双重支点，手臂主动施力，做颈项部前后左右的环转摇动。② 腰部摇法：分为仰卧位摇法和俯卧位摇法。③ 肩、腕、髋、膝、踝等部位摇法：一手固定近端肢体，另一手固定远端肢体，做关节前后左右的环转摇动。

（2）注意事项：① 摇动的幅度要在生理功能许可的范围内，由小到大，逐渐增加活动度。② 速度宜慢，可由慢逐渐增快，以受术者能忍受为度。③ 方向一般是顺时针和逆时针适度操作。

3. 扳法

（1）动作要领：两手分别固定关节的远、近端，或肢体的一定部位，做相反方向或同一方向的用力扳动；两手固定好肢体后，同时协调用力，向相反方向或同一方向扳动肢体。有颈部扳法、胸背部扳法、肩关节扳法、腰部扳法等。

（2）注意事项：① 动作要缓和、准确，用力要恰当，两手配合要协调，不能硬扳，更不能施以暴力。② 扳动的幅度要根据关节的活动度而定，不能超过正常的生理活动范围，一般由小到大、循序渐进，不可强求。

4. 背法

（1）动作要领：① 术者屈膝、弯腰、挺臀，将受术者反背起来，使其双足垂吊悬空，短暂持续一段时间。② 臀部施力，使受术者腰骶左右摇晃 5～10 次。③ 做有节律的伸屈膝关节与向后上方挺臀的动作，使受术者腰骶部随之上下颠簸 5～10次。④ 双足踮起，并快速下落，足跟用力顿地，使其腰椎在后伸位下受到一较大的瞬间牵引力。

（2）注意事项：① 应嘱受术者放松身体，自然呼吸，头仰靠在术者背部。② 做伸膝屈髋挺臀动作时，术者臀部所顶腰脊柱的位置要准确，动作要协调连贯。③ 腰部持续紧张、痉挛、疼痛较著者，年老体弱者，有较严重的心肺疾病、骨质增生、骨质疏松及其他骨病者禁用本法。④ 操作完毕时，术者要扶住受术者，使其站稳，避免因体位改变或颅内压增高而失衡跌倒。

【思考题 / 作业】

按下表进行操作练习，反复实践，并做好记录（或写好实训报告）。

手法	操作部位	操作要领、操作时间
拔伸法		
摇法		
扳法		
背法		

项目七　小儿推拿手法

一、小儿推拿手法概要

（一）小儿推拿手法特点

小儿推拿手法是推拿手法的一部分，它同样要达到持久、有力、均匀、柔和、深透的基本要求。但在应用时，又和成人推拿不尽相同，要根据小儿的生理特点，做到轻快柔和、平稳着实、补泻分明。

清代张振鋆提出小儿推拿八法为"按、摩、掐、揉、推、运、搓、摇"。但临床应用不仅限于八法，随着小儿推拿的发展，许多成人手法也变化运用到小儿推拿中来，成为小儿推拿的常用手法，如擦法、捏法、捣法、振法等。有些手法虽然在名称、操作方法、注意事项等方面和成人相似，但在运用时，其手法刺激强度、节律、频率、操作步骤和要求完全不同，如推法。有些手法只用于小儿，不用于成人，如运法、捣法、复式操作法等。

在临床应用中，小儿推拿手法经常是和具体穴位结合在一起的，如推上七节骨、摩腹、揉脐、捣小天心等。

另外，由于小儿皮肤娇嫩，所以在手法操作时，都要选用介质，如葱汁、姜汁、薄荷水、滑石粉、按摩膏等，以保护、润滑皮肤，增强手法应用，提高治疗效果。

（二）小儿推拿补泻方法

小儿推拿的补泻，是由手法刺激的强弱、手法在穴位上操作的方向、手法操作的时间和频率、所选穴位的功效等方面因素决定的。

1. 手法的强弱

根据手法应用于体表穴位上力的大小或刺激的强弱分手法补泻。一般来说，凡力量小、刺激弱、轻快柔和的手法谓之补法，如揉法、运法；凡力量大、刺激强的手法谓之泻法，如按法、掐法、拿法等。

2. 手法操作的方向

根据穴位点、线、面状分布的规律，手法操作分为直线和旋转方向两种。

直线方向的操作主要用推法。如分布在手掌的脾经、肝经、心经、肺经，其补泻方向均相同，即向指尖推为泻，向指根推为补，唯肾经与之相反。

有些非特定穴在经络线上，如中脘、三阴交等，它们共同的补泻规律是顺经络走行方向推为补，逆经络走行方向推为泻，来回顺逆方向推属平补平泻。

旋转方向的操作，多用于揉、运、摩等手法。关于推拿的左右旋转补泻，诸书记载不一。有些穴位旋转补泻的效果不甚明显，但是在腹部，如摩腹、揉中脘、揉神阙等法，旋转补泻的效果就很明显。在临床操作中，一般认为顺时针方向（右）旋转为补法，逆时针方向（左）旋转为泻法，左右顺逆为平补平泻。

3. 手法操作的频率和次数

一般来说，对年龄大、体质强、病属实证的患儿，手法操作次数则多，频率较快；对年龄小、体质弱、病属虚证的患儿，手法操作则相对次数少，频率较慢。徐谦光在《推拿三字经》中提出："大三万，小三千，婴三百，加减量，分岁数，轻重当。"目前，临床上一般认为对一岁左右的患儿，使用推、揉、摩、运等较柔和的手法操作，一个穴位推 300 次左右。小儿年龄大、体质强、疾病重，主穴要多推些；年龄小、身体弱，配穴要少推些。一般掐、按、拿、搓、摇等手法，只需 3 ~ 5 次即可。总之，通过辨证，灵活掌握推拿次数和频率才能提高临床疗效。

（三）手法练习方法

小儿推拿手法练习包括手法的基本训练和临床实践。必须反复在人体穴位上相互操作练习，仔细地体会，逐步掌握手法的刺激量、频率和节律，最终熟练掌握各种手法的操作，达到灵巧协调、柔中有刚、运用自如的程度。由于小儿大多不配合操作，所以在练习小儿推拿手法的过程中，必须注意保持认真、耐心的工作态度，加强与小儿的沟通，同时注意操作中对操作部位的固定方法，方能在临床应用时得心应手。

二、小儿推拿基本手法

小儿的生理病理特点，决定了小儿推拿手法必须做到轻快、柔和、平稳、着实，补泻分明。小儿推拿某些手法与成人推拿手法在名称、操作、动作要领等方面并无严格区分，如揉法、摩法、捏脊法等，只是在手法运用时，其用力大小和刺激强度不一样，但是有些手法基本只有在小儿推拿中应用，如运法、捣法等。

（一）推法

以拇指或食、中指的螺纹面着力，附着于患儿体表一定的部位或穴位上做单方向直线或旋转推动的一种手法，称推法。根据操作方向不同，可分为直推法、旋推法、分推法、合推法四种具体的手法。

【操作方法】

1. 直推法

以拇指桡侧面或指面，或食、中二指指面，在穴位上做直线推动。（图 3-89）

2. 旋推法

以拇指指面在穴位上做顺时针方向的旋转推动。（图 3-90）

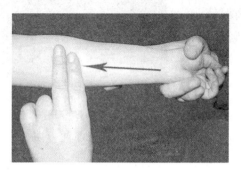
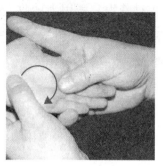

图 3-89　直推法　　　　　　　　　　图 3-90　旋推法

3. 分推法

用两手拇指桡侧面或指面，或食、中二指指面，自穴位中间向两旁方向推动，或做"∧"形推动，称分推法，也称分法。（图 3-91）

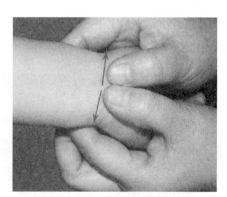
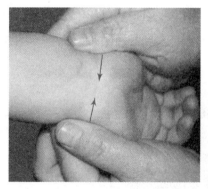

图 3-91　分推法　　　　　　　　　　图 3-92　合推法

4. 合推法

用两手拇指桡侧面或指面，或食、中二指指面，从穴位两端向中间推动，称合推法，也称合法。（图 3-92）

【操作要求】

推法是小儿推拿常用手法，一般操作时都需要使用介质。推动时要有节律，频率每分钟 200 ~ 300 次；用力宜柔和均匀，始终如一；在某些穴位上推动的方向与补泻有关，应根据不同穴位和部位而定。

（二）拿法

以拇指与食指、中指相对夹捏住一定部位或穴位处的肌筋，逐渐用力内收，并做一紧一松的拿捏动作的一种手法，称拿法。有"捏而提起谓之拿"的说法。

【操作方法】

以单手或双手的拇指与食指、中指的螺纹面相对着力，稍用力内收，夹捏住一定部位或穴位处的肌筋，并做一紧一松、持续不断的提捏动作。（图3-93）

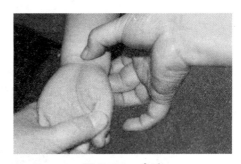

图3-93 拿法

【操作要求】

用力宜由轻而重，缓慢增加，动作柔和而灵活。操作时不可突然用力或使用暴力。拿法适用于颈项部、肩部、腹部、四肢部。

（三）按法

以拇指或手掌在一定穴位或部位上逐渐向下用力按压的一种手法，称按法。

【操作方法】

1.拇指按法

以拇指螺纹面或指端着力，吸定于患儿一定穴位或部位上，垂直用力，向下按压，持续一定的时间，按而留之。（图3-94）

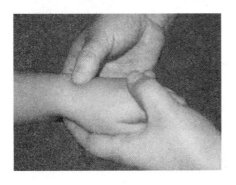

图3-94 拇指按法

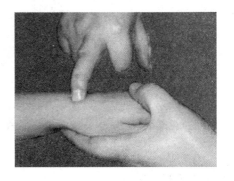

图3-95 中指按法

2.中指按法

以中指指端或螺纹面着力，吸定于患儿一定穴位上，垂直用力，向下按压，余同拇指按法。（图3-95）

3.掌按法

以手掌面着力，吸定于患儿需要治疗的部位上，垂直用力，向下按压，余同拇指按法。（图3-96）

【操作要求】

按压的方向要垂直向下，按压的力量要由轻到重、逐渐用力。掌按多用于胸腹部穴位。临床应用时，拇、中指按法常和揉法配合应用。

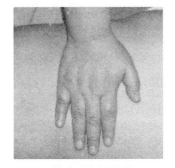

图3-96 掌按法

（四）摩法

以手掌面或食、中、无名指指面附着于一定穴位或部位上，以腕关节连同前臂做顺时针或逆时针方向环形移动摩擦的一种手法，称摩法，分为指摩法、掌摩法两种。

【操作方法】

1. 指摩法　食指、中指、无名指与小指并拢，指掌关节自然伸直，以指面着力，附着于患儿体表的一定穴位或部位上，前臂发力，通过腕关节做顺时针或逆时针方向环形摩动。（图39-7）

2. 掌摩法　指掌自然伸直，以手指掌面着力，附着于患儿体表的一定部位上，前臂发力，通过腕关节做顺时针或逆时针方向环形摩动。（图3-98）

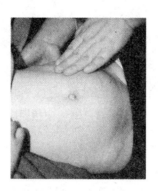 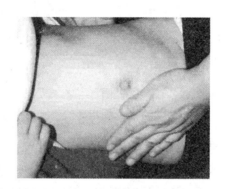

图 3-97　指摩法　　　　　图 3-98　掌摩法

【操作要求】

本法是小儿常用手法。多用于胸腹部穴位，操作时压力宜轻柔均匀，速度均匀协调，频率为每分钟 120 ~ 160 次。

（五）掐法

以拇指甲掐按一定的穴位或部位的一种手法，称掐法。

【操作方法】

拇指伸直或屈曲约 90°，指腹紧贴在食指中节桡侧缘，以拇指甲着力吸定于患儿需要治疗的部位或穴位上，逐渐用力进行切掐。（图3-99）

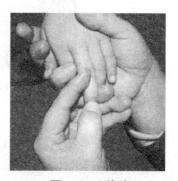

【操作要求】

掐法是刺激性较强的手法。掐按时要求逐渐用力，达深透为止，注意不要掐破皮肤，掐后宜轻揉局部，以缓解不适感。临床上常与揉法配合应用，称掐揉法。

图 3-99　掐法

（六）揉法

以拇指面或中指面或大鱼际，吸定于一定穴位或部位上，做顺时针或逆时针方向旋转揉动的一种手法，称揉法。根据着力部位的不同可分为指揉法、鱼际揉法与掌根揉法。

【操作方法】

1.指揉法

以拇指或中指指端着力，吸定于一定部位或穴位上，作轻柔和缓的环旋揉动，使该处的皮下组织一起揉动。（图3-100、图3-101）

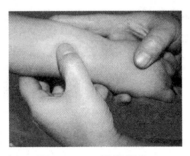
图3-100　拇指揉法

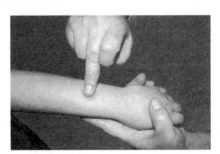
图3-101　中指揉法

2.鱼际揉法

以大鱼际着力于一定施术部位上，前臂发力，通过腕关节带动着力部分在治疗部位上作轻柔和缓的环旋揉动，使该处的皮下组织一起揉动。（图3-102）

3.掌根揉法

以掌根着力，吸定于治疗部位上，前臂发力，带动腕部及着力部分连同前臂，做轻柔和缓、小幅度环旋揉动，使该处的皮下组织一起揉动。（图3-103）

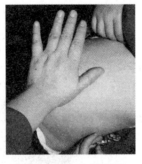
图3-102　鱼际揉法

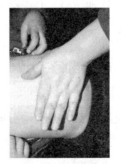
图3-103　掌揉法

【操作要求】

揉法也是小儿推拿常用手法，操作时压力宜轻柔而均匀，手指不要离开接触的皮肤，使该处的皮下组织随手指的揉动一起做回旋揉动，不要在皮肤上摩擦，频率每分钟200~300次。

（七）运法

以拇指面或中指面在一定的穴位或部位上做弧形或环形移动的一种手法，称运法。

【操作方法】

一手托握住患儿手臂，另一手以拇指或中指的螺纹面着力，轻附在患儿治疗的部位或穴位上，做弧形或环形运动。（图3-104、图3-105）

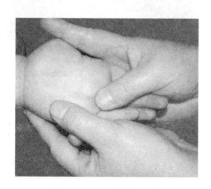
图3-104　拇指运法

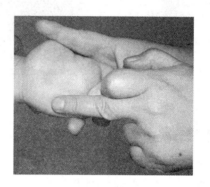
图3-105　中指运法

【操作要求】

运法宜轻不宜重、宜缓不宜急，要在体表环绕摩擦移动，不带动皮下肌肉组织，频率一般宜每分钟80～120次。

（八）搓法

以双手掌侧对称性夹住患儿肢体的一定部位，相对用力快速搓揉的一种手法，称搓法。

【操作方法】

患儿坐位，以双手的指掌面着力，相对用力夹住患儿肢体做方向相反的快速搓揉。（图3-106）

【操作要求】

用力宜对称均匀，柔和适中。搓动要快，移动要慢。搓法主要用于胁肋部，也可用于四肢部。

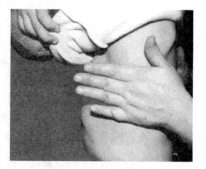
图3-106　搓法

（九）摇　法

使关节做被动的环转运动，称摇法，包括颈项部摇法、全身四肢关节摇法。

【操作方法】

术者用一手握住或扶住关节近端的肢体，另一手握住关节远端的肢体，做缓和

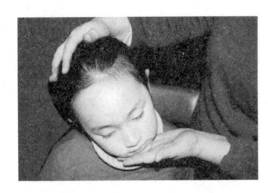

的环行旋转运动。做颈项部被动的环转运动称颈项部摇法，依次有肩、腕、髋、踝等关节摇法。（图3-107、3-108）

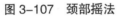

图3-107　颈部摇法　　　　　　　　图3-108　踝部摇法

【操作要求】

动作要缓和，用力要平稳、得当，以轻缓为宜，两手配合要协调。摇动的幅度和方向要在生理许可范围内。

（十）捏法

以单手或双手的拇指与食指、中指两指或拇指与四指的指面做对称性着力，夹持住患儿的肌肤或肢体相对用力挤压并一紧一松逐渐移动的一种手法，称捏法。

【操作方法】

1. 用拇指桡侧缘抵住皮肤，食、中指前按，三指同时用力提拿皮肤，双手交替捻动向前。（图3-109）

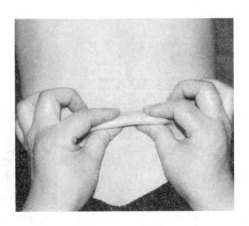

图3-109　捏法1

2. 食指屈曲，用食指中节桡侧抵住皮肤，拇指前按，两指同时用力提拿皮肤，双手交替捻动向前。（图3-110）

316

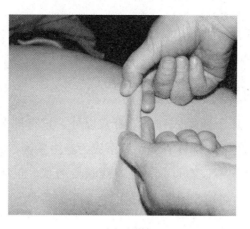

图 3-110 捏法 2

【操作要求】

操作时捏起皮肤多少及提拿用力大小宜适当，捏得太紧，不容易向前捻动推进；捏少了，则不容易提起皮肤。捻动向前时，需做直线移动，不可歪斜。

（十一）捣法

以中指端或食指、中指屈曲的指间关节部着力，有节律地叩击穴位的一种手法，称捣法。（图 3-111、图 3-112）

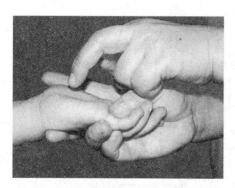

图 3-111 捣法 1

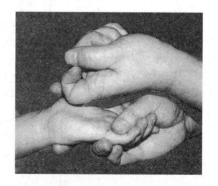

图 3-112 捣法 2

【操作方法】

患儿坐位，一手握住患儿食指、中指、无名指与小指，使手掌向上，以另一手中指的指端或食指、中指屈曲后的第一指间关节突起部着力，前臂主动运动，通过腕关节的屈伸运动，带动着力部分做有节律的叩击。

【操作要求】

捣法适用于小天心穴。捣击时取穴要准确，发力要稳，一般叩击 5～20 次。

项目八　小儿推拿特定穴

推拿特定穴是指除十四经穴和经外奇穴以外，只有推拿才应用的一些特定穴位。这些穴位不像十四经穴那样有线路联系成为经络系统，而是散在地分布于全身各部，且以两手居多。不仅有点状，还有线状及面状。正所谓"小儿百脉汇于两掌"。（图 3-113、图 3-114、图 3-115）

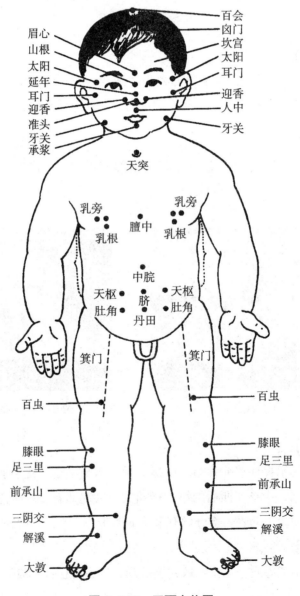

图 3-113　正面穴位图

　　小儿推拿特定穴有特殊的位置与特殊的作用，这决定了其特殊的操作方法。操作次数仅以 6 个月～1 岁患儿临床应用为参考，具体操作时应根据小儿年龄大小、身体强弱、病情轻重等情况灵活增减。上肢部穴位，一般不分男女，按照个人习惯推左手或推右手均可。操作的顺序一般是先头面，次上肢，再胸腹、腰背，最后下肢。也可根据患儿病情的轻重、缓急或体位灵活掌握，不可拘泥。

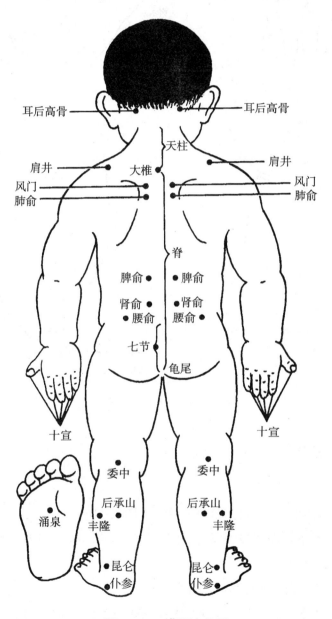

图 3-114　背面穴位图

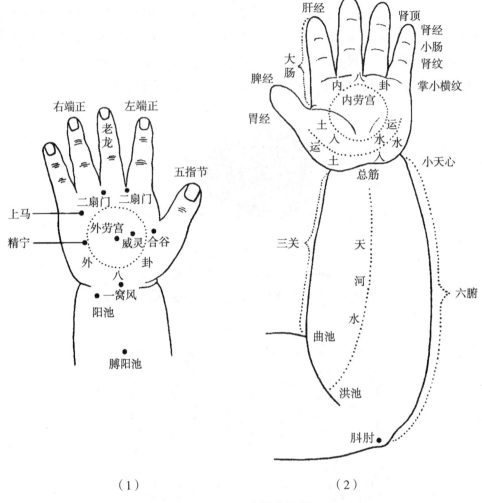

图 3–115　上肢穴位图

一、头面部穴

1. 天门

【位置】两眉中间至前发际，呈一直线。（图 3–116）

【操作】两拇指指面或桡侧面自下向上交替直推，称为推天门或开天门。（图 3–117）操作 30～50 次。

【作用】发汗解表，开窍醒神，镇静安神。

【应用】常用于外感发热、头痛、无汗等证，多与推坎宫、揉太阳等合用。若惊惕不安、烦躁不宁，多与清肝经、捣小天心、掐揉五指节、揉百会等合用。

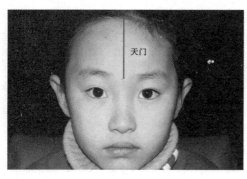

图 3-116　天门

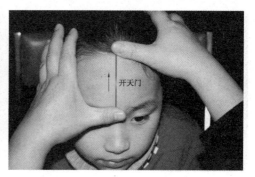

图 3-117　开天门

2.坎宫

【位置】自眉头沿眉向眉梢呈一直线。（图 3-118）

【操作】以两手拇指面或桡侧面自眉头向眉梢方向分推，称为推坎宫。（图 3-119）操作 30～50 次。

【作用】疏风解表，醒脑明目，止头痛。

【应用】常用于外感发热、头痛，多与开天门、运太阳、揉耳后高骨等合用。治疗目赤痛，多与清肝经、揉太阳、掐揉小天心、清天河水等合用。

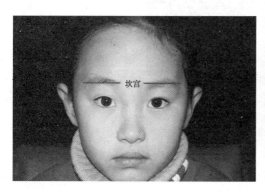

图 3-118　坎宫

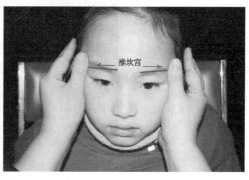

图 3-119　推坎宫

3.太阳

【位置】眉后凹陷处。（图 3-120）

【操作】以两手拇指面或中指面按揉该穴，称为揉太阳或运太阳。（图 3-121）向眼方向为补，向耳方向为泻。操作 30～50 次。

【作用】疏风解表，清热明目，止头痛。

【应用】常用于感冒、发热、头痛、目赤痛。

开天门、推坎宫、运太阳三者都有发汗解表、止头痛的作用，但开天门发汗力强；推坎宫长于醒神、止头痛，且能明目；运太阳能固表，善止头痛而明目。

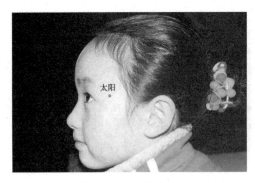

图 3-120 太阳

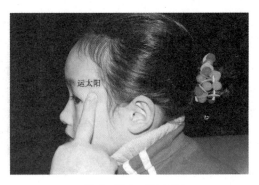

图 3-121 运太阳

4.山根

【位置】鼻根处。（图 3-122）

【操作】以拇指指甲掐 3～5 次。

【作用】开关通窍，醒目定神。

【应用】常用于昏迷、惊风、抽搐的治疗，多与掐人中、掐老龙等合用。同时望山根还可用于诊断，如见山根穴处青紫，提示有惊风或脾胃虚寒。

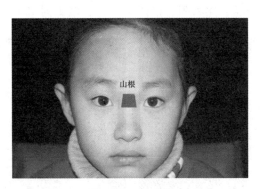

图 3-122 山根

5.耳后高骨

【位置】耳后高骨微下凹陷处。（图 3-123）

【操作】以两手拇指面或中指面按揉该穴，称为按揉耳后高骨。（图 3-124）操作 30～50 次。亦可将太阳和耳后高骨一起揉运 30～50 次。（图 3-125）

【作用】疏风解表，安神除烦。

【应用】常用于感冒、头痛、惊风、抽搐、烦躁不安的治疗。治感冒头痛，多与开天门、推坎宫、运太阳等合用，称"四大手法"。治神昏烦躁，多与清肝经、清心经等合用。

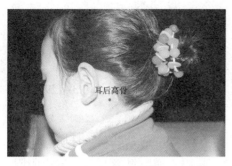

图 3-123　耳后高骨

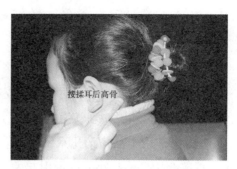

图 3-124　按揉耳后高骨

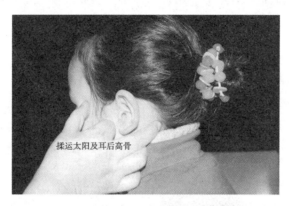

图 3-125　揉运太阳及耳后高骨

二、胸腹部穴

1. 乳根、乳旁

【位置】乳头下 2 分处为乳根，乳头旁 2 分处为乳旁。（图 3-126）

【操作】分别以中指和食指揉此二穴，称为揉乳根、乳旁。（图 3-127）操作 100～300 次。

【作用】宽胸理气，止咳化痰。

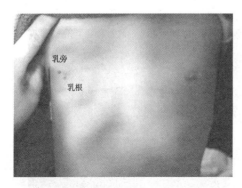

图 3-126　乳根、乳旁

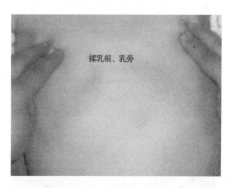

图 3-127　揉乳根、乳旁

【应用】常用于胸闷、咳嗽、痰鸣、恶心、呕吐的治疗。

2. 腹穴

【位置】整个腹部。（图 3-128）

【操作】以手掌面或手指面顺时针或逆时针方向摩 5 分钟。（图 3-129）

【作用】健脾和胃，理气消食。

【应用】常用于治疗消化系统疾病。顺时针摩腹常与补脾经、揉脐、捏脊、按揉足三里等合用，治疗小儿脾虚引起的厌食、腹泻。逆时针摩腹常与分腹阴阳、运内八卦、清大肠、推下七节骨等合用，治疗小儿食积、呕吐等。本穴又是小儿推拿保健穴，与推三关、揉中脘、捏脊、按揉足三里等合用。

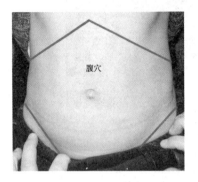

图 3-128　腹穴

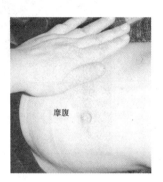

图 3-129　摩腹

3. 腹阴阳

【位置】自中脘斜向两胁下软肉处呈一直线。（图 3-130）

【操作】以两手拇指面或桡侧面自中脘向两胁下软肉处分推 100 ～ 300 次，称为分腹阴阳。（图 3-131）

【作用】理气消食，降逆止呕。

【应用】常与运八卦、推下七节骨、按揉足三里等合用，用于乳食停滞、恶心、呕吐、食欲不振、腹胀的治疗。

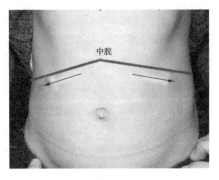

图 3-130　腹阴阳

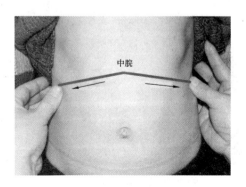

图 3-131　分腹阴阳

4. 脐

【位置】肚脐正中。

【操作】以拇指面或掌面顺时针或逆时针揉肚脐 100～300 次。（图 3-132）

【作用】健脾和胃，理气消食。

【应用】顺时针揉脐常与补脾经、摩腹、捏脊、按揉足三里等合用，治疗小儿脾虚引起的厌食、腹泻。逆时针揉脐常与分腹阴阳、运内八卦、清大肠、推下七节骨等合用，治疗小儿食积引起的腹胀、腹泻、便秘、呕吐等。

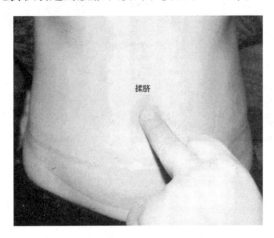

图 3-132　揉脐

5. 丹田

【位置】小腹部（脐下 2 寸与 3 寸之间）。（图 3-133）

【操作】以拇指面揉 100～300 次。（图 3-134）

【作用】温养下元，培肾固本，分清别浊。

【应用】常与补肾经、推三关、揉外劳宫等合用，用于小儿先天不足、寒凝少腹及腹痛、疝气、遗尿、脱肛等证。与推箕门、清小肠等合用治疗尿潴留。

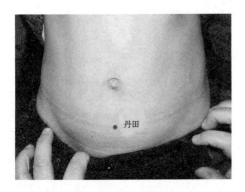

图 3-133　丹田

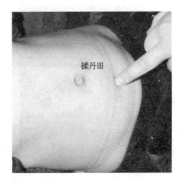

图 3-134　揉丹田

6.肚角

【位置】脐下2寸（石门），旁开2寸之大筋。（图3-135）

【操作】以两手拇指面与食、中指指面提拿该穴3~5次，称为拿肚角。（图3-136）

【作用】止腹痛。

【应用】对各种原因引起的腹痛均可应用，尤其适用于寒痛、伤食痛。

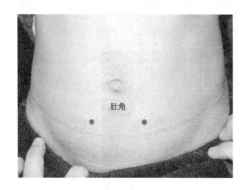

图3-135　肚角

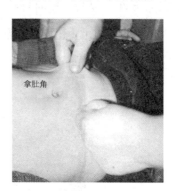

图3-136　拿肚角

三、背腰部穴

1.天柱骨

【位置】自枕骨下，沿后发际正中至大椎穴呈一直线。（图3-137）

【操作】以拇指面或食、中指指面自枕骨下向下推至大椎穴，称推天柱骨。（图3-138）操作300~500次。

【作用】降逆止呕，祛风散寒。

【应用】多与横纹推向板门、揉中脘等合用治疗恶心、呕吐。与清肺经、拿风池、掐揉二扇门等同用治疗外感风寒、项背强痛等证。

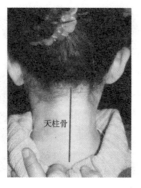

图3-137　天柱骨

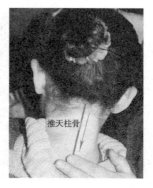

图3-138　推天柱骨

2. 脊柱

【位置】大椎至长强呈一直线。（图3-139）

【操作】用食、中二指指面自上而下直推，称推脊，推100~300次；用捏法自下而上捏称为捏脊（图3-140），一般捏3~5遍，每捏三下再将背脊皮提一下，称为捏三提一法。

【作用】推脊能清热，捏脊能调阴阳、理气血、和脏腑、通经络、培元气。

【应用】推脊多与清天河水、退六腑、推涌泉等合用治疗热证。捏脊法是小儿保健常用手法之一，多与补脾经、补肾经、推三关、摩腹、按揉足三里等配合应用，治疗先、后天不足的一些慢性疾病，还可应用于成人失眠、肠胃病、月经不调等证。

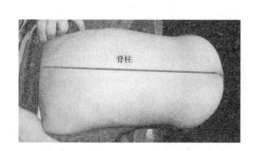

图3-139 脊柱

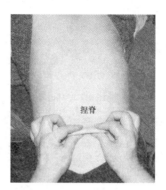

图3-140 捏脊

3. 七节骨

【位置】自第四腰椎至尾椎骨端（长强）呈一直线。（图3-141）

【操作】以拇指指面或食、中指指面自上向下直推，称为推下七节骨。（图3-142）自下向上直推，称为推上七节骨。（图3-143）操作100~300次。

【作用】泻热通便，温阳止泻。

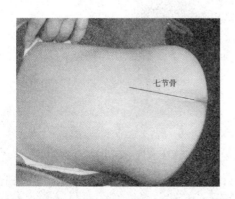

图3-141 七节骨

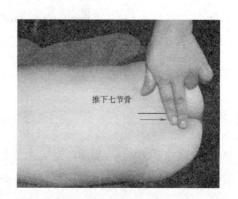

图3-142 推下七节骨

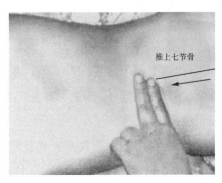

图 3-143　推上七节骨

【应用】推下七节骨多配合清大肠、清脾经、分腹阴阳等治疗肠热便秘、痢疾、食积腹痛。推上七节骨常与按揉百会、揉丹田等合用，治疗虚寒腹泻、气虚下陷的脱肛、遗尿等证。

4. 龟尾

【位置】尾椎骨端下方凹陷处。

【操作】以拇指端或中指端揉，称揉龟尾。（图 3-144）揉 100～300 次。

【作用】调理大肠。

【应用】本穴穴性平和，既能止泻，也能通便。多与揉脐、推七节骨配合治疗腹泻、便秘等证。

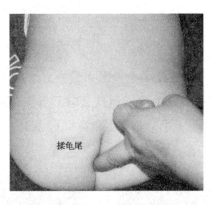

图 3-144　揉龟尾

四、上肢部穴

1. 脾经

【位置】拇指桡侧缘，自指尖至指根呈一直线。（图 3-145）

【操作】屈患儿拇指，沿拇指桡侧自指尖推至指根 300～500 次，为补脾经。（图 3-146）伸直拇指，沿拇指桡侧面自指根向指尖方向推 100～300 次，为清脾经。

（图 3-147）来回推为清补法。

【作用】健脾胃，补气血；清热利湿，化痰止呕。

【应用】补脾经用于脾胃虚弱引起的食欲不振、腹泻、消化不良等证。清脾经用于湿热熏蒸、皮肤发黄、恶心呕吐、食积腹痛、痢疾等证。一般情况下，脾经穴多用补法，体壮邪实者方能用清法。

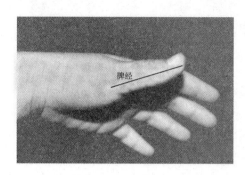

图 3-145　脾经

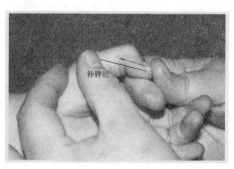

图 3-146　补脾经

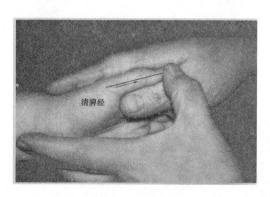

图 3-147　清脾经

2. 肝经

【位置】食指末节螺纹面。（图 3-148）

【操作】以拇指面自指尖向食指掌面末节指纹方向直推，为补肝经。（图 3-149）自食指掌面末节指纹推向指尖，为清肝经。（图 3-150）补肝经和清肝经统称推肝经，推 100～300 次。

【作用】平肝泻火，熄风镇惊，解郁除烦。

【应用】清肝经常与捣小天心、掐揉五指节配合治疗小儿惊风、抽搐、烦躁不安、五心烦热等证。

肝经宜清不宜补，若肝虚宜补时则需补后加清，或以补肾经代之，称为滋肾养肝法。

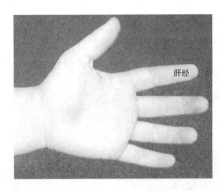

图 3-148 肝经

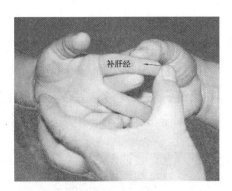

图 3-149 补肝经

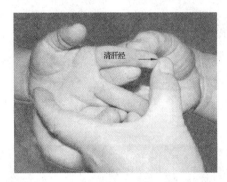

图 3-150 清肝经

3. 心经

【位置】中指末节螺纹面。（图 3-151）

【操作】自指尖向中指掌面末节指纹方向直推为补，称补心经。（图 3-152）自中指掌面末节指纹向指尖方向直推为清，称清心经。（图 3-153）补心经和清心经统称推心经，推 100 ~ 300 次。

【作用】清心泻火，养心安神。

【应用】清心经常与揉内劳宫、清小肠、推涌泉、清天河水等配合治疗心火亢盛引起的高热神昏、面赤、口疮、小便短赤等。

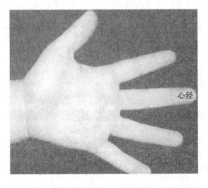

图 3-151 心经

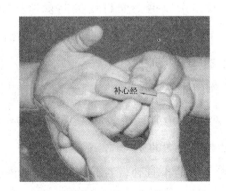

图 3-152 补心经

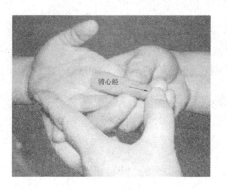

图 3-153　清心经

本穴宜清不宜补，恐动心火。若气血不足而见心烦不安，睡卧露睛等可补后加清或以补脾经代之。

4. 肺经

【位置】无名指末节螺纹面。（图 3-154）

【操作】自指尖向无名指掌面末节指纹方向直推为补，称补肺经。（图 3-155）自无名指掌面末节指纹向指尖方向直推为清，称清肺经。（图 3-156）补肺经和清肺经统称推肺经，推 100 ~ 300 次。

【作用】补肺益气；宣肺清热，疏风解表，化痰止咳。

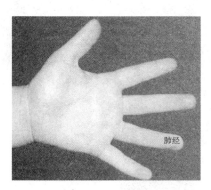

图 3-154　肺经

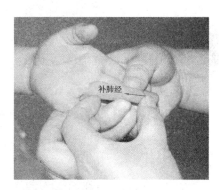

图 3-155　补肺经

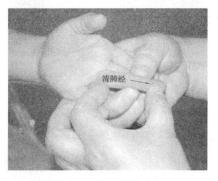

图 3-156　清肺经

【应用】补肺经配合推三关、捏脊、揉足三里等，用于肺气虚损、咳嗽气喘、虚汗怕冷等肺经虚寒证。清肺经配合四大手法、揉二扇门、拿风池、揉膻中等，用于感冒发热及咳嗽、气喘、痰鸣等肺经实热证。

5. 肾经

【位置】小指末节螺纹面。（图 3-157）

【操作】以拇指面或桡侧面自小指掌面末节指纹向指尖方向直推为补肾经（图 3-158），反之为清肾经（图 3-159）。补肾经和清肾经统称推肾经，推 100~300 次。

【作用】补肾益脑，温养下元，清利下焦湿热。

【应用】补肾经配合补脾经、捏脊等用于先天不足、久病体虚、肾虚久泻、多尿、遗尿、虚汗喘息等证。清肾经配合揉丹田、揉三阴交等用于膀胱蕴热、小便赤涩等证。

肾经穴一般多用补法，少用清法，需用清法时，多以清小肠代之。

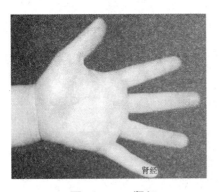

图 3-157　肾经

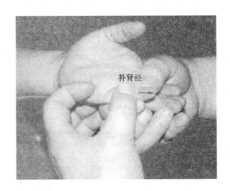

图 3-158　补肾经

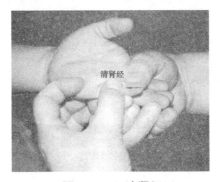

图 3-159　清肾经

6. 大肠

【位置】食指桡侧缘，自指尖至指根呈一直线。（图 3-160）

【操作】以拇指面或桡侧面自指尖推至指根为补大肠（图 3-161），反之为清大肠（图 3-162）。补大肠和清大肠统称推大肠，推 100~300 次。

【作用】温阳止泻，涩肠固脱；清利肠腑，除湿导滞。

【应用】补大肠配合补脾经、推上七节骨等用于虚寒腹泻、脱肛等证。清大肠配合清脾经、摩腹、推下七节骨等用于湿热、食积所致的腹痛、痢下赤白、大便秘结等证。

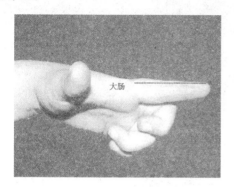

图 3-160　大肠

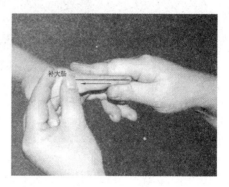

图 3-161　补大肠

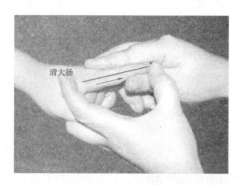

图 3-162　清大肠

7. 小肠

【位置】小指尺侧缘，自指尖至指根呈一直线。（图 3-163）

【操作】以拇指面或桡侧面自指尖直推向指根为补小肠（图 3-164），反之为清小肠（图 3-165）。补小肠和清小肠统称推小肠，推 100～300 次。

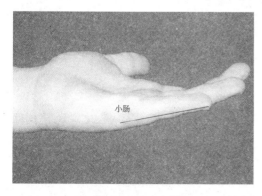

图 3-163　小肠

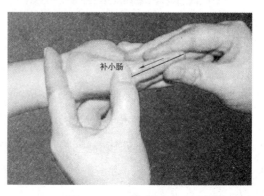

图 3-164　补小肠

333

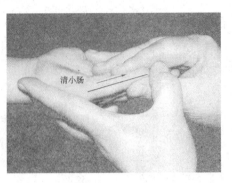

图 3-165　清小肠

【作用】清利下焦湿热。

【应用】清小肠可泌清别浊，多用于下焦湿热所致的小便短赤、尿闭等证。若心经有热，烦躁、口舌生疮，可配合清天河水、推涌泉等。

本穴多用清法，少用补法，若需补，多用补肾经代之。

8. 十王

【位置】两手十指尖端。（图 3-166）

【操作】以拇指指甲依次掐两手十指指尖，醒神为度。（图 3-167）

【作用】清热，醒神，开窍。

【应用】与掐老龙、拿总筋、掐威灵等配合，用于神昏、惊风、抽搐的治疗。

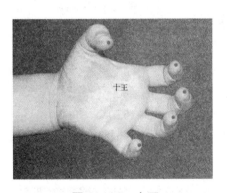

图 3-166　十王

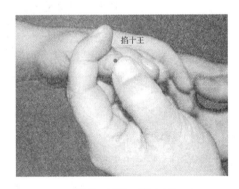

图 3-167　掐十王

9. 四横纹

【位置】食、中、无名、小指第一指间关节横纹处。（图 3-168）

【操作】以拇指指甲依次掐该穴 3～5 遍，然后以拇指指面依次揉之，称掐揉四横纹。（图 3-169）四指并拢，从食指横纹处推向小指横纹处，称推四横纹。（图 3-170）操作 100～300 次。

【作用】调中行气、和气血、消胀满、退热散结。

【应用】常与揉中脘、补脾经等合用，用于疳积、伤食、腹胀、腹痛、气血不和、咳喘、口唇破裂的治疗。也可用毫针或三棱针点刺本穴以治疗疳积。

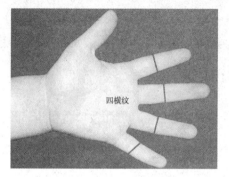

图 3-168　四横纹

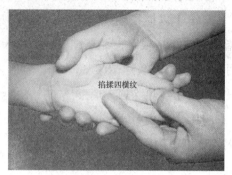

图 3-169　掐揉四横纹

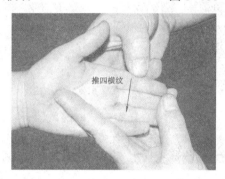

图 3-170　推四横纹

10. 掌小横纹

【位置】小指根下，掌纹尺侧头。（图 3-171）

【操作】以拇指端或中指端按揉该穴，称揉掌小横纹。（图 3-172）操作 100～300 次。

【作用】宽胸宣肺，清热散结，化痰止咳。

【应用】主要用于喘咳、口舌生疮等，为治疗百日咳、肺炎的要穴。临床上用揉掌小横纹治疗肺部湿啰音，有一定疗效。

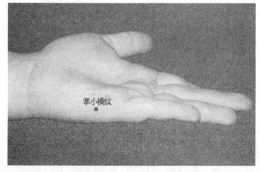

图 3-171　掌小横纹

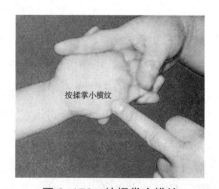

图 3-172　按揉掌小横纹

11. 内劳宫

【位置】在手掌心，屈指时中指与无名指中间凹陷处。（图 3-173）

【操作】以拇指端或中指端揉该穴 100~300 次，称揉内劳宫。（图 3-174）用拇指指腹自小指根起，经掌小横纹、小天心运至内劳宫，称运内劳宫，又称水底捞明月。（图 3-175）运 10~30 次。

【作用】清热除烦，退虚热。

【应用】揉内劳宫多配合清心经、清天河水用于心经有热而致口舌生疮、发热、烦渴等证。运内劳宫为运掌小横纹、揉小天心的复合手法，对心、肾两经虚热最为适宜。

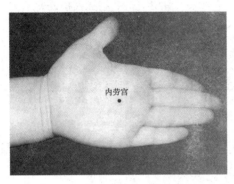

图 3-173　内劳宫

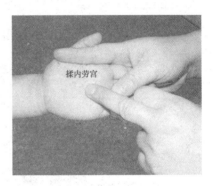

图 3-174　揉内劳宫

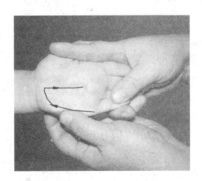

图 3-175　运内劳宫

12. 小天心

【位置】大、小鱼际交界处凹陷中。（图 3-176）

【操作】以拇指端或中指端揉该穴 100~300 次，称揉小天心。（图 3-177）以中指端或屈曲的指间关节捣该穴 10~20 次，称捣小天心。（图 3-178）

【作用】清热，镇惊，利尿，明目。

【应用】揉小天心配合清心经、清小肠用于心经有热而致目赤肿痛、口舌生疮、惊惕不安，或心经有热，移热于小肠而见小便短赤等证。捣小天心配合掐老龙、掐人中、清肝经等用于惊风抽搐、夜啼、惊惕不安等证。

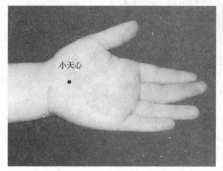

图 3-176　小天心

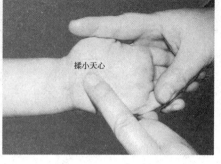

图 3-177　揉小天心

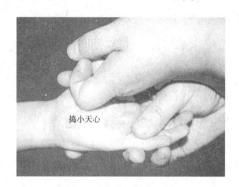

图 3-178　捣小天心

13. 内八卦

【位置】以手掌心为圆心，从圆心到中指根的 2/3 为半径画圆，八卦穴即在此圆上。（图 3-179）依次为乾、坎、艮、震、巽、离、坤、兑（对小天心者为坎，对中指指根者为离，在拇指侧半圆中点者为震，在小指侧半圆中点者为兑）。

【操作】以拇指面或中指面自乾向坎经艮运至兑，顺卦次方向做运法，称顺运八卦（图 3-180），反之称逆运八卦（图 3-181）。运 100 ~ 300 次。

【作用】宽胸理气，止咳化痰，行滞消食，降气平喘。

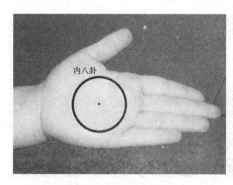

图 3-179　内八卦

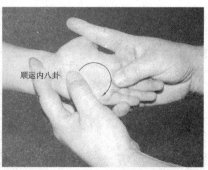

图 3-180　顺运内八卦

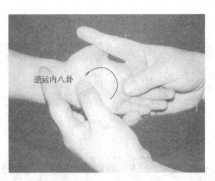

图 3-181 逆运内八卦

【应用】顺运八卦性平和，善开胸膈，除气闷，消胀满，常与推脾经、掐揉四横纹、运板门、揉膻中、分腹阴阳、按弦走搓摩等法合用，治疗胸膈不利、伤食、胸闷、腹胀等证；与揉膻中、推脾经、推肺经等法合用，治疗咳嗽、痰鸣等。逆运八卦与推天柱骨、揉膻中等法合用，治疗痰喘、呕吐等。

14. 板门

【位置】手掌大鱼际平面。（图 3-182）

【操作】以拇指端或中指端揉该穴中央，称揉板门或运板门。（图 3-183）以拇指面或桡侧面自拇指根推向腕横纹，称为板门推向横纹。（图 3-184）反之，称为横纹推向板门。（图 3-185）揉 300～500 次，推 100～300 次。

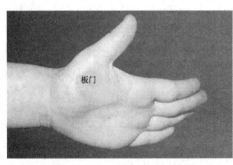

图 3-182 板门

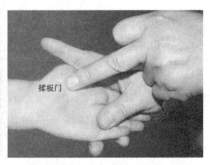

图 3-183 揉板门

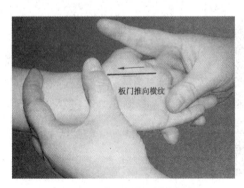

图 3-184 板门推向横纹

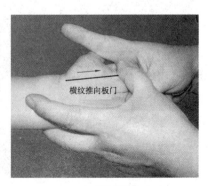

图 3-185 横纹推向板门

【作用】消食化滞，止泻、止呕。

【应用】揉板门与清脾经、分腹阴阳、运八卦、推下七节骨等合用，用于乳食停积所致之食欲不振、嗳气、腹胀、腹泻等证。板门推向横纹能止泻，可配合补大肠、补脾经等应用。横纹推向板门能止呕，常配合分腹阴阳、运八卦、推天柱骨等应用。

15. 胃经

【位置】大鱼际桡侧缘自指根至腕横纹呈一直线。（图 3-186）

【操作】以拇指面或桡侧面自指根向腕横纹方向推，为补胃经（图 3-187），反之为清胃经（图 3-188）。补胃经和清胃经统称推胃经，推 100～300 次。

【作用】健脾和胃，泻火降逆，清中焦湿热。

【应用】清胃经多与清脾经、推天柱骨、横纹推向板门等合用，治疗脾胃湿热或胃气上逆所引起的呕恶；与清大肠、推六腑、揉天枢、推下七节骨等合用，治疗胃肠湿热、脘腹胀满、发热烦渴、便秘纳呆。补胃经与补脾经、揉中脘、摩腹、按揉足三里等合用，治疗脾胃虚弱、消化不良、纳呆、腹胀等证。

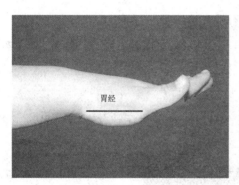

图 3-186　胃经

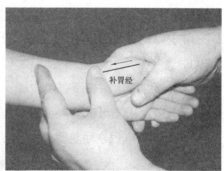

图 3-187　补胃经

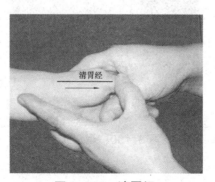

图 3-188　清胃经

16. 运土入水

【位置】手掌面，大指尖至小指尖，沿手掌边缘呈一弧形曲线。

【操作】以拇指面或拇指桡侧面，自拇指尖端运至小指尖。（图3-189）操作100～300次。

【作用】清脾胃湿热，利尿止泻。

【应用】运土入水常用于新病、实证，可配合清脾经、清胃经、推大肠等治疗湿热内蕴引起的少腹胀满、小便赤涩、泄泻、痢疾等。

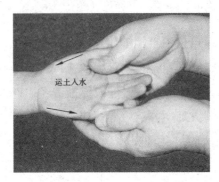

图3-189　运土入水

17. 运水入土

【位置】手掌面，小指尖至大指尖，沿手掌边缘呈一弧形曲线。

【操作】以拇指面或拇指桡侧面，自小指尖运至拇指尖端。（图3-190）操作100～300次。

【作用】健脾助运，润燥通便。

【应用】运水入土可配合补脾经、推三关、捏脊等治疗脾胃虚弱引起的完谷不化、腹泻、痢疾、疳积、便秘等证。

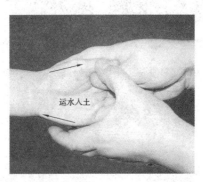

图3-190　运水入土

18. 大横纹

【位置】仰掌，掌后横纹。（图3-191）近拇指侧为阳池，近小指侧为阴池。

【操作】以两手拇指面或桡侧面自中间向两侧分推，称分推大横纹（图3-192），又称分阴阳。自两侧（阴池、阳池）向中间合推，称合阴阳。推30～50次。

【作用】调阴阳，理气血；消食化积，行痰散结。

【应用】分阴阳多用于气血不和而致寒热往来、烦躁不安等证，实热证宜重分推阴池，虚寒证宜重分推阳池。合阴阳配合揉肾纹、清天河水用于痰结咳喘、胸闷等证。

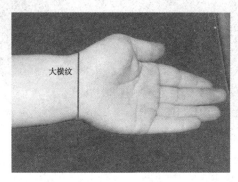
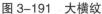

图 3-191　大横纹

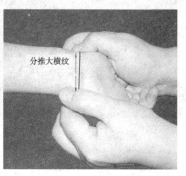

图 3-192　分推大横纹

19. 总筋

【位置】掌后腕横纹中点。（图 3-193）

【操作】以拇指或中指端按揉该穴，称揉总筋（图 3-194），用拇指指甲掐，称掐总筋，用拿法称拿总筋。揉 100 ~ 300 次，掐、拿 3 ~ 5 次。

【作用】清心泻热，散结止痉，通调周身气机。

【应用】揉总筋多与清天河水、清心经配合，治疗口舌生疮、潮热、夜啼等实热证，本法也能通调周身气机。掐总筋、拿总筋多用于治疗惊风。

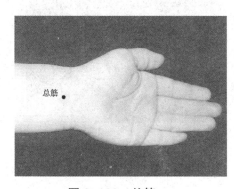

图 3-193　总筋

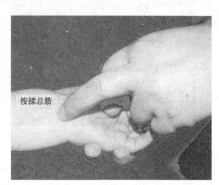

图 3-194　按揉总筋

20. 老龙

【位置】中指指甲根中点上 1 分处。（图 3-195）

【操作】以拇指指甲掐该穴，称掐老龙（图 3-196），掐 3 ~ 5 次或醒后即止。

【作用】开窍醒神。

【应用】本穴主要用于急救，治疗高热神昏、惊风抽搐，常配合掐十王、拿总筋、掐威灵等。

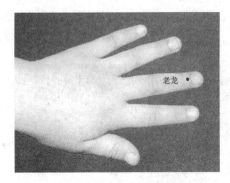

图 3-195　老龙

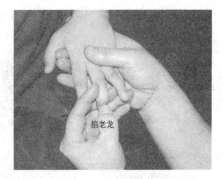

图 3-196　掐老龙

21. 五指节

【位置】掌背五指第一指间关节处。（图 3-197）

【操作】以拇指指甲依次掐揉，称掐揉五指节（图 3-198），以拇、食指揉，称揉五指节。掐各 3~5 次，揉 30~50 次。

【作用】祛风痰，通关窍，安神镇惊。

【应用】掐揉五指节多与清肝经、捣小天心、掐老龙等合用，治疗惊惕不安、惊风等证；揉五指节多与运内八卦、揉膻中等合用，治疗胸闷、痰喘等证。

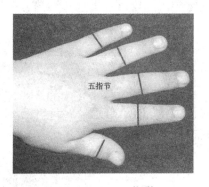

图 3-197　五指节

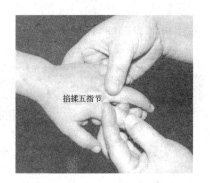

图 3-198　掐揉五指节

22. 二扇门

【位置】手背中指根本节两侧凹陷处。（图 3-199）

【操作】以食、中指揉，称揉二扇门（图3-200）；以拇指指甲掐，称掐二扇门。揉100~500次，掐5次。

【作用】发汗透表，退热平喘。

【应用】二扇门是发汗的效穴，多与四大手法配合用于外感风寒的治疗。若体虚外感者宜与补脾经、补肾经等配合应用。揉时要稍用力，速度宜快。

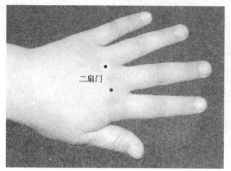
图 3-199　二扇门

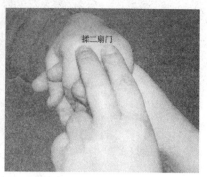
图 3-200　揉二扇门

23. 外劳宫

【位置】手背中央，第 3、4 掌骨间，与内劳宫相对处。（图 3-201）

【操作】以拇指端或中指端揉，称为揉外劳宫。（图 3-202）操作 100～300 次。

【作用】温阳散寒，升阳举陷，发汗解表。

【应用】本穴性温，用于一切寒证，既能解表寒，治疗外感风寒表证，又能温里寒，治疗脏腑虚寒、完谷不化、肠鸣腹泻、脱肛、遗尿等，多与补脾经、补肾经、推三关等合用。

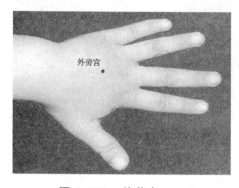
图 3-201　外劳宫

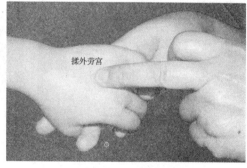
图 3-202　揉外劳宫

24. 威灵

【位置】手背第 2、3 掌骨歧缝间。（图 3-203）

【操作】以拇指指甲掐该穴 3～5 次，继而揉之，称为掐威灵（图 3-205），掐 3～5 次或醒后即止。

【作用】开窍醒神。

【应用】用于惊风、抽搐、昏迷不醒的急救。

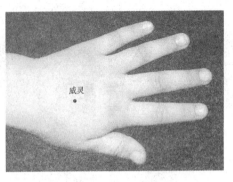

图 3-203　威灵

25. 精宁

【位置】手背第 4、5 掌骨歧缝间。（图 3-204）

【操作】以拇指指甲掐该穴 3～5 次，称为掐精宁（图 3-205）；以中指端或食指端揉之，称为揉精宁。揉 100～300 次。

【作用】行气、化痰、散结。

【应用】掐精宁多与掐威灵、掐老龙配合，用于急惊昏厥的急救；揉精宁多用于痰食积聚、气喘痰鸣等证。

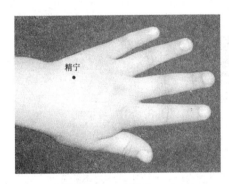

图 3-204　精宁

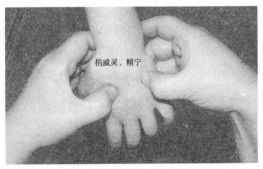

图 3-205　掐威灵、精宁

26. 二人上马

【位置】手背，第 4、5 掌指关节后凹陷中。（图 3-206）

【操作】以拇指端或中指端揉，称揉二马。（图 3-207）揉 100～500 次。

【作用】滋阴补肾，顺气散结，利水通淋。

【应用】本穴为滋肾补阴之要穴，主要用于阴虚阳亢、潮热烦躁、牙痛、小便赤涩淋滴等证。多与补脾经、补肾经、补肺经等合用。配合揉掌小横纹治疗体质虚弱、肺部感染、有湿性啰音者。

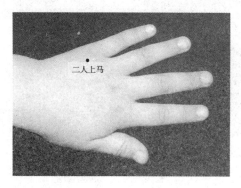

图 3-206　二人上马

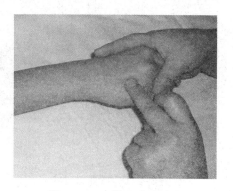

图 3-207　揉二人上马

27. 一窝风

【位置】手背腕横纹中点凹陷处。（图 3-208）

【操作】以拇指端或中指端揉，称揉一窝风。（图 3-209）揉 100～300 次。

【作用】温中行气，散寒止痛，通经络，利关节。

【应用】本穴善止腹痛，与拿肚角、推三关、揉外劳宫等合用，用于受寒、食积等原因引起的腹痛，也可治疗寒滞经络引起的痹痛。

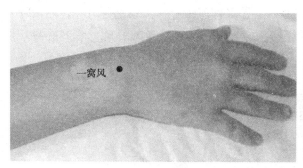

图 3-208　一窝风

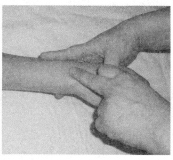

图 3-209　揉一窝风

28. 膊阳池

【位置】手背腕横纹中点向上 3 寸处。（图 3-210）

【操作】以拇指端或中指端揉，称揉膊阳池。（图 3-211）揉 100～300 次。

【作用】通二便，止头痛。

【应用】揉本穴对治疗大便秘结有显效，但大便滑泻者禁用。治疗感冒头痛可配合四大手法，治疗小便短赤可配合清小肠、揉丹田等。

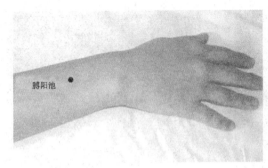

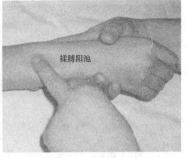

图 3-210　膊阳池　　　　　　　　图 3-211　揉膊阳池

29. 三关

【位置】前臂桡侧，自腕横纹至肘横纹呈一直线。（图 3-212）

【操作】以拇指桡侧面或食、中指指面，自腕横纹推至肘横纹，称为推三关（图 3-213）；屈患儿拇指，自拇指外侧端推至肘横纹，称大推三关。推 100～300 次。

【作用】温阳散寒，益气活血，培补元气。

【应用】本穴性温热，主治一切虚寒证。与补脾经、揉外劳宫、揉丹田、捏脊等合用治疗气血虚弱、命门火衰、下元虚冷、阳气不足引起的四肢厥冷、面色无华、食欲不振、疳积、吐泻等病症。与清肺经、开天门、揉二扇门等合用治疗外感风寒、无汗或疹出不透等证。对疹毒内陷、阴疽等证，多与补脾经、补肺经、运内八卦、揉二扇门等合用。

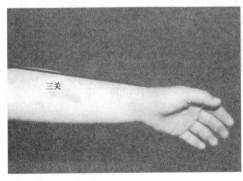

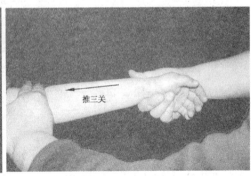

图 3-212　三关　　　　　　　　　图 3-213　推三关

30. 天河水

【位置】前臂掌侧正中，自腕横纹至肘横纹呈一直线。（图 3-214）

【操作】以拇指桡侧面或食、中指指面，自腕横纹推至肘横纹，称清（推）天河水（图 3-215）；用食、中二指蘸水自腕横纹处，一起一落弹打至肘横纹，同时用口吹气合之，称打马过天河。推 100～300 次。

【作用】清热解表，泻火除烦。

【应用】本穴性微凉，较平和，主要用于治疗热性病症，清热而不伤阴。与四大手法、清肺经合用，治疗感冒发热、头痛、恶风、咽痛等；与清心经、清小肠配合，治疗烦躁、口舌生疮；与清肝经、捣小天心、掐揉五指节配合，治疗小儿夜啼。

打马过天河清热之力大于清天河水，多用于实热、高热。

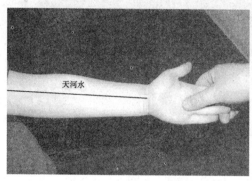

图 3-214　天河水

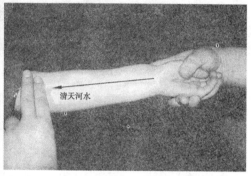

图 3-215　清天河水

31. 六腑

【位置】前臂尺侧，从肘横纹至腕横纹呈一直线。（图 3-216）

【操作】用拇指桡侧面或食、中指指面自肘推向腕，称推六腑或退六腑。（图 3-217、图 3-218）推 100～300 次。

【作用】清热、凉血、解毒。

【应用】本穴性寒凉，对温病邪入营血、壮热烦渴、脏腑郁热等实热证均可应用。

本法与推三关为大热大凉之法，可单用，亦可合用。若患儿气虚体弱，畏寒怕冷，可单用推三关；如高热烦渴、发斑等，可单用退六腑。而两穴合用能平衡阴阳，防止大凉大热伤其正气。如寒热夹杂，以热为主，则可以退六腑与推三关 3：1 推之；若以寒为主，则可以推三关与退六腑 3：1 推之。

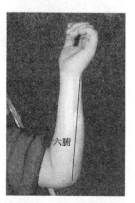

图 3-216　六腑

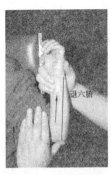

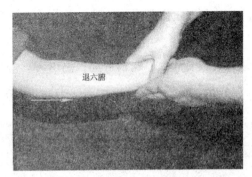

图 3-217　退六腑 1　　　　　图 3-218　退六腑 2

五、下肢部穴

1. 箕门

【位置】大腿内侧面，从膝内上缘至腹股沟呈一直线。（图 3-219）

【操作】以食、中指指面，从膝内上缘推至腹股沟，称推箕门。（图 3-220）操作 100 ~ 300 次。

【作用】利尿。

【应用】推箕门有较好的利尿作用，常用于水泻、小便短赤、尿闭的治疗。与揉丹田、按揉三阴交等合用治疗尿闭，与清小肠等合用治疗小便赤涩不利。

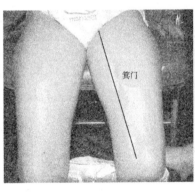

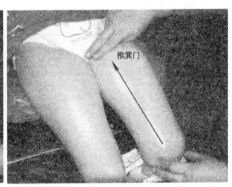

图 3-219　箕门　　　　　图 3-220　推箕门

2. 百虫窝

【位置】膝内上缘，血海上 1 寸处。（图 3-221）

【操作】以拇指端或中指端按揉该穴，称为按揉百虫窝（图 3-222）。操作 100 ~ 300 次。也可用拇、中两指拿之。

【作用】通经络，止抽搐。

【应用】常与按揉足三里、拿委中等合用，治疗神昏、惊风、抽搐、下肢瘫痪等。

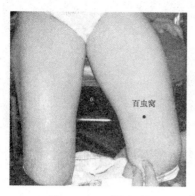

图 3-221 百虫窝

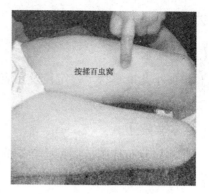

图 3-222 按揉百虫窝

3. 涌泉

【位置】屈趾，足掌心前凹陷中。（图 3-223）

【操作】以拇指面自后向前推，称为推涌泉（图 3-224）；以拇指端或中指端揉该穴，称为揉涌泉（图 3-225）。操作 100 ~ 300 次。

【作用】引火归元，退虚热，止吐泻。

【应用】本穴属肾经，能引火归元，退虚热，与揉二马、补肾经、分阴阳合用治疗五心烦热，与清天河水、退六腑、推脊合用能退实热。揉涌泉，左揉止吐，右揉止泻。

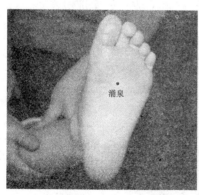

图 3-223 涌泉

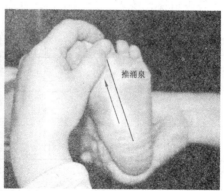

图 3-224 推涌泉

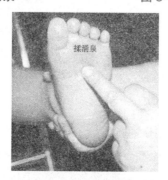

图 3-225 揉涌泉

六、实训

【目的要求】

1.掌握小儿推拿特定穴定位及相应操作方法。

2.熟悉各穴位的主治。

【标本教具】

小儿穴位分布挂图、模型、教学光盘、模特、滑石粉、甘油等。

【实训方式】

讲授、示教：

1.教师结合人体模特、挂图、模型、教学光盘讲授。

2.教师在模特（学生）身上示教。

3.学生相互练习。

【实训内容、方法】

1.教师在人体模特身上点出各穴的位置。

2.教师在模特身上示教小儿推拿特定穴各穴的固定手势、操作方法。

3.学生两人一组，头面部用甘油，其他部位用滑石粉做介质相互练习。

【思考题/作业】

按下表进行操作练习，反复实践，并做好记录（或写好实训报告）。

穴位名称	操作	操作时间（次数）

模块四

针灸推拿治疗

针灸推拿治疗总论

一、针灸治疗总论

针灸治疗疾病，是以中医基础理论为指导，运用针灸的方法，根据患者的具体情况进行辨证论治。疾病的发生、发展和临床症候表现虽然错综复杂，但究其原因，不外乎人体阴阳失去相对平衡，主要反映在人体脏腑经络功能的失调。针灸治疗，就是根据阴阳、脏腑、经络学说，运用"四诊"诊察疾病以获取病情资料进行辨证，明确疾病的病因病机、所在部位、病症性质和病情的标本缓急，在此基础上进行相应的配穴处方，依方施术，以通其经脉、调其血气，使阴阳归于相对平衡，从而达到治愈疾病的目的。

※（一）针灸治疗的作用

古代医家在长期的医疗实践中，总结出针灸具有调和阴阳、疏通经络、扶正祛邪的作用。针灸治疗作用的现代研究不仅从多方面证实了针灸具有上述治疗作用，而且深化了人们对针灸治疗作用机理的认识。

1. 疏通经络

疏通经络是指运用针灸等方法，通过腧穴和针灸手法的作用，使经络疏通、气血畅达，达到治疗疾病的目的，是针灸最基本和最直接的治疗作用。经络"内属于府藏，外络于肢节"，经络功能正常，气血运行通畅，则"内溉脏腑，外濡腠理"，各脏腑器官得以濡养，脏腑体表得以沟通，人体的机能活动相对平衡，从而维持人体健康。若经络功能失常，气血运行受阻，则会影响人体正常功能活动，进而出现病理变化，引起疾病的发生。针灸通过刺激某些经脉上的腧穴，可以使经络功能失常得以纠正，从而解除由此产生的病理反应。这就是针灸疏通经络、调和气血所产生的治疗效应。

中医认为，许多疾病的发生、发展和变化都和经络气血运行状态有着不可分割的联系，针灸对经络气血的疏通、调和作用决定了针灸治疗的广泛性和通用性。例如，痛证的基本病理机制是经脉的气血不通，针灸正是利用其疏通经络的作用，达到"通则不痛"的治疗效果。

2. 调和阴阳

调和阴阳是指运用针灸等方法，通过经络、腧穴和针灸手法的作用，使阴阳之偏盛、偏衰得以纠正，是针灸治疗最终要达到的目的。阴阳学说是中医基础理论的重要内容，对认识人体、认识疾病、辨证论治等均具有重要指导作用。若六淫七情等因素导致人体阴阳的偏盛、偏衰，失去相对平衡，就会使脏腑经络功能活动失常，从而引起疾病的发生。"阴胜则阳病，阳胜则阴病。"针对人体疾病的这一主要病理变化，运用针灸方法调节阴阳的偏盛偏衰，可使机体转归于"阴平阳秘"的状态，恢复脏腑经络的正常功能，从而达到治愈疾病的目的。正如《灵枢·根结》所载："用针之要，在于知调阴与阳，调阴与阳，精气乃光，合形与气，使神内藏。"这句话阐述了针灸治病的关键在于调节阴阳的偏盛或偏衰，使机体阴阳调和，精气充足，形气相合，神气内存。

针灸调和阴阳的作用，主要是通过经穴配伍和针刺手法完成的。例如，胃火炽盛引起的牙痛，属阳热偏盛，治宜清泻胃火，取足阳明胃经穴内庭，针用泻法。寒邪伤胃引起的胃痛，属阴邪偏盛，治宜温中散寒，取足阳明胃经穴足三里、胃的募穴中脘，针用泻法，并灸。肾阴不足，肝阳上亢引起的眩晕，属阴虚阳亢证，治宜育阴潜阳，取足少阴经穴太溪，补之；取足厥阴经穴行间，泻之，以协调阴阳。

此外，由于阴阳之间可相互化生、相互影响，故治阴应顾及阳，治阳应顾及阴，所以又有"从阴引阳，从阳引阴"等方法，这些方法的核心仍是调和阴阳。

3. 扶正祛邪

扶正，就是扶助正气，提高机体抗病能力；祛邪，就是祛除病邪，消除致病因素的影响。疾病的发生、发展及其转归的过程，实质上是正邪相争的过程。正盛邪祛则病情缓解，正虚邪盛则病情加重。因此，扶正祛邪是保证疾病趋向良好转归的基本法则。

针灸治病，就在于发挥其扶正祛邪的作用。临床运用针灸手法中的补法，选配一定的腧穴，可以起到扶正的作用；运用针灸手法中的泻法，选配一定的腧穴，可以起到祛邪的作用。具体运用时还要根据邪正消长、转化情况，区别病症的标本缓急，分辨针下得气是邪气还是正气，随机应用扶正祛邪的法则。

※（二）针灸治疗的原则

针灸治疗原则是针灸治疗疾病时所依据的准则。它对于针灸选穴处方以及操作方法的运用等都具有重要的指导意义。

古代医家对针灸治疗原则已有明确的论述，如《灵枢·九针十二原》云："凡用针者，虚则实之，满则泄之，菀陈则除之，邪盛则虚之。"《灵枢·经脉》载："盛则泻之，虚则补之，热则疾之，寒则留之，陷下则灸之，不盛不虚，以经取之。"根据中医治疗学的基本思想和针灸治疗疾病的具体实践，可将针灸治疗原则归纳为标本缓急、补虚泻实、清热温寒、三因制宜等。

1. 标本缓急

"标"与"本"是一对相对概念，具有本末、主次、先后、因果等多种含义，常用来说明疾病的本质与现象，以及疾病过程中矛盾的主次、先后关系。标本缓急是说疾病有标本缓急的不同，治疗有先后主次之分。标本的相对性常随疾病过程中出现的具体情况而划分：从邪正关系来看，正气是本，邪气是标；从疾病发生来看，病因是本，症状是标；从病变部位来看，内脏是本，体表为标；从发病的先后来看，先病是本，后病是标。因此，在临床上要从复杂多变的病症中分辨其标本缓急，来确定治疗上的先后主次。根据《黄帝内经》"治病必求于本""谨察间甚，以意调之，间者并行，甚者独行"的治疗思想和临床实践的经验总结，标本缓急的运用原则有以下几个方面：

（1）治病求本

治病求本，就是在治疗疾病时，必须寻求疾病的本质，而后针对疾病的本质进行治疗。临床症状只是疾病反映于外的现象，通过辨证，由表及里，由现象到本质进行分析，找出疾病发生的原因、病变的部位、病变的机制，归纳为某一证型，从这一证型大体上概括出疾病发展过程中某一阶段的本质。然后，针对这一具体证型立法处方，以达到治病求本的目的。《黄帝内经·素问·阴阳应象大论》曰："治病必求于本。"治病求本是中医治疗疾病的根本原则，对于其他治疗原则也具有重要的指导作用。如头痛，可由多种原因引起，如外感、血虚、血瘀、痰阻、气郁、肝阳上亢等，选取局部腧穴治疗，虽可起到缓解疼痛的作用，但容易复发。必须针对引起头痛的原因，选用相应经脉的腧穴予以治疗，才能收到较好的效果。

（2）急则治标

急则治标，是说在标症紧急，甚或危及生命时，或后发之标病（症）影响先发之本病治疗时，应先治标病（症）的一种治疗原则。主要是针对某种病情较急迫，如不急治，则可转为危重的情况而制定的。在特殊情况下，病情表现为标病急于本病，论治时则应随机应变，先治标病，后治本病。如治疗某些疾病引起的二便不通，则当先通其便，然后治其本病，即张景岳所说："盖二便不通，乃危急之候，虽为标病，必先治之，此所谓急则治其标也。"

（3）缓则治本

缓则治本，是说在标病（症）不急时，针对病症本质进行治疗的一种治疗原则。当某些疾病发展过程中出现了该病所引发的其他病变，但又不属于危急症状时，仍应以治疗本病为主。因为治愈了本病，其所引发的病变也会随之而消失。如肺痨患者由于阴虚燥热，常见午后发热、咳嗽等，治疗时不应把重点放在退热上，而应着重于滋阴润肺以治其本，解决了阴虚肺燥，发热、咳嗽等症也会随之消失。

（4）标本兼治

标本兼治，是指在标病与本病并重时的一种治疗原则。标病与本病或俱急，或俱缓，若单治标或单治本，不能适应病症的治疗要求，就必须兼顾标本进行治疗。例如，对肝病引起的脾胃不和，可在治肝的同时兼调脾胃。正虚邪实的鼓胀病，单纯扶正或单纯祛邪都于病情不利，唯有标本同治、攻补兼施，才有可能获得比较理想的疗效。

2. 补虚泻实

补虚泻实即扶正祛邪。疾病的演变过程，从邪正关系来说，是正气与邪气双方互相斗争的过程，邪正斗争的胜负决定着疾病的转归和预后，通过扶正祛邪，改变邪正双方的力量对比，使疾病向痊愈方向转化。

补虚就是扶助正气，泻实就是祛除病邪。《素问·通评虚实论》说："邪气盛则实，精气夺则虚。"可见，虚指正气不足，实指邪气有余。虚者宜补，实者宜泻。《灵枢·经脉》说："盛则泻之，虚则补之……陷下则灸之，不盛不虚，以经取之。"《灵枢·九针十二原》说："虚则实之，满则泄之，菀陈则除之，邪盛则虚之。"这都是针对虚证、实证刺灸的补虚泻实的治疗原则，是针灸治疗的基本原则。

（1）虚则补之，陷下则灸之

"虚则补之""虚则实之"，是指虚证的治疗原则是用补法。该法适用于以正气虚为主要矛盾而邪气也不盛的虚性病症，如气虚、阳虚、血虚、阴虚者。针灸补虚，常取关元、气海、命门、膏肓、足三里、太溪和有关脏腑经脉的背俞穴、募穴、原穴等，并结合针灸手法之补法的施用，达到"补"的目的。"陷下则灸之"，属于"虚则补之"的范畴，是指气虚下陷而引起的病症，灸治为主的补气举陷。

（2）实则泻之，菀陈则除之

"盛则泻之""满则泄之""邪盛则虚之"，都是泻损邪气的意思，可统称为"实则泻之"，是指实证的治疗原则是用泻法。适用于以邪实为主要矛盾而正气未衰的实性病症，如表邪亢盛、痰涎壅塞、食物中毒、食积胀满等。针灸泻实，常取大椎、合谷、行间、委中、水沟、十宣、十二井等穴，只针不灸，施用泻法或点刺出血，以达到"泻实"的目的。"菀陈则除之"，属于"实者泻之"的范畴，泛指络脉瘀阻而引起的病症，刺血为主以清除瘀血。

（3）不盛不虚以经取之

"不盛不虚以经取之"是指由于病变脏腑、经脉本身的病变，而不涉及其他脏腑、经脉，属于本经自病者，治疗应当取本经穴。此"不盛不虚"，并非病症本身无虚实可言，而是脏腑、经络的虚实表现不明显。临床应用时还要注意，当针下得气后，一般再行均匀的提插捻转手法（即平补平泻），使本经的气血调和，脏腑功能恢复正常。

3. 清热温寒

热性病症用清法，即以寒治热；寒性病症用温法，即以热治寒，均属于正治法。《灵枢·经脉》载"热则疾之，寒则留之"，就是针对热性病症和寒性病症制定的清热温寒的治疗原则。

（1）热则疾之

"热"指邪热亢盛，或为气血壅盛，或为外感风热引起的表热证，或为五脏六腑有热的里热证，或为气血壅盛于经络局部的局部热证。《灵枢·经脉》中的"热则疾之"，《灵枢·九针十二原》中的"刺诸热者，如以手探汤"，是指热性病症的治疗原则是浅刺疾出或点刺放血，手法宜轻而快，可以不留针或短暂留针，以清泻热毒。如风热感冒，常取大椎、曲池、合谷、外关等穴，浅刺疾出，可达到清热解表的目的。对伴有咽喉肿痛者，可用三棱针在少商穴点刺出血，以加强泻热、消肿、止痛的作用。

（2）寒则留之

"寒"是指疾病的性质属寒，或为外感寒邪引起的表寒证，或为寒湿痹阻经脉所致的寒痹证，或为阳气不足引起的脏寒证。《灵枢·经脉》中的"寒则留之"，《灵枢·九针十二原》中的"刺寒清者，如人不欲行"，是指寒性病症的治疗原则是深刺而久留针，以达温经散寒的目的。因寒性凝滞而主收引，针刺时不易得气，故应留针候气；加艾灸更能助阳散寒，使阳气得复，寒邪乃散。如寒邪在表，留于经络者，艾灸法较为适宜；若寒邪在里，凝滞脏腑，则针刺应深而久留，或配合"烧山火"针刺手法，或加用艾灸，以温针法最为适宜。

4. 三因制宜

"三因制宜"，指因时、因地、因人制宜，即根据季节（包括时辰）、地理环境和治疗对象的不同情况而制定适宜的治疗方法。

（1）因时制宜

因时制宜是根据不同的季节和时辰特点，制定适宜的治疗方法。四时气候的变化，对人体的生理功能、病理变化均可产生一定影响。春夏之季，阳气升发，人体气血趋向体表，病邪伤人亦多在体表；秋冬之季，阴气渐盛，人体气血潜藏于内，病邪伤人亦多在深部。治疗上，春夏宜浅刺，秋冬宜深刺。人体气血流注呈现出与时辰变化相应的规律，针灸治疗注重取穴与时辰的关系，强调择时选穴，如子午流注针法、灵龟八法、飞腾八法均是择时选穴治疗疾病的方法，也是因时制宜治疗原则的具体运用。此外，在针灸临床上还应注意针刺的时机问题，如治疗疟疾宜在发作前 2～3 小时进行针刺，痛经宜在月经来潮前开始治疗。

（2）因地制宜

因地制宜是根据不同的地理环境特点，制定适宜的治疗方法。由于不同的地理环境、不同的气候条件和不同的生活习惯，人体的生理活动和病理特点也有区别，治疗方法亦有差异。《素问·异法方宜论》："北方者……其地高陵居，风寒冰冽，其民乐野处而乳食，脏寒生满病，其治宜灸焫。南方者……其地下，水土弱，雾露之所聚也，其民嗜酸而食胕，故其民皆致理而赤色，其病挛痹，其治宜微针。"说明针灸治疗方法的选用与地理环境、生活习惯等有密切关系。

（3）因人制宜

因人制宜是根据患者的性别、年龄、体质等的不同特点，制定适宜的治疗方法。男女性别不同，各有其生理特点，尤其是妇女患者有月经、怀孕、生产等情况，治疗时应予以注意。年龄不同，生理机能及病理特点亦不同，治疗时应予以区别。《灵枢·逆顺肥瘦》："年质壮大，血气充盈，肤革坚固，因加以邪，刺此者，深而留之。"又载："婴儿者，其肉脆血少气弱，刺此者，以毫针，浅刺而疾发针，日再可也。"

※（三）针灸配穴处方

针灸配穴处方是以中医基本理论为依据，在辨证论治的原则指导下，选取适当的腧穴和刺灸方法组合而成的，是针灸治病取得疗效的关键。针灸治病主要是通过针刺、艾灸等刺激某些穴位来完成的。针灸临床根据病情，在辨证立法的基础上，制定正确的针灸处方是取得疗效的关键。因此，选取适当的腧穴并合理地配合，采用正确的刺灸方法，是针灸配穴处方的主要内容。

1. 选穴原则

针灸临床选穴的基本原则是循经选穴。在循经选穴的基础上，常用的选穴方法有近部选穴、远部选穴、对症选穴。

（1）近部选穴

近部选穴是指在病症的局部或邻近部位选取穴位的方法，又称"局部选穴"。这一选穴原则是根据腧穴都能治疗所在部位的局部和邻近部位的病症这一普遍规律提出的。多用于治疗病位较局限和体表部位反应较为明显的病症。如鼻塞选迎香，口歪选颊车、地仓，胃痛选中脘、梁门，肩痛选肩髎、肩髃，眼病选睛明、瞳子髎，耳病选耳门、听宫等。

（2）远部选穴

远部选穴是指在距离病变部位较远的部位选取穴位，又称"远道选穴"。这一选穴原则是根据腧穴具有远治作用的特点提出来的。人体的许多腧穴，尤其是四肢肘、膝关节以下的经穴，不仅能治疗局部病症，而且还可以治疗本经循行所及的远隔部位的病症。其临床应用时有本经选穴和异经选穴。

① 本经选穴

本经选穴是指经脉循行的部位（包括脏腑、组织器官和体表诸部位）发生疾病，就在其经脉上选取腧穴进行治疗，故称"本经选穴"。如肺病选太渊、尺泽，脾病选三阴交、太白，胃病选足三里、内庭，心病选内关、大陵，肾病选太溪、阴谷，肝病选太冲、曲泉，腰痛选委中、昆仑等。

② 异经选穴

异经选穴是指某经或其所属的脏腑器官发生病变，选取其相表里的经脉或其他相关经脉上的腧穴进行治疗。其中包括表里经选穴、同名经选穴、相关经选穴等。如胃痛取足三里，或取与胃相表里的脾经穴公孙，与胃有关经脉的腧穴如肝经太冲、心包经的内关等。再如外感咳嗽选合谷、列缺，属表里经选穴；胸胁疼痛选支沟、阳陵泉，属同名经选穴；木横克土之呕吐选太冲、足三里，肝肾亏虚选太冲、太溪，则属相关经选穴。

（3）辨证选穴

辨证选穴是根据疾病的证候特点，分析病因病机而辨证选取穴位的方法。临床上有许多病症，如发热、昏厥、虚脱、癫狂、失眠、健忘、嗜睡、多梦、自汗、盗汗、贫血、月经不调等均无明显局限的病变部位，而呈现全身症状，因无法辨病位，不能应用上述按部位选穴的方法。此时，就需辨证选穴，如肾阴不足导致的虚热选肾俞、太溪，心肾不交导致的失眠选心俞、肾俞等。辨证选穴所含内容丰富，应用时主要是针对不同的病因、病机、证型而选取不同的穴位。

（4）对症选穴

对症选穴，亦称"随症选穴"，是指针对某些全身症状或疾病的病因病机而选取腧穴的方法。这一选穴原则是根据中医理论和腧穴主治功能而提出来的，临床上往往有许多疾病难以明确其病变部位，如发热、失眠、多梦、自汗、盗汗、虚脱、抽风、昏迷等，对于这一类病症，可以按照对症选穴的原则选取适当腧穴。如发热选大椎、曲池、合谷，昏迷选人中、十宣，虚脱选关元、神阙，自汗选足三里、关元，盗汗选阴郄、复溜，气病选膻中，血病选血海，筋病选阳陵泉等。

2. 配穴方法

配穴方法是在选穴的基础上，根据不同病症治疗的需要，选择具有协同作用的两个或两个以上的腧穴同时配合应用的方法。配穴是选穴原则的具体应用，配穴是否得当，直接影响治疗效果。因此，历代医家非常重视并总结出多种行之有效的配穴方法，主要包括按经配穴法和按部配穴法两大类。

（1）按经配穴法

按经配穴是根据经脉理论和经脉之间的联系进行配穴的方法，主要包括本经配穴法、表里经配穴法、同名经配穴法等。

① 本经配穴法

本经配穴法源于《黄帝内经》，是以经络循行分布特点为配穴依据的方法。即某一脏腑、经脉发生病变时，选取某一脏腑、经脉的腧穴配成处方。此法多用于治疗单一的脏腑、经脉病症，如肺病咳嗽选中府、尺泽、太渊等。《灵枢·厥病》载"厥头痛，项先痛，腰脊为应，先取天柱，后取足太阳"等，均属本法的应用。

② 表里经配穴法

表里经配穴法是指以脏腑经络的阴阳表里关系为配穴依据的方法。即某一脏腑、经脉有病时，专选其表里经腧穴组成处方。此法多用于治疗相表里的脏腑、经络病症。在临证应用时，既可单选其表经腧穴，也可单选里经腧穴，或表里两经配合均可。如《灵枢·厥病》载："厥心痛，与背相控，善瘈，如从后触其心，伛偻者，肾心痛也。先选京骨、昆仑。"这是里病选表经腧穴。《灵枢·厥病》载："厥心痛，腹胀，胸满，心尤痛甚，胃心痛也，取之大都、太白。"这是表证选里经腧穴。《灵枢·五邪》载："邪在肾，则病骨痛，阴痹取之涌泉、昆仑。"这是表里经配合应用。特定穴应用中的原络配穴法，也是本法在临床上的具体运用。

③ 同名经配穴法

同名经配穴法是将手足同名经的腧穴相互配合组成处方的方法。本法是基于同名经"同气相通"的理论，即名称相同的经络相互沟通、交会。如：阳明头痛，取手阳明经的合谷配足阳明经的内庭；太阳头痛，取手太阳经的后溪配足太阳经的昆仑；失眠、多梦，取手少阴经的神门配足少阴经的太溪。

（2）按部配穴法

按部配穴是结合腧穴分布的部位进行穴位配伍的方法，主要包括前后配穴法、左右配穴法、上下配穴法、远近配穴法。

①前后配穴法

前后配穴法又叫腹背阴阳配穴法，前指胸腹，后指腰背。前后腧穴配合使用，谓之前后配穴法。此法多用于治疗脏腑病症。如胃脘痛，前选中脘、建里，后选胃俞、脊中；心胸疾病，前取巨阙，后取心俞；肺虚咳嗽，前取中府，后取肺俞等。《灵枢·官针》所指的偶刺法及特定穴应用中的俞募配穴法等均属于本法在临床上的具体运用。

②左右配穴法

左右配穴法是根据经脉循行交叉的道理，左病可以右取，右病可以左取，还可以左右同时并取的方法。左右配穴法源于《黄帝内经》中的"巨刺""缪刺"，多用于治疗头面、四肢、脏腑的病症。如左侧面瘫取右侧合谷，右侧面瘫取左侧合谷；左侧偏头痛取右侧阳陵泉、侠溪，右侧偏头痛取左侧阳陵泉、侠溪；心悸取双侧内关；胃痛取双侧足三里等。

③上下配穴法

上下配穴法是指上部腧穴与下部腧穴同时配伍组方治疗疾病的方法。上，指上肢和腰部以上的腧穴；下，指下肢和腰部以下的腧穴。此法临证应用较广，可治疗头面、四肢、躯干、脏腑病症。如偏头痛，上肢取外关，下肢取丘墟；头项强痛，上取天柱，下取昆仑；胸胁痛，上取支沟，下取阳陵泉；偏瘫，上取肩髃、曲池、合谷，下取环跳、足三里、解溪；胃痛，上取内关，下取足三里。《百症赋》载："强间、丰隆之际，头痛难禁……观其雀目肝气，睛明、行间而细推。"《天元太乙歌》载："心痛手颤少海间，欲要除根针阴市。"此外，特定穴中的八脉交会穴的配合应用，也是本法在临床上的具体运用。

④远近配穴法

远近配穴法是以病变部位为依据，在病变的近部和远部同时选穴配伍成方的方法。此法临床应用较广，可治疗头面、四肢、躯干、脏腑病症。如胃病取中脘、足三里，鼻塞取迎香、合谷，头晕取百会、太冲，腰痛取肾俞、大肠俞、委中等。

3.组成变化

针灸的配穴处方固然有一定的原则，但在临床应用时，即使同一个腧穴处方，由于针灸补泻、施术的先后、针刺的深浅、腧穴的加减、留针的长短等的不同，所产生的效果也有所不同。在运用针灸处方时，不能固执成方，必须通过配穴处方组成变化来适合病情的需要。组成变化大致有以下几个方面：

（1）针刺手法的变化

针刺的深浅与处方的作用有极为密切的关系，如临床上常用同一处方，由于针刺的深浅不同，所起的疗效也有显著的差别。《灵枢·官针》就明确指出："疾浅针深，内伤良肉，皮肤为痈；疾深针浅，病气不泻，支为大脓。"因此，据方施治时，一方面要考虑不同腧穴部位针刺深浅不同，另一方面还必须因病、因时、因人的不同而灵活施术。针刺方向除了与穴位所在部位有关外，还与病情有关。《黄帝内经》中的合谷刺、关刺等各种刺法的变化对处方作用的影响值得重视。针刺补泻，作用有别。补与泻是针灸施治的基本法则，其操作方法和它的作用彼此完全不同。《灵枢·终始》说："凡刺之道，气调而止，补阴泻阳，音气益彰，耳目聪明，反此者血气不行。"由于补泻操作不同，在同一个腧穴处方中，可以起完全相反的作用。如临床上补合谷，泻三阴交，有行气活血、通经化瘀之效，用以治血滞经闭；反之若泻合谷，补三阴交，则有理气养血固经之效，而治疗月经过多或崩漏之疾。所以《灵枢·邪气脏腑病形》说："补泻反则病益笃。"

（2）施术先后的变化

针灸处方有主次之分，施术有先后之别。《灵枢·五色》曰："病生于内者，先治其阴，后治其阳，反者益甚，其病生于阳者，先治其外，后治其内，反者益甚。"《灵枢·周痹》也说："痛从上下者，先刺其下以遏之，后刺其上以脱之；痛从下上者，先刺其上以遏之，后刺其下以脱之。"临床施术时一般先上后下，先阳后阴，先背后腹，先头面躯干后四肢。但在特殊情况下，就应考虑施术的先后。

（3）腧穴加减的变化

一个处方中腧穴的增减不仅关系到治疗效果，而且会改变处方的主治作用。一般来说，处方中的主穴不变，随着病情的变化而加减腧穴。如临床上取合谷为主，配曲池为理上焦的要方，若与三阴交相配，则可行气活血，调理月经；若与复溜相配，则可发汗、止汗；若与太冲相配，则可镇静、镇痛，治疗痹证、中风口歪。这种不同作用在于针灸腧穴的加减变化。

（4）刺灸方法的变化

针与灸虽然同属于外治法，但其作用并不完全相同，在临床应用上也有所区别："针所不为，灸之所宜。"临床应用时应根据具体病情，酌情施术，考虑用针、用灸或针灸并用，或多灸少针，或多针少灸，或刺络拔罐，或点刺出血等，才能取得应有的效果。

二、推拿治疗总论

（一）推拿治疗的原则

推拿治疗的原则是推拿治疗疾病总的法则，是在中医学整体观念和辨证论治基本思想指导下制定的，对推拿临床病症治疗具有普遍指导意义。疾病的症候表现多种多样，病理变化极为复杂，病变过程有轻重缓急，不同的时间、地理环境与个体对病情的变化也会产生不同的影响。因此，必须善于从复杂的疾病现象中抓住病变的本质，即治病求本，根据邪正斗争所产生的虚实变化扶正祛邪，按照阴阳失调的病理变化调理阴阳，按照脏腑失调的病机调整脏腑功能，按照发病的不同时间、地点和不同病人因时、因地、因人制宜。因而，推拿治疗原则主要有治病求本、扶正祛邪、调整阴阳、调理脏腑功能以及因时、因地、因人制宜。

1. 治病求本

治病求本，就是寻找疾病的根本原因，针对根本原因进行治疗，是中医推拿辨证论治的基本原则。

"本"与"标"是一对相对概念，用以说明病变过程中各种矛盾的主次关系。如从正邪双方来说，正气是本，邪气是标；从病因与症状来说，病因是本，症状是标；从疾病先后来说，旧病、原发病是本，新病、继发病是标。

任何疾病的发生、发展、变化，一般都是通过若干症状显示出来的，但这些症状只是疾病的现象，并不都是疾病的本质，有的甚至是假象。只有充分地了解疾病的各个方面，包括症状表现在内的全部情况，在中医学基本理论指导下，进行综合分析，才能透过现象看到本质，找出病之根本原因所在，从而确定恰当的治疗方法。比如腰腿痛症，可由椎骨病变、风寒湿邪所侵、损伤性病变等多种原因引起，治疗时不能简单地采取对症止痛的方法，而应根据其症状表现不同，通过全面地综合分析，找出病因，分别采取针对性的治疗措施，以取得满意的疗效。这就是"治病必求于本"的意义所在。

在疾病的复杂变化中，常有标本主次的不同，因而在治疗上就有标本缓急先后的区别。一般临床标本治法总的是遵循"治病必求于本"的原则，但在有些情况下，标病甚急，如不及时治疗可危急患者生命或影响疾病的治疗，则应根据"急则治标，缓则治本"的原则，先治标病，后治本病。若标病与本病俱急，则应标本同治。可见，在临床上标本先后既有原则性，又有灵活性，然而其最终目的是抓住疾病的主要矛盾，治病求本。

2. 扶正祛邪

从邪正关系上讲，疾病是正气与邪气矛盾双方互相斗争的过程。邪正斗争的胜负决定着疾病的进退，即邪气盛则病进，正气盛则病退。因而，指导治疗疾病的一个重要原则就是要扶助正气、祛除邪气，改变邪正双方力量的对比，使疾病向痊愈方向转化。

正气是指机体的抗病邪能力，其不足谓之虚；邪气是指病邪，即致病因素，其有余谓之实。治疗正气不足即当扶正，而治疗邪气有余则应祛邪，扶正祛邪的方法分别是"虚则补之，实则泻之"（《素问·三部九候论》），所以补虚与泻实乃是扶正祛邪法则的具体应用。

扶正与祛邪虽然方法不同，但二者相辅相成。扶正使正气旺盛，以助机体抗病祛邪；祛邪以祛除病邪侵害，有利于正气恢复旺盛。然而，在运用扶正祛邪法则时，要根据正邪双方消长盛衰的情况，决定扶正与祛邪的主次或先后。正虚邪气不盛者属虚，当补虚以扶正，正气充则邪不可干；邪盛而正气未衰者属实，应泻实以祛邪，邪气去则正气自复。同时，还应仔细权衡邪正矛盾力量的强弱对比，或先或后施以扶正和祛邪。对正虚邪实的病人则应扶正与祛邪兼顾。

3. 调整阴阳

中医学认为，疾病的发生，从根本上说是机体的阴阳相对平衡遭到破坏，出现偏盛或偏衰的结果。因此，调整阴阳，恢复机体阴阳的相对平衡，是中医临床治疗的根本法则。

调整阴阳，即调整阴阳的偏盛或偏衰。阴阳的偏盛，即指阴或阳的一方过盛有余的病症，治疗当采用"盛则泻之""损其有余"的方法，如阳热亢盛的实热证当损其有余之阳热；阴寒内盛的寒实证应损其有余之阴寒，分别采用"治热以寒""治寒以热"之法，恢复其阴阳相对平衡。阴阳的偏衰，即指阴或阳的一方虚损不足的病症，治疗当采用"虚则补之""补其不足"的方法，如阴虚不能制约阳的虚热证应补其不足之阴，阳虚不能制约阴的虚寒证应补其不足之阳，分别采用"壮水之主，以制阳光"和"益火之源，以消阴翳"之法，恢复其阴阳相对平衡。若属阴阳两虚，则应阴阳双补。

此外，中医学将阴阳作为辨证的总纲，疾病的各种病机变化也均可以阴阳失调概括，凡表里出入，上下升降，寒热进退，邪正虚实，以及营卫不和、气血不和等，无不属于阴阳失调的具体表现。因此，从广义理解，如解表攻里，越上引下，升清降浊，寒热温清，虚实补泻，以及调和营卫、调理气血等治疗方法，属于调整阴阳的范围。

4. 调理脏腑气血功能

人体是一个有机的整体，通过经络的沟通与联络，各脏腑及其组织器官之间在生理上相互联系、相互协调，在病理上相互影响。因此，某一脏腑发生病变，会影响其他脏腑的功能；同样其他脏腑的病变，也会影响某一脏腑的功能。所以在治疗脏腑病症时，不能单纯考虑某一脏腑，而应根据各脏腑间的关系进行调理，使之功能协调有序，从而达到机体的健康状态。

气血是脏腑功能活动的产物，也是各脏腑及其组织器官功能活动的主要物质基础。气与血各有其功能，二者又相互为用。在生理上气能生血、行血、摄血，故称"气为血帅"；而血能为气的功能活动提供物质基础，血能载气，故称"血为气母"。气血的这种相互为用、相互促进的关系失常时，就会出现各种气血失调的病症。调整这种气血关系失调的原则为"有余泻之，不足补之"，使气血关系恢复正常。

5. 因时、因地、因人制宜

由于疾病的发生、发展与转归，受多方面因素的影响，如时令气候、地理环境等，尤其是患者个人的体质因素对疾病的影响更大。因此，在治疗疾病时，必须把这些因素考虑进去，具体情况具体分析，区别对待，制定适宜的治疗方法。因时制宜是根据不同季节气候特点来考虑推拿治疗的原则，因地制宜是根据不同地区的地理特点来考虑推拿治疗的原则，因人制宜则是根据患者年龄、性别、体质、生活习惯等不同特点来考虑推拿治疗的原则。

因时、因地、因人制宜的治疗原则，充分体现了中医治病的整体观念和辨证论治在实际应用上的原则性和灵活性。因时、因地制宜强调了自然环境对人体的影响；因人制宜是指治病时不能孤立地看病症，必须看到人的整体和不同人的特点。只有全面地看问题，具体情况具体分析，善于因时、因地、因人制宜，才能取得较好的推拿治疗效果。

（二）推拿治疗的基本治法

推拿是中医学外治法之一，其基本治法也以中医基本理论为依据，不外乎补虚泻实，扶正祛邪，调和阴阳，使气血复归于平衡，达到治病的目的。《黄帝内经》云："寒者热之，热者寒之，坚者削之，客者除之，劳者温之，结者散之，散者收之，损者益之。"又提出了"治病必求于本"的治疗原则。推拿在几千年的实践中积累了丰富的经验，在临床上始终贯穿着辨证施治的思想，所以对许多疾病有显著的疗效。

推拿是用手法作用于患者体表的特定部位或穴位来治疗疾病的一种疗法。因此手法的治疗作用取决于：一是手法作用的性质和量，二是被刺激部位或穴位的特异性。换言之，对某一疾病用一定性质和量的手法，作用于某一部位或穴位，就起到某一特定的治疗作用。以同一性质和量的手法，刺激不同的部位或穴位，所起的作用则不同；不同性质和量的手法，刺激相同的部位或穴位，所起的作用也不一样。

因此，不能单纯地用手法的性质和量来区分推拿的治疗作用；同样，也不能单纯地用被刺激部位或穴位的特异性来区分推拿的治疗作用。对推拿治疗作用的研究必须把手法和部位（或穴位）两者结合起来。

根据手法的性质和作用量，结合治疗部位，推拿治疗有温、补、通、泻、汗、和、散、清八法，现将八法分述如下：

1. 温法

（1）手法特点：用缓慢柔和的节律性动作，操作时间较长，使患者有温热感。常用的有摩擦、一指禅、揉、挤压等手法。

（2）作用：扶助正气，温补肾阳，散寒止痛。

（3）适应证：适用于虚寒证。

2. 通法

（1）手法特点：手法要刚柔兼施，轻重适宜。常用的有推、拿、搓法，如拿肩井。

（2）作用：通经络，行气血。

（3）适应证：病邪壅滞之证。

3. 补法

（1）手法特点：使用轻柔的手法，按摩时间要长，并要注意手法的方向（顺时针方向、顺经等）。常用的有摩擦、一指禅推、揉等手法，如擦背部膀胱经，揉气海、关元等。

（2）作用：补气血津液不足，抗脏腑功能衰弱。

（3）适应证：功能衰弱、体质虚弱之证。

4. 泻法

（1）手法特点：手法由慢渐快，刺激较强，以挤压类、摆动类、摩擦类手法为主，如食积便秘用一指禅推神阙、天枢，揉长强等。

（2）作用：攻逐结滞。

（3）适应证：下焦实证引起的下腹胀满、食积火盛、二便不通。

5. 汗法

（1）手法特点：对于外感风寒者应用先轻后重的手法进行强刺激；对于外感风热者应用轻手法，柔和轻快。多用摆动类、挤压类手法中的一指禅推、拿法等，如揉大椎、拿风池。

（2）作用：开泻腠理，祛除表邪。

（3）适应证：适用于外感表证。

6. 和法

（1）手法特点：手法平稳而柔和，以振动和摩擦类手法为主。如和气血在四肢和腰背部、一指禅推、按、揉、搓，或轻拿肩井等，和脾胃用一指禅推在中脘、上脘等穴位上揉、摩等。

（2）作用：调和气血，调整阴阳。

（3）适应证：邪在半表半里（气血不和）、脾胃不和、肝脾不和。

7. 散法

（1）手法特点：手法应轻快柔和，有"结者散之""摩而散之"之说。常用一指禅推、摩、搓等手法，如气郁腹胀用一指禅推、摩腹部。

（2）作用：疏散积滞，消瘀散结。

（3）适应证：有形或无形积滞。

8. 清法

（1）手法特点：手法宜轻，一般以摩擦类手法为主，"热者清之"。

（2）作用：清热除烦。

（3）适应证：各种热证。

项目一　　内科病

※ 一、感冒

【概述】

感冒，又称伤风，是感受风邪或时行疫毒，引起肺卫功能失调，出现恶寒、发热、头痛、全身不适、鼻塞、流涕、喷嚏等主要临床表现的一种外感疾病。

中医感冒与西医学感冒基本相同，普通感冒相当于西医学的普通感冒、上呼吸道感染，时行感冒相当于西医学的流行性感冒。

【病因病机】

感冒一年四季均可发病，以冬、春季为多，其证候多可表现为风寒、风热两大类型，并有夹湿、夹暑的兼证。

由于正气不足，肺卫机能失调，腠理疏松，或气温变化，调摄失宜，触冒风寒、风热、风湿、风燥等邪，邪气外感，侵犯皮毛肺卫，正邪相争于表，而成感冒。

轻症感冒可不药而愈，重症感冒会影响正常的工作和生活，甚至可危及生命，尤其是时行感冒暴发时，迅速流行，感染者众多，症状严重。且感冒也是咳嗽、心悸、水肿、痹证等多种疾病发生和加重的因素，故感冒不是小病，须积极防治。

【辨证】

1. 风寒感冒 主症为头痛、四肢酸楚、鼻塞流涕、咽痒咳嗽、咯吐稀痰、恶寒发热（或不热）、无汗、脉浮紧、舌苔薄白等。

2. 风热感冒 主症为发热汗出、微恶寒、咳嗽痰稠、咽痛、口渴、鼻燥、脉浮数、苔薄微黄等；夹湿则头痛如裹、胸闷纳呆，夹暑则汗出不解、心烦口渴。

【治疗方案】

方案一 针灸疗法

治法：祛风解表。取手太阴、手阳明经穴及督脉穴为主。

主穴：风池、大椎、太阳、列缺、合谷。

配穴：风寒感冒加风门、肺俞，风热感冒加曲池、尺泽，夹湿者加阴陵泉，夹暑者加委中，体虚感冒加足三里。头痛加印堂、头维，鼻塞加迎香，咽痛加少商、商阳，咳嗽加尺泽，全身酸痛加身柱。

操作：主穴以毫针泻法，风寒感冒可加灸法，风热感冒大椎可行刺络拔罐法；配穴中足三里用补法，尺泽、委中、少商、商阳可点刺出血。

方案二 拔罐疗法

选择大椎、风门、肺俞、身柱等穴，拔罐后留罐 10 ~ 15 分钟起罐，或使用闪罐法，或在背部膀胱经第一、第二侧线上实施走罐法。本法适用于风寒感冒。

方案三 放血疗法

选择大椎、风门、肺俞、身柱等穴，常规消毒后，使用三棱针点刺，让其自然出血，再在穴位上加拔火罐；或先使用提捏手法使穴位处瘀血，再用三棱针点刺出血，然后拔火罐。本法适用于风热感冒。

方案四 推拿疗法

①推印堂 8 ~ 10 遍；②分推前额、目眶上下及两侧鼻翼 5 ~ 8 遍；③按揉双侧太阳、攒竹、迎香穴，每对穴位 0.5 ~ 1 分钟；④按揉双侧风门、肺俞等穴，每对穴位 1 分钟；⑤拿五经、风池、颈项肌 5 ~ 8 遍；⑥擦大椎、背部膀胱经、督脉，以透热为度；⑦拿肩井，以酸胀为度；⑧按揉曲池、手三里、外关、列缺、合谷、鱼际等穴，每穴 0.5 ~ 1 分钟。

方案五 耳针疗法

选用肺、气管、内鼻、耳尖、下屏尖、额、咽喉、扁桃体等穴，用压籽法，或用毫针进行中、强度刺激。

※ 二、哮喘

【概述】

哮喘是一种常见的反复发作性疾患。临床以呼吸急促，喉间哮鸣，甚则张口抬肩，不能平卧为主症。哮与喘同样会有呼吸急促的表现，但症状表现略有不同，"哮"是呼吸急促，喉间有哮鸣音；"喘"是呼吸困难，甚则张口抬肩。正如《医学正传》说："大抵哮以声响名，喘以气息言。"临床所见哮必兼喘，喘未必兼哮。两者每每同时举发，其病因病机也大致相同，故合并叙述。

哮喘多见于西医学的支气管哮喘、慢性喘息性支气管炎、肺炎、肺气肿、心源性哮等。临床常见的支气管哮喘常分为外源性、内源性及混合性。外源性哮喘是机体接触抗原物质（如吸入花粉、真菌孢子，进食鱼、虾、牛奶、蛋类及接触青霉素等）所致，多数认为这类患者为过敏体质。内源性哮喘是指非抗原性所引起者，如呼吸道感染、寒冷空气、理化因素等所致。内、外源性哮喘均以支气管平滑肌收缩、血管扩张、黏膜水肿、分泌亢进为主要病理特点。

【病因病机】

哮喘的发生常与外邪、饮食、情志、体虚等因素有关，病理因素以痰为根本。病位在肺，与脾肾关系密切。其发生多为痰饮伏肺，每因外邪侵袭、饮食不当、情志刺激、体虚劳倦等诱因引动而触发，以致痰壅气道，肺气宣降功能失常。

【辨证】

1.实证

主症为病程短，或当发作期，哮喘声高气粗，呼吸深长有余，呼出为快，体质较强，脉象有力。

若喉中哮鸣如水鸡声，痰多，色白，稀薄或多泡沫，伴风寒表证，苔薄白，脉浮紧者为风寒外袭；喉中痰鸣如吼，胸高气粗，痰色黄或白，黏着稠厚，伴口渴，便秘，舌红，苔黄腻，脉滑数者为痰热阻肺。

2.虚证

主症为病程长，反复发作或当缓解期，哮喘声低气怯，气息短促，深吸为快，体质虚弱，脉弱无力。

若喘促气短，动则加剧，喉中痰鸣，痰稀，神疲，汗出，舌淡，苔白，脉细弱者为肺气虚；气息短促，呼多吸少，动则喘甚，耳鸣，腰膝酸软，舌淡，苔薄白，脉沉细者为肾气虚。

【治疗方案】

方案一 针灸疗法

1.实证

治法：祛邪肃肺，化痰平喘。取手太阴经穴及相应背俞穴为主。

主穴：列缺、尺泽、肺俞、中府、定喘。

配穴：风寒外袭配风门、合谷，痰热阻肺配丰隆、曲池，喘甚者配天突。

2. 虚证

治法：补益肺肾，止哮平喘。取相应背俞穴及手太阴、足少阴经穴为主。

主穴：肺俞、膏肓、肾俞、太渊、太溪、足三里、定喘。

配穴：肺气虚配气海，肾气虚配关元。

操作：毫针刺，实证用泻法，虚证用补法，风寒及肺肾气虚者可酌加灸或拔罐法。

方案二　穴位贴敷法

选肺俞、膏肓、膻中、定喘。用白芥子30 g，甘遂15 g，细辛15 g共为细末，用生姜汁调药粉成糊状，制成药饼如蚕豆大，上放少许丁桂散，敷于穴位上，用胶布固定。贴30～60分钟后取掉，局部以有红晕微痛为度。若起泡，消毒后挑破，涂烫伤油等。亦可采用斑蝥膏贴敷发泡。

方案三　穴位埋线法

选膻中、定喘、肺俞。常规消毒后，局部进行浸润麻醉，用三角缝合针，将"0"号羊肠线埋于穴下肌肉层，每10～15天更换1次。

※ 三、呕吐

【概述】

呕吐是临床常见病症，既可单独为患，亦可见于多种疾病。古代文献以有声有物谓之呕，有物无声谓之吐，有声无物谓之干呕。因两者常同时出现，故称呕吐。

呕吐可见于西医学的急慢性胃炎、胃扩张、贲门痉挛、幽门痉挛、胃神经官能症、胆囊炎、胰腺炎等。

【病因病机】

呕吐常与外邪犯胃、饮食不节、情志失调、体虚劳倦等因素有关。病位在胃，与肝、脾有关。六淫外邪，侵犯胃腑，或饮食不节，食滞胃腑，或恼怒伤肝，横逆犯胃，或忧思劳倦，内伤脾胃，均可致胃失和降，气逆于上而发生呕吐。

【辨证】

实证一般发病急，呕吐量多，吐出物多酸臭味；虚证病程较长，发病较缓，时作时止，吐出物不多，腐臭味不甚。

1. 寒邪客胃　主症为若呕吐清水或稀涎，食久乃吐，舌淡，苔薄白，脉迟。

2. 热邪内蕴　主症为呕吐酸苦热臭，食入即吐，舌红，苔薄黄，脉数。

3. 饮食停滞　主症为因暴饮暴食而呕吐酸腐，脘腹胀满，嗳气厌食，苔厚腻，脉滑实。

4. 肝气犯胃　主症为呕吐多因情志不畅而发作，嗳气吞酸，胸胁胀满，脉弦。

5. 痰饮内停　主症为呕吐清水痰涎，脘痞纳呆，头眩心悸，苔白腻，脉滑。

6. 脾胃虚寒　主症为饮食稍有不慎即发呕吐，时作时止，面色无华，少气懒言，纳呆便溏，舌淡苔薄，脉弱。

【治疗方案】

方案一　针灸疗法

治法：和胃理气，降逆止呕。取胃的募穴及足阳明经穴为主。

主穴：中脘、足三里、内关。

配穴：寒邪客胃配上脘、胃俞，热邪内蕴配合谷、金津、玉液，饮食停滞配梁门、天枢，肝气犯胃配期门、太冲，痰饮内停配丰隆、公孙，脾胃虚寒配脾俞、胃俞。

操作：主穴毫针平补平泻法。寒气客胃或脾胃虚寒者宜配合灸法，热邪内蕴者金津、玉液点刺出血。

方案二　耳针法

选胃、贲门、食道、交感、神门、脾、肝。每次以 3～4 穴，毫针刺，中等刺激，亦可用揿针埋藏或王不留行籽贴压。

方案三　穴位注射法

选穴参照基本治疗穴位，用维生素 B1 或维生素 B12 注射液，每穴注射 0.5～1 ml，每日或隔日 1 次。

※ 四、胃痛

【概述】

胃痛，又称"胃脘痛"。疼痛在上腹心窝处及其附近部位，所以古代统称"心痛"，但与"真心痛"有显著区别。

胃痛常见于急、慢性胃炎，胃或十二指肠溃疡及胃神经官能症等。急性胃炎起病较急，疼痛剧烈。慢性胃炎起病较慢，疼痛隐隐。溃疡病疼痛有节律性。胃溃疡疼痛多在食后半小时至一小时出现，痛位多在剑突下或稍偏左处。十二指肠溃疡多在食后三小时发作，痛位多在上腹部偏右处，进食后可获暂时缓解。胃神经官能症多在精神受刺激时发病，痛连膺胁，无固定痛点。

【病因病机】

中医认为感受邪毒，内蕴胃膜；饮食不节，恣食辛辣、燥烈；嗜烟、酒；长期服用温燥或酸性药物，皆可导致湿热中阻，积热蕴胃；情志不调，肝胆疏泄失司，横逆犯胃等因素，长期刺激胃体及胃膜，或复加脾胃禀赋薄弱，致使胃之气机紊乱，气滞血瘀，胃络失和而成。

【辨证】

实证病势较急，痛势较剧，痛处拒按，食后痛增；虚证病势较缓，痛势较轻，痛处喜按，空腹痛甚。

1. 寒邪客胃　主症为胃痛暴作，恶寒喜暖，口不渴，或喜热饮，舌淡苔薄白，脉弦紧。

2. 饮食伤胃　主症为胃脘胀痛，拒按，嗳气腐臭，不思饮食，食后痛甚，或吐未消化食物，吐食或矢气后痛减，苔厚腻，脉滑。

3. 肝气犯胃　主症为胃脘胀闷，攻痛连胁，嗳气频繁，或呕逆酸苦，郁怒则甚，舌苔薄白，脉沉弦。

4. 瘀血停胃　主症为胃痛如刺，痛有定处，或有呕血便黑，舌质紫暗或有瘀斑，脉涩。

5. 脾胃虚寒　主症为胃脘隐痛，泛吐清水，喜按喜暖，得热痛减，神疲肢软，手足不温，舌苔薄白，脉软弱。

6. 胃阴不足　主症为胃脘灼热隐痛，口燥咽干，大便干结，舌红少津，脉细数。

【治疗方案】

方案一　针灸疗法

治法：和胃止痛。取胃的募穴、足阳明经穴为主。

主穴：中脘、内关、足三里。

配穴：寒邪客胃配胃俞，饮食伤胃配梁门、下脘，肝气犯胃配期门、太冲，瘀血停胃配膈俞、三阴交，脾胃虚寒配关元、脾俞、胃俞，胃阴不足配胃俞、三阴交、内庭。

操作：毫针刺，实证用泻法，虚证用补法，脾胃虚寒宜加灸。

方案二　推拿疗法

① 患者仰卧位，医者坐于一侧，先抹腹部自剑突下至脐下；② 摩腹（胃脘部 5～10 分钟）；③ 沿任脉用一指禅推法于上脘、中脘、天枢、气海等穴往返推之；④ 摩全腹；⑤ 最后按揉足三里；⑥ 患者俯卧，医者立于一侧，先按揉膀胱经第一侧线上诸穴，重点在脾俞、胃俞、大肠俞；⑦ 最后拿肩井并按之。

方案三　拔罐疗法

多用于虚寒性胃痛，可用大型或中型火罐。取上腹部和背部穴位，于针灸后拔火罐，每次 10～15 分钟。

方案四　穴位注射

多用于慢性胃炎。选用红花、当归、川芎注射液，注射于中脘、内关、足三里、脾俞、胃俞、相应夹脊穴内，每次 2～3 穴，每日或隔日 1 次。

五、腹痛

【概述】

腹痛是指腹部发生疼痛的症状，在临床上极为常见，可出现于内、外、妇、儿各科多种疾患之中。腹部包括胃脘以下、耻骨毛际以上的整个部位，其中又分大腹与小腹两个部位。凡在此范围以内出现疼痛的症状，均称腹痛。

腹痛一证，牵涉的范围很广。肝、胆、脾、胃、大小肠、膀胱、胞宫等脏腑器官均居腹内。手足三阴、足少阳、足阳明、冲、任、带等经脉，亦循行腹部，故上述脏腑、经络因外感、内伤所致的气机郁滞，气血运行受阻，或气血虚少，失其濡养，皆能发生腹痛。

【病因病机】

发病多与感受外邪、饮食不节、情志失调及素体阳气不足等因素相关，若寒邪、湿热、积滞等致腑气不通，气血受阻，或脏腑虚寒，气血失于温养，均可使气血阻滞而导致腹痛。

【辨证】

1. 寒积腹痛　主症为腹部或少腹急痛，遇冷更甚，得温则舒，饮食减少，口不渴，小便清利，舌苔薄白，脉沉紧。

2. 虚寒腹痛　主症为腹痛绵绵，时作时止，喜热恶冷，痛时喜按，饥饿及疲劳时更甚，大便溏泻，兼有神疲气短、形寒等症，舌淡苔白，脉沉细。

3. 气滞腹痛　主症为脘腹胀满，走窜攻冲，痛引两胁。或下连少腹，恼怒则痛甚，胸闷嗳气，舌苔薄白，脉弦。

4. 食积腹痛　主症为脘腹胀满，疼痛拒按，恶食嗳腐吞酸，恶心呕吐，便秘或腹泻，苔腻脉滑。

【治疗方案】

方案一　针灸疗法

治法：通调腑气，缓急止痛。取相应的募穴、下合穴为主。

主穴：天枢、足三里、中脘、内关。

配穴：寒积腹痛加神阙、胃俞，食积腹痛加梁门、公孙，气滞腹痛加太冲、阳陵泉，虚寒腹痛加气海、脾俞、肾俞。

操作：毫针刺，实证用泻法，虚证用补法，肝郁者平补平泻法，寒证和阳虚者加灸，神阙只灸不宜针刺。

① 患者俯卧，医者用肘尖按压两侧膀胱经内侧线肝俞至大肠俞一段，根据不同的疼痛部位，分别重取三焦俞、气海俞、大肠俞或次髎。② 搓三焦俞、气海俞、大肠俞或次髎。③ 手摩脐周。④ 叠掌绕脐缓揉。⑤ 两手拇、食指分别捏拿腰大肌，拿而不放，用力适度。⑥ 患者若属少阳经性腹痛，可分别按运太溪、三阴交、大横、灵墟；若属厥阴经性腹痛，可按压太冲、章门；若为阳明经性腹痛，可按压梁门、下巨虚、丰隆。

方案三　耳针疗法

选用大肠、小肠、肝、脾、交感、皮质下等穴，用压籽法，或用毫针进行中、强度刺激。

方案四　穴位注射

取天枢、足三里。用异丙嗪和6542各2毫升混合液，每穴注入0.5毫升药液，每日1次。

六、泄泻

【概述】

泄泻又称腹泻，主要症状为大便次数增多，粪质稀薄如糜，甚至如浆水样。

凡急、慢性肠炎，胃肠功能紊乱，过敏性、溃疡性结肠炎以及肠结核等所致的泄泻，可参照本证论治。

【病因病机】

本证概分急性和慢性两类，前者因感受外邪或饮食所伤，实证居多；后者因脾胃虚弱，或肝木侮土，或肾阳不足，虚证居多。

急性泄泻迁延失治，也可能转为慢性。慢性泄泻每因感染而急性发作，成为虚实夹杂的症候。

【辨证】

1. 急性泄泻　主症为发病急，大便次数多，小便减少。感受寒湿则粪便清稀，水谷相杂，肠鸣腹痛拒按，口不渴或渴喜热饮，身寒喜温，舌苔白腻，脉缓。甚则腹泻无度，四肢逆冷，脉沉细或沉伏。感受湿热则便泻稀黄夹有黏液，肛门灼热，小便短赤，身热，口渴喜冷饮，烦躁，舌苔厚腻黄燥，脉濡数。

2. 慢性泄泻　主症为便泻次数较少，病程较长。脾虚则大便溏薄，粪内夹有不消化食物，腹满肠鸣，面色萎黄，神疲乏力，舌苔白腻，脉象濡缓。肝郁脾虚者，发病常与精神因素有关，泄泻不爽，嗳气，腹痛连胁，脉弦。肾虚则泄泻在黎明之时，腹部隐隐胀痛，肠鸣辘辘，腹泻如注，完谷不化，腰膝酸软怕冷，面色消瘦黧黑，舌淡苔白，脉沉细。

【治疗方案】

方案一　针灸疗法

治法：健脾利湿，调肠止泻。取大肠的募穴、下合穴和脾经穴为主。

主穴：天枢、阴陵泉、上巨虚、三阴交。

配穴：寒湿者加中脘、足三里，食滞者加梁门、公孙，肝郁者加肝俞、行间，肾虚者加肾俞、命门、关元，脾虚者加脾俞、三阴交。

操作：毫针刺，实证用泻法，虚证用补法，肝郁者平补平泻法，寒湿和阳虚者加灸。

方案二　推拿疗法

推拿临床以治疗慢性泄泻为主。

① 患者仰卧位，先摩腹 10 分钟。② 用一指禅推法由中脘开始缓慢向下移至气海、关元，往返 5～6 遍。③ 患者俯卧位，按揉脾俞、胃俞、大肠俞、长强，往返 3～4 遍。④ 在左侧背部用擦法治疗，以透热为度，时间约 10 分钟。⑤ 脾胃虚弱：摩腹，重点在胃脘部；按揉气海、关元、足三里，每穴约 2 分钟。⑥ 肝气乘脾：斜擦两胁，以两胁微热为度；按揉章门、期门、肝俞、胆俞、膈俞及太冲、行间。⑦ 脾肾阳虚：用轻柔的按揉法在气海、关元操作，每穴约 2 分钟；横擦腰部肾俞、命门等穴，直擦背部督脉，以透热为度。

方案三　拔罐疗法

多用于慢性虚寒性腹泻。可按腧穴部位，选择不同口径火罐施治。

方案四　艾灸疗法

适用于寒性水泻。取适量细盐，放脐窝中，盐上置姜片或蒜片，上放艾炷，每次灸 3～7 壮，每日灸 1～2 次，6 次为一疗程。

※ 七、便秘

【概述】

便秘是指大便秘结不通，排便时间延长，或欲大便而艰涩不畅的一种病症。本证多见于各种急慢性病中，便秘只是其中的一个症状，本篇专论便秘，是以便秘为主要症状。

【病因病机】

便秘虽是属大肠传导功能失常，但与脾胃及肾脏的关系甚为密切。其发病的原因，有燥热内结，津液不足；情志失和，气机郁滞；劳倦内伤，身体衰弱，气血不足等。

【辨证】

1.热秘 主症为大便干结，腹胀腹痛，口干口臭，小便短赤，舌红，苔黄燥，脉滑数。

2.气秘 主症为欲便不得或便而不爽，腹中胀痛，胸胁痞满，舌苔薄腻，脉弦。

3.冷秘 主症为大便艰涩，腹部拘急冷痛，畏寒喜暖，小便清长，舌淡苔白，脉沉迟。

4.虚秘 主症为虽有便意，但排出不畅，便质不干硬，临厕努挣乏力，舌淡苔薄，脉细弱。

【治疗方案】

方案一 针灸疗法

治法：理肠通便。取大肠的背俞穴、募穴及下合穴为主。

主穴：大肠俞、天枢、上巨虚、支沟。

配穴：热秘配曲池、内庭；气秘配太冲、中脘；冷秘配神阙、关元；虚秘配足三里、脾俞、气海，兼阴伤津亏者加照海、太溪。

操作：毫针刺，实证用泻法，虚证用补法，冷秘、虚秘宜配合灸法。

方案二 推拿疗法

① 患者仰卧位，用轻快的一指禅推法在中脘、天枢、大横、关元施术，每穴2分钟。② 以中脘、关元为中心摩腹4~8分钟。③ 按揉足三里2分钟。④ 患者俯卧位，用一指禅推法自肝俞至大肠俞施术，往返操作5~6遍。⑤ 横擦八髎，以透热为度。⑥ 中指按揉长强2分钟。⑦ 胃肠燥热：按揉大肠俞、足三里，以酸胀为度；横擦八髎，以透热为度。⑧ 气机郁滞：按揉胸胁部的中府、云门、膻中、章门、期门，背部的肺俞、肝俞、膈俞，均以酸胀为度；横擦胸上部，以透热为度；斜擦两胁，以微有热感为度。⑨ 气血虚弱：按揉足三里、膈俞穴各1分钟；横擦胸上部、左侧背部及骶部八髎穴，均以透热为度。⑩ 阴寒凝结：直擦背部督脉，以透热为度；横擦肩背部及腰部肾俞、命门穴，骶部八髎穴，均以透热为度。

方案三 耳针疗法

选用大肠、直肠、交感、皮质下等穴，用压籽法，或用毫针进行中、强度刺激。

方案四 穴位注射

取天枢、足三里。用生理盐水或维生素B12注射液，每穴注入0.5~1毫升，每日或隔日1次。

八、胁痛

【概述】

胁痛是以一侧或两侧胁肋部疼痛为主要表现的病症。常见于西医学的急慢性肝炎、肝硬化、肝癌和急慢性胆囊炎、胆石症、胆道蛔虫症等肝胆病变以及肋间神经痛等。

【病因病机】

胁肋为肝、胆经所过之处，所以，胁痛的产生主要责之于肝胆。此外，尚与脾、胃的病变有关。不论是气滞、瘀血、湿热等实邪闭阻胁肋部经脉，还是精血不足，胁肋部经脉失养，均可导致胁痛。

【辨证】

1. 肝气郁结　主症为胁肋胀痛，走窜不定，疼痛每因情志变化而增减，胸闷，喜叹息，得嗳气或矢气则舒，纳呆食少，脘腹胀满，苔薄白，脉弦。

2. 瘀血阻络　主症为胁肋刺痛，固定不移，入夜尤甚，舌质紫暗，脉沉涩。

3. 湿热蕴结　主症为胁肋胀痛，触痛明显，拒按，口干苦，胸闷，纳呆，厌食油腻，恶心呕吐，小便黄赤，或有黄疸，舌苔黄腻，脉弦滑而数。

4. 肝阴不足　主症为胁肋隐痛，绵绵不已，遇劳加重，咽干口燥，头晕目眩，两目干涩，舌红、少苔，脉弦细或细数。

【治疗方案】

方案一　针灸疗法

治法：疏肝利胆，活络止痛。取足厥阴、足少阳经穴为主。

主穴：期门、支沟、阳陵泉。

配穴：肝气郁结加行间、太冲，疏肝理气；瘀血阻络加膈俞、阿是穴，化瘀止痛；湿热蕴结加中脘、三阴交，清热利湿；肝阴不足加肝俞、肾俞，补益肝肾。

操作：诸穴均常规针刺；期门、膈俞、肝俞等穴不可直刺、深刺，以免伤及内脏；瘀血阻络者膈俞、期门、阿是穴可用三棱针点刺出血或再加拔火罐。

方案二　推拿疗法

① 用一指禅推法推肝俞、胆俞、脾俞、胃俞、厥阴俞、膈俞、阿是穴，每穴约3分钟；② 用较重的拇指按揉法按揉肝俞、胆俞、膈俞、阿是穴，每穴约2分钟；③ 用掌擦法直擦背部膀胱经，以透热为度；④ 用拇指按揉章门、期门，每穴约3分钟；⑤ 用掌擦法斜擦两侧胁肋部，以透热为度；⑥ 用拇指按揉阳陵泉、胆囊、太冲、行间，每穴约2分钟，以酸胀为度。

加减。肝气郁结证：适当延长按揉肝俞、胆俞、脾俞、厥阴俞的时间。用推法从膻中沿任脉向下经上脘推至气海，并由任脉向两侧分推，约5分钟。

瘀血阻络证：用掌摩法摩胁肋部约3分钟。用拇指按揉血海、三阴交、膻中、合谷，每穴约1分钟。

肝胆湿热证：适当延长按揉肝俞、胆俞、脾俞、胃俞的时间。用一指禅推法推中脘、天枢、大横，每穴约1分钟。

肝阴不足证：用拇指按揉血海、三阴交、太溪、太冲，每穴约1分钟。用掌摩法摩气海俞、关元俞，每穴约1分钟。

方案三　皮肤针疗法

用皮肤针轻轻叩刺胁肋部痛点及胸7～10夹脊穴，并加拔火罐。适用于瘀血疼痛。

方案四　耳针疗法

选用肝、胆、胸、神门，毫针浅刺，也可用王不留行籽贴压。

方案五　穴位注射

用10%葡萄糖注射液10毫升，或加维生素B12注射液1毫升，注入相应节段的夹脊穴。适用于肋间神经痛。

※ 九、心悸

【概述】

心悸指患者自觉心中悸动，甚至不能自主的一类症状。发生时，患者自觉心跳快而强，并伴有心前区不适感。属中医学"惊悸"和"怔忡"的范畴。本病症可见于多种疾病过程中，多与失眠、健忘、眩晕、耳鸣等并存。凡各种原因引起心脏搏动频率、节律发生异常，均可导致心悸。

【病因病机】

本证的发生常与平素体质虚弱、情志所伤、劳倦、汗出受邪等有关。平素体质不强，心气怯弱，或久病心血不足，或忧思过度，劳伤心脾，使心神不能自主，发为心悸；或肾阴亏虚，水火不济，虚火妄动，上扰心神而致病；或脾肾阳虚，不能蒸化水液，停聚为饮，上犯于心，心阳被遏，心脉痹阻，而发本病。

【辨证】

主症：自觉心中悸动，惊惕不安，甚则不能自主。

1. 心胆虚怯　主症为自觉心悸，时作时息，善惊易恐，坐卧不安，甚则不能自主，气短神疲，惊悸不安，舌淡苔薄，脉细数。

2. 心脾两虚　主症为心悸，面色无华，头晕目眩，纳差乏力，失眠多梦，舌淡，脉细弱。

3. 阴虚火旺　主症为心悸，心烦少寐，头晕目眩，耳鸣腰酸，遗精盗汗，舌红，脉细数。

4. 水气凌心　主症为心悸，胸闷气短，形寒肢冷，下肢浮肿，舌淡，脉沉细。

5. 心脉瘀阻　主症为心悸胸闷，心痛时作，气短乏力，唇甲青暗，舌暗，脉沉细或结代。

【治疗方案】

方案一　针灸疗法

治法：宁心安神、定悸止惊。取手少阴、手厥阴经穴及相应脏腑俞募穴为主。

主穴：内关、郄门、神门、心俞、巨阙。

配穴：心胆虚怯者配胆俞，心脾两虚者配脾俞、足三里，阴虚火旺者配肾俞、太溪，水气凌心者配阴陵泉、气海，心脉瘀阻者配膻中、膈俞。

操作：用毫针刺，补虚泻实，或平补平泻。

方案二　推拿疗法

① 患者坐位，医者立其后，一手扶其肩头，另一手以掌斜向从其胸上方沿两乳正中，向下推擦 1~3 分钟；② 点按膻中穴 1 分钟；③ 双手搓擦两胁肋部 3~5 分钟；④ 先以指按揉肾俞、命门穴各 1 分钟，继以掌横擦该部，以热为度；⑤ 按揉内关、神门、足三里各 1 分钟。

方案三　穴位注射

选穴参照基本治疗，用维生素 B1 或维生素 B12 注射液，每穴注射 0.5 毫升，隔日 1 次。

方案四　耳针疗法

选交感、神门、心、脾、肝、胆、肾，用毫针进行轻刺激。亦可用揿针埋藏或用王不留行籽贴压。

※ 十、不寐

【概述】

不寐，是指以经常不能获得正常睡眠为特征的一种病症，轻者难以入寐，或睡中易醒，醒后不能再寐，或时寐时醒；重者彻夜不眠。本病可单独出现，也可与头痛、健忘、眩晕、心悸等症同时出现。

【病因病机】

多由七情所伤，或体虚、久病，或饮食不节，使脏腑阴阳失调，气血失和，导致邪扰心神，或心神失养而成。

【辨证】

1. 心脾两虚　主症为多梦易醒，心悸健忘，头晕目眩，神疲肢倦，面色少华，舌淡苔白，脉细弱。

2. 心肾不交　主症为心烦不寐，头晕耳鸣，健忘，腰酸遗精，手足心热，舌质红，脉细数。

3. 心胆气虚　主症为善惊易恐，多梦心悸，易惊醒，舌质淡，脉弦细。

4. 肝火扰神　主症为心烦难眠，急躁易怒，头晕头痛，胁肋胀痛，目赤口苦，苔薄黄，脉弦数。

5. 脾胃不和　主症为睡眠不安，脘闷嗳气，脘腹胀痛，大便不调，舌苔腻，脉滑。

【治疗方案】

方案一　针灸疗法

治法：舒脑宁心，安神利眠。取督脉、手少阴、足太阴经穴及八脉交会穴为主。

主穴：神门、百会、三阴交、安眠、申脉、照海。

配穴：心脾两虚配心俞、脾俞，心肾不交配太溪、肾俞，心胆气虚配心俞、胆俞，肝火扰神配行间、侠溪，脾胃不和配足三里、内关。噩梦多配厉兑、隐白，头晕配风池、悬钟，不寐重者，配夹脊、四神聪。

操作：毫针平补平泻，照海用补法，申脉用泻法。配穴则虚补实泻，心胆气虚者可配合灸法。

方案二　推拿疗法

① 患者坐位或仰卧位，医者用拇指按揉百会、印堂、太阳、攒竹、睛明、鱼腰、神庭、率谷，每穴 1 分钟。② 抹前额 3 ~ 5 遍。③ 从前额发际处拿至风池穴处做五指拿法，反复 3 ~ 5 遍。④ 行双手扫散法，约 1 分钟。⑤ 指尖击前额部至头顶，反复 3 ~ 5 遍。⑥ 患者俯卧位，医者用按揉法在患者背部、腰部操作，重点为心俞、肝俞、脾俞、胃俞、肾俞、命门等部位，时间约 5 分钟。⑦ 捏脊 3 ~ 5 遍，自上而下掌推背部督脉 3 ~ 5 遍。⑧ 肝火扰动：按揉太阳、头维、风池、肝俞、胆俞、太冲、行间，每穴约 1 分钟，手法宜重。⑨ 心血亏虚：按揉中脘、天枢、气海、足三里、三阴交、心俞、肝俞、脾俞，轻揉轻按，每穴约 1 分钟。⑩ 心肾不交：按揉神门、通里、太溪，每穴约 1 分钟；擦两侧涌泉穴，以透热为度。⑪ 脾胃不和：摩腹 5 分钟，加按揉神阙、天枢、足三里、膈俞，每穴约 1 分钟。

方案三　艾灸疗法

取百会穴，每晚临睡前，用艾条温和灸法，施灸 10 ~ 15 分钟。

方案四　皮肤针疗法

皮肤针轻叩脊柱两旁、骶部及颞区，使局部皮肤潮红即可，每日或隔日一次。

※ 十一、头痛

【概述】

头痛是一个自觉症状，临床属常见病，可以出现在现代医学内、外、神经、五官等各科的多种急、慢性疾患中。引起头痛最常见的疾病为血管性头痛、神经性头痛、脑炎、脑膜炎、高血压、急性脑血管病、脑瘤、青光眼、额窦炎等。本病中医除有头痛记载外，还有头风、脑风等。

按部位：前额痛多为眼、鼻、咽喉病引起，一侧痛多见于偏头痛、三叉神经痛、耳病，头痛部位不固定或巅顶痛多属于神经功能性，枕部痛多属于高血压及脑部肿瘤，全头痛或部位不定的多见于脑动脉硬化、感染、中毒等。

按病程：凡头痛持续 3～5 个月者，需引起注意，而病程超过 3 年，大多为良性。

【病因病机】

感受外邪，邪犯经络，上扰清空；饮食不节，脾失运化，痰浊上蒙；情志失调，肝郁化火，肝阳上亢；久病体虚，气血亏虚，失于上荣；肾水不足，脑海失养；外伤跌仆，络脉瘀阻，均可导致头痛。

【辨证】

1.辨外感与内伤

（1）外感头痛　主症为头痛较急，痛无休止，外感表证明显。

若头痛连及项背，兼恶风畏寒，苔薄白，脉浮紧者为风寒头痛；头痛而胀，兼发热，苔黄，脉浮数者为风热头痛；头痛如裹，兼肢体困重，苔白腻，脉濡者为风湿头痛。

（2）内伤头痛　主症为头痛反复发作，时轻时重，常伴头晕，遇劳或情志刺激而发作、加重。

若头胀痛、跳痛、掣痛或两侧、巅顶作痛，兼心烦易怒、口苦、脉弦者为肝阳头痛；头痛昏蒙，兼胸闷脘胀，苔白腻，脉滑者为痰浊头痛；头痛迁延日久，或头部有外伤史，痛处固定不移，舌紫暗，脉细涩者为瘀血头痛；头空痛、昏痛，兼神疲无力，面色不华，舌淡苔白，脉细弱者为血虚头痛。

2.经络辨证

（1）太阳头痛　枕部痛或下连于项背。

（2）阳明头痛　前额痛或兼眉棱、鼻根部痛。

（3）少阳头痛　两侧头部疼痛。

（4）厥阴头痛　巅顶痛或连于目系。

【治疗方案】

方案一　针灸疗法

治法：调和气血，通络止痛。根据头痛部位循经取穴和取阿是穴为主。

主穴：百会、风池、阿是穴、合谷。

配穴：太阳头痛配天柱、后溪、昆仑，阳明头痛配阳白、内庭，少阳头痛配率谷、外关、足临泣，厥阴头痛配四神聪、太冲、内关。风寒头痛配风门、列缺，风热头痛配曲池、大椎，风湿头痛配头维、阴陵泉，肝阳上亢头痛配太溪、太冲，痰浊头痛配中脘、丰隆，瘀血头痛配血海、膈俞，血虚头痛配脾俞、足三里。

操作：毫针刺，虚补实泻，寒证加灸；瘀血头痛可在阿是穴点刺出血。头痛剧烈者，阿是穴可采用强刺激和久留针。

方案二　推拿疗法

①患者坐位，医者用一指禅推法沿项部两侧膀胱经往返操作3~4分钟。②按风府、风池、天柱等穴。③拿两侧风池，沿项部两侧膀胱经自上而下操作4~5遍。④患者坐位，医者用一指禅推法从印堂开始，向上沿前额发际至头维、太阳，往返3~5遍。⑤按百会、太阳、印堂等穴。⑥用五指拿法从头顶拿至风池，改用三指拿法，沿膀胱经拿至大椎两侧，往返3~4次。⑦风湿头痛：按揉风门、肺俞；拿两侧肩井；擦背部两侧膀胱经，以透热为度。⑧肝阳头痛：推桥弓，自上而下，每侧各20余次，两侧交替进行；用扫散法在头侧自前上方向后下方操作，交替进行，各数十次；按、揉两侧太冲，以酸胀为度，再擦两侧涌泉，以透热为度。⑨痰浊头痛：一指禅推中脘、天枢穴，时间6~8分钟；按揉脾俞、胃俞、足三里、丰隆等穴。⑩血虚头痛：按揉两侧心俞、膈俞、足三里、三阴交，以微酸胀为度；摩腹6~8分钟，以中脘、气海、关元为重点。⑪瘀血头痛：按揉太阳、攒竹穴及前额、头侧部位；擦前额和两侧太阳穴部位，以透热为度。

方案三　皮肤针疗法

用皮肤针重叩太阳、印堂及阿是穴，放血。本法适用于风袭经络，肝阳亢逆引起的头痛。

方案四　耳针疗法

选枕、额、脑、神门，毫针用中强刺激。亦可用揿针埋藏或用王不留行籽贴压。

※ 附：偏头痛

偏头痛是神经、血管性功能失调引起的疾病，以一侧头部疼痛反复发作，常伴有恶心、呕吐，对光及声音过敏等为特点。

【临床表现】

主症为头痛，多为一侧，常局限于额部、颞部和枕部，疼痛开始时为剧烈的搏动性疼痛，后转为持续性钝痛。任何时间皆可发作，但以早晨起床时多发，症状可持续数小时到数天。典型的偏头痛有先兆症状，如眼前闪烁暗点、视野缺损、单盲或同侧偏盲。发作时头痛部位可由头的一个部位到另一个部位，可同时放射至颈、肩部。

兼头胀痛，眩晕，胸胁胀痛，舌红少苔，脉弦或细数者为肝阳上亢；兼头痛昏沉，胸脘痞闷，苔白腻，脉滑者为痰湿偏盛；头痛日久，痛有定处，其痛如刺，舌紫暗或有瘀斑，苔薄，脉细涩者为瘀血阻络。

【治疗方案】

方案一　针灸疗法

主穴：率谷、阿是穴、风池、外关、足临泣、太冲。

配穴：肝阳上亢配百会、行间，痰湿偏盛配中脘、丰隆，瘀血阻络配血海、膈俞。

操作：毫针刺，泻法。当偏头痛发作时一般以远端穴为主，用较强刺激。

※ 十二、面痛

【概述】

面痛是以眼、面颊部出现放射性、烧灼样、抽掣样疼痛为主症的疾病，又称"面风痛""面颊痛"。多发于40岁以上，女性多见，以右侧面部为主（占60%左右）。

本病相当于西医学的三叉神经痛，是临床上最典型的神经痛。三叉神经分眼支（第1支）、上颌支（第2支）和下颌支（第3支），第2支、第3支同时发病者最多。

【病因病机】

本病病位在面部，与手、足三阳经密切相关。外感邪气、情志内伤、久病或外伤成瘀等，均可导致面部经络气血痹阻、经脉不通，从而产生面痛。面痛以实证为多见，亦有虚实夹杂之证。

【辨证】

1. 太阳经证　眼部痛。

2. 手、足阳明和手太阳经证　上颌、下颌部痛。

兼遇寒则甚，舌淡，苔白，脉浮紧者为外感风寒；兼痛处有灼热感，舌红，苔薄黄，脉浮数者为外感风热；兼有外伤史，或病程日久，痛点多固定不移，舌暗或有瘀斑，脉细涩者为气血瘀滞；兼烦躁易怒，口渴便秘，舌红，苔黄，脉数者为肝胃郁热；兼形体消瘦，颧红，脉细数无力者为阴虚阳亢。

【治疗方案】

方案一　针灸疗法

治法：疏通经络，祛风止痛。取面部腧穴、手足阳明和足太阳经穴为主。

主穴：攒竹、四白、下关、地仓、合谷、太冲、内庭。

配穴：眼部疼痛配丝竹空、阳白、外关，上颌支痛配颧髎、迎香，下颌支痛配承浆、颊车、翳风。外感风寒配风池、列缺，外感风热配曲池、外关，气血瘀滞配内关、三阴交，肝胃郁热配行间、内庭，阴虚阳亢配风池、太溪。

操作：毫针用泻法。针刺时宜先取远端穴，重刺激。面部腧穴在急性期宜轻刺。风寒证可酌情加灸。

方案二　皮内针法

在面部寻找扳机点，将揿针刺入，外以胶布固定。

方案三　耳针法

取面颊、额、颌、神门。毫针刺，或用埋针法，或用压丸法。

方案四　刺络拔罐法

取颧髎、地仓、颊车，用三棱针点刺后留罐。

※ 十三、眩晕

【概述】

眩，指眼花。晕，指头晕。眩晕是指病人自觉头晕眼花，视物旋转为主要表现的一类病症。轻者闭目即止；重者如坐车船，旋转不定，不能站立，或伴有恶心、呕吐、汗出，甚则昏倒等症状。

【病因病机】

多因体质薄弱、病后体虚、忧思郁怒、劳伤太过及饮食肥甘等，使气郁化火，肝阳上亢；或脾失运化，痰浊中阻；或肾精亏耗，脑海空虚；或气血不足，脑失充养而导致眩晕。

【辨证】

1. 肝阳上亢　主症为头目昏眩，耳鸣，烦躁易怒，少寐多梦，常因情志变化或劳累而加剧，舌质红，苔黄，脉弦数。

2. 痰湿中阻　主症为眩晕头重如裹，胸脘痞闷，恶心欲吐，食少多寐，舌质淡，苔白腻，脉濡滑。

3. 气血两虚　主症为时时眩晕，卧则减轻，面色无华，气短懒言，神疲纳减，心悸少寐，劳累则甚，舌质淡，脉细无力。

4. 肾精不足　主症为头目眩晕，腰膝酸软，神疲倦怠，失眠健忘，耳鸣，遗精，舌红，脉弦细。

【治疗方案】

方案一　针灸疗法

1. 实证

治法：平肝潜阳，化痰定眩。取足少阳、足厥阴经穴及督脉穴为主。

主穴：百会、风池、太冲、内关。

配穴：肝阳上亢配行间、侠溪、太溪，痰湿中阻配头维、中脘、丰隆，高血压配曲池、足三里，颈性眩晕配风府、天柱、颈夹脊。

2. 虚证

治法：益气养血，填精定眩。以督脉穴和相应背俞穴为主。

主穴：百会、风池、肝俞、肾俞、足三里。

配穴：气血两虚配气海、脾俞、胃俞，肾精不足配太溪、悬钟、三阴交。

操作：毫针刺，实证用泻法，虚证百会、风池用平补平泻法，余穴用补法，可灸。

方案二　推拿疗法

①患者取坐位，医者用揉法在额部治疗，从一侧太阳穴至另一侧太阳穴，往返3～5次。②再以扫散法在头两侧，自前上方向后下方施术，每侧20～30次。③用抹法在前额及面部施术，配合按角孙、太阳、睛明，时间约3分钟。④用一指禅推法，从印堂直推到发际，往返3～5次。⑤再从印堂沿眉弓至太阳，往返3～5次。⑥然后从印堂到一侧睛明，绕眼眶施术，两侧交替进行，每侧3～5次，时间约4分钟。⑦头部用五指拿法，至颈项部改用三指拿法，沿颈椎两侧拿至大椎两侧，重复3～5次，配合按百会、拿风池。⑧肝风内动：自上而下用推法推桥弓，先推左侧，后推右侧，每侧约1分钟；按揉太冲3～5分钟。⑨痰浊中阻：摩腹5～10分钟，配合按揉中脘、足三里、丰隆等穴。⑩气血亏虚：按揉膈俞、脾俞、足三里、三阴交等穴。⑪肝肾阴虚：直擦足底涌泉穴，以透热为度；按揉肾俞、太溪等穴。

方案三　头针疗法

取顶中线，沿头皮快速刺入，快速捻转，每日1次，留针20分钟。

方案四　耳针疗法

选肾上腺、皮质下、额，毫针用中强刺激。亦可用揿针埋藏或用王不留行籽贴压。

※ 十四、中风

【概述】

以突然昏迷、不省人事、口角歪斜、语言不利、半身不遂为主症的疾患称中风。本病多发于中年以上，因其发病骤然，变化多端，犹如风之善行而数变，若暴风之急速，故类比而名。常有头晕、肢麻、急躁、疲乏等先兆症状。

本病可分为缺血性和出血性两大类。前者包括脑血栓形成、脑栓塞和短暂性脑缺血发作，后者包括脑出血和蛛网膜下腔出血。根据病灶部位和病情轻重不同，急性期过后，往往遗留不同程度的偏瘫、失语等症状。

现代医学的脑血管痉挛、脑出血、脑血栓形成、蛛网膜下腔出血等病可参照本病治疗。

【病因病机】

多由于情志失调、饮食不节、劳倦太过等因素，心、肝、脾、肾等脏腑功能失调，而形成风、火、痰、瘀等内在病理因素，若遇相应诱因，导致阴阳失衡，气血逆乱，则发生中风。轻者中经络；重者中脏腑，或成闭证，或成脱证。

【辨证】

1.中经络　病情轻缓，证见半身不遂，麻木不仁，口眼歪斜，舌强语涩，神志尚清，多愁善怒，舌苔黄腻，脉弦滑。

兼见面红目赤，眩晕头痛，口苦，舌红或绛，苔黄，脉弦有力者为肝阳暴亢；兼肢体麻木或手足拘急，头晕目眩，苔腻，脉弦滑者为风痰阻络；兼口黏痰多，腹胀便秘，舌红，苔黄腻或灰黑，脉弦滑大者为痰热腑实；兼肢体软弱，偏身麻木，面色淡白，气短乏力，舌暗，苔白腻，脉细涩者为气虚血瘀；兼肢体麻木，手足拘挛，眩晕耳鸣，舌红，苔少，脉细数者为阴虚风动。

2.中脏腑　突然昏仆，神志昏迷，并见半身不遂，舌强不语，口眼歪斜等证。根据病因病机不同，可分为闭证、脱证。

（1）闭证：突然昏仆，神志迷糊，两手握固，牙关紧闭，面赤，气粗，喉中痰鸣，二便闭塞，脉滑数或弦滑。

（2）脱证：目合口张，手撒，遗尿，鼻鼾息微，四肢逆冷，脉象细弱。甚则汗出如油，两颧淡红，脉微欲绝或浮大无根。

【治疗方案】

方案一　针灸疗法

1. 中经络

治法：疏通经络，醒脑调神。取督脉、手厥阴及足太阴经穴为主。

主穴：水沟、内关、三阴交、极泉、尺泽、委中。

配穴：肝阳暴亢配太冲、太溪，风痰阻络配丰隆、合谷，痰热腑实配曲池、内庭、丰隆，气虚血瘀配气海、血海、足三里，阴虚风动配太溪、风池。上肢不遂配肩髃、曲池、手三里、合谷，下肢不遂配环跳、足三里、风市、阳陵泉、悬钟、太冲。病侧肢体屈曲拘挛者，肘部配曲泽、腕部配大陵、膝部配曲泉、踝部配太溪；足内翻配丘墟透照海；足外翻配太溪、中封；足下垂配解溪；口角㖞斜配地仓、颊车、合谷、太冲；语言謇涩配廉泉、通里、哑门；吞咽困难配廉泉、金津、玉液；复视配风池、睛明；便秘配天枢、丰隆；尿失禁、尿潴留配中极、关元。

2. 中脏腑

治法：闭证，平肝息风，醒脑开窍，取督脉、手厥阴和十二井穴为主。脱证，回阳固脱，以任脉穴为主。

主穴：闭证，水沟、十二井、太冲、丰隆、劳宫；脱证，关元、神阙。

操作：毫针刺，水沟向上方斜刺，用雀啄法，以眼球湿润为度；内关用泻法；三阴交用补法；刺极泉时，在标准定位下1寸心经上取穴，避开动脉，直刺进针，用提插泻法，以患者上肢有麻胀感和抽动感为度；尺泽、委中直刺，用提插泻法使肢体有抽动感。

十二井穴用三棱针点刺出血；太冲、丰隆、劳宫用泻法；神阙用隔盐灸，关元用大艾炷灸，至四肢转温为止。

方案二　推拿疗法

重点是对中经络和中风后遗症半身不遂的推拿治疗。以早期治疗为主，一般在中风后两周，适宜用推拿治疗。

①患者取俯卧位，医者站在患者侧面，先施以按法于背部脊柱两侧，自上而下2~3遍，以腰椎两侧、环跳、委中、承山及跟腱部为重点部位，同时配合腰后伸和患侧髋后伸的被动活动，时间约5分钟。②患者取健侧卧位（患侧在上），自患侧臀部沿大腿外侧经膝部至小腿外侧用按揉法治疗，以髋关节和膝关节为重点治疗部位，时间约3分钟。③患者取仰卧位，医者站在侧面，用按揉法在患侧下肢，自髂前上棘向下沿大腿前面，向下至踝关节，同时配合各关节的被动屈伸活动。④用拿法施于患侧下肢。⑤搓下肢，时间约3分钟。⑥上肢部操作：先拿揉

肩关节前后侧，继之按揉肩关节周围，然后按揉肩髃、曲池、手三里等上肢诸穴；摇肩关节，拿捏上肢；最后搓抖上肢，捻五指。⑦ 头面部操作：患者坐位，医者站在患者前面，用抹法自印堂至太阳往返 4~5 次，同时配合按揉睛明、太阳，再用扫散法在头侧自前上方向后下方施术，每侧 20~30 次，时间约 2 分钟。（如有口眼歪斜可参照面瘫治疗方法）

方案三　穴位注射

选取上述四肢穴位 2~4 穴，用复方当归注射液 2~4 毫升，每穴注射 1 毫升，隔日 1 次，10 次为一疗程，疗程结束后，停 7~10 天，继续第二疗程。本法适用于半身不遂症。

方案四　电针疗法

在患侧上肢和下肢各选两个穴位，针刺得气后，连接电针治疗仪，强度以患者能耐受为度，通电 20 分钟，每日 1 次。

方案五　头针疗法

取顶颞前斜线、顶旁 1 线及顶旁 2 线，快速进针并捻转 1~2 分钟，留针 30 分钟，间隔 10 分钟行针 1 次，每日 1 次。

※ 十五、面瘫

【概述】

面瘫是以口眼向一侧歪斜为主症的病症，又称口眼歪斜。本病可发生于任何年龄，无明显季节性，多发病急速，为单纯性的一侧面颊筋肉弛缓。这里所指面瘫即现代医学中"周围性面神经麻痹"，有别于中风引起的面瘫。

【病因病机】

多为脉络空虚，卫外不固，风邪乘虚侵入阳明、少阳之脉，致使气血痹阻，经脉失养，筋肉纵缓不收而发病。

【辨证】

本病通常急性发作，突然一侧面部板滞、麻木、瘫痪，不能作蹙额、皱眉、露齿、鼓腮等动作，口角下垂歪向健侧；患侧额纹、鼻唇沟消失，眼睑闭合不全，露睛流泪。部分患者初起有耳后、耳下疼痛，还可出现患侧舌前 2/3 味觉减退或消失，听觉过敏等症。病程延久，部分患者口角歪向病侧，名为"倒错"现象。

1. 风寒外袭　发病初期，面部有受凉史，舌淡，苔薄白，脉浮紧。

2. 风热侵袭　发病初期，继发于风热感冒或其他头面部炎性症、病毒性疾病，舌红，苔薄黄，脉浮数。

3. 气血不足　恢复期或病程较长者，兼见肢体困倦无力，舌淡，苔白，脉沉细。

【治疗方案】

方案一 针灸疗法

治法：祛风通络，疏调经筋。取局部穴、手足阳明经穴为主。

主穴：攒竹、阳白、四白、颧髎、地仓、颊车、合谷、太冲。

配穴：风寒外袭配风池、风府，风热侵袭配外关、关冲，气血不足配足三里、气海。眼睑闭合不全配鱼腰、申脉，鼻唇沟变浅配迎香，人中沟歪斜配水沟，颏唇沟歪斜配承浆，乳突部疼痛配翳风，舌麻、味觉减退配廉泉、足三里，听觉过敏配听宫、中渚。

操作：毫针刺，面部腧穴均行平补平泻法，恢复期可加灸法。发病初期，面部腧穴取穴宜少，针刺宜浅，手法宜轻；肢体远端腧穴行泻法且手法宜重；恢复期，足三里行补法，合谷、太冲行平补平泻法。

方案二 推拿疗法

① 患者取坐位或仰卧位，医者在患者一侧，用一指禅推法自印堂、阳白、睛明、四白、下关、颊车、地仓穴往返施术，并可用揉法或按法先患侧后健侧，配合擦法治疗（手法宜轻）；② 患者取坐位，医者站在其背后，用一指禅推法施于风池及项部；③ 拿风池、合谷穴结束治疗。

方案三 皮肤针疗法

用皮肤针叩刺阳白、太阳、四白、地仓、颊车、合谷等穴，以局部微红为度。每日或隔日1次，10次为一疗程。此法适用于恢复期及后遗症期。

十六、痿证

【概述】

痿证，是指肢体萎弱无力，肌肉萎缩，甚至运动功能丧失而成瘫痪之类的病症。因其多见于下肢，故又称"痿躄"。

本病多见于现代医学的周围神经病变、脊髓病变、肌萎缩侧索硬化、周期性麻痹等。

【病因病机】

多为外受温邪热毒，耗伤肺之津液，以致筋脉失于濡润；或久处湿地、涉水淋雨、饮食肥甘，酿湿生热，湿热之邪蕴蒸阳明，宗筋弛缓，不能束筋骨利关节；或因病久体虚、脾胃虚弱，房劳过度、肝肾精亏，筋脉失于气血滋养，导致痿症。

【辨证】

1.肺胃热盛 主症见发热日久，突然或渐发肢体萎软不用，口渴心烦，咽干咳嗽，小便短赤，舌红苔黄，脉细数。

2. 湿热浸淫　主症见发热，喜凉恶热，四肢微弱，感觉障碍，身重，胸脘痞闷，小便短赤，舌苔黄腻，脉濡数。

3. 肝肾不足　主症见久病、重病之后，渐见下肢萎弱不用，腰膝酸软，遗精早泄，头晕目眩，舌质红少苔，脉细数。

4. 外伤筋骨　主症见跌打损伤后，下肢或四肢萎弱不用，或麻木不仁，或知觉全无，舌苔薄白，脉沉细。

【治疗方案】

方案一　针灸疗法

治法：调和气血，濡养筋肉。取手足阳明经穴为主。

主穴：上肢，肩髃、曲池、合谷、阳溪。下肢，髀关、梁丘、足三里、解溪。

配穴：肺热加尺泽、肺俞、大椎，湿热加阴陵泉、脾俞，脾胃虚弱加脾俞、胃俞，肝肾亏虚加肝俞、肾俞、悬钟、阳陵泉，外伤筋骨加血海、膈俞、胃俞。

操作：毫针刺，实证用泻法，虚证用补法。

方案二　推拿疗法

患者坐位。① 先按揉大椎、肩井等穴；② 再用一指禅推法自天柱经大椎至肩井，往返2～3遍；③ 然后用一指禅推法，从肩部开始到腕部，分别推上肢的后侧、外侧与前侧，往返各2～3遍；④ 拿手三里、合谷；⑤ 捻五指，搓上肢；⑥ 擦肩部及上肢的后、外侧和前侧。

患者俯卧位。① 先按揉肾俞、腰阳关、环跳、阿是穴诸穴；② 再用一指禅推法自腰部起至骶尾部，往返2～3遍；③ 然后用一指禅推法从腰部开始经臀部，沿大腿后部到足跟部，往返2～3遍；④ 按揉肾俞、腰阳关、环跳、委中、承山、阿是穴诸穴；⑤ 擦腰骶部、臀部和下肢后侧。

患者仰卧位。① 用一指禅推法从腹股沟向下，分别推下肢的前外侧、内侧及大腿的前侧，往返各2～3遍。② 拿捏大腿部；按揉伏兔、风市、髀关、血海、阳陵泉、足三里、解溪等穴，配合膝、踝关节的摇法及被动活动。③ 最后搓下肢，擦下肢的外侧、前外侧与大腿的前侧和内侧，擦膝关节和踝关节周围。

方案三　穴位注射

采用当归注射液或维生素B1、B12注射液，注射于曲池、外关、足三里、三阴交等穴。每穴1毫升，隔日注射1次。

方案四　皮肤针

用皮肤针轻叩背部肺俞、肝俞、脾俞、胃俞等和手足阳明经脉，隔日1次，10

次为一疗程。

※ 十七、痹证

【概述】

痹证是指外邪侵袭人体，闭阻经络，气血运行不畅导致的，以肌肉、筋骨、关节发生酸痛、麻木、重着、屈伸不利，甚或关节肿大灼热为主要临床表现的病症。临床根据病邪偏胜和症状特点，分为行痹、痛痹、着痹和热痹。多发于冬春季节。

现代医学风湿性关节炎、类风湿性关节炎、风湿热、痛风性关节炎、骨关节炎、纤维织炎和神经痛等可参照本证治疗。

【病因病机】

多为卫气不固，腠理疏松，或劳累之后，汗出当风，涉水冒寒，久卧湿地等，以致风寒湿邪等乘虚侵入，经络痹阻，留于关节，气血不畅，发为风寒湿痹；也有因素体热盛，复受风寒湿邪，郁而化热，发为热痹者。

【辨证】

1. 行痹　风邪偏胜。证见肢体关节走窜疼痛，痛无定处，并可见关节屈伸不利或寒热表证，舌苔薄白或腻，脉浮。

2. 痛痹　寒邪偏胜。证见肌肉关节疼痛，痛势较剧，痛处有冷感，得热痛减，遇寒则甚，舌苔薄白，脉象浮紧。

3. 着痹　湿邪偏胜。证见肢体关节酸痛沉重，肌肤微肿，皮色不变，痛有定处，舌苔白腻，脉濡。

4. 热痹　风湿化热。证见四肢关节酸痛，红肿，痛不可近，活动受限，伴有发热，咽痛，多汗而热不退，小便短赤，舌质红，苔厚腻而黄，脉濡数。

【治疗方案】

方案一　针灸疗法

治法：通络止痛。以局部穴位为主，配合循经取穴及辨证选穴。

主穴：

肩部　阿是、肩髎、肩髃、臑俞。

肘臂　阿是、曲池、合谷、天井、尺泽、外关。

腕部　阿是、阳池、外关、阳溪、腕骨。

背脊　阿是、人中、身柱、腰阳关。

髀部　阿是、环跳、居髎、绝骨。

股部　阿是、秩边、承扶、阴陵泉。

膝部　阿是、犊鼻、梁丘、膝阳关、阳陵泉。

踝部　阿是、申脉、照海、昆仑、丘墟。

配穴：

行痹　膈俞、血海。

痛痹　肾俞、关元。

着痹　阴陵泉、足三里。

热痹　大椎、曲池。

操作：毫针刺，用泻法，或平补平泻，痛痹、着痹可加灸或温针灸，热痹可在大椎、曲池点刺放血，局部腧穴可加拔罐法。

方案二　推拿疗法

1. 上肢部

① 患者坐位，医者站于一侧，一手托住患肢，一手用按揉法在手臂内、外侧施术，从腕部到肩部，上下往返，同时适当配合各关节的被动活动；② 再从肩部到腕部，用拿法上下往返施术，重点在肩、肘、腕部，配合按揉肩髃、肩贞、肩髎、曲池、尺泽、手三里、合谷、阳池、大陵；③ 捻揉腕部及各掌指和指间关节，同时配合适度的摇法；④ 然后再摇肩、肘关节，搓上肢 3～5 次。

2. 下肢部

① 患者俯卧位，医者站其侧，用按揉法施于臀部，向下至小腿后侧，配合髋关节后伸、外展及膝关节的伸屈被动活动；② 按环跳、居髎、委中、承山；③ 再令患者仰卧位，用按揉法施于大腿前部及内、外侧，向下至小腿外侧，沿足三里、阳陵泉向下到踝部，同时配合髋关节的外展、外旋被动活动；④ 按揉膝眼；⑤ 做踝关节屈伸及内、外翻活动，再摇踝关节和捻足趾；⑥ 然后拿委中，沿小腿后侧向下到跟腱 3～5 次；⑦ 最后搓、抖下肢。

方案三　穴位注射

采用当归、威灵仙等注射液，注射于肩、肘、髋、膝部穴位，注意勿刺入关节腔内。每隔 1～3 天注射 1 次，10 次为一疗程，

方案四　皮肤针疗法

常用于以肿胀为主的关节炎，叩刺局部肿胀处，或在患病关节周围叩刺。隔日 1 次，6 次为一疗程。

十八、肥胖症

【概述】

肥胖症是指人体内脂肪贮存过多，如体重超过标准体重的 15%～20% 即为肥胖。

肥胖症分为单纯性与继发性两类，前者不伴有明显神经或内分泌系统功能变化，临床最为常见；后者常继发于神经、内分泌和代谢疾病，或与遗传、药物有关，以库欣综合征为最多。针灸减肥以治疗单纯性肥胖为主。

【病因病机】

常为饮食不节，嗜食肥甘厚味，或好逸恶劳，静卧少动，气机壅滞，脾胃失于运化，痰湿内蕴，停聚而致。

【辨证】

1. 痰湿阻滞　主症见体型肥胖，嗜睡，易疲倦，纳差，口淡无味，女子月经少或闭经，男子阳痿，舌胖有齿痕，脉沉缓或滑。

2. 脾虚气弱　主症见体型肥胖，少气懒言，动则汗出，畏冷，面浮肢肿，食纳较差，神倦嗜卧，舌淡，苔白，脉细弱。

【治疗方案】

方案一　针灸疗法

治法：祛痰化湿。取胃的下合穴、募穴为主。

主穴：足三里、中脘。

配穴：痰湿阻滞者加脾俞、胃俞、阴陵泉、丰隆，脾虚气弱者加三阴交、气海。

操作：毫针刺，实证用泻法，虚证用补法，脾俞、胃俞可加灸。

方案二　推拿疗法

① 患者仰卧位，医者站于一侧，用一指禅推法在中脘、天枢、归来、水道施术，每穴 3 分钟；② 双手拿腹部 1 ~ 2 分钟；③ 摩腹 2 分钟；④ 按揉腹部 2 分钟；⑤ 掌振腹部 2 分钟；⑥ 搓腹部 2 分钟；⑦ 按揉阴陵泉、足三里、三阴交各 2 分钟；⑧ 拿揉并搓四肢部，时间自定；⑨ 患者俯卧位，按揉腰背部、臀部 5 分钟；⑩ 横擦背腰部，以透热为度。

方案三　耳针疗法

选胃、内分泌、三焦、胰胆、脾，用毫针进行中强刺激；或用王不留行籽贴压，每次餐前 30 分钟按压耳穴 3 ~ 5 分钟，以有灼热感为宜，10 次为 1 疗程。

项目二　妇科病

※ 一、痛经

【概述】

妇女在行经前后或行经期间，小腹及腰部疼痛，且随月经周期反复发作者，称"痛经"或"经行腹痛"。如仅感小腹或腰部轻微胀痛不适，属正常现象，不作痛经而论。本病是妇科常见病之一，尤以青年妇女较为多见。

本病多见于西医的原发性痛经、子宫内膜异位症、急慢性盆腔炎、宫颈狭窄或阻塞、子宫前倾或后倾、肿瘤或囊肿等病变。

【病因病机】

痛经病位在胞宫、冲任，与肝、肾关系密切。外邪客于胞宫，或情志不舒等导致气血滞于胞宫，冲任瘀阻，"不通则痛"，为实证；多种原因导致气血不足，冲任虚损，胞脉失于濡养，"不荣则痛"，为虚证。

【辨证】

1. 气滞血瘀　经前或经期小腹胀痛，经行量少，血色紫暗伴有瘀块，血块下则疼痛减轻，常伴有两乳房及两胁胀痛不舒，舌暗边红，脉弦。

2. 寒湿凝滞　经前或经期小腹冷痛，常引及腰脊酸痛，畏寒恶风，得热则舒，四肢欠温，经行量少，伴有血块，苔白腻，脉沉紧。

3. 气血不足　经期或经后腹痛隐隐，行经量少，色淡质稀，面色苍白，神疲乏力，纳少便溏，舌淡体胖，苔薄白，脉细弱。

4. 肾气亏损　经后小腹隐痛，月经色暗量少，伴腰骶酸痛，头晕耳鸣，舌淡红，苔薄，脉沉细。

【治疗方案】

方案一　针灸疗法

1. 实证

治法：行气活血，调经止痛。取任脉、足太阴经穴为主。

主穴：中极、次髎、地机、三阴交、十七椎。

配穴：气滞血瘀配太冲、血海，寒凝血瘀配关元、归来。

2. 虚证

治法：调补气血，温养冲任。取任脉、足太阴、足阳明经穴为主。

主穴：关元、足三里、三阴交、十七椎。

配穴：气血虚弱配气海、脾俞，肾气亏损配太溪、肾俞。

操作：毫针刺，实证用泻法，虚证用补法，寒证加灸。

方案二　推拿疗法

取穴：气海、关元、肾俞、肝俞、脾俞、膈俞、八髎、血海、三阴交等。

手法：摩法、揉法、一指禅推法、按法、擦法等。

操作：① 自膻中至中极往返抹动 3 分钟，顺时针摩小腹部 5 分钟。② 用一指禅推法施术于气海、关元、中极，往返 3 ~ 4 遍，再按揉气海、关元各 1 分钟。③ 拿揉血海、三阴交各 1 分钟，按揉肝俞、脾俞、膈俞、肾俞、八髎各半分钟。④ 擦八髎及腰骶部，以透热为度。

方案三　水针疗法

取三阴交、次髎、血海，每次 2 ~ 3 穴，用 5% 当归注射液 4 毫升或红花注射液 4 毫升，每穴注入药液 1 ~ 2 毫升，每日一次。

方案四　耳针疗法

取内生殖器、内分泌、皮质下、交感，每次选 2 ~ 3 穴，中度刺激，每日或隔日一次，留针 15 ~ 20 分钟。

二、乳少

【概述】

乳少是以产妇在哺乳期内乳汁分泌甚少或全无为特征的病症，亦称"缺乳"、"乳汁不足"或"乳汁不行"。

【病因病机】

1. 气血不足　体质虚弱，或分娩失血耗气，使气血虚弱，化源不足。

2. 肝郁气滞　产后情志不舒，肝气郁滞，气机阻滞，乳络不通。

【辨证】

1. 气血不足　产后乳少，乳汁清稀，乳房柔软无胀感，食少神倦，面色少华，便溏，舌淡，苔薄白，脉细弱。

2. 肝郁气滞　产后乳少汁稠，或乳汁全无，乳房胀痛，痛连胸胁，情志抑郁，纳差脘痞，苔薄黄，脉弦。

【治疗方案】

方案一　针灸疗法

治法：调理气血，疏通乳络。取足阳明经穴为主。

主穴：少泽、乳根、膻中。

配穴：气血虚弱加足三里、脾俞，肝郁气滞加太冲、期门。

操作：毫针刺，实证用泻法或平补平泻法，虚症用补法。

方案二　推拿疗法

取穴及部位：膻中、乳根、极泉、肩井、中脘、关元、肝俞、脾俞、血海、足三里、胸部、胁肋部、腹部、腰背部。

手法：用一指禅推、按、揉、擦、摩、拿法等。

操作：① 患者仰卧，医者站于一侧。用一指禅推法在膻中、乳根施术各 2 分钟，揉按乳房 36 次，拿乳根 2 分钟，摩胸部 2 分钟。② 按揉极泉、中脘、关元、血海、足三里各 2 分钟，用木梳轻用力自乳房四周根部向乳头梳理 2 分钟。③ 点按肝俞、脾俞各 2 分钟，施以擦法，以透热为度。④ 患者坐位，拿肩井 2 分钟，擦肩、背、胸、肘部，以透热为度。

方案三　耳针疗法

取胸、内分泌、肝、肾，每次选 2～3 穴，中度刺激，每日一次，留针 15～20 分钟。或用王不留行籽贴压。

※ 三、月经不调

【概述】

月经不调是以月经的周期及经量、经色、经质的异常为主症的月经病。临床上有月经先期、月经后期、月经先后无定期等情况，古代文献分别称为"经早""经迟""经乱"。

西医学中，可见于排卵型功能失调性子宫出血、生殖器炎症或肿瘤等疾病中。

【病因病机】

本病的发生常与感受寒邪、饮食伤脾或情志不畅等因素有关。病位在胞宫，与冲、任二脉及肾、肝、脾关系密切。月经先期多为热扰血海或虚热扰动冲任或气虚不能统血所致，月经后期多为寒凝血脉或血虚化源不足所致，月经先后无定期多为肝郁扰动冲任或肾虚精血不足所致。总之，脏腑功能失常，气血不和，冲任二脉损伤，即可出现月经不调。

【辨证】

1.月经先期　月经周期提前 7 天以上，甚至十余日一行，连续 2 个月经周期以上。

（1）实热证　月经量多，色红或紫，质黏有块，兼心胸烦热，舌红，苔黄，脉数。

（2）虚热证　月经色红质稠，两颧潮红，手足心热，舌红，苔少，脉细数。

（3）气虚证　月经量少或量多，色淡质稀，神疲气短，舌淡，脉细弱。

2.月经后期　月经周期推迟7天以上，甚至40～50日一潮，连续2个周期以上。

（1）寒凝证　月经量少，或有血块，小腹冷痛，舌暗或胖，苔薄白，脉沉紧。

（2）血虚证　月经色淡质稀，面色少华，腹痛喜按，舌淡，苔薄，脉细。

3.月经先后无定期　月经周期或提前或延后7天以上，连续3个周期以上。

（1）肝郁证　经量或多或少，色暗有块，胸胁作胀，喜太息，苔薄，脉弦。

（2）肾虚证　经量少，色淡质稀，腰骶酸痛，舌淡，苔白，脉沉细弱。

【治疗方案】

方案一　针灸疗法

1.月经先期

治法：调理冲任，清热调经。取任脉、足太阴经穴为主。

主穴：关元、三阴交、血海。

配穴：实热配行间，虚热配太溪，气虚配足三里、脾俞，月经过多配隐白。

操作：毫针刺，实证用泻法，虚证可加灸。

2.月经后期

治法：温经散寒，行血调经。以任脉、足太阴经穴为主。

主穴：气海、三阴交、归来。

配穴：寒凝配关元、命门，血虚配足三里、血海。

操作：毫针补法，关元可隔姜灸。

3.月经先后无定期

治法：调补肝肾，理血调经。取任脉、足太阴经穴为主。

主穴：关元、三阴交、肝俞。

配穴：肝郁配期门、太冲，肾虚配太溪。

操作：毫针虚补实泻。

方案二　耳针法

选皮质下、内生殖器、内分泌、肾、肝、脾。每次选2～4穴，毫针刺用中等刺激，或用耳穴贴压法。

方案三　穴位注射法

选关元、三阴交、气海、血海、肝俞、脾俞、肾俞。每次选2～3穴，用5%当归注射液或10%丹参注射液，每穴注入药液0.5毫升，隔日1次。

※ 四、绝经前后诸证

【概述】

妇女在49岁左右，月经开始终止，称"绝经"。有些妇女在绝经期前后，往往出现经行紊乱、头晕、心悸、烦躁、出汗及情志异常等，称为绝经前后诸证。

本病相当于西医学的围绝经期综合征。西医学认为绝经是妇女生命进程中必然发生的生理过程，绝经提示卵巢功能衰退，生殖能力终止。围绝经期指从接近绝经出现与绝经有关的内分泌、生物学和临床特征起至绝经1年内的时间。约1/3妇女能通过神经内分泌的自我调节达到新的平衡而无自觉症状；约2/3妇女可出现一系列性激素减少所致的症状，即为本病。

【病因病机】

本病与先天禀赋、情志所伤、劳逸失度、经孕产乳所伤等因素有关。病位在肾，与肝、脾、心关系密切。绝经前后，肾气渐衰，天癸将竭，脏腑功能逐渐衰退，使机体阴阳失去平衡而出现诸多证候。

【辨证】

主症　月经紊乱，潮热出汗，心悸，情绪不稳定。

1.肾阴虚　兼头晕耳鸣，失眠多梦，五心烦热，腰膝酸软，口干，舌红，苔少，脉数。

2.肾阳虚　兼面色晦暗，精神萎靡，形寒肢冷，大便溏薄，尿频，舌淡，苔薄，脉沉细。

3.肝阳上亢　兼头晕目眩，心烦易怒，烘热汗出，经来量多，舌质红，脉弦细而数。

4.痰气郁结　兼形体肥胖，脘腹胀满，浮肿，便溏，苔腻，脉滑。

【治疗方案】

方案一　针灸疗法

治法：滋补肝肾，调理冲任。取任脉、足太阴经穴及相应背俞穴为主。

主穴：肾俞、肝俞、太溪、气海、三阴交。

配穴：肾阴虚配照海、阴谷，肾阳虚配关元、命门，肝阳上亢配风池、太冲，痰气郁结配中脘、丰隆。烦躁失眠配心俞、神门，纳少便溏配中脘、阴陵泉。

操作：毫针补法或平补平泻法。

方案二　耳针法

选内生殖器、内分泌、肝、肾、脾、皮质下、交感、神门。每次选一侧耳穴3～4个，毫针用轻刺激。可用埋针或埋丸法。

※ 五、崩漏

【概述】

崩漏是指妇女非周期性子宫出血，其发病急骤，暴下如注，大量出血者为

"崩"；病势缓，出血量少，淋漓不绝者为"漏"。虽崩与漏出血情况不同，但在发病过程中两者常互相转化，如崩血量渐少，可能转化为漏，漏势发展又可能变为崩，故临床多以崩漏并称。青春期和更年期妇女多见。

崩漏可见于西医学的功能失调性子宫出血及其他原因引起的子宫出血。

【病因病机】

本病多与素体阳盛或劳倦思虑、饮食不节、房劳多产、七情内伤等产生的湿、热、瘀有关。病位在胞宫，与冲、任二脉及肝、脾、肾关系密切。多种原因导致的虚（脾、肾）、热和瘀，均可使子宫藏泻失常，使冲任不固，不能制约经血，从而导致崩漏的发生。

【辨证】

1. 血热　月经量多，色鲜红或深红，质稠，舌红，脉数。

2. 血瘀　月经时多时少，色紫暗有块，舌暗，脉弦或涩。

3. 湿热　出血量多，色紫红而黏腻，兼带下量多，苔黄腻，脉濡数。

4. 气郁　血色正常或有血块，兼时叹息，小腹胀痛，苔薄，脉弦。

5. 脾虚　月经量多，色淡质稀，苔白，脉沉。

6. 肾虚　经血色淡质清，兼腰酸肢冷，舌淡，苔薄，脉沉细。

【治疗方案】

方案一　针灸疗法

1. 实证

治法：清热利湿，固经止血。取任脉、足太阴经穴为主。

主穴：关元、三阴交、隐白。

配穴：血热配中极、血海，血瘀配血海、膈俞，湿热配中极、阴陵泉，气郁配膻中、太冲。

2. 虚证

治法：健脾补肾，固冲止血。取任脉及足太阴、足阳明经穴为主。

主穴：气海、三阴交、肾俞、足三里。

配穴：脾虚配百会、脾俞，肾虚配肾俞、太溪。

操作：实证，毫针刺，关元用平补平泻法，其余穴位用泻法，隐白艾炷灸。虚证，毫针补法，可灸。

方案二　穴位注射法

选气海、关元、中极、肾俞、关元俞。用维生素 B12 或黄芪、当归等注射液，每穴可注药液 2 毫升，每日 1 次。

方案三　挑刺法

在腰骶部督脉或膀胱经上寻找反应点，用三棱针挑破 0.2 ~ 0.3 厘米长，0.1 厘米深，将白色纤维挑断，每次选 2 ~ 4 个点，每月 1 次，连续挑治 3 次。

项目三　五官科病

※ 一、目赤肿痛

【概述】

目赤肿痛是以目赤疼痛、羞明多泪为特征的一种眼科常见病症，又称"火眼""红眼""天行赤眼"。具有传染性和流行性，多发于春、夏之季。

【病因病机】

目赤肿痛常与外感风热、时疫热毒之邪，或肝胆火盛等因素有关。病位在目，十二经脉中除手阳明大肠经外，其余五条阳经皆直接联系眼睛，足厥阴肝经与手少阴心经也联系目系，故目赤肿痛的发生与上述七条经脉有关，但与肝胆两经关系最为密切。各种外邪或肝胆之火，循经上扰，热毒蕴结目窍，均可导致目赤肿痛的发生。目赤肿痛以实证为主。

【辨证】

主症　初起时仅见一目，渐及双目，目睛红赤，羞明流泪，目涩刺痛难开。

1. 外感风热　起病较急，多有头痛，恶寒或恶风发热，舌红，苔薄黄，脉浮数。

2. 肝胆火盛　起病较缓，病初眼有异物感，多伴咽干口苦，便秘溲赤，耳鸣，舌红，苔黄，脉弦数。

【治疗方案】

方案一　针灸疗法

治法：疏风散热，消肿止痛。以局部腧穴及手阳明、足厥阴经穴为主。

主穴：太阳、睛明、风池、合谷、太冲。

配穴：外感风热加少商、外关，肝胆火盛加侠溪、行间。

操作：毫针刺，用泻法，太阳、少商可点刺放血。

方案二　推拿疗法

取穴及部位：太阳、风池、攒竹、睛明、合谷、太冲、行间、项部。

手法：用一指禅推、按、揉、拿、推等手法。

操作：① 患者仰卧，医者站于一侧。用一指禅推法在攒竹、睛明施术，每穴1分钟；按揉太阳、合谷各1分钟；拇指推法自太冲至行间施术5～6遍。② 患者坐位，医者站于一侧。拿风池2分钟，拿颈部5～6遍。

方案三　耳针疗法

取眼、肝、脾、耳尖、肾上腺、神门，强刺激，每日一次，留针20分钟，亦可在耳尖、耳背小静脉点刺出血，屡发者可用王不留行籽贴压。

方案四　拔罐疗法

取大椎，常规消毒后，用三棱针点刺放血后拔罐。

方案五　挑刺疗法

在胸椎1～7棘突两侧探寻淡红色疹点或敏感点，每次选3～5点，常规消毒后，用三棱针点刺，挤出少许黏液或血液即可。亦可用三棱针挑断疹点处皮下纤维组织。

※ 二、咽喉肿痛

【概述】

咽喉肿痛是以口咽和喉咽出现红肿疼痛、吞咽不适为特征的病症，又称"喉痹"。

本病多见于西医的急慢性扁桃体炎、急慢性咽炎、单纯性喉炎及扁桃体周围性脓肿等。

【病因病机】

咽喉肿痛的发生常与外感风热、饮食不节和体虚劳累等因素有关。本病病位在咽喉，咽通于胃，喉为肺系，肾经上循喉咙，结于廉泉，故本病与肺、胃、肾等脏腑关系密切。外感风热熏灼肺系，或肺胃二经郁热上壅，或肾阴亏耗，虚火上炎，均可导致咽喉肿痛的发生。基本病机是火热或虚火上灼咽喉。

【辨证】

1. 外感风热　咽喉红肿疼痛，吞咽困难，兼发热，汗出，头痛，咳嗽，舌质红，苔薄白或微黄，脉浮数。

2. 肺胃热盛　咽喉肿痛，兼吞咽困难，高热，口渴喜饮，大便秘结，小便黄赤，舌红，苔黄，脉数有力。

3. 阴虚火旺　咽干微肿，疼痛以午后或入夜尤甚，或咽部异物感，手足心热，舌红，少苔，脉细数。

【治疗方案】

方案一　针灸疗法

1.实证

治法：清热利咽，消肿止痛。取手太阴、手阳明经穴为主。

主穴：少商、尺泽、合谷、关冲。

配穴：外感风热配风池、外关，肺胃热盛配内庭、鱼际。

2.虚证

治法：滋阴降火，利咽止痛。取手太阴、足少阴经穴为主。

主穴：太溪、照海、列缺、鱼际。

操作：毫针刺，实证用泻法，少商、关冲点刺出血；虚证用补法或平补平泻法，列缺、照海行针时患者可配合做吞咽动作。

方案二　推拿疗法

取穴及部位：天突、风池、翳风、肩井、合谷、咽喉两旁部。

手法：用按、揉、拿、缠等法。

操作：① 患者仰卧，医者站于一侧。用缠法在咽喉两旁操作 5 分钟；按揉合谷 2 分钟。② 患者坐位。按揉天突、翳风各 2 分钟；拿风池、肩井各 2 分钟。

辨证加减：① 肺经有热：一指禅推印堂、迎香、太阳，抹前额部、项部膀胱经，推肺俞、大椎。② 肺阴虚：按揉中府、云门、尺泽、太渊，推肺俞、心俞。③ 肺胃热盛：推大横、大肠俞，摩腹，拿风池。④ 肾阴虚：抹眉弓，按揉听宫、三阴交、涌泉，推心俞、肾俞。

方案三　耳针疗法

取咽喉、心、下屏尖、扁桃体、轮 16，毫针刺，留针 30～60 分钟，每日 1 次。

三、鼻渊

【概述】

鼻渊是以鼻流浊涕、气味腥臭、鼻塞、嗅觉丧失为特征的病症，又称"脑漏""脑渗"。

本病见于西医的慢性鼻炎、急慢性鼻窦炎和副鼻窦炎等。

【病因病机】

1.外感风热　外感风热或风寒侵袭，郁而化热，热郁于肺，循经上蒸鼻窍。

2.肝胆郁热　肝胆失疏，或肺热壅盛，内传肝胆，肝胆火盛，循经蒸灼鼻窍。

3. 湿热蕴结　饮酒肥甘，湿热内生，或湿热邪毒，内伤脾胃，湿热郁困脾胃，循经停聚鼻窍，均可导致鼻渊。

【辨证】

主症 鼻流浊涕量多，鼻塞，嗅觉减退，头痛。

1. 肺经风热 黄白黏涕量多，鼻塞时作，发热恶寒，咳嗽，舌红，苔薄黄，脉浮数。

2. 肝胆郁热 黄浊黏涕如脓，鼻塞重，眉心痛，口苦咽干，心烦易怒，目眩耳鸣，舌红，苔黄，脉弦数。

3. 脾胃湿热 黄浊脓涕味臭，量多，鼻塞重而持久，头部重胀，纳呆胸闷，神倦，舌红，苔黄腻，脉滑数。

【治疗方案】

方案一 针灸疗法

治法：通利鼻窍。取局部穴为主。

主穴：印堂、上星、迎香、合谷、列缺。

配穴：肺经风热加少商、外关，肝胆郁热加行间、阳陵泉，脾胃湿热加阴陵泉、三阴交，头痛甚者加太阳、风池。

操作：毫针刺，用泻法，少商、太阳可点刺放血。

方案二 推拿疗法

取穴及部位：阳白、睛明、迎香、太阳、风池、足三里、合谷、风门、肺俞、前额、项部、上背部。

手法：用一指禅推、按、揉、拿、擦等手法。

操作：① 患者仰卧位，医者站于一侧。用一指禅推法在阳白、睛明、迎香、太阳施术，每穴 2 分钟；按揉合谷、足三里各 2 分钟。② 患者坐位。拿风池、项部 3 分钟，按揉风门、肺俞各 2 分钟，擦上背部，以透热为度。

方案三 耳针疗法

取内耳、下屏尖、额、肺，毫针刺，留针 20 分钟，每日 1 次。或埋针，或王不留行籽压穴。

※ 四、牙痛

【概述】

牙痛是牙齿因某种原因疼痛，为口腔疾患中常见的症状，常遇冷、热、酸、甜等刺激时发作或加剧。任何年龄和季节均可发病。

本病见于西医的龋齿、牙髓炎、根尖炎、冠周炎、牙周炎、牙本质过敏等。

【病因病机】

牙痛常与外感风热、胃肠积热或肾气亏虚等因素有关，并因遇冷、热、酸、甜等刺激时发作或加重。病位在齿，肾主骨，齿为骨之余，手、足阳明经分别入下齿、上齿，故本病与胃、肾关系密切。外邪与内热等因素均可伤及龈肉，灼烁脉络，发为牙痛。

【辨证】

1. 风火牙痛　牙痛阵发，时而加重，龈肿，遇风发作，遇热加剧，得冷痛减，形寒身热，舌红，苔薄白，脉浮数。

2. 胃火牙痛　牙痛剧烈，齿龈红肿或出脓血，甚则痛连腮颊，咀嚼困难，口臭便秘，舌红，苔黄，脉洪数。

3. 虚火牙痛　牙痛隐隐，时作时止，龈肉萎缩，牙齿松动，咬物无力，手足心热，舌红，少苔，脉细数。

【治疗方案】

方案一　针灸疗法

治法：祛风泻火，通络止痛。取手、足阳明经穴为主。

主穴：颊车、下关、合谷。

配穴：风火牙痛加风池、外关，胃火牙痛加内庭、二间，虚火牙痛加太溪、行间。

操作：毫针泻法，或平补平泻。循经远取可左右交叉刺合谷，持续行针 1 ~ 2 分钟。虚火牙痛者，太溪可用补法。

方案二　推拿疗法

取穴及部位：风池、下关、颊车、翳风、牵正、合谷、内庭、太冲、面部、项部。

手法：用点、按、拿、揉等手法。

操作：① 患者坐位，医者站于一侧。用点按法在下关、颊车、翳风、牵正施术，每穴 1 分钟；拇指按揉合谷、内庭、太冲，每穴 1 分钟。② 掌根按揉患侧面部 1 分钟，拿风池 2 分钟。

方案三　耳针疗法

取上颌、下颌、神门、上屏尖、牙痛点。每次取 2 ~ 3 穴，毫针刺，留针 30 分钟，每日 1 次。

方案四　水针疗法

取合谷、下关，用柴胡或鱼腥草注射液，每穴注射 0.5 毫升，每日或隔日 1 次。

方案五　电针疗法

取颊车、下关、合谷，毫针刺，得气后接电极，用脉冲电流，选用密波，通电 20 ~ 30 分钟，每日 1 ~ 2 次，直至缓解为止。

※ 五、耳鸣耳聋

【概述】

耳鸣、耳聋是以听觉异常为特征的疾病。耳鸣是指耳内鸣响，如蝉如潮，妨碍听觉；耳聋是指听力不同程度减退或失听。两者虽有不同，但往往同时存在，后者多由前者发展而来。

本病见于西医的先天性耳聋、中耳炎、听神经病变、高血压和某些药物中毒引起的耳聋。

【病因病机】

本病常与肝胆火旺、外感风邪和肾精亏耗等因素有关。病位在耳。肾开窍于耳，少阳经入耳中，故本病与肝胆、肾关系密切。火热或精亏致耳部脉络不通或失于濡养均可导致耳鸣、耳聋的发生。耳鸣、耳聋多为虚证，也有实证或虚实夹杂之证。

【辨证】

1. 实证　突发耳聋、耳鸣，耳中闷胀或鸣声不断，声如蝉鸣、雷鸣，或如海如潮，按之不减。外感风邪者兼耳闷胀，畏寒，发热，舌红，苔薄，脉浮数；肝胆火盛者恼怒加重，伴有面赤，口苦，咽干，头胀，烦躁，夜寐不宁，舌红苔黄，脉弦数。痰火郁结者，可见脘腹满闷，呕吐痰涎，头昏头胀，舌红，苔黄腻，脉弦滑。

2. 虚证　耳聋、耳鸣，或时作时止，劳累后加重，按之鸣声减弱。兼头晕，遗精，带下，腰膝酸软，脉虚细者为肾精亏损；兼神疲乏力，食少腹胀，便溏，脉细弱者为脾胃虚弱。

【治疗方案】

方案一　针灸疗法

1. 实证

治法：疏风泻火，通络开窍。取局部腧穴及手足少阳经穴为主。

主穴：听会、翳风、中渚、侠溪。

配穴：外感风邪配外关、合谷，肝胆火盛配行、丘墟，痰火郁结配丰隆、阴陵泉。

2. 虚证

治法：补肾养窍。取局部腧穴及足少阴经穴为主。

主穴：听宫、翳风、太溪、肾俞。

配穴：脾胃虚弱配气海、足三里。

操作：毫针刺，实证用泻法，虚证用补法，听会、听宫、翳风的针感宜向耳底或耳周传导为佳，虚证可加灸。

方案二　推拿疗法

取穴及部位：耳门、听宫、听会、翳风、完骨、中渚、太溪、头侧部等。

手法：用揉、按、推、抹、擦等手法。

操作：①患者坐位，医者站于患侧。用点按法在下关、耳门、听宫、听会施术，每穴1分钟。②拇指按揉翳风、完骨、中渚、太溪，每穴1分钟。③小鱼际擦耳前及耳后，以透热为度。

方案三　耳针疗法

取皮质下、内分泌、肝、肾、内耳，可用同侧或双侧耳穴，强刺激，或用电针，每日1次，留针30～40分钟。亦可用王不留行籽贴压或埋耳针。

方案四　水针疗法

取听宫、完骨、肾俞、翳风，每次两侧各选一穴，用6542注射液，每穴注射5毫升；或用维生素B12注射液，每穴注入0.2毫升。每日1次。

方案五　头针疗法

取晕听区，每日1次，留针30分钟，间歇行针2～3次，10次为一疗程。

项目四　伤科病

※ 一、颈椎病

【概述】

颈椎病，是临床常见病、多发病。它是颈椎间盘退行性变引起颈椎骨关节、软骨及其周围韧带、肌肉与筋膜等慢性损伤及继发关节增生、椎间隙变窄等，刺激或压迫了神经根、脊髓、椎动脉、交感神经及周围组织，引起一系列复杂症候群，临床症状主要是颈肩臂疼痛麻木，颈项僵直、活动受限以及眩晕、瘫痪。

【病因病机】

本病与伏案久坐、跌扑损伤、外邪侵袭或年迈体弱、肝肾不足等有关。颈部感受风寒，阻痹气血，或劳作过度、外伤，损及筋脉，气滞血瘀，或年老肝血亏虚、肾精不足，筋骨失养，皆可使颈部经络气血不利，不通则痛。本病病位在颈部筋骨，与督脉，手足太阳、少阳经脉关系密切。基本病机是筋骨受损，经络气血阻滞不通。

【临床表现】

颈椎病临床表现比较复杂，一般以颈、肩、背痛，颈部活动受限为基本症状。临床上按受压组织的不同，分为颈型、神经根型、椎动脉型、交感神经型、脊髓型和混合型等六型。

诊断要点：

1. 颈型　以颈部酸痛、酸胀不适感为主，多见于青少年，活动时疼痛加剧，休息缓解。常因长时间低头工作而加重，可反复发作。

2. 神经根型　颈、肩、背或颈、肩、臂疼痛，颈项活动受限，出现枕部或上肢放射痛，可伴有手指麻木，上肢发沉、无力等症状。在相应椎旁有条索状肿物，椎旁有压痛等。

3. 椎动脉型　头痛、头晕、颈项转侧时眩晕加重，并可伴有恶心、呕吐、耳鸣、耳聋、视物不清等，甚则猝倒等症状。

4. 交感神经型　偏头痛或枕部痛，头昏头沉，视物模糊，胸闷、心慌，肢体发凉，或手足发热，四肢酸胀，多汗，流泪，或血压偏低等症状。

5. 脊髓型　以脊髓束症状为主，早期双侧或单侧下肢沉重，步态不稳，行走困难，继则一侧或双侧上肢发麻，肌力减弱、持物不稳，持物容易坠落等。后期可出现瘫痪，甚则卧床不起。

6. 混合型　同时存在两种或两种以上类型的各种症状者，即为混合型颈椎病。

【辨证】

主症　头枕、颈项、肩背、上肢等部位疼痛以及进行性肢体感觉和运动功能障碍。

1. 手阳明经证　颈项肩臂放射性疼痛、麻木，伴有拇指、食指和中指麻木。

2. 手太阳经证　伴有无名指、小指麻木。

3. 督脉、足太阳经证　颈项后枕部疼痛，颈部僵紧不舒。

有明显的受寒史，遇寒痛增者为外邪内侵；有颈部外伤或劳作过度史，痛如针刺者为气滞血瘀；颈肩部酸痛，兼眩晕乏力者为肝肾不足。

【治疗方案】

方案一　针灸疗法

治法：通经止痛。取局部腧穴和手足三阳经穴、督脉穴为主。

主穴：颈夹脊、天柱、风池、曲池、悬钟、阿是。

配穴：手太阳经证配申脉，手阳明经证配合谷，督脉、足太阳经证配后溪。外邪内侵配合谷、列缺，气滞血瘀配膈俞、合谷，肝肾不足配肝俞、肾俞。上肢麻、痛配合谷、手三里，头晕头痛配百会或四神聪，恶心、呕吐配中脘、内关，耳鸣、耳聋配听宫、外关。

操作：针刺，夹脊穴宜直刺或向颈椎斜刺，得气后行平补平泻手法。余穴用泻法。

方案二　推拿疗法

① 患者正坐位，颈部放松，医者拿揉颈项部及两侧；② 按揉风池、天柱、缺盆、肩井、肩中俞、肩外俞、曲池、手三里、合谷诸穴；③ 然后医者立于患者患侧，用拿捏法放松颈肩部、上背部及上肢部；④ 再拿揉颈项部，随后作颈项部拔伸法；⑤ 再拿揉颈项部及肩部；⑥ 叩击肩背部。

方案三　耳针疗法

选颈椎、肩、颈、神门、交感、肾上腺、皮质下、肝、肾，每次选 3～4 穴，毫针中强刺激；或王不留行籽贴压。

方案四　皮肤针疗法

叩刺大杼、肩中俞、肩外俞、大椎，待皮肤发红并有少量出血时拔罐。

方案五　穴位注射

取大杼、肩中俞、肩外俞、天宗，用 1% 普鲁卡因 2 毫升或维生素 B1、维生素 B12 各 2 毫升，每穴注射 0.5 毫升。

※ 附：落枕

落枕又称"失枕"，是常见的颈部伤筋，以颈项疼痛、僵硬、活动明显受限为主要症状，轻者 1 周内不治可自愈，重者可迁延至数周，针灸推拿疗法对本病有较好的效果。

【病因病机】

落枕常与睡眠姿势不正，或枕头高低不适，或因负重颈部过度扭转，或寒邪侵袭颈背部等因素有关。本病病位在颈项部经筋，与督脉、手足太阳和足少阳经密切相关。基本病机是经筋受损，筋络拘急，气血阻滞不通。本病属于实证。

【辨证】

主症　颈项部一侧或两侧疼痛，活动明显受限，严重者可放散至头部及肩背部。

1. 督脉与太阳经证　项背部强痛，低头加重，项背部压痛明显。

2. 少阳经证　颈肩部疼痛，头部歪向患侧，颈肩部压痛明显。

有明显的感受风寒史，颈项疼痛重着，或伴恶寒发热、头痛者为风寒袭络；颈项部刺痛，固定不移，且有明显的夜卧姿势不当或颈项外伤史者为气滞血瘀。

【治疗方案】

方案一　针灸疗法

治法：痛经活络，舒筋止痛。取局部腧穴，配合循经远端取穴。

主穴：外劳宫、天柱、阿是穴、后溪、悬钟。

配穴：督脉、太阳经证配大椎、束骨，少阳经证配肩井、外关。风寒袭络配风池、合谷，气滞血瘀配内关、合谷。肩痛配肩髃，背痛配天宗。

操作：毫针泻法，先取远端的腧穴持续捻转，同时活动颈项部。

方案二　推拿疗法

① 患者取坐位，用法、轻揉法在患侧颈项部及肩部往返操作，配合轻缓的头项前屈、后伸及左右旋转活动；② 按拿颈项及肩部或弹拨紧张的肌肉；③ 嘱患者放松颈项部，用摇法使颈项做轻缓旋转，摇动数次后，在颈部做前屈位时，迅速向患侧加大旋转幅度，手法要稳而快速，旋转幅度要在患者能忍受的限度内；④ 最后拿风池、肩井、天宗等穴及颈椎旁肌肉，在患部用擦法结束。

※ 二、漏肩风

【概述】

漏肩风是以肩部疼痛、痛处固定、活动受限为主症的疾病。因本病好发年龄在50岁左右，故又称"五十肩"。女性发病略高于男性，如果不能有效治疗，日久常出现肩关节粘连，肩部呈现固结状，肩关节活动明显受限，又称"冻结肩""肩凝症"等。

【病因病机】

本病多与体虚、劳损、风寒侵袭肩部等因素有关。病位在肩部经筋，与手三阳、手太阴经密切相关。手三阳经及手太阴经分别循行于肩前、肩外、肩后及肩内侧，肩部感受风寒，气血痹阻，或劳作过度、外伤，损及筋脉，气滞血瘀，或年老气血不足，筋脉失养，皆可使肩部筋脉气血不利，不通或不荣而痛。本病以实证为主，也有本虚标实之证。

【临床表现】

1. 肩部疼痛　初期，单侧肩部酸楚疼痛，夜间为重，之后逐渐加重，为阵发性或持续性，常为天气变化或劳累诱发；昼轻夜重，患者常常夜不能眠或半夜痛醒；疼痛可向颈部及肘部放射。

2. 肩关节活动受限　肩关节周围软组织可发生粘连，引起肌力降低，使肩关节各方向的主动和被动活动受限，梳头、穿衣等动作难以完成，甚至洗脸也有困难。

【诊断要点】

1. 肩部疼痛逐渐加重，昼轻夜重，影响睡眠，疼痛可牵涉至颈部、肩胛部、三角肌、上臂和前臂背侧。

2. 肩关节活动范围受限，特别是肩外展、前旋、后旋均可受阻，疼痛日久，逐渐加重，发展为冻结肩、肩部完全不能做自主运动。

3. 肩峰下可有明显压痛，重者可有冈上肌、冈下肌、三角肌萎缩和血管痉挛。

4. X线无明显改变。肩关节造影：可见关节囊明显缩小，腋窝囊腔皱褶部消失。关节镜检查：可见关节腔变小，关节骨膜与肱骨头之间有粘连，下方的关节囊皱褶部分因囊壁粘连而消失。

【辨证】

1. 手阳明经证　疼痛以肩前外部为主。

2. 手少阳经证　疼痛以肩外侧部为主。

3. 手太阳经证　疼痛以肩后部为主。

4. 手太阴经证　疼痛以肩前部为主。

有明显感受风寒史、遇风痛增者为外邪内侵；肩部有外伤或劳作过度史，疼痛拒按者为气滞血瘀；肩部以酸痛为主，劳累加重，或伴眩晕乏力者为气血虚弱。

【治疗方案】

方案一　针灸疗法

治法：通经活络，舒筋止痛。取局部穴位为主，配合循经远端取穴。

主穴：肩髃、肩髎、肩贞、阿是穴、阳陵泉、条口透承山。

配穴：手阳明经证配合谷，手少阳经证配外关，手太阳经证配后溪，手太阴经证配列缺。外邪内侵配合谷、风池，气滞血瘀配内关、膈俞，气血虚弱配足三里、气海。

操作：毫针泻法或平补平泻。先刺远端穴，行针后让患者运动肩关节。局部穴可加灸法。

方案二　推拿疗法

① 患者取坐位，医者立于患侧，在肩关节周围及上肢施㨰法。② 按揉天宗、曲垣；拿揉肩井、肩关节周围与上肢前、后侧，往返数次。③ 拨肩贞、肩髃、肩内陵诸穴并按揉之。④ 摇肩关节。⑤ 在前屈、后伸、内收、外展的各个方向上施用肩关节扳法。⑥ 按揉曲池、手三里、合谷等穴。⑦ 搓肩部及上肢，抖上肢，理五指结束手法。

方案三　刺络拔罐

对肩部肿胀疼痛明显并有瘀阻浅表者，可用皮肤针中强度叩刺患部，使局部皮肤微微出血，再行拔火罐；对瘀阻较深者，可用三棱针点刺 2～3 针，再行拔火罐，使瘀血外出，邪去滑利润通。每周 2 次。

※ 三、扭伤

【概述】

扭伤是指四肢关节或躯体部的软组织（如肌肉、肌腱、韧带、血管等）损伤，无骨折、脱臼、皮肉破损等情况。临床主要表现为损伤部位疼痛肿胀和关节活动受限。

【病因病机】

本病多发于腰、踝、膝、腕、肘、髋等部位，病位在经筋。多为剧烈运动或负重不当、跌扑闪挫、牵拉以及过度扭转等情况，使关节超越正常活动范围，引起筋脉及关节损伤，气血壅滞于局部，经气运行受阻，而致局部肿胀疼痛，甚至关节活动受限。本病属于实证。

【辨证】

主症　扭伤部位疼痛，关节活动不利或不能，继则出现肿胀，伤处肌肤发红或青紫。

1.气滞血瘀　新伤疼痛肿胀，活动不利。

2.寒湿侵袭，瘀血阻络　陈旧性损伤，每遇天气变化反复发作。

【治疗方案】

方案一　针灸疗法

治法：祛瘀消肿，舒筋通络。取扭伤局部腧穴为主。

主穴：阿是穴、局部腧穴

腰部：阿是穴、大肠俞、腰痛点、委中

颈部：阿是穴、风池、绝骨、后溪

肩部：阿是穴、肩髃、肩髎、肩贞

肘部：阿是穴、曲池、小海、天井

腕部：阿是穴、阳溪、阳池、阳谷

髋部：阿是穴、环跳、秩边、居髎

膝部：阿是穴、膝眼、膝阳关、梁丘

踝部：阿是穴、申脉、解溪、丘墟

配穴：

① 根据病位配合循经远端腧穴。急性腰扭伤：督脉病症配水沟或后溪，足太阳经筋病症配昆仑或后溪，手阳明经筋病症配手三里或三间。

② 根据病位在其上下循经邻近取穴，如膝内侧扭伤，病在足太阴脾经，可在扭伤部位其上取血海，其下取阴陵泉。

③ 根据手足同名经配穴法进行配穴。方法：踝关节与腕关节对应、膝关节与肘关节对应、髋关节与肩关节对应。例如，踝关节外侧昆仑穴、申脉穴处扭伤，病在足太阳经，可在对侧腕关节手太阳经养老穴、阳谷穴处寻找最明显的压痛的穴位针刺；再如，膝关节内上方扭伤，病在足太阴经，可在对侧手太阴经尺泽穴处寻找最明显的压痛点针刺；以此类推。

操作：毫针泻法。陈旧性损伤留针加灸法，或用温针灸。针灸对急性扭伤者，常先针刺远端穴位，并令患者同时活动患部，常有针入痛止之效。

方案二　刺络拔罐法

取阿是穴，以皮肤针叩刺疼痛肿胀局部，以微渗血为度，加拔火罐，适用于新伤局部血肿明显者或陈伤寒湿侵袭，瘀血阻络者。

※ 四、腰痛

【概述】

腰痛又称"腰脊痛"，是以腰部疼痛为主症的病症。

西医学中，腰痛多见于腰部软组织损伤、肌肉风湿、腰椎病变和部分内脏病变中。

【病因病机】

腰痛的发生主要与感受外邪、年老体衰、跌仆损伤和劳欲过度等因素有关。本病与肾及足太阳膀胱经、督脉等关系密切。基本病机是腰部经络不通，气血阻滞，或肾精亏虚，腰部失于温煦、濡养。本病有虚证、实证、虚实夹杂之证。

【辨证】

主症　腰部疼痛。

起病较急，腰痛明显，痛处拒按者，为实证；起病隐袭，腰部酸痛，痛势不剧，病程缠绵者，为虚证。

1.寒湿腰痛　腰部冷痛重着，或拘挛不可俯仰，有明显腰部受寒史。

2.瘀血腰痛　腰部刺痛，痛有定处，腰部有明显损伤或陈伤史。

3.肾虚腰痛　腰痛起病缓慢，隐隐作痛，反复发作。

【治疗方案】

方案一　针灸疗法

治法：通经止痛。取局部阿是穴及足太阳经穴为主。

主穴：大肠俞、阿是穴、委中。

配穴：督脉病症配后溪，足太阳经证配申脉，腰椎病变配腰夹脊。寒湿腰痛配命门、腰阳关，瘀血腰痛配膈俞、次髎，肾虚腰痛配肾俞、太溪。

操作：毫针刺，虚补实泻。寒湿腰痛或肾虚腰痛加灸法，瘀血腰痛者阿是穴用刺络拔罐，痛势较急者委中点刺放血。

方案二　推拿疗法

① 患者俯卧位，沿病者腰部两侧膀胱经用法和掌揉法施术，往返 4~5 遍；② 用拇指压法和肘压法在督脉和膀胱经上施术，并重点按揉肾俞、大肠俞、秩边等穴；③ 用掌侧擦法直擦腰脊部，横擦腰骶部，以透热为度；④ 按揉环跳、居髎、阿是穴等；⑤ 拍击腰背部两侧骶棘肌，嘱患者侧卧，用腰斜扳法结束。

方案三　拔罐疗法

取肾俞、大肠俞，用投火法拔罐；或在腰部走罐，每日 1 次。

※ 五、坐骨神经痛

【概述】

坐骨神经痛是指沿坐骨神经通路及其分布区（腰、臀、大腿后侧、小腿后外侧及足外侧）以放射性疼痛为主要特点的综合征，是各种原因引起的坐骨神经受压而出现的炎性病变。通常分为根性坐骨神经痛和干性坐骨神经痛两种，临床上以根性坐骨神经痛多见。

本病多见于感染性疾病、脊柱肿瘤、腰椎间盘突出症、骨盆病变、腰骶软组织劳损及部分内科疾病中。

【病因病机】

坐骨神经痛病位主要在足太阳、足少阳经脉和经筋。本病的发生与感受外邪、跌扑损伤等有关。感受风寒湿邪或湿热下注，痹阻经脉，腰部跌扑闪挫，损伤筋脉，均可导致经络不通，气血瘀滞而发生本病。本病以实证为主，也有虚证及虚实夹杂之证。

【辨证】

主症　腰或臀、大腿后侧、小腿后外侧及足外侧的放射样、电击样、烧灼样疼痛。腰部病变使神经根受压迫或刺激引起者为根性坐骨神经痛，坐骨神经干受压迫或刺激引起者为干性坐骨神经痛。

1.足太阳经证　疼痛以下肢后侧为主。

2.足少阳经证　疼痛以下肢外侧为主。

腰腿冷痛重着，遇冷加重，舌质淡，苔白滑，脉沉迟者为寒湿证；腰腿疼痛剧烈，痛处固定不移，有外伤史，舌质紫暗，脉涩者为瘀血阻络证；痛势隐隐，喜揉喜按，舌淡，脉细者为气血不足证。

【治疗方案】

方案一　针灸疗法

治法：通经止痛。取足太阳、足少阳经穴为主。

主穴：足太阳经证，腰夹脊、秩边、委中、承山、昆仑、阿是穴；足少阳经证，腰夹脊、环跳、阳陵泉、悬钟、丘墟、阿是穴。

配穴：寒湿证配命门、腰阳关，瘀阻络证配血海、阿是穴，气血不足证配足三里、三阴交。

操作：毫针刺，虚补实泻。秩边、环跳以针感沿腰腿部足太阳、足少阳经向下传导为佳，但不宜多次重复。

方案二　推拿疗法

① 俯卧，在患者腰背部用按法或指、掌揉按腰部为重点；② 用拇指或肘后部由上而下酌情点压命门、腰阳关、脾俞、胃俞、环跳、殷门、承扶、委中、昆仑、太溪穴；③ 双手重叠用力，沿患者督脉由大椎向下以掌按压至骶尾部，反复数次，接着可用腰部后伸扳法或配合踩跷法；④ 侧卧，用腰部斜扳法，左右各 1 次，先扳患侧，再扳健侧；⑤ 仰卧，可做屈膝屈髋和直腿抬高动作数次；⑥ 屈膝屈髋摇法，医者两手分别扶握患者的双膝和双踝部，帮助患者尽量屈髋屈膝，然后摇动双下肢以带动患者腰部旋转，先顺时针方向，再逆时针方向，各转动 3 ~ 5 圈。

方案三　穴位注射

取腰部压痛点、秩边、环跳等穴，用红花、当归注射液，每穴注入药液 0.5 毫升。

六、桡骨茎突部狭窄性腱鞘炎

【概述】

桡骨茎突部狭窄性腱鞘炎是指拇长展肌腱与拇短伸肌腱的桡骨茎突部腱鞘机械性摩擦而引起的慢性无菌性炎症。临床以桡骨茎突处肿胀疼痛为主要特征，常见于家务劳动及手工操作者，中老年妇女多见，男女比例约为 1 : 6。

【病因病机】

1. 外伤　外伤累及筋腱，伤及气血，腕、手部用力不当或被动强力尺侧屈，过度牵拉拇长展肌和拇短伸肌，气机不畅，血脉瘀滞而作痛。

2. 劳损　手腕部活动过多，耗伤气血，筋腱失其濡养而易于磨损。

3. 感受风寒湿邪　风寒湿邪侵袭，局部血运迟滞，痹阻不通。

【临床表现】

起病多较缓慢，一般无明显外伤史。桡骨茎突部疼痛。疼痛初起较轻，逐渐加重，可放射至手或肩、臂部，严重时局部有酸胀感或烧灼感，遇寒冷刺激或拇指活动时痛剧。伸拇指活动受限。

检查：桡骨茎突部明显压痛，可有轻度肿胀；局部可触及硬结，拇指外展等活动有摩擦感或摩擦音；握拳试验（Finkelstein 征）阳性。

【治疗方案】

方案一 针灸疗法

治法：舒筋活络、通经止痛。取局部腧穴配合循经远端取穴。

主穴：阳溪、列缺、合谷、偏历、手三里、阿是穴。

操作：毫针刺，平补平泻。

方案二 推拿疗法

① 用拇指按揉手三里、偏历、阳溪、列缺、合谷，重点按揉桡骨茎突部及其上下方，每穴约 2 分钟；② 用拨法拨前臂拇长展肌、拇短伸肌到第一掌骨背侧，上下往返治疗 4～5 次，重点在桡骨茎突部；③ 用拔伸法一手握患腕，另一手拔伸患手拇指，同时做患腕掌屈、背伸及旋转运动，时间为 1～2 分钟；④ 术者左手拇指置于桡骨茎突部，右手食指及中指夹持患者拇指，做对抗牵引，并向尺侧屈曲，同时用左手拇指推按桡骨茎突部，反复操作约 3 分钟；⑤ 用大鱼际擦法擦桡骨茎突部，以透热为度。

方案三 穴位注射

取桡骨茎突部，用醋酸强的松 25 毫克，加 1% 的普鲁卡因（用前做皮试）5 毫升，做痛点注射，以消炎止痛。

七、肱骨外上髁炎

【概述】

本病是常与职业密切相关的积累性劳损性疾病，病变常导致肱骨外上髁腕伸肌腱附着处发生撕裂，出血机化形成纤维组织，肘关节外上髁部局限性疼痛，并影响伸腕和前臂旋转功能。本病名称较多，如肱骨外上髁综合征、肱桡关节外侧滑膜囊炎、肱骨外上髁骨膜炎、网球肘等。

【病因病机】

气血虚弱，血不荣筋，肌肉失去温煦，筋骨失于濡养为其内因；肱骨外上髁腕伸肌附着点慢性劳损及牵拉是其外因。本病的病理变化较为复杂，常有肌纤维在外上髁部分撕脱，或关节滑膜嵌顿或滑膜炎，或支配的神经分支的神经炎，或桡骨环状韧带变性，或肱骨外上髁骨膜炎等。其局部反应多有充血、水肿，或渗出、粘连等。

【临床表现】

症状往往逐渐出现。初始为做某一动作时肘外侧疼痛，休息后缓解，以后疼痛转为持续性，轻者不敢拧毛巾，重者提物时有突然"失力"现象。疼痛呈持续性酸痛，可放射至前臂、腕部或上臂，一般在肱骨外上髁部有局限的压痛点，压痛可向桡侧伸肌腱总腱方向扩散。局部无发红现象，肘关节屈伸活动一般不受影响，但有时前臂旋前或旋后局部疼痛。晨起时肘关节有僵硬现象。部分患者每在肘部劳累、阴雨天时疼痛加重。

检查：密耳（Mills）试验阳性，即肘、腕、指屈曲，前臂被动旋前并逐渐伸直时，肱骨外上髁部出现疼痛；X线摄片一般无异常表现。病程长者可见骨膜反应，在肱骨外上髁附近有钙化沉积。

【治疗方案】

方案一　针灸疗法

治法：通经活络，舒筋止痛。取局部腧穴配合循经远端取穴。

主穴：肘髎、曲池、天井、手三里、外关、肘部阿是穴。

操作：用泻法。间歇留针30分钟，同时加艾条温灸，或用温针灸法。

方案二　推拿疗法

① 在肘外侧痛点部做揉捻法，使局部有发热感；② 点按曲池、外关等穴位，使之得气；③ 用拨络法弹拨刺激桡侧腕伸肌等；④ 医者与患者相对，一助手拿患者上臂，医者一手拿其患侧腕关节（右手拿患者右腕或左手拿患者左腕），另一手拿住肘部痛点，用屈肘摇法旋前及旋后摇晃肘关节5~7次；⑤ 在拔伸下使肘关节屈曲，在旋后位使肘关节突然伸直，以撕脱局部粘连；⑥ 以揉散法、捋顺法等结束。

方案三　针刀疗法

对一些顽固性肱骨外上髁炎患者，可试用小针刀疗法松解治疗。

项目五　皮肤科病

※ 一、瘾疹

【概述】

瘾疹是以异常瘙痒，皮肤出现成块、成片状风团为主症的疾病，因其时隐时起，遇风易发，故名"瘾疹"，又称"风疹""风疹块"。本病急性者短期发作后多可痊愈，慢性者常反复发作，缠绵难愈。

本病相当于西医学的急、慢性荨麻疹，现认为发病的主要因素是机体敏感性增强，皮肤真皮表面毛细血管炎性变，出现渗出、出血和水肿。

【病因病机】

瘾疹病位在肌肤腠理，与感受风邪及脏腑气血盛衰关系密切。腠理不固，风邪入侵，或体质素虚，食用鱼、虾荤腥食物，致胃肠积热，复感风邪，均可使邪郁腠理而发病。基本病机是营卫失和，邪郁腠理。本病以实证多见，也有虚实夹杂之证。

【辨证】

主症　瘾疹起病急骤，皮肤突发瘙痒不止，可见大小不等、形状各异的风团，融合成片或孤立散在，淡红或白色，边界清楚，此伏彼起。一日之内可发作数次者，病情较急；反复发作，缠绵不愈，风团时多时少时无，病情较缓。

1. 风热犯表　风团色红，灼热剧痒，遇热加重，舌红，苔薄黄，脉浮数。

2. 风寒束表　风团色白，遇风寒加重，舌淡，苔薄白，脉浮紧。

3. 胃肠积热　风团色红，脘腹疼痛，恶心呕吐，舌红，苔黄腻，脉滑数。

4. 血虚风燥　风疹反复发作，午后或夜间加剧，口干，舌红，少苔，脉细数无力。

【治疗方案】

方案一　针灸疗法

治法：疏风和营。取手阳明、足太阴经穴为主。

主穴：曲池、合谷、血海、膈俞、委中、三阴交。

配穴：风热犯表配大椎、风门，风寒束表配风门、肺俞，胃肠积热配天枢、足三里，血虚风燥配脾俞、足三里。呼吸困难配天突，恶心呕吐配内关。

操作：毫针泻法。膈俞可点刺出血。风寒束表者可灸，血虚风燥者只针不灸。

方案二　拔罐法

取神阙穴，选用大号玻璃罐，先留罐 5 分钟，起罐后再拔 5 分钟，如此反复拔 3 次。也可以用闪罐法拔至穴位局部充血。

※ 二、蛇串疮

【概述】

蛇串疮是以突发单侧簇集状水泡呈带状分布的皮疹，并伴有烧灼刺痛为主症的病症。又称"蛇丹""蛇窠疮""蜘蛛疮""火带疮""缠腰火丹"等，多发生于腰腹、胸背及颜面部。

本病相当于西医学的带状疱疹，即水痘－带状疱疹病毒所致的皮肤病，成簇的水泡沿一侧的周围神经分布，多伴有神经痛。

【病因病机】

本病病位在肌肤腠理，主要与肝、脾相关。多由于情志内伤，肝经郁热，热溢皮肤；或脾虚生湿，感染毒邪，湿热火毒蕴结肌肤而成。年老体弱者，常因血虚肝旺，气血凝滞，而疼痛剧烈，病程迁延。本病以实证多见，也有本虚标实之证。

【辨证】

主症　初起时患部皮肤灼热刺痛、发红，继而出现簇集性粟粒大小丘状疱疹，多呈带状排列，多发生于身体一侧，以腰、胁部最为常见。疱疹消失后部分患者可遗留疼痛，可持续数月或更久。

1. 肝胆火盛　皮损鲜红，疱壁紧张，灼热刺痛，兼口苦，烦躁易怒，苔黄，脉弦滑数。

2. 脾胃湿热　皮损色淡，疱壁松弛，兼胸脘痞满，纳差，舌红，苔黄腻，脉濡数。

3. 瘀血阻络　皮疹消退后局部仍疼痛不止，或见有色素沉着，兼心烦不寐，舌紫暗，苔薄白，脉弦细。

【治疗方案】

方案一　针灸疗法

治法：泻火解毒、清热利湿。取局部阿是穴及相应夹脊穴为主。

主穴：局部阿是穴、相应夹脊穴。

配穴：肝胆火盛配行间、侠溪，脾胃湿热配阴陵泉、内庭，瘀血阻络配血海、三阴交。便秘配天枢，心烦配神门。

操作：毫针泻法，强刺激。皮损局部阿是穴围针法，即在疱疹带的头、尾各刺一针，两旁则根据疱疹带的大小选取数点，向疱疹带中央沿皮平刺。

方案二　刺络拔罐法

取疱疹处及周围皮肤，用三棱针刺破疱疹，使疱内液体流出，并拔火罐，令出血。

方案三　皮肤针法

疱疹后遗神经痛可在局部用皮肤针叩刺，加艾条灸。

项目六　儿科病

一、便秘

【概述】

便秘是一个症状，指大便不能按时排出，或大便干燥坚硬、坚涩难以排出。便秘在婴幼儿中比较少见，学龄前儿童相对多见。可单独出现，有时也可继发于其他疾病过程中。

【病因病机】

1. 实秘　素体阳盛，过食辛热厚味，以致肠胃积热，气滞不行；或热病后耗伤津液，肠道失于润泽，而致大便秘结，排出困难。

2. 虚秘　先天禀赋不足，素体脾胃虚弱，气血化源不足；或病后体虚，气血亏损，气虚则肠道传送无力，血虚则津液亏少，不能滋润大肠，以致大便难以排出。

【辨证】

1. 实秘　大便干结，烦热口臭，面赤身热，胸胁痞满，食欲不振，腹部胀满作痛，噫气频作，口干唇燥，小便短赤，苔黄或燥，脉弦滑，指纹色紫。

2. 虚秘　大便秘结或干燥不甚，虽有便意，而努挣乏力难下，面色苍白无华，形体消瘦乏力，神疲气怯，舌淡苔薄，脉细或细涩，指纹色淡。

【治疗方案】

推拿疗法

1. 实秘

治法：理气行滞，清热通便。

处方：按揉膊阳池、清大肠、退六腑、分腹阴阳、运内八卦、推下七节骨、摩腹、揉天枢、按揉足三里、按弦走搓摩。

方义：清大肠、揉天枢，荡涤肠腑邪热积滞；分腹阴阳、摩腹、按足三里，健脾和胃，行滞消食；按弦走搓摩、运内八卦，疏肝理气，顺气行滞；推下七节骨、按揉膊阳池、退六腑，通便清热。

加减：邪热过实者，加清天河水。

2. 虚秘

治法：益气养血，滋阴润燥。

处方：补脾经、清大肠、补肾经、推三关、揉上马、按揉膊阳池、揉肾俞、捏脊、按揉足三里、摩腹、揉涌泉。

方义：补脾经、推三关、捏脊、按揉足三里，补气养血，健脾调中，强壮身体；清大肠、按揉膊阳池配揉上马、摩腹、揉涌泉、揉肾俞，滋阴润燥，理肠通便。

【注意事项】

1. 若较长时期治疗后效果仍不明显者，应做进一步检查。

2. 合理膳食，多吃蔬菜，并注意添加粗纤维食物，养成按时排便习惯。

二、泄泻

【概述】

泄泻是以大便次数增多，粪质稀薄或如水样为特征的一种小儿常见病。本病四季皆可发生，夏、秋季节多见，两岁以下小儿发病率高。轻者预后良好，如治疗不及时，迁延日久，可严重影响小儿的营养和生长发育，重症患儿还可出现脱水、酸中毒等一系列严重症状，甚至危及生命，故临诊时必须十分注意。

【病因病机】

1. 感受外邪 小儿脏腑娇嫩，肌肤薄弱，冷暖不知自调，易被外邪所袭，湿困脾阳，脾失健运，运化失职，升降失司，清浊不分而成腹泻。

2. 内伤乳食 小儿脾常不足，运化力弱，饮食或喂养不当，饥饱无度，或突然改变饮食性质，或恣食油腻、生冷，导致脾胃损伤，运化失职，不能腐熟水谷而致泄泻。

3. 脾胃虚弱 先天禀赋不足，或后天喂养不当；或因久病迁延不愈，造成脾胃虚弱，健运失调，水谷不得运化，水湿滞留，形成泄泻。

4. 突受惊吓 小儿心气怯弱，神气不足，突受惊吓，木盛克乘脾土，脾失健运，不能运化水谷，而致腹泻。

【辨证】

1. 寒湿泻 大便清稀多沫，色淡不臭，肠鸣腹痛，面色淡白，口不渴，小便清长，苔白腻，脉濡，指纹色红。

2. 湿热泻 大便稀水样，或如蛋花汤样，或有黏液，或黄褐热臭，腹痛即泻，急迫暴注，身有微热，口渴引饮，烦躁，小便短黄，舌红苔黄腻，脉滑数，指纹色紫。

3. 伤食泻 大便稀溏夹有奶瓣或不消化的食物残渣，腹痛胀满，泻前哭闹，泻后痛减，大便酸臭，量多，嗳气纳呆，矢气频频臭秽，或伴呕吐酸馊，苔厚腻或黄垢，脉滑，指纹紫滞。

4. 脾虚泻 久泻不愈，大便稀溏夹有奶瓣及不消化的食物残渣，食后即泻，或反复发作，时轻时重，面色萎黄，形体消瘦，食欲不振，舌淡苔薄，脉濡。若泄泻日久不愈，进而可损及肾阳，症见大便水样，次数多，面色淡白，四肢厥冷，舌淡苔白，脉弱无力。甚至出现泄泻不止，完谷不化，四肢逆冷，脉微欲绝，昏不识人等津竭阳脱之症。

5. 惊泻　有典型的受惊病史，大便稀溏夹有不消化的食物残渣，睡眠不宁，心神不安，或睡中时作惊惕，或口舌生疮，舌苔、脉象多无明显变化。

【治疗方案】

方案一　推拿疗法

1. 寒湿泻

治法：温中散寒，化湿止泻。

处方：补脾经、补大肠、推三关、揉外劳宫、摩腹、揉脐、揉龟尾、推上七节骨、按揉足三里。

方义：推三关、揉外劳宫，温阳散寒，配补脾经、摩腹、揉脐与按揉足三里能健脾化湿，温中散寒；补大肠、推上七节骨、揉龟尾能温中止泻。

加减：腹痛、肠鸣重者，加拿肚角、揉一窝风；体虚者，加捏脊；惊惕不安者，加清肝经、掐揉五指节。

2. 湿热泻

治法：清热利湿，调中止泻。

处方：清补脾经、清胃经、退六腑、清大肠、清小肠、揉天枢、揉龟尾。

方义：清脾胃以清中焦湿热，清大肠、揉天枢以清利肠腑湿热积滞，退六腑清热利尿除湿，配揉龟尾以理肠止泻。

加减：烦躁不安者，加掐揉小天心。

3. 伤食泻

治法：消食导滞，和中助运。

处方：补脾经、清大肠、分腹阴阳、运内八卦、揉板门、推下七节骨、摩腹、揉中脘、揉天枢、揉龟尾。

方义：补脾经、揉中脘、分腹阴阳、运内八卦、揉板门、摩腹，健脾和胃，行滞消食；清大肠、推下七节骨、揉天枢，疏调肠腑积滞；配揉龟尾以理肠止泻。

加减：呕吐者，加推天柱骨。

4. 脾虚泻

治法：健脾益气，温阳止泻。

处方：补脾经、补大肠、摩腹、揉脐、揉龟尾、推上七节骨、推三关、捏脊。

方义：补脾经、补大肠健脾益气，固肠实便；推三关、摩腹、揉脐、捏脊温阳补中；配推上七节骨、揉龟尾以温阳止泻。

加减：肾阳虚者，加补肾经、揉外劳宫；腹胀者，加运内八卦；久泻不止者，加按揉百会。

5.惊泻

治法：镇惊安神，健脾止泻。

处方：清肝经、捣小天心、掐揉五指节、补脾经、补大肠、推上七节骨、揉龟尾、推三关、捏脊。

方义：清肝经、捣小天心、掐揉五指节镇惊安神；补脾经、补大肠健脾益气，固肠实便；推上七节骨、揉龟尾以温阳止泻；推三关、捏脊温阳补中。

加减：口舌生疮配清心经、揉内劳宫。

方案二　灸法

取中脘、足三里、神阙，用艾条灸，每穴 3 ~ 5 分钟，每日 1 次。适用于脾虚泻。

方案三　水针疗法

取足三里、大肠俞，每次选一对穴，用维生素 B12 注射液 500 单位或黄连素注射液 2 毫升，每穴注入药液 0.5 ~ 1 毫升，每日 1 次。

【注意事项】

1. 急性腹泻，除推拿外，应配合其他方法进行治疗，以防气阴耗损过度，导致阴竭阳脱之危症。

2. 适当控制饮食，养成良好的饮食习惯。

3. 避免受凉，腹部及尾骶部注意保暖。

4. 保持清洁，要勤换尿布，臀部皮肤保持干燥，防止发生红臀。

三、腹痛

【概述】

凡胃脘以下、肚脐两旁及耻骨以上部位发生疼痛者，称腹痛。本病是小儿常见的一个症状，可见于任何年龄与季节。如《古今医统大全》云："小儿腹痛之病，诚为急切。凡出生二三个月及一周之内，多有腹痛之患。无故啼哭不已或夜间啼哭之甚，多是腹痛之故。"

很多疾病可引起腹痛，本节主要讨论感受寒邪、乳食停滞、虫积等引起的腹痛。

【病因病机】

1. 感受外邪　护理不当，腹部为风冷之邪所侵，或气候突变，或过食生冷，腹部中寒。寒为阴邪，性主收引，寒凝而滞，则经络不通，气机壅阻，气血不行则发为腹痛。

2. 乳食积滞　小儿脾常不足，运化力弱，加之乳食不能自节，若暴饮暴食或过食不易消化食物，易致脾胃受损，运化失常，食积中焦，壅塞气机，升降失调，传化失职，而致食积腹痛。

3. 虫积　饮食或玩耍不洁之物，感染蛔虫，寄于肠中，或蛔入胆道，或虫多而扭结成团，阻滞气机，致虫积作痛。

4. 脾胃虚寒　素体脾胃虚弱，脏腑虚冷，或久病脾虚，致中阳不振，脾运失职，寒湿内停，温煦失常，阴寒内盛，而致虚寒腹痛。

【辨证】

1. 寒性腹痛　腹痛突发急暴，阵阵发作，哭叫不安，得温则舒，遇冷加剧，面色青白，甚则唇色紫暗，肢冷，或兼大便清稀，小便清长，舌淡苔白滑，指纹色红。

2. 伤食腹痛　腹部胀满疼痛，按之痛甚，不思饮食，嗳腐吞酸，呕吐，吐物酸腐，矢气频作，腹泻或便秘，或腹痛欲泻，泻后痛减，苔厚腻，脉滑。

3. 虫积腹痛　腹痛突发，以脐周为甚，时作时止，食欲欠佳，或嗜食异物，有时可在腹部摸到蠕动之块状物，按之腹软，可凹陷变形，时隐时现，小儿体瘦，多有便虫史；若蛔虫窜入胆道，则剑突下痛如钻顶，时发时止，伴呕吐。

4. 脾胃虚寒　腹痛绵绵，喜暖喜按，面色萎黄，精神倦怠，形体消瘦，食欲不振，大便溏薄，舌淡苔薄，指纹色淡。

【治疗方案】

推拿疗法

1. 寒性腹痛

治法：温中祛寒，理气止痛。

处方：补脾经、推三关、揉外劳宫、掐揉一窝风、拿肚角、摩腹、揉中脘。

方义：补脾经、摩腹、揉中脘，以温中健脾；推三关、揉外劳宫，以助阳散寒；掐揉一窝风、拿肚角，以理气散寒止痛。

加减：腹泻者，加补大肠。

2. 伤食腹痛

治法：消食导滞，和中止痛。

处方：补脾经、清大肠、分腹阴阳、运内八卦、揉板门、推下七节骨、揉一窝风、拿肚角、揉中脘、揉天枢、揉足三里、摩腹。

方义：揉板门、摩腹、补脾经、揉中脘、揉足三里，以健脾和胃，消食导滞，理气止痛；清大肠、推下七节骨、揉天枢，以疏调肠腑积滞；揉一窝风，以行气止痛；运内八卦，以宽胸理气，调和气血；拿肚角，以止腹痛。

加减：呕吐者，加推天柱骨、清胃经、横纹推向板门；发热者，加清天河水、退六腑。

3. 虫积腹痛

治法：温中行气，安蛔止痛。

处方：揉一窝风、推三关、揉外劳宫、摩腹、揉脐。

方义：揉一窝风、揉外劳宫、推三关，以温中散寒，安蛔止痛；摩腹、揉脐，以健脾和胃，行气止痛。

加减：腹痛甚者，加拿肚角，按揉脾俞、胃俞。

4. 虚寒腹痛

治法：温补脾肾，益气止痛。

处方：补脾经、补肾经、推三关、揉外劳宫、揉中脘、揉脐、揉丹田、按揉足三里。

方义：补脾经、补肾经、推三关、揉外劳宫，以温补脾肾，益气止痛；揉丹田，以温补下元；揉中脘、揉脐、按揉足三里，以温中和胃，散寒止痛。

加减：腹泻者，加补大肠、摩腹。

【注意事项】

1. 急腹症引起的腹痛，不宜用推拿治疗，应及时采取其他治疗方法，以免延误病情。

2. 推拿治疗小儿腹痛效果明显，但需明确诊断，排除非适应证。

3. 虫积腹痛者，推拿止痛后，应服驱虫药，以彻底治愈。

四、厌食症

【概述】

厌食是小儿时期的一种常见病症，临床以较长时间厌恶进食、食量减少为特征，日久则精神疲惫，体重减轻，抗病能力低下，影响患儿生长发育。本病多见于1～6岁小儿，城市儿童发病率较高，无明显季节性。

【病因病机】

1. 喂养不当　小儿脏腑娇嫩，脾常不足，乳食不知自节。若家长护理喂养不当，婴儿期未按时添加辅食，或过度强调高营养饮食，或饥饱无度，均可损伤脾胃，产生厌食，正如《素问·痹论》所说"饮食自倍，肠胃乃伤"。

2. 先天不足　先天禀赋不足，脾胃薄弱，加之后天喂养、调护不当，致脾胃虚弱，胃不欲食而致厌食。

3.病后失调　热病伤津，或用药不当，过于寒凉，或过于温燥，或病后调理不当，均可导致小儿胃津受灼，脾胃气阴不足，受纳运化功能降低，而产生厌食。

【辨证】

1.脾胃不和　食欲不振，甚至厌恶饮食，多食或强迫进食则脘腹饱胀，形体偏瘦，但精神尚好，舌质淡红，苔薄白或白腻，脉有力，指纹淡红。

2.脾胃气虚　不欲饮食，甚或拒食，面色萎黄，精神倦怠，懒言乏力，大便夹有不消化的食物残渣，舌淡，苔薄白，脉弱无力，指纹色淡。

3.胃阴不足　不欲进食，口干多饮，皮肤干燥，手足心热，大便秘结，小便黄赤，舌红少津，苔少或花剥，脉细数，指纹淡紫。

【治疗方案】

推拿疗法

1.脾胃不和

治法：健脾和胃。

处方：补脾经、补胃经、运内八卦、揉板门、推四横纹、揉中脘、摩腹、按揉足三里。

方义：补脾经、补胃经、按揉足三里，以和胃运脾；揉中脘，以消食助运；摩腹、揉板门，以健脾和胃，理气消食；运内八卦、推四横纹，以调中和胃。

加减：手足心热者，加清天河水、退六腑。

2.脾胃气虚

治法：健脾益气。

处方：补脾经、揉脾俞、揉胃俞、推三关、揉外劳宫、摩腹、揉脐、运内八卦、捏脊、揉中脘、按揉足三里。

方义：补脾经、揉脾俞、揉胃俞、揉中脘、揉足三里，以健脾益气，和胃消食；摩腹、运内八卦、捏脊，以理气和中，补益气血；推三关、揉外劳宫，以温阳益气；揉脐，以补中益气，消食助运。

加减：大便溏泻者，加补大肠。

3.胃阴不足

治法：滋阴养胃。

处方：补胃经、补脾经、揉脾俞、揉胃俞、揉二马、运内八卦、揉板门、运内劳宫、清天河水。

方义：补胃经、补脾经、揉胃俞、揉脾俞，以开胃运脾；揉二马，以养阴清热；揉板门，以健脾和胃，消食导滞；运内八卦，以理气和中；运内劳宫、清天河水，以滋阴退热。

加减：大便秘结者，加清大肠、摩腹、推下七节骨、揉膊阳池。

【注意事项】

1. 改变不良饮食习惯，定时进餐，饭前勿吃零食和糖果，饭前、饭后勿大量饮水及饮料。

2. 营造良好进食环境，不在进食期间训斥或打骂孩子，以免影响小儿食欲。

3. 积极寻找厌食原因，采取针对性的有效措施。

五、夜啼

【概述】

小儿白天如常，入夜则啼哭不安，或阵阵啼哭，哭后仍能入睡，或每夜定时啼哭，甚则通宵达旦者，称夜啼，民间俗称"哭夜郎"。本病多见于新生儿及婴儿，持续时间少则数日，多则经月。

【病因病机】

1. 脾寒　小儿稚阳之体，脾常不足，若胎儿出生后禀赋不足，护理失慎，腹部易于受寒，寒邪内侵，脾寒乃生，寒性凝滞而气机不通，夜属阴，脾为至阴，至夜阴胜则脾寒更甚，故患儿腹痛而啼。

2. 心热　乳母平素姿食辛辣香燥炙煿之物，火伏热郁，热积心经，小儿吸吮母乳，内有蕴热，心火上炎，至夜则阴盛阳衰，阳衰则无力与邪热相搏，正不胜邪，邪热乘心，心属火恶热，故夜间烦躁而啼哭。

3. 惊恐　小儿生理形气未充，心气怯弱，神气不足，如目触异物、耳闻异声，致心神不宁，神志不安，常易在夜间睡眠中惊啼不寐。

4. 食积　小儿乳食不节，食积中焦，郁而化热，热扰心神，胃府不和，所谓"胃不和则卧不安"，因而夜间啼哭不宁。

【辨证】

1. 脾寒　哭声低弱，睡喜伏卧或蜷曲，腹喜温喜按，四肢欠温，面色青白，食少便稀，小便清长，唇舌淡白，舌苔薄白，指纹淡红或青红。

2. 心热　哭声响亮，见灯火则啼哭愈甚，睡喜仰卧，烦躁不安，面红唇赤，身腹俱暖，大便秘结，小便短赤，舌尖红，苔黄，指纹红紫。

3. 惊恐　夜间突然啼哭，似见异物，哭声不已，精神不安，易受惊吓，睡中时作惊惕，紧偎母怀，面色乍青乍白，舌苔多无变化，指纹色青。

4. 食积　睡卧不安，夜间阵发啼哭，脘腹胀满拒按，不欲吮乳，口臭，或呕吐乳块，大便酸臭或秘结，舌苔厚腻，指纹紫滞。

【治疗方案】

推拿疗法

治法：夜啼的治疗总则是以安神为主。脾寒者宜温中健脾，心热者宜清心除烦，惊恐者宜镇惊安神，食积者宜消食导滞。

处方：

主方：补脾经、清肝经、捣小天心、掐揉五指节。

配方：脾寒者加推三关、揉外劳宫、摩腹、揉中脘、揉百会，心热者加清心经、清小肠、清天河水，惊恐者加分阴阳、清心经、清天河水，食积者加分腹阴阳、运内八卦、揉板门、推下七节骨、揉中脘。

方义　补脾经、推三关、揉外劳宫、摩腹、揉中脘能温中健脾，散寒止痛；揉百会可养心安神；分阴阳以疏泄气血，清心经、清小肠、清天河水能清心降火；清肝经、捣小天心、掐揉五指节清热镇惊以安神；分腹阴阳、运内八卦、揉板门、推下七节骨可调理气机，升清降浊，消食导滞。

【注意事项】

1. 加强新生儿护理，及时更换尿布，调节室温，避免小儿受凉。

2. 保持居室安静，养成小儿良好的睡眠习惯。

3. 脾寒的患儿要注意环境保暖；心热的患儿环境不宜过暖；惊恐的患儿要注意周围环境安静；小儿乳食不宜过饱，喂养宜定时、定量。

六、口疮

【概述】

口疮是儿科常见的口腔疾患，以口颊、舌边、上腭、齿龈等处发生溃疡、疼痛、流涎或伴发热为临床特征。如发于口唇两侧者，称燕口疮；满口糜烂、色红作痛者，称口糜。本病可单独发生，也可伴发于其他疾病之中。婴幼儿较多见，预后良好。若体质虚弱，则口疮反复出现，迁延难愈。

中医认为本病多为脾胃积热、心火上炎、虚火上浮所致，治疗口疮实证宜泻心脾，虚证宜滋阴降火、引火归元。推拿治疗口疮，疗效满意。

【病因病机】

引发本病的原因，主要是脾胃积热，或心火上炎，或虚火上浮。

1. 脾胃积热　脾开窍于口，脾络布于舌下，小儿胎热素盛，或脾胃湿热内蕴，热郁化火，或复感邪毒，上熏口舌，发为口疮。

2. 心火上炎　心开窍于舌，心脉通于舌，小儿素体心火偏盛，或复感温热邪毒，内蕴心经，循经上炎，熏灼口舌，故而口舌生疮。

3. 虚火上浮　小儿禀赋虚弱，或久患热病，或久泻不止，脾肾虚损，阴液亏耗，以致水不制火，虚火上炎而成口疮。

【辨证】

本证初起，患处常见红肿热痛，或见糜烂，或见溃疡，轻则妨碍哺乳，重则发热、烦躁、啼哭不安，或见呕吐、腹泻。严重者可致邪热内陷，神昏抽搐。

临床辨证，有虚实之分。凡溃疡周围鲜红，疼痛较甚，口臭流涎，甚或发热、口渴、小便短赤、大便干结者为实证；溃疡较少，周围淡红或淡白，疼痛较轻，兼见神疲、颧红、口干者为虚证。

1. 脾胃积热　口腔溃疡较多，或满口糜烂、周围红赤，疼痛拒食，烦躁多啼，口臭涎多，小便短黄，大便干结，或发热面赤，舌红苔黄，脉滑数。

2. 心火上炎　舌上糜烂或溃疡，色红疼痛，饮食困难，心烦不安，口干欲饮，小便短赤，舌红尖赤，苔薄黄，脉细数。

3. 虚火上浮　口舌溃疡或糜烂，稀散色淡，不甚疼痛，口流清涎，神疲颧红，口干不渴，舌淡红，苔少，脉细数。

【治疗方案】

推拿治疗

治疗小儿口疮总以泻火为原则。但火分虚实，实火则宜清泄心脾积热；虚火则宜滋阴降火，引火下降。

1. 脾胃积热

治法：清热解毒，通腑泻火。

处方：清脾经、揉板门、揉小天心、掐揉四横纹、揉总筋、清天河水、退六腑、摩腹、推下七节骨。

方义：清脾经、揉板门、摩腹，清理脾胃湿热积滞；退六腑、推下七节骨，通利肠腑，泄热解毒；掐揉四横纹、揉总筋、揉小天心、清天河水，清热泻火。

2. 心火上炎

治法：清心泻火。

处方：清心经、清肝经、揉小天心、揉内劳宫、掐揉总筋、清小肠、清天河水、退六腑。

方义：清心经、揉内劳宫、掐揉总筋，清心火；清肝经、揉小天心、清天河水、清小肠、退六腑，清热泻火。

3. 虚火上浮

治法：滋补脾肾，引火归元。

处方：补肾经、揉二马、掐揉四横纹、清天河水、水底捞明月、揉涌泉。

方义：补肾经、揉二马，滋阴补脾肾；掐揉四横纹、水底捞明月，退虚热；清天河水、揉涌泉，引火归元。

【注意事项】

1. 保持口腔清洁，注意饮食卫生，食物宜新鲜、清洁，不宜过食辛辣之品。

2. 新生儿的口腔黏膜娇嫩，较易破损，清洁口腔时，不宜用粗硬布帛。

3. 对急性热病、久病、久泻患儿，应经常检查口腔，若出现破损，宜及时外搽凉心散或冰硼散。

4. 宜注意对奶瓶、奶头、餐具等的清洁消毒。

※ 七、遗尿

【概述】

遗尿是指 3 周岁以上小儿在睡眠中小便自遗，醒后方觉的一种疾病，又称"尿床"。本病有原发和继发性之分，临床以前者为多见。3 岁以下小儿，肾气未盛，脑髓未充，智力未全，排尿控制能力尚未健全；学龄儿童因白天贪玩过度，精神疲劳，夜间熟睡，偶发尿床，这些都不属病态。

【病因病机】

本病病位在膀胱，与任脉及肾、肺、脾、肝关系密切。多为禀赋不足、病后体弱，导致肾气不足，下元虚冷，膀胱约束无力；或病后脾肺气虚，水道制约无权，因而发生遗尿。另外，肝经热郁化火，也可迫注膀胱而致遗尿。

【辨证】

主症　睡中经常遗尿，多则一夜数次，醒后方觉。

1. 肾气不足　睡中经常遗尿，多则一夜数次，醒后方觉，面色无华，精神萎靡，记忆力减退，腰酸腿软，小便清长，舌淡少苔，脉细。

2. 脾肺气虚　睡中遗尿，尿频量少，神疲乏力，面色萎黄，自汗消瘦，食少便溏，舌淡苔白，脉细弱。

3. 肝经郁热　睡中遗尿，尿量不多，气味腥膻，小便色黄，平素性情急躁，面红唇赤，舌红苔黄，脉数。

【治疗方案】

方案一　针灸疗法

治法：调理膀胱，温肾健脾。取任脉、足太阴经穴及膀胱的背俞穴、募穴为主。

主穴：关元、中极、膀胱俞、三阴交。

配穴：肾气不足配肾俞、命门、太溪，脾肺气虚配肺俞、气海、足三里，肝经郁热配行间、阳陵泉。夜梦多配百会、神门。

操作：毫针补法或平补平泻法，可灸。下腹部穴位针尖向下斜刺，以针感到达前阴部为佳。

方案二　推拿疗法

1.脾肺肾虚

治法：补益脾肺，温肾固涩。

处方：补脾经、补肺经、补肾经、推三关、揉外劳宫、按揉百会、揉丹田、按揉肾俞、擦腰骶部、按揉三阴交。

方义：推三关、揉丹田、补肾经、按揉肾俞、擦腰骶部，以温补肾气；补肺经、补脾经，补肺脾气虚；按揉百会、揉外劳宫，温阳升提；按揉三阴交，以通调水道。

加减：食少便溏加揉板门、捏脊、揉足三里、补大肠。

2.肝经郁热

治法：平肝清热。

处方：清肝经、清心经、分手阴阳、捣小天心、清小肠、推箕门、补肾经、揉上马、揉三阴交、揉涌泉。

方义：清肝经、清心经、清小肠，清心火以平肝；补肾经、揉上马、推箕门，养阴清热利尿；捣小天心，清热镇惊安神。

加减：小便色黄，尿频加清补肾经。

方案三　耳针疗法

取肺、脾、肾、膀胱、皮质下，耳穴压丸，2日一次，左右耳交替。

方案四　水针疗法

取足三里、三阴交、肾俞、膀胱俞、中极、关元、气海，每次选2～3穴，用维生素B12注射液500 U加维生素B1注射液100毫克，每穴注入药液1～1.5毫升，隔日一次。

【注意事项】

1.对继发于膀胱、尿道等器质性病变的遗尿，应以治疗原发性疾病为主。

2.鼓励患儿树立信心，消除焦虑情绪，战胜疾病。同时请家长配合，不要打骂和歧视小儿。

3.夜间入睡后，家长要定时叫醒小儿起床排尿，养成按时排尿习惯。每晚睡前应控制饮水量。

八、小儿麻痹后遗症

【概述】

小儿麻痹后遗症是以小儿早期表现出发热、肢痛，后期出现肢体瘫痪、肌肉萎缩、关节畸形为特征的病症，属于中医"痿证"范畴。这是感受时邪疫毒引起的一种小儿急性传染病，多见于夏秋季节，5 岁以下小儿发病较多。

小儿麻痹后遗症见于西医的脊髓灰质炎后遗症。

【病因病机】

风、寒、湿、热邪毒或疠气侵袭人体，郁闭肺胃，以致宣降失职，津液生化及输布受阻，气血津液亏耗，筋脉失于濡养，弛缓痿软，病久累及肝肾，精血亏虚则筋骨肌肉失于滋养濡润，痿废不用，发为瘫痪。

现代医学认为本病是一种急性传染病，为感染病毒所致。病变主要在脊髓（亦可累及延髓、脑桥及小脑），累及脊髓前角的运动神经细胞，故临床表现为相应肌肉组织的弛缓性麻痹。

【辩证】

1.邪郁肺胃　见发热咳嗽，头痛咽痛，全身不适，纳呆神疲，呕吐或腹泻，舌红，苔薄黄或腻。邪袭经络则可持续发热，嗜睡，肢体沉重疼痛，活动转侧不利，烦躁啼哭，舌红，苔黄腻，脉细。

2.气虚血瘀　见身热已退，肢体瘫痪，痿软无力，站立行走困难，神疲乏力，面色无华，舌暗淡，苔薄，脉细。

3.肝肾亏损　见瘫痪日久，肌肉萎缩欠温，关节纵缓不收，骨骼畸形，舌淡，苔薄白，脉沉细。

【治疗方案】

方案一　针灸疗法

治法：祛邪通络、濡养经脉。取局部腧穴，配合循经远端取穴。

主穴：曲池、合谷、足三里、阴陵泉、三阴交。

配穴：上肢瘫痪加肩髃、肩贞、手三里、外关，下肢瘫痪加环跳、风市、阳陵泉、悬钟、解溪，发热加大椎、列缺，吐泻加内关、天枢，肢体疼痛加阳陵泉，气虚血瘀加气海。

方案二　推拿疗法

1.治法：通经活血，荣筋养肌，矫正畸形。

2.取穴及部位：阿是穴、瘫痪肢体。

3.手法：推、揉、拿、法等。

4.操作步骤：

（1）面部：受术者坐位。用推揉法自攒竹斜向瞳子髎、颊车、地仓穴，往返操作 5～6 次。

（2）颈及上肢部：受术者坐位。用推法自天柱至大椎、肩井穴往返数次，再用推揉法施术肩关节周围，然后用拿法自上臂至肘关节，向下沿前臂至手腕部，往返操作数次。最后按揉肩髃、曲池、合谷等穴数分钟。

（3）腰及下肢部：受术者俯卧位，用推法或擦法自腰部向下经骶尾部、臀部、大腿后侧、小腿外侧至足跟部，往返数次。配合按揉命门、肾俞、腰阳关、环跳、承扶，拿委中等穴。受术者仰卧位，用推揉法或法自腹股沟向下经股四头肌至小腿前外侧，往返数次。配合按揉伏兔、梁丘、足三里、阳陵泉、悬钟、解溪、昆仑等穴。如踝关节有畸形可加摇法，并在畸形部位反复操作治疗。

方案三　耳针疗法

取肺、神门、皮质下、颈椎、胸椎、腰椎，每次选 3～4 穴，中度刺激，每日 1 次，留针 30 分钟。

方案四　皮肤针疗法

取脊柱两侧及腰部、大椎、陶道、命门、腰阳关、足三里，用轻度刺激，每日 1 次，每次 20 分钟。

【注意事项】

应尽早予以推拿治疗，有利于促进肢体功能恢复，减轻瘫痪程度，减少畸形的发生。

九、小儿肌性斜颈

【概述】

斜颈俗称歪头，极个别病例为脊柱畸形引起的骨性斜颈，或视力障碍所致代偿姿势性斜颈和颈部肌肉麻痹导致的神经性斜颈，多见的为肌性斜颈，又称先天性肌性斜颈。一般为一侧胸锁乳突肌纤维化，并挛缩而引起的颈部偏斜，临床可见病侧颈部有一肌性肿块，表现以头歪向患侧，颈前倾，颜面旋向健侧，颈部向患侧活动受限为特征，是儿科临床常见的一种畸形性病症。

【病因病机】

中医学认为本病多为外邪侵袭颈部，经络不通，经筋受损，气血凝滞，结聚不散，以致筋肉失养而拘急挛缩；或先天不足，精血亏虚，筋脉失养，久而筋肉挛缩，活动受限，发为本病。

近代医学研究表明，小儿肌性斜颈的病理改变，主要是患侧胸锁乳突肌发生纤维性挛缩，初期可见纤维细胞增生和肌纤维变性，最终则全部为结缔组织所代替。然而，本病病因目前尚未完全明了，主要有如下观点：

1.供血不足　胎儿在分娩时头位不正，阻碍一侧胸锁乳突肌，血供不充分，引起该肌缺血性改变所致。

2. 损伤　胎儿在分娩时，一侧胸锁乳突肌因受产道和产钳挤压受伤而出血，引起肌肉纤维化形成挛缩。

3. 先天性因素　也有人认为，是胎儿在子宫内头向一侧偏斜所致，与生产过程无关。

【辨证】

患儿在出生后 1～2 周内，颈部一侧胸锁乳突肌中、下 1/3 处可发现梭形肿物，呈椭圆形或条索状，底部稍可移动。其后，患侧的胸锁乳突肌因逐渐挛缩紧张，患儿头部向患侧倾斜，而下颌旋向健侧，患儿颈部向健侧转动时，可见患侧包块突起。少数患儿仅可见患侧胸锁乳突肌在锁骨的附着点周围有骨疣样改变的硬块物。

此时若不给予及时有效的治疗，肿块常于生后 2～3 个月开始逐渐缩小，6 个月后可全部消退。此后，有部分患儿的胸锁乳突肌可挛缩，并逐渐加重，甚者形成一条无弹性的纤维索带，进而颜面部的发育受影响，健侧颜面部产生适应性的改变，表现为双侧颜面部大小不对称，头喜欢歪向患侧，下颌转向于健侧。随着儿童的成长，畸形加重，在晚期，可有代偿性的颈椎侧弯，胸、腰椎侧凸。但有病情轻的患儿可不发生挛缩等病变。

【治疗方案】

推拿治疗

1. 治法：舒筋活血，软坚散结。

2. 取穴：阿是穴。

3. 手法：按、揉、捏、拿、抹、扳等。

4. 操作：

（1）医生用拇指或拇指、食指螺纹面，在小儿患侧胸锁乳突肌施用揉法、揉捏法 3～5 分钟。

（2）提捏、拿捻患侧胸锁乳突肌 3～5 次，以松解粘连。

（3）医者一手扶住小儿患侧肩部，另一手扶住患侧头部，使患儿头部渐渐向健侧侧屈 2～3 次，逐渐拉长患侧胸锁乳突肌，幅度应由小渐大。

（4）在患侧胸锁乳突肌再施用揉捏法 3～5 分钟。

（5）医者一手托患儿下颌部，一手扶头顶使患儿面部旋向患侧，反复做 3～5 次。

（6）医者轻揉小儿患侧颈、肩、背部 1～2 分钟。

5. 方义：揉捏及拿捏患侧胸锁乳突肌，能舒筋活血，改善局部血运供给，缓解肌肉痉挛，松解粘连，促使肿物消散；伸展扳拉患侧胸锁乳突肌，能牵拉肌肉，使两侧肌力平衡，纠正畸形，改善和恢复颈部活动功能。

治疗过程中，一般先见肿块分散，以后逐渐消失。继续治疗一个阶段，待患儿头颈活动自如，肌肉对称，才可结束治疗，需 1～6 个月。数日或数月以内发现的较早病例，一般都可用推拿治疗，病程越短，效果越好。病程超过一年或因胸锁乳突肌挛缩严重，经推拿治疗持续 6 个月无效者，可考虑手术治疗。手术年龄以 12～18 个月为宜。此时虽有脸面畸形，经手术矫治后，随生长发育，日后可以逐渐获得矫正。年长儿童病例，因颈部偏斜日久而并发的畸形就难以矫正，疗效较差，但仍应手术治疗。

【注意事项】

1. 早期诊断、治疗十分重要。一般小儿出生 10 天后就可以手法治疗。每天早晚各一次，每次 15～20 分钟，疗程 1～6 个月，80% 可获得很好的效果。

2. 治疗后期可教会家长在小儿患侧胸锁乳突肌作揉、捏和被动牵拉伸展动作；或在日常生活中采用与头面畸形相反方向的活动加以矫正，如喂奶、睡眠的枕垫或用玩具吸引小儿向患侧旋转等，用于纠正姿势。

3. 注意临床的鉴别诊断，因颈椎结核、肿瘤、骨及关节发育异常引起的斜颈和局部肿块，不能用推拿治疗。

十、小儿桡骨小头半脱位

【概述】

小儿桡骨头半脱位又称"掉胳膊""肘脱环"，是指肘关节在伸直时腕部受到牵拉，桡骨头脱离了正常位置而引起一系列临床表现，多见于 2～5 岁小儿。由于它不具备半脱位的全部体征，X 线摄片也不能显示半脱位的改变，从病理上讲只是关节囊或韧带被嵌顿，所以也称"桡骨小头假性脱位"；也有的学者从病因的特点出发，称之为"牵拉肘"。

【病因病理】

5 岁以下小儿，因桡骨头上端发育尚不健全，桡骨小头与桡骨颈的直径几乎相等，有时桡骨头还小于桡骨颈，肘关节囊与环状韧带松弛而薄弱。小儿在肘关节伸直时，若过度牵拉小儿前臂，如穿衣、走路跌倒时腕部被成人握住，肘部受到突然的牵拉力，使肱桡关节间隙加大，桡骨小头易从包绕桡骨颈的环状韧带中滑脱，关节内负压骤增，关节囊和环状韧带被吸入肱桡关节间隙，阻碍桡骨小头回复原位，即形成桡骨小头半脱位。

【临床表现】

伤后患儿立即哭闹，主诉肘部疼痛，拒绝别人抚摸，不肯举手及持物。伤肘保持半屈位，前臂处于旋前位。检查患侧肘关节，肘前外侧桡骨头处有压痛，肘关节屈伸活动良好，但前臂不能旋后，肩部及锁骨均正常。

【治疗方案】

推拿治疗

1. 治法：理筋整复。

2. 取穴及部位：阿是穴、患病肢体。

3. 手法：按法、拔伸等。

4. 操作：行手法复位，不需麻醉。家长抱伤儿，采用坐位，并固定其伤肢上臂。医者面向患儿，一手握患儿伤肢肘部，以拇指压住桡骨小头外侧稍前方，另一手握伤肢腕部，稍用力牵引前臂进行旋后、过伸，然后将患侧肘关节屈曲至最大限度，即可听到轻微的弹响声或弹跳感觉，表示已复位。伤肘疼痛即刻消失，前臂可上举，手能握物。

【注意事项】

1. 手法治疗小儿桡骨头半脱位，效果明显，一般复位后，患儿肘部疼痛立即消失，停止哭闹，肘关节屈伸自如，一般不需要固定及药物治疗。

2. 桡骨小头半脱位 1~2 天后尚未整复，或经用不当按揉，局部肿胀疼痛者，术后不能立即恢复正常，在肘关节桡侧用轻柔的揉法或热敷 2~3 天，并用三角巾屈肘 90° 悬吊一周。

3. 叮嘱家长今后避免牵拉患臂，养成穿衣时先穿患侧、后穿健侧，脱衣服时先脱健侧、后脱患侧的习惯，预防复发。

项目七　急　症

※ 一、晕厥

【概述】

晕厥是指骤起而短暂的意识和行动的丧失。其特征为突感眩晕、行动无力、迅速失去知觉而昏倒，数秒至数分钟后恢复清醒。

西医学的一过性脑缺血发作可见晕厥症状。

【病因病机】

晕厥常与气血不足、恼怒等因素有关。病位在脑，与肝、心、脾关系密切。体质虚弱或情志过激，导致阴阳之气不相顺接，气血运行失常导致晕厥的发生。晕厥以实证为多见，亦有虚实夹杂之证。

【辨证】

1.虚证　突然昏仆，兼面色苍白，四肢厥冷，舌淡，苔薄白，脉细缓无力。

2.实证　素体健壮，偶因外伤、恼怒等突然昏仆，兼呼吸急促，牙关紧闭，舌淡，苔薄白，脉沉弦。

【治疗方案】

方案一　针灸疗法

治法：苏厥醒神。以督脉穴为主。

主穴：水沟、百会、内关、足三里。

配穴：虚证配气海、关元，实证配合谷、太冲。

操作：毫针刺，虚补实泻。

方案二　三棱针法

取太阳、十二井穴或十宣，用三棱针点刺出血数滴。适用于实证。

方案三　耳针法

取心、脑、神门、皮质下、肾上腺。选2～4穴，毫针刺，实证用较强刺激，间歇行针，虚证用弱刺激。

方案四　指针法

取水沟、内关、太冲，用拇指重力掐按，以患者出现疼痛反应并苏醒为度。

※ 二、内脏绞痛

（一）心绞痛

【概述】

心绞痛是指冠状动脉供血不足，心肌急剧地、暂时性缺血与缺氧所引起的以胸痛为突出表现的综合征。典型的心绞痛是突然发作的胸骨下部后方或心前区压榨性、闷胀性或窒息性疼痛，可放射到左肩、左上肢前内侧及无名指和小指。疼痛一般持续5～15分钟，很少超过15分钟，伴有面色苍白、表情焦虑、出汗和恐惧感。

【病因病机】

心绞痛常与寒邪内侵、情志失调、饮食不当、年老体虚等因素有关。本病病位在心，与肝、肾、脾、胃有关。各种外邪或脏腑内伤，导致心脉不通，或心脉失养，心络不畅，均可导致心绞痛的发生。心绞痛以实证为多见，亦有虚证或虚实夹杂之证。

【辨证】

1.气滞血瘀　七情诱发，胸闷及心区压榨性疼痛，烦躁不宁，脉弦紧。

2.寒邪凝滞　遇寒诱发，唇甲青紫，心痛如刺，心痛彻背，舌质紫暗，脉涩。

3.痰浊阻络　胸中痞闷而痛，痛彻肩背，喘不得卧，喉中痰鸣，舌胖，苔腻，脉滑。

4.阳气虚衰　面色苍白或表情淡漠，甚至心痛彻背，大汗淋漓，气促息微，四肢厥冷，唇甲青紫或淡白，舌淡红，苔薄白，脉沉细微。

【治疗方案】

方案一　针灸疗法

治法：通阳行气，活血止痛。以手厥阴、手少阴经穴为主。

主穴：主穴、内关、郄门、阴郄、膻中。

配穴：气滞血瘀配太冲、血海，寒邪凝滞配神阙、至阳，痰浊阻络配中脘、丰隆，阳气虚衰配心俞、至阳。

操作：毫针泻法。寒证、虚证加艾灸。

方案二　穴位贴敷

取膻中、巨阙、心俞、厥阴俞。用七里散少许，撒于麝香关节止痛膏上，敷贴。

（二）胆绞痛

【概述】

胆绞痛是一种常见的急腹症，以右上腹胆区绞痛，阵发性加剧或痛无休止为主要特征。本病多见于各种胆道疾患，如胆囊炎、胆管炎、胆石症、胆道蛔虫病等。

【病因病机】

胆绞痛常与情志不遂、饮食不节、蛔虫阻滞等因素有关。病位在胆，与肝关系密切。各种因素导致胆腑气机壅阻，不通则痛。胆绞痛多实证。

【辨证】

1.肝胆湿热　突然作痛，呈持续性并阵发性加剧，疼痛常放射至右肩胛区，兼恶心呕吐，黄疸，舌苔黄腻，脉滑数。

2.蛔虫妄动　兼胁肋胀痛，走窜不定，脉弦者为肝胆气滞；突发剧烈绞痛，有钻顶感，呈阵发性，脉紧。

【治疗方案】

方案一　针灸疗法

治法：疏肝利胆，行气止痛。以足少阳经穴、胆的俞募穴为主。

主穴：胆囊、阳陵泉、胆俞、日月。

配穴：肝胆湿热配内庭、阴陵泉，肝胆气滞配太冲、丘墟，蛔虫妄动配迎香透四白。

操作：毫针泻法。日月、胆俞注意针刺方向，不可深刺。

方案二　耳针法

取胆、肝、腹、神门，交感、胃。每次选用 3~4 穴，毫针刺法或压籽法。

（三）肾绞痛

【概述】

肾绞痛以阵发性剧烈腰部或侧腹部绞痛为主要特征，是泌尿系结石引发的剧痛症。

【病因病机】

常与湿热之邪相关。本病病位在肾，与膀胱、脾关系密切。湿热蕴结下焦，煎熬尿液成石，阻于水道，通降失利导致肾绞痛发生。肾绞痛以实证为主，久发可由实转虚。

【辨证】

1. 下焦湿热　突发绞痛，疼痛从后腰肾区，向腹部、同侧阴囊、大腿内侧放射，兼小便时有中断，尿血，舌红，苔黄腻，脉弦滑数。

2. 肾气不足　尿痛已久，兼排尿无力、小便断续、舌质淡，苔薄白，脉弦紧。

【治疗方案】

方案一　针灸疗法

治法：清利湿热，通淋止痛。以足太阴经穴与相应背俞穴为主。

主穴：肾俞、膀胱俞、中极、三阴交、阴陵泉。

配穴：下焦湿热配委阳、合谷，肾气不足配气海、关元。

操作：毫针泻法。

方案二　耳针法

取交感、皮质下、肾、膀胱、输尿管、三焦。每次选用 3~4 穴，毫针刺法或压籽法。

※ 三、抽搐

【概述】

抽搐是指四肢肌肉不随意地抽搐，或兼有颈项强直、角弓反张、口噤不开等。引起抽搐的原因很多，临床根据有无发热分为发热性抽搐和无发热性抽搐两类。

西医学的小儿惊厥、破伤风、癫痫、颅脑外伤和癔症等可出现抽搐。

【病因病机】

抽搐多为感受时邪，郁闭于内，化热化火；或饮食不节，湿热壅滞，郁久化火，火扰神明，热极引动肝风，经筋功能失常而抽搐；或脾虚湿盛，聚液成痰，上蒙清窍而致；也有脾胃素虚、气血不足而致虚风内动者。

【辨证】

主症 以四肢抽搐为特征，或有短时间的意识丧失，两目上翻或斜视，牙关紧闭，或口吐白沫，二便失禁，严重者伴有昏迷。

1. 热极生风 兼见表证，起病急骤，有汗或无汗，头痛神昏。

2. 痰热化风 壮热烦躁，昏迷痉厥，喉间痰鸣，牙关紧闭。

3. 血虚生风 无发热，伴有手足抽搐，露睛，纳呆，脉虚无力。

【治疗方案】

方案一 针灸疗法

治法：醒脑开窍，熄风止痉。以督脉及手足厥阴、手阳明经穴为主。

主穴：水沟、内关、合谷、太冲。

配穴：发热加大椎、曲池，神昏加十宣、涌泉，痰盛加阴陵泉、丰隆，血虚加血海、足三里。

操作：毫针泻法。配穴按虚补实泻法操作。

方案二 耳针法

选皮质下、肝、脾、缘中、耳中、心。每次选 3 ~ 4 穴，毫针刺，强刺激。

附 针灸治疗考试题

（一）针灸治疗总论

A1 型题

1. 属于针灸治疗作用的是（　　　）。

　　A. 扶正祛邪　　　　　　　B. 联系脏腑　　　　　　C. 运行气血

　　D. 抗御病邪　　　　　　　E. 沟通内外

2. 不属于针灸选穴原则的是（　　　）。

　　A. 辨证选穴　　　　　　　B. 对症选穴　　　　　　C. 近部取穴

　　D. 远部取穴　　　　　　　E. 上下取穴

3. 下列各项中，属于近部选穴的是（　　　）。

　　A. 头痛取膈俞　　　　　　B. 脱肛取百会　　　　　C. 咳嗽取列缺

D. 鼻病选迎香　　　　　　　E. 鼻病选合谷

4. 下列各项中，不属于对症选穴的是（　　　）。

　　A. 落枕取外劳宫　　　　　B. 目赤取耳尖　　　　　C. 发烧取大椎

　　D. 痛经取次髎　　　　　　E. 肝阳上亢者取太冲

5. 下列各项中，属于远部选穴的是（　　　）。

　　A. 面瘫选风池　　　　　　B. 胃痛选中脘　　　　　C. 耳聋选听宫

　　D. 扭伤取阿是穴　　　　　E. 头痛选至阴

6. 下列各项中，不属于远部选穴的是（　　　）。

　　A. 目赤选关冲　　　　　　B. 胃痛选足三里　　　　C. 耳聋选中渚

　　D. 咳嗽取中府　　　　　　E. 头痛选至阴

7. 下列各项中，属于对证选穴的是（　　　）。

　　A. 前额痛选合谷、内庭　　B. 肾阴不足选肾俞、太溪

　　C. 面瘫选风池、地仓　　　D. 落枕选外劳宫　　　　E. 发热选大椎

8. 下列各项中，不属于对证选穴的是（　　　）。

　　A. 胃火牙痛选合谷、内庭　　　　　　　B. 肾阴不足选肾俞、太溪

　　C. 风火牙痛选风池、地仓　　　　　　　D. 中气不足取百会

　　E. 腰痛取委中

9. 下列各项中，属于表里经配穴的是（　　　）。

　　A. 咳嗽取尺泽、鱼际　　　　　　　　　B. 感冒取列缺、合谷

　　C. 膝痛取阳陵泉、阴陵泉　　　　　　　D. 胃痛取中脘、内庭

　　E. 痛经取地机、隐白

10. 下列各项中，不属于同名经配穴的是（　　　）。

　　A. 耳鸣取中渚、足临泣　　　　　　　　B. 头痛取外关、阳陵泉

　　C. 失眠取神门、三阴交　　　　　　　　D. 牙痛取合谷、内庭

　　E. 便秘取天枢、曲池

11. 下列各组取穴中，不属于前后配穴的是（　　　）。

　　A. 中府、肺俞　　　　　　B. 中脘、膈俞　　　　　C. 期门、外关

　　D. 天枢、肾俞　　　　　　E. 中极、次髎

12. 下列各组取穴中，属于俞募配穴的是（　　　）。

　　A. 厥阴俞、巨阙　　　　　B. 三焦俞、京门　　　　C. 肝俞、章门

　　D. 心俞、膻中　　　　　　E. 胆俞、日月

13. 根据针灸治疗原则，寒证应采用的治疗原则是（　　　）。

　　A. 补之　　　　　B. 泻之　　　　　C. 留之　　　　　E. 疾之　　　　　D. 除之

B1 型题

1. 属于本经配穴的是（　　　）。

 A. 头痛取率谷、太冲   B. 头痛取头维、丰隆

 C. 牙痛取合谷、内庭   D. 腰痛取命门、肾俞

 E. 腹泻取天枢、尺泽

2. 属于同名经配穴的是（　　　）。

 A. 头痛取率谷、太冲   B. 头痛取头维、丰隆

 C. 牙痛取合谷、内庭   D. 腰痛取命门、肾俞

 E. 腹泻取天枢、尺泽

3. 属于左右配穴的是（　　　）。

 A. 感冒取列缺、合谷   B. 牙痛取合谷、内庭

 C. 耳鸣取耳门、中渚   D. 胃痛取双侧梁丘

 E. 头痛取头临泣、足临泣

4. 属于表里经配穴的是（　　　）。

 A. 感冒取列缺、合谷   B. 牙痛取合谷、内庭

 C. 耳鸣取耳门、中渚   D. 胃痛取双侧梁丘

 E. 头痛取头临泣、足临泣

5. 属于补虚泻实治疗原则的是（　　　）。

 A. 陷下则灸之   B. 热则疾之   C. 寒则留之

 D. 标本同治   E. 三因制宜

6. 属于治病求本治疗原则的是（　　　）。

 A. 陷下则灸之   B. 热则疾之   C. 寒则留之

 D. 标本同治   E. 三因制宜

参考答案

A1 型题

1. A　2. E　3. D　4. E　5. E　6. D　7. B　8. E　9. B　10. C　11. C

12. E　13. C

B1 型题

1. B　2. C　3. D　4. A　5. A　6. D

（二）内科病症的针灸治疗

A1 型题

1. 治疗肝阳上亢头痛应配用的是（　　　）。

    A. 风门、列缺　　　　　　　　B. 太溪、太冲　　　　　　C. 中脘、丰隆

    D. 血海、膈俞　　　　　　　　E. 印堂、内庭

2. 治疗太阳头痛应配用的是（　　　）。

    A. 天柱、后溪、昆仑　　　　　　　　　　B. 率谷、外关、足临泣

    C. 印堂、内庭、偏历　　　　　　　　　　D. 太冲、内关、四神聪

    E. 血海、膈俞、内关

3. 治疗血虚头痛应配用的是（　　　）。

    A. 风门、列缺　　　　　　　B. 脾俞、足三里　　　　　C. 血海、膈俞

    D. 太冲、太溪　　　　　　　E. 中脘、丰隆

4. 风池善于治疗外感头痛，主要依据是（　　　）。

    A. 穴居头部，近治作用突出　　　　　　B. 穴属胆经，肝胆经相表里

    C. 它是足少阳与阳维脉的交会穴　　　　D. 具有较强的活血通经的作用

    E. 具有较强的清利头目的作用

5. 痛在腰脊中部，与之相关的经脉是（　　　）。

    A. 足太阳膀胱经　　　　　　B. 足少阴肾经　　　　　　C. 足少阳胆经

    D. 带脉　　　　　　　　　　E. 督脉

6. 针灸治疗腰痛，应主取的是（　　　）。

    A. 督脉、足少阴经穴　　　　　　　　　　B. 局部阿是穴、足少阴经穴

    C. 局部阿是穴、足少阳经穴　　　　　　　D. 局部阿是穴、足太阳经穴

    E. 督脉、足太阳经穴

7. 针灸治疗腰痛的主穴是（　　　）。

    A. 阿是穴、肾俞、太溪　　　　　　　　　B. 腰眼、委中、太溪

    C. 阿是穴、大肠俞、委中　　　　　　　　D. 阿是穴、背俞穴、太溪

    E. 肾俞、昆仑、委中

8. 肾虚腰痛除主穴外，应加取（　　　）。

    A. 命门、腰阳关　　　　　　B. 膈俞、次髎　　　　　　C. 太冲、肝俞

    D. 肾俞、太溪　　　　　　　E. 关元、后溪

9. 辨证为痛痹者，治疗应加用（　　　）。

    A. 肾俞、关元　　　　　　　B. 大椎、曲池　　　　　　C. 肝俞、太冲

D.膈俞、血海　　　　　　　E.阴陵泉、足三里

10. 辨证为热痹者，治疗应加用（　　　）。

A.肝俞、太冲　　　　B.膈俞、血海　　　　C.肾俞、关元

D.大椎、曲池　　　　E.合谷、内庭

11. 下列各项中，不属于中风病因的是（　　　）。

A.风　　　　B.火　　　　C.痰　　　　D.湿　　　　E.瘀

12. 治疗中风中脏腑闭证，除十二井穴外，应主取的是（　　　）。

A.督脉、手厥阴经穴　　　　　　　　B.任脉、手厥阴经穴

C.督脉、足厥阴经穴　　　　　　　　D.任脉、足厥阴经穴

E.任脉、手足厥阴经穴

13. 治疗眩晕实证的主穴是（　　　）。

A.风池、百会、太阳、列缺　　　　　　B.风池、头维、太阳、百会

C.风池、百会、内关、太冲　　　　　　D.风池、百会、肝俞、肾俞

E.百会、内关、后溪、水沟

14. 取百会治疗眩晕虚证，因本穴具有（　　　）。

A.醒神定眩作用　　　　B.安神定志作用　　　　C.清利脑窍作用

D.升提气血作用　　　　E.清泻肝胆作用

15. 与面瘫主要相关的是（　　　）。

A.手太阳、足阳明经筋　　　　　　　　B.手阳明、足太阳经筋

C.足少阳、足太阳经筋　　　　　　　　D.手阳明、足厥阴经筋

E.手少阳、足太阳经筋

16. 与寤寐关系密切的经脉是（　　　）。

A.心经、阳维脉　　　　B.心经、阴维脉　　　　C.阳维脉、阴维脉

D.阳跷脉、阴跷脉　　　　E.督脉、脾经

17. 治疗感冒的主穴是（　　　）。

A.列缺、合谷、肺俞、太渊、大椎

B.太渊、肺俞、合谷、鱼际、三阴交

C.列缺、合谷、大椎、太阳、风池

D.鱼际、尺泽、膻中、肺俞、定喘

E.尺泽、肺俞、膏肓、太溪、足三里

18. 呕吐的基本病机是（　　　）。

A.胃气不和　　　　B.胃气上逆　　　　C.脾气不升

D.肝胃不和　　　　E.胃失濡养

19.治疗饮食伤胃型胃痛，除主穴外，还应加用（　　）。

　　A.三阴交、内庭　　　　　　B.膈俞、三阴交　　　　　C.胃俞、脾俞

　　D.天枢、梁门　　　　　　　E.期门、太冲

20.治疗便秘的主穴，除天枢外，还有（　　）。

　　A.神阙、足三里、公孙　　　　　　B.支沟、大肠俞、上巨虚

　　C.上巨虚、阴陵泉、水分　　　　　D.支沟、下脘、关元

　　E.支沟、足三里、中脘

21.治疗面痛主选的经穴是（　　）。

　　A.手、足阳明及足少阳经脉　　　　B.手、足阳明及足太阳经脉

　　C.手、足太阳及足厥阴经脉　　　　D.手、足少阳及足太阳经脉

　　E.手、足阳明及足少阴经脉

22.治疗面痛属于风热证者，除主穴外，应加用（　　）。

　　A.列缺、风池　　　　　　B.曲池、外关　　　　　　C.内关、三阴交

　　D.行间、内庭　　　　　　E.太溪、风池

23.有关针灸治疗坐骨神经痛的叙述，不正确的是（　　）。

　　A.以通经止痛为法　　　　　　　　B.以足太阳、足少阳经穴为主

　　C.腰部取腰夹脊　　　　　　　　　D.属于气血不足者，配足三里、三阴交

　　E.向下肢的放射样针感以多次重复出现为佳

Ⓐ2 型题

1.患者3日来头痛如裹，痛无休止，肢体困重，苔白腻，脉濡。针灸治疗除主穴外，宜取（　　）。

　　A.风门、列缺　　　　　　B.曲池、大椎　　　　　　C.丰隆、中脘

　　D.阴陵泉、头维　　　　　E.足临泣、太冲

2.患者一侧头痛反复发作，并常伴恶心、呕吐，对光及声音过敏者，针灸治疗除局部穴外，宜主取的是（　　）。

　　A.督脉及手、足太阳经穴　　　　　B.督脉及手、足少阳经穴

　　C.督脉及手、足阳明经穴　　　　　D.足厥阴及手、足阳明经穴

　　E.足厥阴及手、足少阳经穴

3.患者头部空痛10年，头痛隐隐，遇劳发作，兼头晕，神疲乏力，面色不华，舌淡，脉细弱。其辨证为（　　）。

　　A.风湿头痛　　　　　　　B.血虚头痛　　　　　　　C.痰浊头痛

　　D.瘀血头痛　　　　　　　E.肝阳上亢头痛

4. 患者腰部冷痛重着，拘挛不可俯仰，苦淡，苔白，脉紧，针灸治疗除阿是穴、大肠俞、委中外，还应选取（　　）。

   A. 膈俞、次髎　　　　　　B. 命门、腰阳关　　　　C. 肾俞、足三里

   D. 肾俞、太溪　　　　　　E. 悬钟、申脉

5. 患者3年来腰部时常酸痛，腰部肌肉僵硬，久坐加重，舌质淡暗，边有瘀点。针灸治疗除主穴外，应加取（　　）。

   A. 膈俞、次髎　　　　　　B. 肾俞、足三里　　　　C. 命门、腰阳关

   D. 悬钟、太冲　　　　　　E. 肾俞、太溪

6. 患者肘关节肌肉酸痛重着不移2个月，伴有肿胀，肌肤麻木不仁，阴雨天加重，苔白腻，脉濡缓。针灸治疗除主穴外，应加取（　　）。

   A. 膈俞、血海　　　　　　B. 曲池、尺泽　　　　　C. 曲池、大椎

   D. 肾俞、关元　　　　　　E. 足三里、阴陵泉

7. 患者突然出现右半身活动不利，舌强语謇，兼眩晕头痛，烦躁，舌红，苔黄，脉弦而有力。针灸治疗除主穴外，应加用（　　）。

   A. 丰隆、合谷　　　　　　B. 曲池、内庭　　　　　C. 太冲、太溪

   D. 足三里、气海　　　　　E. 太溪、风池

8. 患者头晕目眩，昏眩欲仆，伴耳鸣，腰膝酸软，舌淡，脉沉细。除主穴外，应选用（　　）。

   A. 行间、侠溪、太溪　　　　　　　　B. 头维、丰隆、中脘

   C. 气海、脾俞、胃俞　　　　　　　　D. 太溪、悬钟、三阴交

   E. 血海、膈俞、内关

9. 患者2天前受凉后出现右侧面部肌肉板滞，额纹消失，眼裂变大，鼻唇沟变浅，口角歪向左侧，舌淡，苔薄白，脉浮紧。治疗除取面部穴位、合谷外，还应取（　　）。

   A. 外关、关冲　　　　　　B. 风府、风池　　　　　C. 太冲、曲池

   D. 列缺、风池　　　　　　E. 内庭、足三里

10. 患者2天前受风后出现左侧面部麻木，额纹变浅，眼裂变大，鼻唇沟变浅，舌淡，苔薄白。针刺面部穴位应采用（　　）。

   A. 直刺深刺　　　　　　　B. 多穴重刺　　　　　　C. 轻刺浅刺

   D. 提插泻法　　　　　　　E. 电针强刺激

11. 患者寐而易醒，头晕耳鸣，腰膝酸软，五心烦热，舌红，脉细数。除主穴外，还应选取（　　）。

   A. 行间、侠溪　　　　　　B. 心俞、脾俞　　　　　C. 心俞、胆俞

D. 太溪、肾俞   E. 足三里、内关

12. 患者经常寐而易醒，伴心悸健忘，面色无华，纳差倦怠，舌淡，脉细弱。针灸治疗除主穴外，应加取（   ）。

  A. 行间、侠溪   B. 心俞、脾俞   C. 心俞、胆俞

  D. 太溪、肾俞   E. 足三里、内关

13. 患者因吵架出现性情急躁易怒，口苦而干，头痛，目赤，大便秘结，舌红，苔黄，脉弦数。其辨证为（   ）。

  A. 肝气郁结   B. 气郁化火   C. 痰气郁结

  D. 心神惑乱   E. 肝肾阴虚

14. 患者微恶风寒，发热重，浊涕，痰稠或黄，咽喉肿痛，苔薄黄，脉浮数。治疗取大椎穴，宜采用的刺灸法是（   ）。

  A. 刺络拔罐法   B. 毫针捻转补法   C. 毫针提插补法

  D. 毫针平补平泻法   E. 温针灸

15. 患者哮喘多年，喘促气短，动则喘甚，汗出肢冷，舌淡，脉沉细。治疗除手太阴经穴外，还应选取的是（   ）。

  A. 足太阴、任脉穴   B. 足太阴、足少阴经穴

  C. 足厥阴、督脉穴   D. 足少阴、背俞穴

  E. 足少阴、督脉穴

16. 患者体质素弱，近半年来，呕吐时作时止，倦怠乏力，舌苔薄白，脉弱。治疗除主穴外，应选用（   ）。

  A. 丰隆、公孙   B. 上脘、胃俞   C. 梁门、天枢

  D. 期门、太冲   E. 脾俞、胃俞

17. 患者胃脘隐痛，喜按喜暖，兼泛吐清水，便溏，舌淡苔薄，脉虚弱，治疗除主穴外，应加取（   ）。

  A. 梁门、下脘   B. 期门、太冲   C. 膈俞、三阴交

  D. 胃俞、三阴交、内庭   E. 关元、脾俞、胃俞

18. 患者胃脘疼痛，时胀痛或刺痛，针灸治疗应取的腧穴是（   ）。

  A. 胃俞、脾俞、太冲   B. 期门、阳陵泉、中脘

  C. 三阴交、膈俞、中脘   D. 足三里、内关、中脘

  E. 合谷、太冲、中脘

19. 患者大便不通1周，伴腹中胀痛，胸胁痞满，苔薄腻，脉弦，治疗应选（   ）。

  A. 大肠的募穴、足阳明、足少阳经穴   B. 大肠的背俞穴、手阳明经穴

C. 大肠的背俞穴、募穴及下合穴   D. 大肠的下合穴、足阳明经穴

E. 大肠的募穴，足阳明、足太阴经穴

20. 患者大便排出困难，腹中冷痛，面色㿠白，畏寒喜暖，小便清长，舌淡苔白，脉沉迟。治疗除主穴外，还应加用（   ）。

A. 合谷、内庭   B. 太冲、中脘   C. 脾俞、气海

D. 神阙、关元   E. 足三里、气海

21. 患者右面部疼痛2年，间断发作，呈闪电样剧痛，持续数秒，痛时面部抽搐，伴流泪，有灼热感，舌红，苔薄黄，脉浮数。其辨证为（   ）。

A. 外感风寒   B. 外感风热   C. 气血瘀滞

D. 肝胃郁热   E. 阴虚阳亢

B1 型题

1. 治疗风寒头痛宜取（   ）。

A. 风门、列缺   B. 印堂、内庭   C. 曲池、大椎

D. 太溪、太冲   E. 中脘、丰隆

2. 治疗风热头痛宜取（   ）。

A. 风门、列缺   B. 印堂、内庭   C. 曲池、大椎

D. 太溪、太冲   E. 中脘

3. 治疗痰浊头痛，除主穴外应配合（   ）。

A. 太冲、太溪   B. 太溪、悬钟   C. 中脘、丰隆

D. 血海、膈俞   E. 脾俞、足三里

4. 治疗血虚头痛，除主穴外应配合（   ）。

A. 太冲、太溪   B. 太溪、悬钟   C. 中脘、丰隆

D. 血海、膈俞   E. 脾俞、足三里

5. 治疗太阳头痛，除主穴外应配用（   ）。

A. 印堂、内庭、后溪   B. 率谷、外关、足临泣

C. 血海、膈俞、内关   D. 天柱、后溪、昆仑

E. 太冲、内关、四神聪

6. 治疗厥阴头痛，除主穴外应配用（   ）。

A. 印堂、内庭、后溪   B. 率谷、外关、足临泣

C. 血海、膈俞、内关   D. 天柱、后溪、昆仑

E. 太冲、内关、四神聪

7. 腰痛固定不移，触之僵硬，舌暗，除阿是穴、委中外，应选取（　　）。

    A. 大肠俞、膈俞、次髎   B. 大肠俞、志室、腰夹脊

    C. 肾俞、志室、申脉   D. 大肠俞、命门、腰阳关

    E. 肾俞、太溪、后溪

8. 腰部冷痛重着，俯仰受限，舌淡红，除阿是穴、委中外，应选取（　　）。

    A. 大肠俞、膈俞、次髎   B. 大肠俞、志室、腰夹脊

    C. 肾俞、志室、申脉   D. 大肠俞、命门、腰阳关

    E. 肾俞、太溪、后溪

9. 治疗行痹，应对证选用（　　）。

    A. 肾俞、关元   B. 膈俞、血海   C. 肝俞、太冲

    D. 大椎、曲池   E. 阴陵泉、足三里

10. 治疗痛痹，应对证选用（　　）。

    A. 肾俞、关元   B. 膈俞、血海   C. 肝俞、太冲

    D. 大椎、曲池   E. 阴陵泉、足三里

11. 治疗中经络之痰热腑实证，应配用（　　）。

    A. 太冲、太溪   B. 丰隆、合谷   C. 曲池、丰隆、内庭

    D. 足三里、气海、血海   E. 太溪、风池

12. 治疗中经络之阴虚风动证，应配用（　　）。

    A. 太冲、太溪   B. 丰隆、合谷   C. 曲池、丰隆、内庭

    D. 足三里、气海、血海   E. 太溪、风池

13. 治疗中风足内翻者，宜加用（　　）。

    A. 太溪、中封   B. 商丘、解溪   C. 丘墟透照海

    D. 颊车、合谷、太冲   E. 廉泉、通里、哑门

14. 治疗中风语言謇涩者，宜加用（　　）。

    A. 太溪、中封   B. 商丘、解溪   C. 丘墟透照海

    D. 颊车、合谷、太冲   E. 廉泉、通里、哑门

15. 治疗眩晕实证，应选取（　　）。

    A. 风池、百会、内关、太冲   B. 百会、行间、侠溪、太冲

    C. 风池、气海、脾俞、胃俞   D. 风池、太溪、悬钟、三阴交

    E. 风池、百会、肝俞、足三里

16. 治疗眩晕虚证，应选取（　　）。

    A. 风池、百会、内关、太冲   B. 百会、行间、侠溪、太冲

    C. 风池、气海、脾俞、胃俞   D. 风池、太溪、悬钟、三阴交

E. 风池、百会、肝俞、足三里

17. 治疗风热侵袭型面瘫，宜加用（　　　）。

    A. 风池、风府 　　　　 B. 足三里、气海 　　　　 C. 外关、关冲

    D. 列缺、风池 　　　　 E. 太溪、太冲

18. 治疗气血不足型面瘫，宜加用（　　　）。

    A. 风池、风府 　　　　 B. 足三里、气海 　　　　 C. 外关、关冲

    D. 列缺、风池 　　　　 E. 太溪、太冲

19. 治疗脾胃不和型不寐，应配合（　　　）。

    A. 行间、侠溪 　　　　 B. 心俞、胆俞 　　　　 C. 心俞、脾俞

    D. 足三里、内关 　　　 E. 太溪、肾俞

20. 治疗心胆气虚型不寐，应配合（　　　）。

    A. 行间、侠溪 　　　　 B. 心俞、胆俞 　　　　 C. 心俞、脾俞

    D. 足三里、内关 　　　 E. 太溪、肾俞

21. 治疗失眠取照海穴，宜用（　　　）。

    A. 毫针补法 　　　　 B. 毫针泻法 　　　　 C. 毫针平补平泻法

    D. 温和灸 　　　　　 E. 点刺出血

22. 治疗失眠取申脉穴，宜用（　　　）。

    A. 毫针补法 　　　　 B. 毫针泻法 　　　　 C. 毫针平补平泻法

    D. 温和灸 　　　　　 E. 点刺出血

23. 治疗感冒夹暑者，宜加用（　　　）。

    A. 阴陵泉 　　 B. 太冲 　　 C. 委中 　　 D. 尺泽 　　 E. 足三里

24. 治疗体虚感冒者，宜加用（　　　）。

    A. 阴陵泉 　　 B. 太冲 　　 C. 委中 　　 D. 尺泽 　　 E. 足三里

25. 治疗哮喘风寒外袭者，除主穴外，宜配用（　　　）。

    A. 阴谷、关元 　　　　 B. 气海、膻中 　　　　 C. 丰隆、曲池

    D. 天突、神阙 　　　　 E. 风门、合谷

26. 治疗哮喘痰热阻肺者，除主穴外，宜配用（　　　）。

    A. 阴谷、关元 　　　　 B. 气海、膻中 　　　　 C. 丰隆、曲池

    D. 天突、神阙 　　　　 E. 风门、合谷

27. 治疗呕吐之寒吐者，应配用（　　　）。

    A. 上脘、胃俞 　　　　 B. 合谷、金津、玉液 　　 C. 脾俞、胃俞

    D. 期门、太冲 　　　　 E. 丰隆、公孙

28. 治疗呕吐脾胃虚寒证，应配用（　　　）。

A. 上脘、胃俞　　　　　B. 合谷、金津、玉液　　　C. 脾俞、胃俞

D. 期门、太冲　　　　　E. 丰隆、公孙

29. 治疗胃阴不足型胃痛，应加用（　　　　）。

A. 胃俞、三阴交、内庭　　B. 膈俞、三阴交　　　　　C. 梁门、下脘

D. 期门、太冲　　　　　E. 气海、关元

30. 治疗瘀血停胃型胃痛，应加用（　　　　）。

A. 胃俞、三阴交、内庭　　B. 膈俞、三阴交　　　　　C. 梁门、下脘

D. 期门、太冲　　　　　E. 气海、关元

31. 治疗便秘之气秘，应加用（　　　　）。

A. 合谷、曲池　　　　　B. 太冲、中脘　　　　　　C. 照海、太溪

D. 足三里、气海　　　　E. 神阙、关元

32. 治疗便秘之虚秘，应加用（　　　　）。

A. 合谷、曲池　　　　　B. 太冲、中脘　　　　　　C. 照海、太溪

D. 足三里、气海　　　　E. 神阙、关元

33. 面痛之眼部痛者，应配用（　　　　）。

A. 丝竹空、阳白、外关　　B. 内关、太冲、三阴交　　C. 颧髎、迎香

D. 承浆、颊车、翳风　　　E. 人中、印堂

34. 面痛之下颌痛者，应配用（　　　　）。

A. 丝竹空、阳白、外关　　B. 内关、太冲、三阴交　　C. 颧髎、迎香

D. 承浆、颊车、翳风　　　E. 人中、印堂

参考答案

A1 型题

1. B　2. A　3. B　4. C　5. E　6. D　7. C　8. D　9. A　10. D　11. D　12. A

13. C　14. D　15. A　16. D　17. C　18. B　19. D　20. B　21. B　22. B　23. E

A2 型题

1. D　2. E　3. B　4. B　5. A　6. E　7. C　8. D　9. B　10. C　11. D　12. B

13. B　14. A　15. D　16. E　17. E　18. D　19. C　20. D　21. B

B1 型题

1. A　2. C　3. C　4. E　5. D　6. E　7. A　8. D　9. A　10. A　11. C　12. E

13. C　14. E　15. A　16. E　17. C　18. B　19. D　20. B　21. A　22. B　23. C

24. E　25. E　26. C　27. A　28. C　29. A　30. B　31. B　32. D　33. A　34. D

（三）妇儿科病症的针灸治疗

A1 型题

1. 治疗经乱应主取的是（　　　）。

　　A.任脉、足太阴经穴　　　　　　　　B.任脉、足厥阴经穴

　　C.任脉、足少阴经穴　　　　　　　　D.带脉、冲脉、任脉穴

　　E.任脉、督脉、冲脉穴

2. 针灸治疗实证痛经应主取的是（　　　）。

　　A.任脉、足少阴经穴　　　　　　　　B.任脉、足厥阴经穴

　　C.任脉、足太阴经穴　　　　　　　　D.冲脉、足厥阴经穴

　　E.督脉、足厥阴经穴

3. 针灸治疗气血不足型痛经应主取的是（　　　）。

　　A.带脉、中极、阴陵泉、十七椎　　　　B.三阴交、足三里、次髎、十七椎

　　C.足三里、肝俞、脾俞、十七椎　　　　D.三阴交、足三里、关元、十七椎

　　E.关元、三阴交、肾俞、十七椎

4. 与崩漏的发生密切相关的经脉是（　　　）。

　　A.肝经、肾经　　　　　　B.肝经、脾经　　　　　　C.任脉、带脉

　　D.任脉、冲脉　　　　　　E.任脉、督脉

5. 针灸治疗遗尿，常选的耳穴是（　　　）。

　　A.肾、膀胱、尿道、皮质下、脑点　　　B.膀胱、三焦、脾、肺、肾

　　C.尿道、肾、三焦、肺、交感　　　　　D.内分泌、膀胱、脾、肺、三焦

　　E.肾、脾、肺、尿道、脑点

6. 针灸治疗绝经前后诸证的主穴，除气海、三阴交外，还包括（　　　）。

　　A.肝俞、脾俞、太冲　　　　　　　　B.肾俞、肝俞、太溪

　　C.脾俞、带脉、中极　　　　　　　　D.肝俞、地机、足三里

　　E.肾俞、归来、命门

A2 型题

1. 某女，23岁。经期提前半年余，每次提前10天左右，月经量多，色深红，质黏稠，伴心胸烦热，小便短赤，舌红苔黄，脉数。除关元、三阴交、血海外，应加用（　　　）。

　　A.行间　　　　　　　　B.太溪　　　　　　　　C.脾俞、足三里

　　D.命门、关元　　　　　E.气海、归来

2. 治疗月经周期不规律，经量少，色淡，腰骶酸痛，头晕，舌淡苔白，脉沉弱，针灸治疗应主选的经脉是（　　　）。

    A. 任脉、足少阴经　　　　　B. 任脉、足厥阴经　　　　C. 任脉、足太阴经

    D. 带脉、冲脉、任脉　　　　E. 任脉、督脉、冲脉

3. 某女，26岁。每至经期出现腹痛，痛势绵绵，月经色淡，量少，伴面色苍白，倦怠无力，舌淡，脉细弱。治疗除三阴交、关元、足三里、十七椎外，宜选取（　　　）。

    A. 太冲、血海　　　　　　　B. 关元、归来　　　　　　C. 太冲、气海

    D. 太溪、肾俞　　　　　　　E. 气海、脾俞

4. 某女，36岁。经血淋漓不净30天，血色淡，质稀薄，伴面色萎黄，神疲肢倦，舌淡，苔白，脉沉细无力。除气海、三阴交、足三里、肾俞外，应加取（　　　）。

    A. 肾俞、太溪　　　　　　　B. 然谷、太溪　　　　　　C. 百会、脾俞

    D. 隐白、血海　　　　　　　E. 隐白、地机

5. 治疗睡中遗尿，精神疲乏，肢冷畏寒，舌淡，脉沉细。除膀胱的背俞穴、募穴外，应主选的是（　　　）。

    A. 足太阳、足少阴经穴　　　　　　B. 足太阳、手太阴经穴

    C. 足太阳、手少阳经穴　　　　　　D. 任脉、足太阴经穴

    E. 任脉、足太阳经穴

6. 患儿，女，6岁。白天小便频而量少，夜晚睡中遗尿，面白，气短，大便溏，舌淡苔白，脉细。针灸治疗除主穴外，应加取（　　　）。

    A. 百会、神门　　　　　　　　　　B. 阳陵泉、行间

    C. 肾俞、命门、太溪　　　　　　　D. 脾俞、肾俞、足三里

    E. 气海、肺俞、足三里

B1 型题

1. 经早虚热证，宜加用（　　　）。

    A. 太溪　　　　　　　　　　B. 行间　　　　　　　　C. 足三里、脾俞

    D. 肾俞、太溪　　　　　　　E. 命门、关元

2. 经迟寒凝证，宜加用（　　　）。

    A. 太溪　　　　　　　　　　B. 行间　　　　　　　　C. 足三里、脾俞

    D. 肾俞、太溪　　　　　　　E. 命门、关元

3. 针灸治疗气血虚弱痛经，宜加用（　　　）。

    A. 太溪、肾俞　　　　　　　B. 阴陵泉、外关　　　　C. 太冲、血海

D. 气海、脾俞　　　　　　　E. 关元、归来

4. 针灸治疗肾气亏损痛经，宜加用（　　　）。

A. 太溪、肾俞　　　　B. 阴陵泉、外关　　　C. 太冲、血海

D. 气海、脾俞　　　　E. 关元、归来

5. 治疗湿热型崩漏，宜配用（　　　）。

A. 中极、血海　　　　B. 膈俞、血海　　　　C. 中极、阴陵泉

D. 阴陵泉、太冲　　　E. 膻中、太冲

6. 治疗气郁型崩漏，宜配用（　　　）。

A. 中极、血海　　　　B. 膈俞、血海　　　　C. 中极、阴陵泉

D. 阴陵泉、太冲　　　E. 膻中、太冲

7. 针灸治疗崩漏实证应选取（　　　）。

A. 三阴交、足三里、气海、肾俞　　　　B. 隐白、血海、阴陵泉、关元

C. 三阴交、肝俞、气海　　　　　　　　D. 关元、隐白、三阴交

E. 三阴交、足三里、气海

8. 针灸治疗崩漏虚证应选取（　　　）。

A. 三阴交、足三里、气海、肾俞　　　　B. 隐白、血海、阴陵泉、关元

C. 三阴交、肝俞、气海　　　　　　　　D. 关元、隐白、三阴交

E. 三阴交、足三里、气海

9. 遗尿脾肺气虚者，宜加用（　　　）。

A. 肾俞、命门、太溪　　　　　　　　　B. 行间、阳陵泉

C. 四神聪、列缺　　　　　　　　　　　D. 肺俞、气海、足三里

E. 百会、命门、阴陵泉

10. 遗尿肾气不足者，宜加用（　　　）。

A. 肾俞、命门、太溪　　　　　　　　　B. 行间、阳陵泉

C. 四神聪、列缺　　　　　　　　　　　D. 肺俞、气海、足三里

E. 百会、命门、阴陵泉

参考答案

A1 型题

1. A　2. C　3. D　4. D　5. A　6. B

A2 型题

1. A　2. C　3. E　4. C　5. D　6. E

B1 型题

1. A　2. E　3. D　4. A　5. C　6. E　7. D　8. A　9. D　10. A

（四）皮外伤科病症的针灸治疗

A1 型题

1. 治疗瘾疹的主穴是（　　　）。

    A. 曲池、合谷、血海、膈俞、三阴交、委中

    B. 曲池、太冲、大椎、风池、中脘、委中

    C. 大椎、太冲、血海、内庭、三阴交、委中

    D. 血海、内庭、气海、天枢、足三里、委中

    E. 外关、风池、大椎、膈俞、三阴交、委中

2. 有关针灸治疗蛇串疮，叙述不正确的是（　　　）。

    A. 以局部阿是穴、相应夹脊穴为主　　B. 毫针刺，泻法，强刺激

    C. 疱疹局部阿是穴用围刺法　　D. 出现的疱疹不能用三棱针点刺

    E. 后遗神经痛者可在局部用皮肤针叩刺

3. 治疗落枕的主穴是（　　　）。

    A. 天柱、肩井、天髎、肩贞、合谷　　B. 天柱、养老、后溪、阳池、合谷

    C. 阿是穴、外关、天髎、肩井、合谷　　D. 阿是穴、外劳宫、后溪、悬钟、天柱

    E. 后溪、外劳宫、外关、束骨、昆仑

4. 与漏肩风相关的经脉是（　　　）。

    A. 手三阳、足太阳　　　　　　　　B. 手三阴、手太阳

    C. 手三阳、手太阴　　　　　　　　D. 手三阴、足少阳

    E. 手三阴、足阳明

5. 下列有关扭伤针灸辨证论治的叙述，不正确的是（　　　）。

    A. 扭伤多为关节伤筋，属经筋病　　B. 以受伤局部腧穴为主

    C. 可配合循经远取　　　　　　　　D. 可在扭伤部位上下循经邻近取穴

    E. 陈旧性损伤不宜用灸法

6. 有关肘劳针灸辨证论治的叙述，不正确的是（　　　）。

    A. 属于络脉病症　　　　　　　　　B. 治疗以舒筋通络为法

    C. 以阿是穴为主穴　　　　　　　　D. 阿是穴采用多向透刺，或做多针齐刺

    E. 病变局部可加温和灸或电针

7. 针灸治疗颈椎病，除颈夹脊、天柱、阿是穴外，还包括（　　　）。

    A. 曲池、合谷、申脉　　　　　　　B. 肩髎、外关、养老

    C. 风池、曲池、悬钟　　　　　　　D. 肩髃、风府、太溪

    E. 曲池、合谷、列缺

A2 型题

1. 某女，20岁。食海鲜后皮肤出现大小不等、形状不一的风团，高起皮肤，边界清楚，色红，瘙痒，伴恶心，肠鸣泄泻，舌红，苔黄腻，脉滑数。除主穴外，应加取（　　）。

A. 大椎、风门　　　　　　B. 足三里、天枢　　　　C. 风门、肺俞

D. 足三里、脾俞　　　　　E. 三阴交、风池

2. 患者胁部皮肤灼热疼痛2天后，患部皮肤出现簇集粟粒大小丘状疱疹，呈带状排列，疱壁紧张，口苦，心烦，脉弦数。治疗本病除局部阿是穴、夹脊穴外，宜选取（　　）。

A. 神门、大陵　　　　　　B. 合谷、列缺　　　　　　C. 血海、三阴交

D. 阴陵泉、内庭　　　　　E. 行间、侠溪

3. 患者因夜吹风扇，晨起出现右颈项痛，转动受限，并向同侧肩部放射。针灸治疗除主穴外，宜选取（　　）。

A. 血海、膈俞、肩髃　　　　B. 合谷、曲池、大椎

C. 风池、内关、肩井　　　　D. 风池、合谷、肩髃

E. 大椎、束骨、天宗

4. 患者腰部扭伤，痛在腰部正中，舌质淡红，脉弦。针灸治疗除阿是穴、腰痛点、委中外，宜选取（　　）。

A. 太冲　　　B. 阳陵泉　　　C. 太溪　　　　　　D. 手三里　　　　E. 后溪

5. 治疗肩周疼痛，以肩后部为重，疼痛拒按，除肩部穴外，还应选取的是（　　）。

A. 手太阳小肠经穴　　　　B. 手阳明大肠经穴

C. 手少阳三焦经穴　　　　D. 足少阳胆经穴

E. 足太阳膀胱经穴

B1 型题

1. 治疗风热犯表型瘾疹，应加用（　　）。

A. 风门、肺俞　　　　　　B. 曲池、内关　　　　　　C. 天枢、足三里

D. 脾俞、足三里　　　　　E. 大椎、风门

2. 治疗风寒束表型瘾疹，应加用（　　）。

A. 风门、肺俞　　　　　　B. 曲池、内关　　　　　　C. 天枢、足三里

D. 脾俞、足三里　　　　　E. 大椎、风门

3. 针灸治疗瘾疹，应主选的经穴是（　　　）。

    A. 足阳明、足厥阴经　　　　　　　　B. 足太阴、足太阳经

    C. 手阳明、足阳明经　　　　　　　　D. 手阳明、足太阴经

    E. 局部穴、相应夹脊穴

4. 针灸治疗蛇串疮，应主选的经穴是（　　　）。

    A. 足阳明、足厥阴经　　　　　　　　B. 足太阴、足太阳经

    C. 手阳明、足阳明经　　　　　　　　D. 手阳明、足太阴经

    E. 局部穴、相应夹脊穴

5. 风寒袭络型落枕，除主穴外应配用（　　　）。

    A. 风池、合谷　　　　　　B. 大椎、束骨　　　　　　C. 内关、合谷

    D. 风池、肩井　　　　　　E. 血海、肩井

6. 气血瘀滞型落枕，除主穴外应配用（　　　）。

    A. 风池、合谷　　　　　　B. 大椎、束骨　　　　　　C. 内关、合谷

    D. 风池、肩井　　　　　　E. 血海、肩井

7. 治疗肘部扭伤，除阿是穴外，宜选用（　　　）。

    A. 申脉、丘墟、解溪　　　　　　　　B. 膝眼、梁丘、膝阳关

    C. 曲池、小海、天井　　　　　　　　D. 阳溪、阳池、阳谷

    E. 环跳、秩边、居髎

8. 治疗髋部扭伤，除阿是穴外，宜选用（　　　）。

    A. 申脉、丘墟、解溪　　　　　　　　B. 膝眼、梁丘、膝阳关

    C. 曲池、小海、天井　　　　　　　　D. 阳溪、阳池、阳谷

    E. 环跳、秩边、居髎

9. 落枕兼肩痛者，宜配用（　　　）。

    A. 风池　　　　　B. 肩髃　　　　C. 大椎　　　　D. 天宗　　　　E. 至阳

10. 落枕兼背痛者，宜配用（　　　）。

    A. 风池　　　　　　　　B. 肩髃　　　　　　　　C. 大椎

    D. 天宗　　　　　　　　E. 至阳

11. 漏肩风肩后部压痛明显者，应配用（　　　）。

    A. 合谷　　　　　　　　B. 足三里　　　　　　　C. 外关

    D. 三阴交　　　　　　　E. 后溪

12. 漏肩风肩外侧压痛明显者，应配用（　　　）。

    A. 合谷　　　　　　　　B. 足三里　　　　　　　C. 外关

    D. 三阴交　　　　　　　E. 后溪

参考答案

A1 型题

1. A 2. D 3. D 4. C 5. E 6. A 7. C

A2 型题

1. B 2. E 3. D 4. E 5. A

B1 型题

1. E 2. A 3. D 4. E 5. A 6. C 7. C 8. E 9. B 10. D 11. E 12. C

（五）五官科病症的针灸治疗

A1 型题

1. 目赤肿痛属外感风热者，可配用（   ）。

   A. 少商、外关　　　　　　　B. 列缺、上星　　　　　C. 行间、侠溪

   D. 血海、膈俞　　　　　　　E. 列缺、照海

2. 治疗耳聋实证，应主选的是（   ）。

   A. 足少阴、手太阳经穴　　　　　B. 足少阳、手少阳经穴

   C. 足少阴、手少阴经穴　　　　　D. 足少阳、手少阴经穴

   E. 足少阴、手少阳经穴

3. 治疗耳聋虚证，应主选的是听宫、翳风以及（   ）。

   A. 合谷、神门　　　　　　　B. 百会、风池　　　　　C. 太溪、肾俞

   D. 中渚、侠溪　　　　　　　E. 太冲、太溪

4. 治疗耳鸣实证，应主选的是听会、翳风以及（   ）。

   A. 合谷、风池　　　　　　　B. 百会、风池　　　　　C. 太溪、肾俞

   D. 中渚、侠溪　　　　　　　E. 太冲、阳陵泉

5. 与目赤肿痛的发生密切相关的经脉是（   ）。

   A. 足厥阴、足少阳经　　　B. 足太阴、足阳明经　　C. 手厥阴、手少阳经

   D. 足少阴、足太阳经　　　E. 手太阴、手阳明经

6. 与上牙痛关系最密切的经脉是（   ）。

   A. 手阳明大肠经　　　　　　B. 手太阳小肠经　　　　C. 足少阳胆经

   D. 足阳明胃经　　　　　　　E. 手少阳三焦经

7. 治疗牙痛的主穴是（   ）。

   A. 合谷、地仓、上关　　　B. 合谷、颊车、上关　　C. 太冲、地仓、下关

   D. 合谷、颊车、下关　　　E. 外关、颊车、下关

8. 治疗咽喉肿痛阴虚火旺者，应主选的是（　　）。

    A. 手太阴、足阳明经穴　　　　　　　B. 手少阳、足厥阴经穴

    C. 手太阴、足少阴经穴　　　　　　　D. 手阳明、手太阴经穴

    E. 足阳明、阳维脉经穴

9. 治疗咽喉肿痛肺胃热盛者，应主选的是（　　）。

    A. 中渚、风池　　　　　B. 风池、外关　　　　　C. 太渊、曲池

    D. 列缺、照海　　　　　E. 内庭、鱼际

A2 型题

1. 患者两眼红肿疼痛，眵多，畏光，流泪，兼见头痛，发热，脉浮数。针灸治疗宜（　　）。

    A. 少商、太阳点刺出血　　　　　　　B. 行间、侠溪点刺出血

    C. 外关、中渚点刺出血　　　　　　　D. 少商、上星毫针泻法

    E. 内庭、曲池毫针泻法

2. 某男，65 岁。耳中如蝉鸣，时作时止，按之鸣声减弱，听力亦下降，同时伴神疲乏力，食少腹胀，便溏，脉细弱。治疗宜在听宫、翳风、太溪、肾俞基础上，加用（　　）。

    A. 行间、丘墟　　　　　B. 外关、合谷　　　　　C. 丰隆、阴陵泉

    D. 气海、足三里　　　　E. 肾俞、肝俞

3. 患者暴病耳聋 1 周，鸣声隆隆，伴畏寒，发热，脉浮，宜在听会、翳风、中渚、侠溪基础上，加取（　　）。

    A. 外关、合谷　　　　　B. 行间、丘墟　　　　　C. 丰隆、阴陵泉

    D. 气海、足三里　　　　E. 肾俞、肝俞

4. 患者初起眼有异物感，视物不清，继而目赤肿痛，羞明，流泪，眵多，口苦咽干，苔黄，脉弦数。治疗除主穴外，还应选取（　　）。

    A. 少商、外关　　　　　B. 侠溪、行间　　　　　C. 太冲、外关

    D. 合谷、太冲　　　　　E. 太阳、行间

5. 患者右上齿痛半年，隐隐作痛，时作时止，脉沉。针灸治疗在合谷、颊车、下关的基础上，应加取（　　）。

    A. 外关、风池　　　　　B. 内庭、二间　　　　　C. 太溪、行间

    D. 风池、侠溪　　　　　E. 风池、太冲

6. 患者咽喉肿痛，咽干，口渴，便秘，尿黄，舌红，苔黄，脉洪大。除少商、合谷、尺泽、关冲外，应加取（　　）。

A. 内庭、关冲　　　　　B. 厉兑、天突　　　　C. 内庭、鱼际

D. 列缺、照海　　　　　E. 曲池、鱼际

7. 患者咽痛2年，微痛干涩，色暗红，入夜尤甚。针灸治疗的主穴是（　　　）。

A. 尺泽、合谷、少商、照海　　　　B. 关冲、合谷、少商、行间

C. 关冲、厉兑、鱼际、侠溪　　　　D. 少商、合谷、尺泽、关冲

E. 太溪、照海、列缺、鱼际

B1 型题

1. 治疗目赤肿痛外感风热者，可配用（　　　）。

A. 鱼腰、球后　　　　　B. 血海、膈俞　　　　C. 少商、外关

D. 行间、侠溪　　　　　E. 列缺、照海

2. 治疗目赤肿痛肝胆火盛者，可配用（　　　）。

A. 鱼腰、球后　　　　　B. 血海、膈俞　　　　C. 少商、外关

D. 行间、侠溪　　　　　E. 列缺、照海

3. 治疗耳鸣的处方中，属于同名经配穴的是（　　　）。

A. 翳风、中渚　　　　　B. 听宫、中渚　　　　C. 行间、丘墟

D. 中渚、侠溪　　　　　E. 外关、合谷

4. 治疗耳鸣的处方中，属于本经配穴的是（　　　）。

A. 翳风、中渚　　　　　B. 听宫、中渚　　　　C. 行间、丘墟

D. 中渚、侠溪　　　　　E. 外关、合谷

5. 治疗胃火牙痛，宜加用（　　　）。

A. 肾俞、太溪　　　　　B. 太溪、行间　　　　C. 内庭、二间

D. 外关、风池　　　　　E. 大杼、束骨

6. 治疗阴虚牙痛，宜加用（　　　）。

A. 肾俞、太溪　　　　　B. 太溪、行间　　　　C. 内庭、二间

D. 外关、风池　　　　　E. 大杼、束骨

7. 治疗咽喉肿痛外感风热证，应配用的腧穴是（　　　）。

A. 内庭、鱼际　　　　　B. 风池、外关　　　　C. 列缺、照海

D. 太溪、鱼际　　　　　E. 行间、侠溪

8. 治疗咽喉肿痛肺胃热盛证，应配用的腧穴是（　　　）。

A. 内庭、鱼际　　　　　B. 风池、外关　　　　C. 列缺、照海

D. 太溪、鱼际　　　　　E. 行间、侠溪

（六）急症及其他病症的针灸治疗

A1 型题

1. 治疗体质虚弱所致的虚性晕厥，除主穴外应选用（　　）。

    A. 气海、关元　　　　　　　B. 风池、肾俞　　　　　C. 合谷、太冲

    D. 合谷、内关　　　　　　　E. 素髎、内关

2. 下列有关针灸治疗胆道蛔虫症，叙述不正确的是（　　）。

    A. 治疗以足少阳经穴、胆的俞募穴为主

    B. 毫针刺，用泻法

    C. 可以选用针刺迎香透四白

    D. 耳针治疗可取肝、胰胆、交感、神门、耳迷根等

    E. 胆囊穴只用于治疗胆囊炎，不用于治疗胆道蛔虫症

3. 治疗心绞痛的主穴是（　　）。

    A. 内关、血海、太冲、膻中

    B. 内关、郄门、阴郄、膻中

    C. 外关、郄门、阴郄、膻中

    D. 外关、血海、太冲、神门

    E. 心俞、血海、膻中、神门

4. 治疗肾绞痛，主穴除肾俞、中极外，还包括（　　）。

    A. 膀胱俞、阴陵泉、委阳

    B. 三焦俞、三阴交、委阳

    C. 三焦俞、三阴交、阳陵泉

    D. 膀胱俞、三阴交、阴陵泉

    E. 三焦俞、阴陵泉、委中

A2 型题

1. 某男，40 岁。突然眼前发黑，昏倒不省人事，呼吸急促，牙关紧闭，舌淡，苔薄，脉沉弦。治疗应选用的腧穴是（　　　）。
   A. 水沟、曲池、合谷、足三里
   B. 水沟、素髎、内关、三阴交
   C. 水沟、百会、内关、足三里
   D. 素髎、厉兑、太冲、足三里
   E. 素髎、厉兑、太冲、三阴交

2. 某女，45 岁。突然头晕乏力，泛泛欲吐，昏倒不省人事，牙关紧闭，脉沉弦。治疗宜选用的是（　　　）。
   A. 手厥阴经穴
   B. 手少阴经穴
   C. 足厥阴经穴
   D. 督脉穴
   E. 任脉穴

3. 患者突然心前区刺痛，心痛彻背，心慌汗出，面色晦暗，唇甲青紫，舌有瘀斑，脉涩。针灸取穴内关、郄门、阴郄、膻中以及（　　　）。
   A. 神阙、关元
   B. 血海、太冲
   C. 中脘、丰隆
   D. 心俞、至阳
   E. 心俞、脾俞

4. 患者右上腹痛，阵发性加剧，并向右肩部放射，伴有恶心、呕吐，黄疸，舌苔黄腻，脉滑数，针灸取穴除阳陵泉、胆囊、胆俞、日月外，应对证加用（　　　）。
   A. 内庭、阴陵泉
   B. 太冲、丘墟
   C. 肩井、内关
   D. 中脘、天枢
   E. 梁丘、太冲

B1 型题

1. 治疗晕厥虚证者，宜加用（　　　）。
   A. 关元、气海
   B. 合谷、太冲
   C. 十宣、气海
   D. 内关、百会
   E. 十二井穴

2. 治疗晕厥实证者，宜加用（　　　）。
   A. 关元、气海
   B. 合谷、太冲
   C. 十宣、气海
   D. 内关、百会
   E. 十二井穴

3. 肾绞痛属于下焦湿热者，宜加用（　　　）。
   A. 内关、足三里
   B. 内庭、阴陵泉
   C. 曲池、足三里
   D. 委阳、合谷
   E. 胃俞、阴陵泉

4. 胆绞痛属于肝胆湿热者，宜加用（　　　）。
   A. 内关、足三里
   B. 内庭、阴陵泉
   C. 曲池、足三里
   D. 委阳、合谷
   E. 胃俞、阴陵泉

参考答案

A1 型题

1. A   2. E   3. B   4. D

A2 型题

1. C   2. D   3. B   4. A

B1 型题

1. A   2. B   3. D   4. B

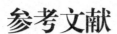

参考文献

［1］戴俭国. 推拿学［M］. 济南：山东科技出版社，1988.

［2］王国才. 推拿手法学［M］. 济南：山东中医药大学，2003.

［3］邵湘宁. 针灸推拿学［M］. 北京：中国中医药出版社，2002.

［4］陆寿康. 刺法灸法学［M］. 北京：中国中医药出版社，2003.

［5］刘茜. 针法灸法学［M］. 北京：人民卫生出版社，2005.

［6］那继文. 推拿手法学［M］. 北京：人民卫生出版社，2005.

［7］甄德江. 针灸推拿学［M］. 北京：中国中医药出版社，2006.

［8］陈健尔. 中国传统康复技术［M］. 北京：人民卫生出版社，2010.

［9］吕美珍. 中国传统康复技术实训指导：第2版［M］. 北京：人民卫生出版社，
2015.

［10］邵湘宁. 推拿学［M］. 北京：人民卫生出版社，2005.

［11］曲生健. 小儿推拿［M］. 北京：人民卫生出版社，2009.

［12］汪安宁. 针灸学：第2版［M］. 北京：中国中医药出版社，2005.

［13］俞大方. 推拿学［M］. 上海：上海科学技术出版社，1985.

［14］苏树蓉. 中医儿科学［M］. 北京：人民卫生出版社，2003.

［15］罗才贵. 推拿治疗学［M］. 北京：人民卫生出版社，2006.

［16］王之虹. 推拿手法学：第2版［M］. 北京：人民卫生出版社，2012.

［17］金义成. 小儿推拿学［M］. 上海：上海中医学院出版社，1988.

［18］佘亚雄. 小儿外科学：第3版［M］. 北京：人民卫生出版社，1980.

［19］严隽陶. 推拿学［M］. 北京：中国中医药出版社，2003.

［20］高树中. 针灸治疗学：第3版［M］. 上海：上海科学技术出版社，2009.

［21］国家中医药管理局中医师资格认证中心中医类别医师资格考试专家委员会.
中医执业医师资格考试医学综合指导用书［M］. 北京：中国中医药出版社，
2022.